整形徒手理学療法

Kaltenborn-Evjenth Concept

富 雅男・砂川 勇
監修

林 寛・佐伯 武士・宇於崎 孝
編集

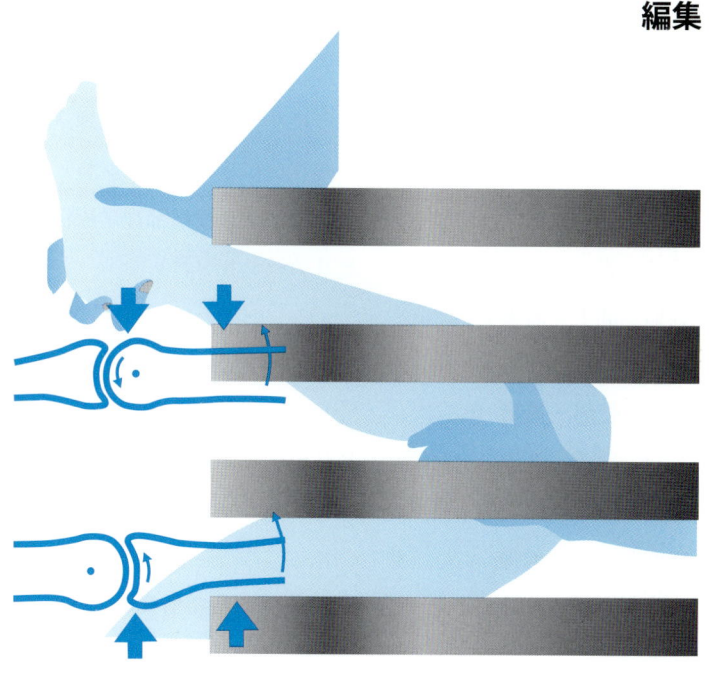

医歯薬出版株式会社

執筆者一覧

監修
富　雅男（トミ整形外科院長）
砂川　勇（滋賀医療技術専門学校学校長）

編集
林　寛（彦根中央病院リハビリテーション科）
佐伯　武士（大和大学保健医療学部総合リハビリテーション学科）
宇於崎　孝（滋賀医療技術専門学校理学療法学科）

執筆（五十音順）
宇於崎　孝　前掲
大嶽　昇弘（中部学院大学看護リハビリテーション学部理学療法学科）
奥出　弘（加賀温泉ケアセンターリハビリテーション科）
黒澤　和生（国際医療福祉大学小田原保健医療学部理学療法学科）
近藤　正太（三津整形外科リハビリテーション科）
佐伯　武士　前掲
竹井　仁（首都大学東京 大学院人間健康科学研究科理学療法科学域）
富　雅男　前掲
鳥本　茂（彦根市立病院リハビリテーション科）
長田　勉（公立松任石川中央病院リハビリテーション室）
林　寛　前掲
山内　正雄（首都大学東京 大学院人間健康科学研究科理学療法科学域）

This book was originally published in Japanese
under the title of :

SEIKEITOSHU RIGAKURYÔHÔ
(Orthopedic Manual Physical Therapy)

Editors :
TOMI, Masao
　Director, Tomi Orthopedics Clinic
SUNAGAWA, Isamu
　Director, Shiga School of Medical Technology

© 2011　1st ed.
ISHIYAKU PUBLISHERS, INC.
　7-10, Honkomagome 1 chome, Bunkyo-ku,
　Tokyo 113-8612, Japan

序　文

　徒手理学療法（manual physical therapy）とは，理学療法の治療方法の1つで，神経筋骨格系の機能異常を用手的に治療する方法の総称であり，国際的にも広く用いられている治療技術である．世界理学療法士連盟（World Confederation for Physical Therapy：WCPT）でも，1978年にサブグループ（International Federation of Orthopaedic Manipulative Therapists：IFOMT）として認定している専門分野である．また，この団体の呼称については，2008年のIFOMT総会で変更が議題にあがったが，定款上の制約と時間の問題で決定することができず，2009年7月1〜15日に，インターネットのフォーラムを用いて特別会議を開催し，7月23日に多数決で，国際整形徒手理学療法士連盟（International Federation of Orthopaedic Manipulative Physical Therapists：IFOMPT）と改称された．したがって本書の表題も，これに倣って『整形徒手理学療法』とした次第である．

　余談になるが，（社）日本理学療法士協会もJFOMT（Japanese Federation of Orthopaedic Manipulative Therapists）を組織し，2005年にはRegistered Interest Groups（RIG）の承認を受け，2008年6月11日ロッテルダムで開催されたIFOMPT総会の席上において，世界で第22番目の加盟国として認定されている．

　私（砂川）が，徒手療法や関節モビライゼーション，マニプレーションという言葉を聞くようになったのは1980年のころである．ちょうどそのころ，共同監修者である富　雅男教授（藍野大学）が，ドイツのハム市にあるKlinik für Manuelle Therapieでマニュアル・メディシンの医師コースを終了され，そこで数年間，医師のグットマン教授の指導を受けながら臨床を経験したということをお聞きした．そこで，日本で徒手理学療法のコースを開催することを提案し，富教授が懇意にされていたカルテンボルン教授を招聘して，ノルディック・システムのオリジナルを日欧マニュアル・メディシン研究会の名称（1998年に日本整形徒手療法協会〔JOMTA〕と改称）のもとで，1988年5月から日本で導入することになった．

　カルテンボルン教授の理論・技術に初めて接したときには，まず，実証的医療に基づいた臨床推論過程や，エビデンスに裏打ちされた詳細な理論と，さらに繊細な治療技術に驚嘆したことを覚えている．「この技術はなんとしても日本に定着させなければならない」，「とくに若い理学療法士には絶対に必要である」，「この技術は整形徒手理学療法の範囲を超えて，どのような理学療法技術についても応用できる技術だ」と感じたことを記憶している．当時使用していたテキストは，基礎コースだけでも，ドイツ語，英語，ノルウェー語の7冊があったのだが，日本語のテキストはなく，詳細な技術の手順や，内容の理解には苦労を伴った．そこで今回，継続開催しているノルディック・コースが11期生をスタートさせるに伴い，教科書作成の機会をいただいたのを契機にして，四肢コースの進行に合わせた内容に統一して活用しやすく工夫をした本書を発行した次第である．

　本書の構成は，第1章で整形徒手理学療法の歴史と基本的な概念を述べ，第2章では，整形徒手理学療法の適応として疼痛・関節・筋の特性について解説し，それぞれの治療概念を述べている．第3章では，モビライゼーション，スト

レッチ，トレーニングの基礎技術を解説し，第4章では評価と治療原理を述べ，第5章では各部位別に，機能解剖と関節運動，触診の手順，テストと治療，関節モビライゼーション，ストレッチ，オートストレッチ，マッサージ，スタビライゼーションの順で記載し，第6章では，症状局在化テスト，鑑別診断の項を設けて，初心者でも理論については理解できるような記載に努めた．しかし，実技については，本文中でも触れられているが，習熟した指導者の下で正確に習得されることをお勧めする．未経験者にとっては，一見，同じように見える操作も，まったく違う内容のことがある．「似て非なるもの」を見極めないことは危険きわまりないのだということを肝に銘じていただきたい．

　最後になるが，写真撮影には深尾卓史君，モデルには勢登香織君と水谷裕美君の協力をいただいた．ここにお礼を申し上げる．また，出版に際しての丁重な助言や，遅れ遅れの原稿にも気長に接していただいた医歯薬出版編集部に対して厚くお礼申し上げる．

2011年11月

監修者
富　　雅男
砂川　　勇

contents

序文 ……………………… iii

第1章
Kaltenborn-Evjenth International の歴史と概念

1　徒手医療の歴史
　1　近代以前の徒手療法 ……………… 3
　2　近代以降の徒手療法 ……………… 4
2　整形徒手理学療法の基本的概念
　1　はじめに …………………………… 8
　2　運動器について …………………… 9
　3　関節のモビライゼーション ……… 11
　4　筋のストレッチ …………………… 14
　5　関節のスタビライゼーション …… 14
　6　神経のストレッチとモビライゼーション …… 14

第2章
整形徒手理学療法の適応

1　疼痛
　1　疼痛とは …………………………… 19
　2　慢性痛 ……………………………… 21
　3　内臓痛および関連痛の種類と適応，整形徒手理学療法の適応・禁忌について …… 22
　4　疼痛の評価と治療概念 …………… 23
2　関節
　1　関節の基本的構造 ………………… 27
　2　拘縮：関節拘縮の病態学 ………… 33
　3　拘縮に対する評価と治療概念 …… 36
3　筋
　1　骨格筋・腱の構造と特性 ………… 41
　2　筋力・筋持久力 …………………… 48
　3　筋力増強のメカニズム …………… 51
　4　トレーニング ……………………… 55

第3章
整形徒手理学療法の技術基礎

1　技術を学ぶということ ……………… 63
2　関節モビライゼーションの基礎 …… 63
3　ストレッチの基礎 …………………… 70
4　トレーニングの基礎 ………………… 73
5　マッサージの基礎 …………………… 75
6　技術習得の原則 ……………………… 76

第4章
整形徒手理学療法の評価・治療基礎

1　評価の重要性と原則 ………………… 81
2　OMPT 評価の基本的考え方 ………… 81
3　OMPT 評価の内容 …………………… 83
4　評価の流れ …………………………… 90
5　関節障害におけるテスト結果の解釈 …… 92

第5章
整形徒手理学療法の手技

1. 肩関節

肩関節 ······ 95
  機能解剖と運動 ······ 95
    肩甲上腕関節／95
  検査手順 ······ 96
  関節モビライゼーション
    肩甲上腕関節／99

肩甲帯 ······ 103
  機能解剖と運動 ······ 103
    胸鎖関節／103，肩鎖関節／104
  検査手順 ······ 106
    胸鎖関節／106，肩鎖関節／107
  関節モビライゼーション
    胸鎖関節／110，肩鎖関節／113，肩鎖関節・肩甲骨／114
  ストレッチ
    小胸筋／116，大胸筋／118，大円筋／120，広背筋／122，肩甲下筋／124，上腕三頭筋／126
  マッサージ
    棘上筋・肩甲下筋・棘下筋・上腕二頭筋腱／128，上腕二頭筋，棘上筋／129，棘下筋／130
  肩関節周囲のトレーニング（スタビライゼーション）
    1）トレーニング概要／131
    2）トレーニング構成／131
    3）筋力トレーニング／138

2. 肘関節 ― 前腕

肘関節 ······ 139
  機能解剖と運動 ······ 139
  検査手順 ······ 140
  関節モビライゼーション
    肘関節／141

前腕 ······ 143
  機能解剖と運動 ······ 143
  検査手順 ······ 144
  関節モビライゼーション
    遠位橈尺関節／147，近位橈尺関節／149，腕橈関節／151，腕橈関節・橈尺関節／152
  ストレッチ
    長橈側手根伸筋／154，短橈側手根伸筋／155，長短橈側手根伸筋・尺側手根伸筋／156，（総）指伸筋／157，示指伸筋／158，（総）指伸筋・示指伸筋・小指伸筋／159，回外筋／160，腕橈骨筋・回外筋・上腕筋／161，浅指屈筋／162，深指屈筋・浅指屈筋・長掌筋／163，円回内筋／164，円回内筋尺骨頭・方形回内筋／165
  マッサージ
    手指・手関節伸筋群／167，手指・手関節屈筋群／168

3. 手関節 ― 手指

手関節 ······ 169
  機能解剖と運動 ······ 169
  検査手順 ······ 170
  関節モビライゼーション
    手関節／171，手関節（手根骨）／174

第一手根中手関節 ······ 178
  機能解剖と運動 ······ 178
  検査手順 ······ 178
  関節モビライゼーション
    手根中手関節／180

手指 ······ 183
  機能解剖と運動 ······ 183
    近位指節間関節／183，遠位指節間関節／183，第二～五中手指節関節／183，母指の中手指節関節／184
  検査手順 ······ 185
  関節モビライゼーション
    手指／186

中手骨 ······ 190
  機能解剖と運動 ······ 190
  関節モビライゼーション
    中手骨／192
  ストレッチ
    短母指屈筋／193，長母指屈筋／194，長母指屈筋・短母指屈筋・母指対立筋・母指内転筋／195，長母指伸筋・短母指伸筋・長母指外転筋／196，背側骨間筋／200，掌側骨間筋／202，虫様筋／204，短母指外転筋／206，母指内転筋・第一掌側骨間筋／207，母指対立筋・母指内転筋／208，母指内転筋・第一背側骨間筋・母指対立筋／209，小指外転筋／210，小指外転筋・第四

掌側骨間筋・第四虫様筋／**211**，小指対立筋／**212**

4．股関節

股関節 ·································· **214**
機能解剖と運動 ··················· **214**
検査手順 ··························· **216**
関節モビライゼーション
股関節／**218**
ストレッチ
ハムストリングス／**223**，大殿筋・内転筋群／**226**，ハムストリングスを除いた伸筋群・内外転筋群・内外旋筋群／**228**，外旋筋（梨状筋）／**230**，腸腰筋／**232**，大腿四頭筋（大腿直筋）／**234**，大腿筋膜張筋／**236**，中殿筋・小殿筋／**238**，恥骨筋・短内転筋・長内転筋・大内転筋・薄筋／**240**，薄筋・長内転筋群／**242**，内転筋群／**243**，長内転筋群／**244**，恥骨筋・長短内転筋・大内転筋・股関節伸筋群・外旋筋群・内転筋群／**245**，外旋筋群／**246**，内旋筋群／**248**
マッサージ
ハムストリングス・大腿筋膜張筋／**250**，外旋筋群・殿筋群／**251**，
股関節トレーニング
1）トレーニング概要／**252**
2）トレーニング構成／**252**

5．膝関節

膝関節 ·································· **259**
機能解剖と運動 ··················· **259**
検査手順 ··························· **261**
関節モビライゼーション
脛骨大腿関節／**266**，膝蓋大腿関節／**273**
ストレッチ
大腿四頭筋／**275**，大腿二頭筋短頭／**278**，膝窩筋／**279**
マッサージ
大腿四頭筋／**280**，大腿二頭筋短頭／**281**，膝窩筋・側副靱帯／**282**
膝関節周囲のトレーニング（スタビライゼーション）
1）トレーニング概要／**283**
2）安定筋の強化／**283**
3）安定筋と股関節周囲筋の収縮／**284**
4）CKCトレーニング／**285**
5）全身協調性トレーニング／**286**

6．下腿ー足関節

下腿 ·································· **287**
機能解剖と運動 ··················· **287**
検査手順 ··························· **287**
関節モビライゼーション
遠位・近位脛腓関節／**288**，近位脛腓関節／**289**

足部と足関節 ························· **290**
機能解剖と運動 ··················· **290**
検査手順 ··························· **291**
関節モビライゼーション
楔舟関節・距舟関節／**294**，第四，五中足骨-立方骨・立方骨-第三楔状骨，舟状骨／**295**，踵立方関節・距踵関節／**296**，距踵関節／**297**，距腿関節／**299**，
ストレッチ
前脛骨筋／**302**，前脛骨筋・長趾伸筋・長母趾伸筋・（短趾伸筋）／**303**，長母趾伸筋／**304**，長趾伸筋／**305**，第三腓骨筋／**306**，長母趾伸筋・短母趾伸筋・長趾伸筋・短趾伸筋・第三腓骨筋・（前脛骨筋）／**307**，腓腹筋・ヒラメ筋・足底筋／**308**，腓腹筋・ヒラメ筋・足底筋・後脛骨筋／**310**，ヒラメ筋・長腓骨筋・短腓骨筋・後脛骨筋／**311**，後脛骨筋／**312**，長腓骨筋・短腓骨筋／**313**，
マッサージ
前距腓靱帯・アキレス腱／**314**，腓腹筋・前脛骨筋／**315**，

中足部 ································ **316**
機能解剖と運動 ··················· **316**
検査手順 ··························· **317**
関節モビライゼーション
遠位・近位中足骨間／**318**

足趾 ·································· **319**
機能解剖と運動 ··················· **319**
検査手順 ··························· **319**
関節モビライゼーション
足趾／**322**
ストレッチ
長趾屈筋／**325**，長母趾屈筋／**326**，長母趾屈筋・短母趾屈筋・長趾屈筋・短趾屈筋・虫様筋／**327**，短母趾屈筋／**328**，母趾内転筋・短母趾屈筋外側頭／**329**

第6章 症状局在化テスト

1 誘発・緩和テスト
　1　誘発・緩和テストの手順と条件 ………… 335
　2　誘発・緩和テストの実際 ………………… 336

2　鑑別診断 ……………………………………… 341

Kaltenborn-Evjenth International (KE-I) による
整形徒手理学療法国際認定講習会　概要 ………… 115

Kaltenborn-Evjenth International (KE-I) による
整形徒手理学療法国際認定講習会　テーマと講習日数
……………………………………………………… 153

索　引 ……………… 346

第1章

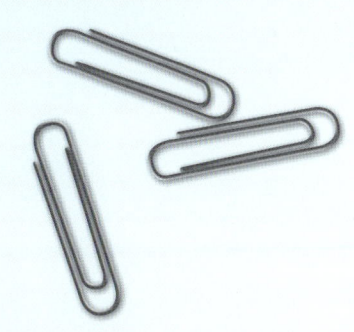

Kaltenborn-Evjenth Internationalの歴史と概念

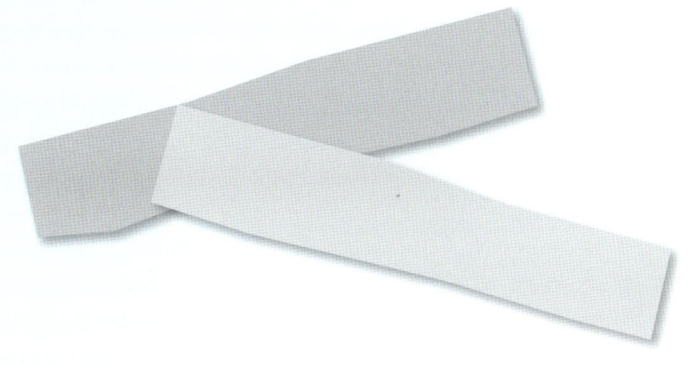

1 徒手医療の歴史

1 近代以前の徒手療法

徒手療法の歴史は人の歴史と同じくらい古い．脊柱を含めた四肢の関節を整復したり，脊柱および骨盤を矯正しようと思う人はいつの時代にもそしてどこにでもいたはずである．そのような意味では徒手による治療法の歴史はヒトの歴史と同じくらい古い．農作業や重いものを運んだ重労働のあとで，背中の上を子どもに裸足で歩かせるというのは，どこの国でもそしていまでもよく見られる．Biedermann（ドイツの医師）は，同じようなテクニックは，エジプト，インディアン，そしてハンガリーやポーランドのような中部ヨーロッパの原住民の間でも存在したと述べている．

西洋医学の祖であるヒポクラテス（Hippocrates）はすでに紀元前500年以前に，外科や薬物療法と並んで脊柱過敏症に対する徒手療法（rachiotherapie）を行っているなかで，いろいろな疾患の医学的な基礎が脊柱にあることに気づいていた（図1-1）[1]．関節に関する彼の書物のなかに，脱臼あるいは亜脱臼というような状態に言及して，脊柱のほんの少しのずれでもいろいろな症状が発現し，多くの疾患は脊柱と関係があると述べている．ヒポクラテスは，脊柱がずれることによって起こる疾患として，喉頭炎，咽頭炎，喘息，肺病，腎炎，膀胱炎，性腺の発育不全，便秘，遺尿症（残尿）等をあげている．したがって，多くの疾患を治療するためには脊柱についてよく知ることが必要であると述べている．脊柱の治療についても"それは古い技能で，治療が正しい技能で行われるかぎりにおいて，障害の起こることはない（注：ここでの技能とは手技を施行するための診断能力を含めた治療手技である）"とまで述べている．古代のギリシャ，ローマ時代にはマニプレーション（manipulation）治療を描いた多くの彫刻があり，患者の治療のために特別に作られたベッドの上で腹臥位になり，頭と下肢を長軸方向に牽引する治療が行われているレリーフもある．医師が骨盤を治療するために，このような治療手技を古代から行っていたことは確かである．またGalenは，脊柱に末梢神経があり，脊柱が障害されることがあるということを知っており，脊柱といろいろな疾患との関係，そしてその診断と治療についても記載している．

しかし，過去200年のあいだに，古代の原始的な薬草による治療と外科療法が近代の薬物療法と外科療法へと移行していった一方で，徒手療法は，原始的な状態のままになってしまった．というのは，薬草による治療から発展した近代の薬物療法は医師の注目を引いたが，徒手療法は完全にその陰に隠れて忘れ去られてしまったからである．そのうえ，当時の医師の経済的な窮状が，近代の薬品工業からの潤沢な金銭的支援によって救済されるにつれ，徒手療法は追い打ちをかけられるように医学の

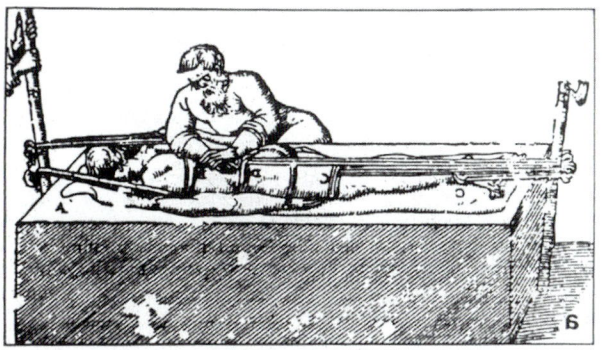

図1-1 ヒポクラテスによる牽引とマニプレーションのコンビネーションによる治療
(A. Cramer, J. Doering, G. Gutmann：Geschichte der manuellen Medizin. Springer-Verlag, 1990.)

1 徒手医療の歴史

世界から忘れ去られてしまったのである．近代におけるマニュアルセラピーの知見，とくにマニプレーション治療に関しては，素人の治療者（英国では骨折師 bone setter）グループの人々によって引き継がれていた．そのような状態は19世紀半ば，すなわち1800年代前半まで続いていた．

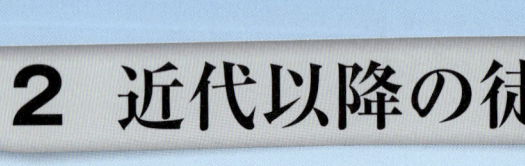

2 近代以降の徒手療法

1）米国の状況

脊柱のマニプレーション治療の意義に関する新しい知見の発見と，学問的に基礎づけられた手技に関する研究は，骨整療法（以下，オステオパシー〔osteopathy〕）学派とその創始者である Andrews Still（1828年生）に負うところが大きい（**図1-2**)[2]．Still は米国の牧師の息子で，10歳のときに，紐で頭を引っ張ることによって頭痛を治そうと試みた．彼は医学を勉強し，南北戦争のときには外科医として従軍し，退役してから開業医となった．彼は解剖学に没頭し，その際，構築学的な少しの異常にも興味をもって脊柱を観察した．これが彼の脊柱のマニプレーション治療の出発点となった．マニプレーションによって脊柱の変形を矯正できると想像したのである．脊柱のマニプレーションによって，彼は思いもかけない効果を得ることができたので，内臓疾患（たとえば腸チフス）についてもその効果を診療録に記載している．彼はこのような臨床経験から，脊柱の構築学的な少しの変化によっても，脊柱，とくに椎間孔の障害によって，脊柱と密接な関係にある神経と血管の支配を受けている内臓に症状をもたらすと説明した．もちろんこのような理論は，当時の医学の理解ではとうてい受け入れがたいものであった．彼が1874年に Kirkvisll に17人の学生とともにオステオパシーの学校を開いたとき，彼は多くの人々からの攻撃の矢面に立たなければならなかった．当時，修学年限は1年であった．学生は素人で，卒業すると無免許医師となった．

一方，1895年に米国植民地の商人で，催眠術師であった D.D.Palmer（**図1-3**)[1]がカイロプラクティック（Chirotherapie）の学校を開いた．彼は Atkins という名の医者の下でマニプレーションを見たと主張している．他の情報によれば，彼は Still 自身によって治療を受け，そして Still の弟子から Still のオステオパシーに関する情報を得たともいわれている．

今日なおオステオパシーとカイロプラクティックの間には実技のスタイルに違いがある．

カイロプラクティックは脊柱の構築学的な異常に重きをおいている．

治療に関してオステオパシーは長い梃子（頭と四肢）を利用し，治療の目標を個々の運動分節の障害の解消に

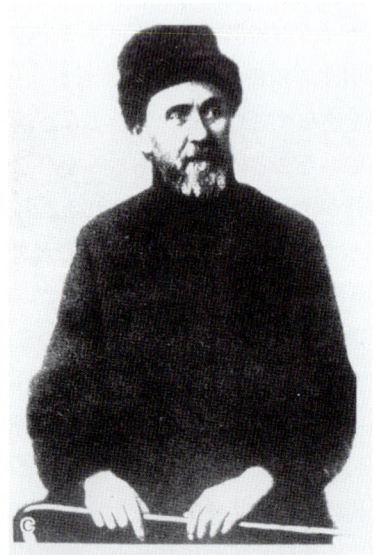

図1-2 A.T. Still（1828-1917）.
オステオパシーの創始者

（A.T. Still：Osteopathy Research & Practice. Eastland Press, Seattle, 1992.）

第1章 Kaltenborn-Evjenth International の歴史と概念

2　近代以降の徒手療法

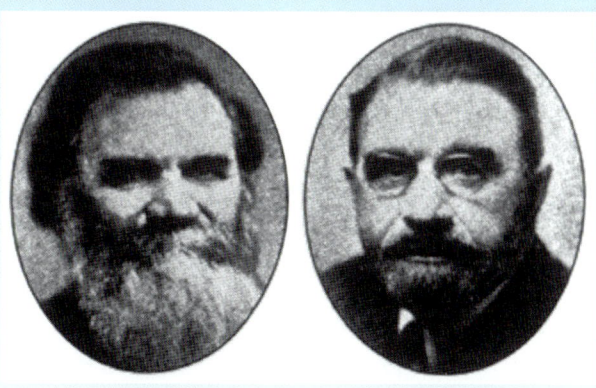

図1-3　D.D. Palmer と B.J. Palmer（父と息子）
(A. Cramer, J. Doering, G. Gutmann：Geschichte der manuellen Medizin. Springer-Verlag, 1990)

おいている．カイロプラクティックは，どちらかといえば短い梃子を使っている．彼らは脊柱の棘突起と接触して治療を行っている．

さらに今日ではオステオパシーはマニプレーションとともに，軟部組織の治療テクニックとモビライゼーションをも利用している．しかし，カイロプラクティックは治療方法を本来のマニプレーションに限定し，静的（static）なX線像の所見に重きをおいている．

オステオパシーとカイロプラクティックのその後の経過の詳細は省略するが，現在，米国では，オステオパシーは医学教育と同等の資格が与えられている．ごく最近では，ミシガン州のEast Lansingにある州立大学の医学部と並行してCollege of Osteopathic Mediscineができている．これをきっかけに，将来は，ミシガン州以外にもこのようなカレッジが創立されるものと思われる．

2）ヨーロッパの状況

一方，ヨーロッパの医学会のなかでこれらマニプレーションのテクニックが，どのような過程を経て，osteopathic medicine（orthopaedic surgery〔整形外科〕に対する概念として整形内科と訳す）の範疇のmanual medicine（徒手医学，マニュアルメディシン），あるいはorthopaedic manual therapy（整形外科的徒手療法．以下，OMT）へと発展していったかという点についてその経緯を述べる．

a．スイス

有名なスイスの内科医であったO. Naegeliは，米国のオステオパシーとは無関係に，独自の手技によって，とくに頸椎にその手技を利用して，頭痛や頸椎に由来する愁訴の治療に効果をあげていた．Hnteck（1913）は頭痛に関する彼の著書のなかでNaegeliを引用し，彼の手技を褒めている．しかし彼の著書は忘れ去られてしまった．

b．イギリスとフランス

ヨーロッパにおけるマニプレーション治療の代表者はイギリスの医師で，理学療法の教授のメンネル（J.A. Mennell）である．彼は教科書を含め多数の論文を発表したが，とくに診断に関しては徒手医学の規範となっている．彼はマニュアルメディシンの歴史のなかで大学教授に任命された最初の人である．彼は主として理学療法士を教育し，彼の息子たちは例外として，弟子から有名な医師はほとんど出ていないが，弟子たちはマニュアルセラピーを実際に行った．そのようななかでシリィアックス（Cyriax）は，彼の後継者としてマニュアルセラピーを熱烈に信奉し，すばらしい臨床医である（彼の"Textbook of Orthopaedic Medicine"は今日でも運動組織に関する最良の教科書である）．一方，ストッダート（Stoddard）は際立っていた．彼は本来オステオパシーを学んだのちに医学を勉強したヨーロッパにおける近代のマニュアルメディシンの機能診断と治療の立役者である．

中央ヨーロッパの医師たちは米国とは異なり，どちらかといえばオステオパシーにもカイロプラクティックにも寛容であった．ここでは医師たちは，オステオパシーとカイロプラクティックによって彼らの領域が侵されるという危機感をもつことなく，彼らに対する偏見もあまりなかったといえる．

ヨーロッパでは唯一，ロンドンにオステオパシーの学校が設立された．また米国で教育を受けたカイロセラピストは，外国で学校を設立してはいけないし，講義もしてはいけないと義務づけられていたので，マニプレーション治療に関して，医師，そしてオステオパシーとカイロプラクティック療法士とのあいだに確執がなかった．そして，第二次世界大戦後，椎間板ヘルニアが発見されてから，医師のあいだで脊柱に対する興味が急激に高まり，牽引という機械的な治療により治療の可能性が明瞭になったとき，ヨーロッパの各地で，医師と，オステオパシーあるいはカイロプラクティックの療法士のあ

1 徒手医療の歴史

いだで接触がみられるようになった．フランスの指導的な理学療法士である de Seze 教授は，彼のクリニックでオステオパシーの教育を受けた医師の指導に熱心であった．ロンドンでは，オステオパシーの学校で教育を受けたイギリスとフランスの医師が，オステオパシーのテクニックに関して医師の刊行物に彼らの論文を発表していた．このようにしてイギリスとフランスの医師はマニュアルセラピーの効果をより認識するようになり，医師マニュアルメディシンの研究会を作った．フランスでは，それらは physical medicine 学会のなかに組織化され，理学療法の専門医の教育課程の1つになった．

c．ドイツ

一方，ドイツ語圏におけるマニュアルメディシンの発展は非常に大きな意味をもっている．第二次世界大戦が終わったあと，多くの医師がマニプレーション治療を行った．しかし，彼らはマニプレーション治療を習い，そして実習するだけでなく，マニプレーションを含めたマニュアルセラピーを系統だった学問的な批判の下に受け入れ，そして医師を教育する学会と教育の場を創ったのである．ドイツには2つのグループができた．カイロプラクティックの研究と実技の医師の協会 "Aerztliche Forschungs-und Arbaitsgemainschat fuer Chiropractik"（のちに Forschungsgemeinschaft fuer Arthorogie und Chirotherapie in Hamm となる．以下，FAC）と，脊柱と四肢のセラピー研究会 "Manuelle Wirbelsaellen-und Extrenitaetengelenktherapie（MWE）in Neutrauchbrug" である．その会員には，ハンブルグ大学の外科主任教授の Zugschwerz とアーヘンの理学療法の主任教授の Schuler がいたし，さらに，彼らは，フランクフルト大学の Junghanns 教授の指導の下にあった脊柱研究所と密接な関係を保ちながら研究した．両方の協会は1955年に統合し，ドイツマニュアルメディシン協会を設立した．この間，数百人の医師と数十人の指導者が教育を受けるなど，多くのコースが開かれた[1]．

大成功を治めたこのマニュアルセラピーの活動はドイツ語圏で広がった．ドイツには，以前から学校医学のなかに包括されていない多くの医術の分野があった．神経治療（Nonnen-Bruch, Huneke）からホメオパシー，鍼灸等の自然療法に至るまで多くのグループがあった．彼らは学校医学（Schulmedizin）を独善的として，とくに Virchow の臓器病理学に対して批判的で，拒否する立場で力を合わせていた．彼らは，holistic medicine, Nervismus, そしてある種の神秘主義的な傾向で知られていた．

このように FAC は，大学教授である Gutzeit, Nonnennburuch, Junghanns のような人々の理解と協力を得て，マニュアルセラピーの治療と診断の医学的な根拠となる理論的な支持を得ることができた．Gutzeit は，すでに第二次世界大戦の前に，内臓疾患の際の脊柱の役割に関する研究に没頭し，自分自身でマニプレーション治療を行っていた．

FAC のコースは，1963年以後は，Hamm の Klinik für Manuelle Therapie の設立によってさらに飛躍的な発展をとげ，その後，FAC と MWE での研修は支払い基金によって認められ，両協会で講習会を受講し認定された医師には一定の報酬が支払われるようになった．そして1973年にはミュンスター大学の整形外科の講座のなかに，マニュアルメディシンの非常勤講師の席が新設された（G.G. Gutmann und H.H. Hinzen）．そして同じような形でハンブルグ大学にも開設された（H.H. Wolff）．ドイツではこのようにして，マニュアルセラピーが，医学界で承認され，報酬の裏づけとなる支払い基金によって，医学における診断と治療の一分野として認められるようになった．この背景としては，1973年に，オーストリアのグラーツ大学に徒手医学の講座が設置されたことと，1975年に，米国の国立衛生研究所（NIH）が，カイロプラクティック，オステオパシー，現代医学の各専門家による「脊椎徒手治療ワークショップ（研究集会）」を開催したことが，大きく影響しているものと考えられる．

d．ヨーロッパにおけるカイロプラクティックの現状

英国ではすでに1867年の英国医学雑誌『ランセット』誌に徒手療法の文献があるが，学会からは注目されなかったという．英国は，米国との密接な関係と同一言語という条件もあって，比較的早く米国流の手技療法が導入され，すでに1911年にオステオパシーの最初の協会が結成されている．1950年にはオステオパシーの専門家（オステオパス）は，診療上の資格能力と独立的地位を得たが，カイロプラクティックの専門家（カイロプラクター）については，強硬にカイロプラクティックに反

2 近代以降の徒手療法

対していた米国医師会の影響もあってか，やっと1994年に法制化された．

なお，現在，ヨーロッパ各国のうちカイロプラクターが法制化されているのは，英国のほか，アイスランド，スイス，スウェーデン，キプロス，ノルウェー，フィンランドであるが，英国の法制化はEU各国に影響を与えている．

e．北欧

北欧では，徒手療法について良好な歴史がある．たとえば，1813年スウェーデンのストックホルムに，マッサージをカリキュラムのなかに取り入れた研究所が，政府の出資と監督の下に設立されている．また，ノルウェーのオスロでは，スポーツ教師と理学療法士の過程を終了したフレディー・カルテンボルン（Freddy M. Kaltenborn）が，ロンドンで，前出のメンネルとシリアックスの下で，さらにはオステオパシーをアラン・ストッダートの下で学んだ．

帰国後，彼は，それらと自分の知見をシステムにまとめあげ，理学療法士と医師を対象としたコースで講義を始めた（1954年ごろ）．そして，1960年には，すべての北欧のマニュアルメディシンにおける理学療法士と医師の協会は「カルテンボルンの方法によるマニュアルセラピー」という名称で，彼の手技を導入した．

彼は，ドイツでも1958年以来，Hammで開催されている医師のためのコースで講義をしており，その著書は，ドイツ語，英語，オランダ語，スペイン語そして日本語に翻訳・刊行され，世界各国で影響を与えている．

3）日本の状況

日本では，欧米へ留学した医師は数多いが，そこで徒手療法を習得してきた人はほとんどいない．藤井尚治氏（医師・医事評論家）によると，西川義方博士（元東京医科大学教授）が1925年ごろ，ベルリン大学でアダムに師事し，北欧系の矯正手技を学ばれたと，その著書『内科診療の実際』（1960年版）に記載されているそうであるが，その内容と，帰国後に手技の紹介や臨床応用をしたかどうかは不明である．

同じ1920年代に，そのベルリンで徒手療法を学んだフィンランド出身の治療師がいる．ヒムラー親衛隊長官の治療師となり，ナチの暴虐から数百万人の人命を救ったことで知られるフェリックス・ケルステン（1898～1960）である．

彼の伝記をフランスの作家ジョゼフ・ケッセルが書いており，そのなかで，1921年ごろベルリン大学医学部外科のピエール教授が，接骨術，類似療法（ホメオパシー），鍼灸そしてとくにマッサージに力を入れ，丹念に研究をしていたと述べられている．西川博士もこのような環境のなかで，徒手療法を習得されたと思われる．

西川博士以外にも徒手療法に関心を示した医師はいたが，近年のマニュアルメディシンをドイツで習得して帰国し，日本へ紹介したのは筆者ということになっている[3]．

徒手医学として，わが国の柔道整復と鍼灸は日本の徒手医療に重要な役割を果たしているが，筆者にはその知識が皆無であるので割愛させていただく．

（富　雅男）

2 整形徒手理学療法の基本的概念

1 はじめに

1）整形外科の語源と整形外科的徒手療法（orthopaedic manual therapy：OMT）

「整形外科」という言葉の源は，1741年パリ大学学長Nicolas Andryの著した"L' Orthopaedie"にある．これはギリシャ語の $ορθος$ = orthos（正す．変形の矯正）と $παδον$ = paidion（小児）からなる合成語である．同書は，小児の変形疾患の矯正と予防の技術書（Artが原題であるがここでは技術書と訳した）である．この時代に行われた変形の矯正は，コルセットや装具による保存的治療であり，環境，栄養，習慣の改善による予防であった．19世紀半ばの麻酔法や消毒法の開発による外科の発達は，整形外科領域においても手術治療の一般化を促進し，現代のように外科治療を主とする整形外科の原型が整った[4]．

語源からいえば外科という内容はどこにも見当たらない．明治時代に日本からドイツあるいはアメリカに留学した外科医が，変形の矯正を外科的に治療するという，本来の外科とは異なる手術的に矯正するという意味で，欧米で使用されているorthopaedieを整形外科と翻訳したものと思われる．筆者がドイツのミュンスター大学整形外科教室に留学したとき，まず目についたのが，廊下の壁に架かっていた額に，"orthopaedieとは運動器に由来するすべての疾患を取り扱う領域である"と書かれていたことである．国際整形外科学会のキャンペーンで「運動器の10年」という世界運動があった．最近，日本でも整形外科という科名を運動器科に変更してはという動きもある．このような意味からもOMTを日本語に直接翻訳する適切な言葉はない．

シリアックス（J. Cyriax）は"Textbook of Orthopaedic Medicine"いう著書を出している．彼によれば，orthopaedic medicineという言葉はすでに1924年ごろに使われていたとのことである[5]．上述した麻酔法と消毒法の進歩により，従来，保存的に行われていた変形矯正の治療が外科的に行われるようになり，orthopaedic medicineという言葉が出てきたものと思われる．最近はさらにNeuroorthopaedieという雑誌も定期刊行されている．

以上のような概念から，整形外科を運動器科と変更し，それを運動器内科と運動器外科に分ければ，整形外科に対する一般の誤解もなくなり，運動器の治療に対する整形外科医，理学療法士，柔道整復師，鍼灸師の考え方も変わってくるのではないかと思われる．orthopaedic medicineにおける運動器に対する診断評価を前提に，保存的治療と手術的治療の適応を決定すれば，整形外科に対する一般の理解も得られやすく，整形外科類似治療を行っている柔道整復師，針灸師，あるいはまったく無資格の療法士に対する整形外科医の考え方も変わってくると思われる．

2）OMTについて

orthopaedicsという術語に，日本で翻訳されている外科という概念はまったくないので，あえて英語で歴史的にorthopaedicsの含まれている用語を分類したい．

① orthopaedic surgery
② neuro-orthopaedics
③ orthopaedic medicine（cyriax）
④ orthotics

（ここに入れたのは，Nicolas Andryの概念からいう

2 運動器について

と，orthopaedics では装具療法は重要な治療手段の1つであったと考えられるからである）あえて日本語に訳さなかった．

3）orthopaedic medicine の分類

Cyriax の著書にはいろいろな治療・療法が記載されている．異論もあると思われるが，orthopaedic medicine という範疇で，筆者の独断で，現在，患者に利用されている徒手による治療手段を列挙した．

①徒手医学　manual medicine
②薬物治療　medication
③神経治療　neural therapy（神経ブロック，トリガーポイントで局麻）
④鍼灸　acupuncture
⑤理学療法　physical therapy
⑥生体力学的療法　biophysical therapy
⑦指圧療法　finger pressure therapy

4）manual medicine の分類

manual medicine の診断と治療からは，次のような項目に分けることができる．

①徒手による診断　manual diagnosis（chirodiagnosis）
②徒手療法　manual therapy（chirotherapy, chiropractic, osteopathy, orthopaedic manual therapy）

5）orthopaedic manual therapy（OMT）

現在，OMT の治療手段としては，運動器の障害によって，以下のような方法が適用されている．

①関節のモビライゼーション　joint mobilization
②関節のスタビライゼーション　joint stabilization
③筋のストレッチ　muscle stretch
④神経のモビライゼーション　nerve mobilization（stretch）

わが国では，orthopaedic manual therapy を整形外科的徒手療法と直訳しているが，OMT 本来の意味とは異なっている．著者が OMT を訳すとすれば「運動器徒手療法」がもっとも適切ではないかと考えている．

2 運動器について

運動器の疾患の診療では，画像診断，生化学的評価，生理学的評価，理学的評価を行い，そして患者の愁訴に対して，徒手医学（manual medicine）による運動器の機能的評価と，各種の臨床的分析に基づいた評価によって運動器に由来する疼痛の原因を診断し，治療する必要がある．これはわが国における現在の整形外科的疾患に対する医療に重要な意味をもっていると思われる．

1）運動機能と運動器

運動機能を遂行するのは運動器である．機能にはすべて目的がある．生体にはたくさんの機能がある．機能について理解するために，冷蔵庫を例に説明したい．冷蔵庫の機能の目的は，物を冷やすということである．そのためには，物を入れる冷蔵庫本体が必要である．次に，物を冷やすためには，モーターを回転させるための電気すなわちエネルギーが必要である．さらに冷蔵庫の温度を一定に保つためにサーモスタットすなわち調整機能がなければならない．心機能あるいは循環機能は心臓による全身への血液の供給である．肺機能は炭酸ガスと酸素の交換である．腎機能は腎臓で作り出された排泄物を排泄する機能である．

機能にはそれぞれ目的があり，目的を遂行するためには，まずそれを遂行するための構造が必要である．そし

2 整形徒手理学療法の基本的概念

て構造物が目的を遂行するためのエネルギーが必要である．そしてその機能をコントロールするための調節装置が必要である．以上を先の心臓にあてはめてみると，心臓が全身に血液を送り出すためには，心臓のポンプ作用としての心房，心室そして弁が必要である．心室が収縮するためには心筋が必要である．心室の収縮を調節するためには神経が必要である．まとめると，機能を遂行するためには，まず①機能の目的，②目的を遂行するための構造，③目的を達成するためのエネルギー，④機能をコントロールするための調節機能が必要である．運動器について考えてみたい．運動の目的はいろいろあるが，骨格筋が収縮して関節のパートナー（ここでは長管骨を例としてあげる）が動くことによって，視覚的あるいは感覚的にとらえることができる運動が起こる．

①関節の構成要素：関節包，靱帯，関節軟骨，滑膜
②エネルギー：筋（筋腱移行部，腱，腱付着部）
③調節：神経

大小や形態にかかわらず，脊柱を含めたすべての関節は，基本的に，このような解剖学的構造から成り立っている．運動器の機能評価と診断には，関節を構成しているすべての解剖学的な組織を念頭に評価・診断する必要がある．

2）運動器の機能障害（図1-4）[6]

上述した関節を構成しているすべての組織に，器質的あるいは機能的な障害の生じる可能性がある．また，ある組織に障害が起こった場合，その障害が間接的に他の組織に障害を及ぼすことも，関節の評価と治療において考慮する必要がある．

徒手療法の対象はあくまで機能障害である．しかし，具体的な症例では，どこまでが機能的障害でどこからが器質的障害なのかを厳密に鑑別することは困難である．医学的な画像診断，生化学的検査，電気生理学的検査，理学療法学的検査によって，運動器を構成している組織

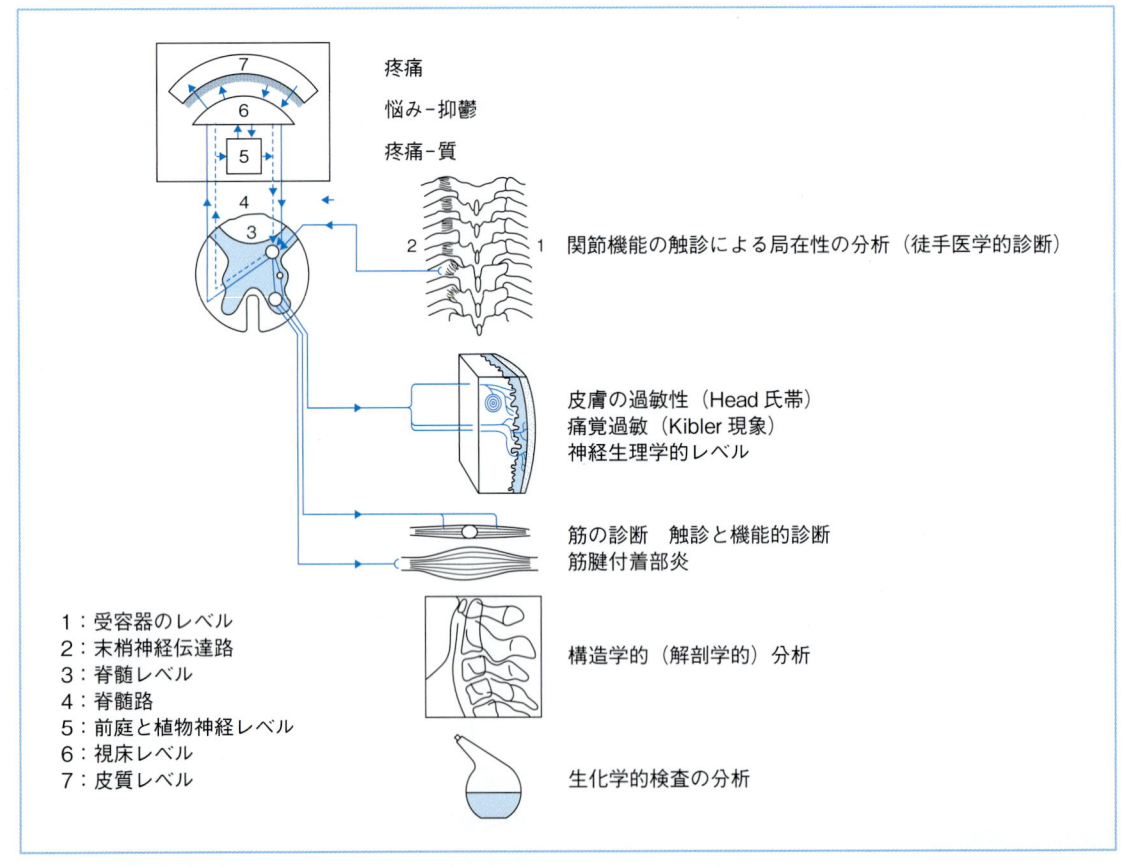

図1-4　診断の一覧表

（Hanns-Dieter Wolff：Neurophysiologische Aspekte des Bewegungssystems. Dritte, vollstaending ueberarbeitete Auflage, Ausklappe-Schemata Aa 9, Springer, 1996.）

3 関節のモビライゼーション

の機能的そして器質的障害を鑑別して治療する必要がある．しかし，X線所見で異常があるからといってすべてが徒手療法の対象にならないとはかぎらない．

とくに，変形性関節症，変形性脊椎症におけるX線所見では，高度の変形があって薬物にも反応しない症例が，逆に徒手療法によって，臨床症状だけでなく，X線上の病変の進行を阻止することや，症例によってはX線所見の改善のみられる症例がある．重要なことは，徒手療法によって，運動器を構成するどの組織をどのように治療しようとしているのかということである．

3 関節のモビライゼーション

1）osteokinematic と arthrokinematic（MacConaill）

従来の関節の運動は，関節において骨軸が三次元の空間，すなわち前額面，水平面，矢状面における骨軸の運動（osteokinematic）で表現されていた（図1-5）[6]．しかし，OMTでは，MacConaillの提唱した関節運動（arthrokinematic）の概念で関節の運動の評価と治療が行われている．すなわち，関節運動では関節パートナーの関節面は凹面と凸面があり，一般的には凹面の曲率半径は凸面より大きい．凸面の関節軸が凹面の関節面をどのように運動するのかをMacConaillは，関節軸の運動は振り子運動と軸回旋の運動だけであり，凹面の関節面であらゆる方向に運動し，凸の関節の運動に従って骨軸が運動するとした．

肩関節あるいは股関節で説明すると，関節内では，運動軸である関節軸あるいは関節の骨頭軸の運動は，swing（振り子運動）とspine（軸回旋）だけである（図1-6）[7]．関節運動におけるこれら2つの運動によって，

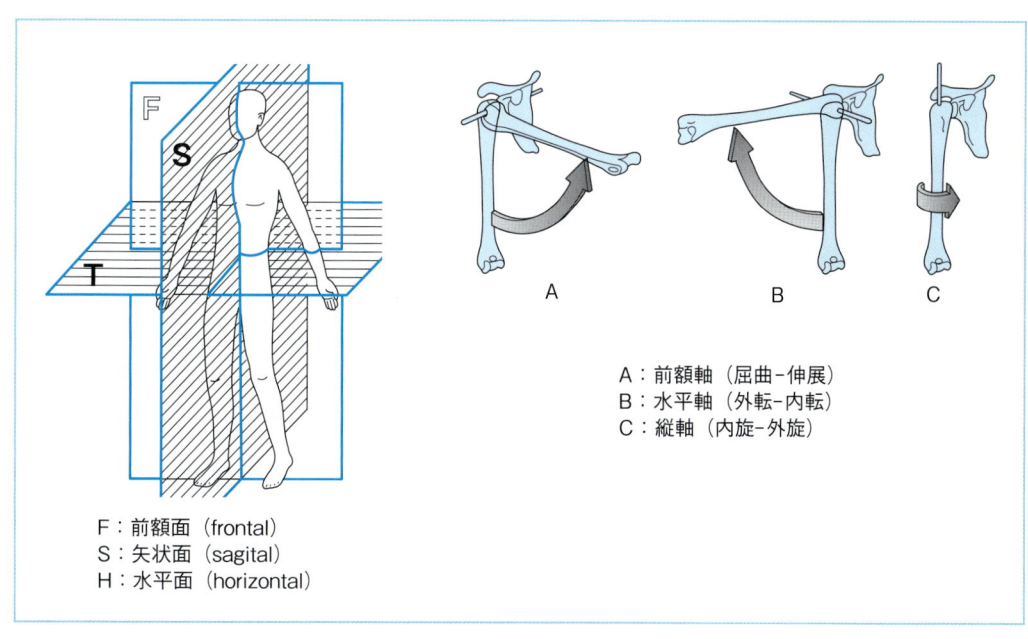

A：前額軸（屈曲-伸展）
B：水平軸（外転-内転）
C：縦軸（内旋-外旋）

F：前額面（frontal）
S：矢状面（sagital）
H：水平面（horizontal）

図1-5　Osteokinematic（三次元における骨運動）
（Freddy M. Kaltenborn：Manual Mobilization of the Joint. Joint Examination and Basic Treatment Volume 1 The Extremities 6th Edition 2007 Noli, Oslo, Norway.）

2 整形徒手理学療法の基本的概念

凹面における関節骨軸の軌跡はあらゆる方向に動き，関節軸の運動に対応して，骨軸は三次元の空間で運動している．

　関節内における関節の運動は，凹面に対して凸面は回転と滑りの運動を同時に行いながら運動している．この骨軸が回転–滑りをしながら，ある点で停止し，さらに回転滑りが持続すると，凸の関節面全体が凹の関節面に接触し，関節の運動が停止する．この状態が包み込まれた肢位（close-packed position）である．有角運動の最終肢位でみられる．そして凹凸の関節面が接触していない肢位が関節囊がゆるんだ状態である（loose-packed position）．OMT の関節モビライゼーションはこの肢位から開始する（図 1-7）．

2）Kaltenborn の凹凸による関節の運動

　関節面の運動は回転滑りによって行われる．関節軸を停止した状態で，関節面を loose-packed position とし，凸の関節面を凹の関節面に対して垂直方向あるいは水平方向に牽引するのが並進運動である．同様に，凸の関節面に対して凹の関節面を垂直あるいは水平歩行に動かすこともできる（図 1-8）[7]．OMT においては，Kaltenborn の関節の凹凸の原理を利用して，関節モビライゼーションを行っている．

　関節面の垂直方向への牽引によるモビライゼーションは，関節のどのような肢位でも行うことができる．並進の滑りは常に治療面に平行に行われる．治療面が凹面か凸面かによって，骨軸の運動が異なるが，動かす関節のパートナーが凹面あるいは凸面であれ，動かす方向は凹の関節面にたいして水平である（図 1-9）[7]．関節におけるこのような水平あるいは垂直運動は自動運動では絶対に起こらない．凹凸の原理によるこのような関節の並進あるいは牽引によって joint play（関節の遊び）を修復するのが関節のモビライゼーションの目的である．

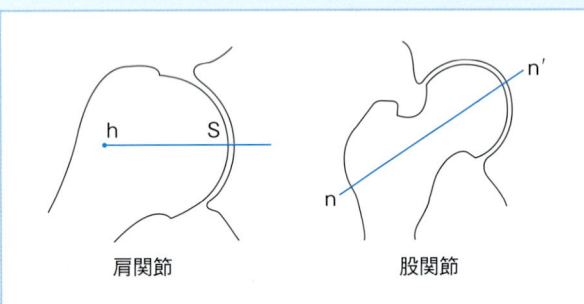

図 1-6　arthrokinematic（関節運動）

arthrokinematic（関節運動）関節内における運動軸である関節軸あるいは関節の骨頭軸の運動は swing（振り子運動）と spine（軸回旋）しかない．
（MacConaill MA, Basmajian JV：Muscles and Movements. A Basis for Human Kinesiology. Williams & Wilkins, Baltimore, 1969）

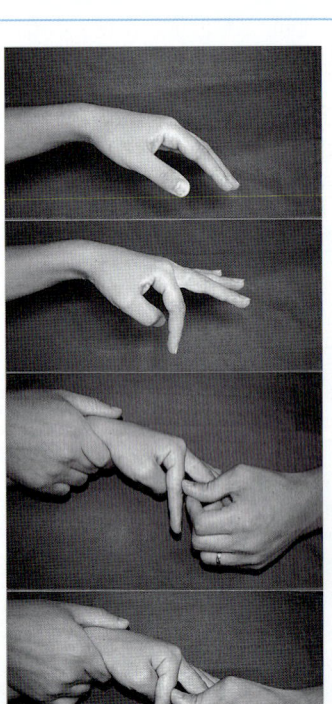

図 1-7　OMT での関節モビライゼーションの肢位

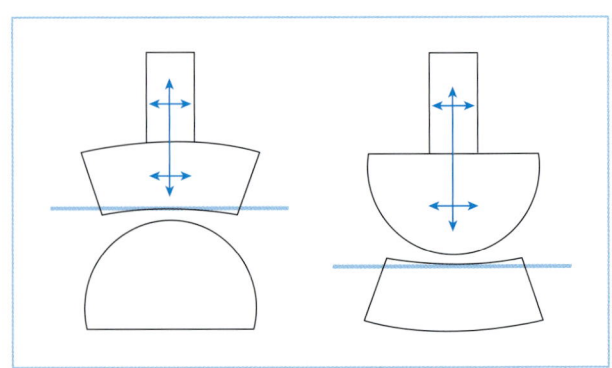

図 1-8　関節の並進（translatoric movement）

（Freddy M. Kaltenborn: Manual Mobilization of the Joint. Joint Exermination and Basic Treatment Volume 1 The Extremities 6th Edition. 2007 Noli, Oslo, Norway.）

3 関節のモビライゼーション

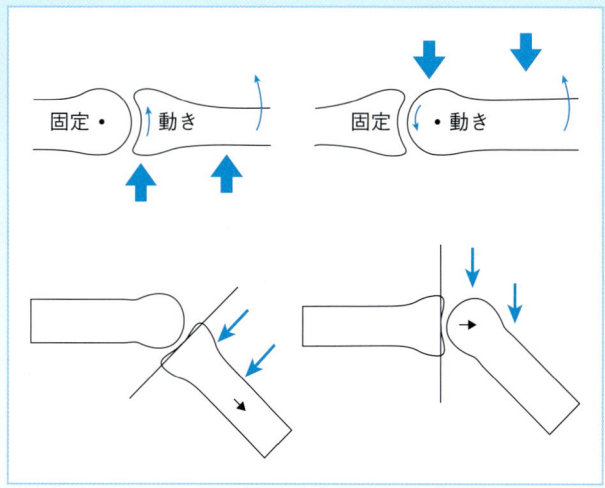

図1-9 Kaltenbornの治療の原則
Kaltenbornの凹-凸の関節面における治療面と骨運動の方向
(Freddy M. Kaltenborn: Manual Mobilization of the Joint. Joint Exermination and Basic Treatment Volume 1 The Extremities 6th Edition. 2007 Noli, Oslo, Norway.)

3）正常な joint play

joint playの運動は随意筋の活動とは無関係である．joint playの運動は非常に小さいが，その可動域は各関節においてかなり正確である．それは随意運動の範囲内で，容易に疼痛なしに遂行可能である無傷の状態で可能である．それは，生体でのみ認められるjoint playと随意運動における運動の総和である．

正常な関節のロスをみつけることは可能であり，そして，失われたものをいかに取り戻すことができるかを知ることは，正常な関節の運動が何によって左右されるのかを知ることによってのみ可能である．

骨格筋系統に関係した問題を臨床的に教える際に，ほとんどのところで強調されることは，機能喪失の場合，筋の欠陥に重きがおかれているということである．その結果として，これらの問題の治療の主眼が，筋を再教育し，再発展そして再発達させることに向けられているのが普通である．治療の主眼を筋においている．関節の疾患が二次的に筋の変化を引き起こす原因となることがあり，とくに多いのが筋の萎縮とスパスムである．筋の攣縮は防御的な現象で，疼痛のある関節にかかる過剰な運動を阻止するための反射的に起こる反応である．

原発性の関節の機能不全の症例では，疼痛を取り除き，そして喪失した機能を回復させる治療方法は，joint playを回復させることである．これが関節のマニプレーションあるいはモビライゼーションによる治療である．

4）関節のマニプレーション，モビライゼーション治療

joint playは，あらゆる運動方向で3〜4mmほどの小さなものであるが，小さいからといってそれが重要でないということを意味しているのではない．正確で小さな不随意性の運動が完全な状態になることによって，初めて滑膜関節の大きな随意運動を遂行できるのである．原発性の機能障害の場合には，疼痛と機能障害を除去するための治療は，モビライゼーションあるいはマニプレーションによってjoint playの動きを回復することである．関節の大きな随意運動の遂行は，このような小さいが正確な不随運動が完全に行なわれるかどうかにかかっている（John McM. Mennell, M.D.）．

関節に運動制限がある場合，有角の関節の屈伸の自動運動に際して最終可動域で疼痛が誘発されたり，あるいは，屈伸の自動運動のあとにさらに他動的に屈伸させると，関節の疼痛あるいは運動の停止が起こることは，すでに以前から臨床的に経験している．しかし，このような現象を"joint play"という概念で詳細に報告したのは，メンネル（John McM. Mennell）である．

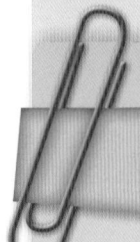

4　筋のストレッチ

筋のストレッチには等尺性収縮の手技が利用される．短縮している筋を伸張させたい場合，伸張させたい筋を等尺性収縮させると，シェリントンの原理の相反神経支配によって，拮抗筋はさらに弛緩する．そして最大収縮ののち，最大の弛緩を得られるという現象を利用することによってさらに筋の伸張が得られる．また，筋のトーヌスは呼吸に呼応して変化する．吸気には筋は緊張し，呼気には弛緩する．吸気の下で等尺性収縮を行い，最大収縮の終わりに呼気をさせると同時に筋を伸長させる．筋を伸長させるときに多関節筋の場合には，障害のない関節とできるだけ単関節を利用することによって，関節の疼痛と関節にかかる負荷を軽減するようにする．

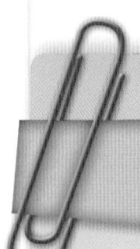

5　関節のスタビライゼーション

関節のスタビライゼーションを得るためには2つの方法がある．関節包あるいは靱帯の強化に対しては硬化療法がある．これについては割愛する．理学療法学的には，四肢の関節において，単関節筋の強化と脊柱のスタビライゼーションを得るためには，脊柱固有背筋の強化が必要である．これに関してはOMTではリハビリテーションでコースが用意されている．

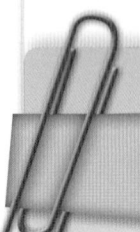

6　神経のストレッチとモビライゼーション

Evijentの概念による神経のストレッチとモビライゼーションについては割愛する．

（富　雅男）

6 神経のストレッチとモビライゼーション

文献

1) A. Cramer, J. Doering, G. Gutmann: Geschichte der manuellen Medizin. Springer-Verlag, 1990.
2) A. T. Still: Osteopathy Research & Practice. Eastland Press, Seattle, 1992.
3) 谷田伸治：医療ジャーナリスト．マニュアルメディシン　富雅男，シリーズ　日本でかかれる　世界の医学（12），毎日ライフ（2）：80-85，1995.
4) 鳥巣岳彦監修：標準整形外科学　第10版．医学書院，2008.
5) James Cyriax: The Textbook of Orthopaedic Memicine. Volume One Diagnosis of Soft Tissue Lesions, London Balliere Tindall, 7th Edition, 1977.
6) Hanns-Dieter Wolff: Neurophysiologische Aspekte des Bewegungssystems. Dritte, vollstaendig ueberarbeitete Auflage, Ausklappe-Schemata Aa 9, Springer, 1996.
7) Freddy M. Kaltenborn: Manual Mobilization of the Joint. Joint Examination and Basic Treatment Volume 1 The Extremities 6th Edition 2007 Noli, Oslo, Norway.
8) MacConaill MA, Basmajian JV: Muscles and Movements. A Basis for Human Kinesiology. Williams & Wilkins, Baltimore, 1969.
9) Karl Lewit: Manuelle Medizin. Im Rahmen der medizinischen Rehabilitation, Zweite Auflage, Urban & Schwarzenberg, 1977.
10) H. Frisch: Programierte Therapie am Bewegungsapparat. Chirotherapie, Osteopathie, Physiotherapy, Springer 4. Auflage, 2003.
11) John McM, Mennell, M. D.: Diagnosis and Treatment. Using Manipulative Techniques, J & A Churchill Ltd, London, 1964.
12) 富　雅男：徒手療法の歴史．京都理学療法士会会誌（9）：pp.2～6，2000.

第2章

整形徒手理学療法の適応

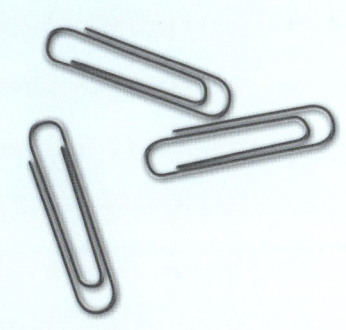
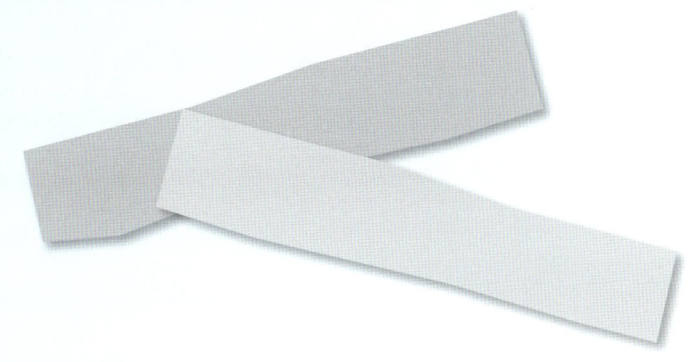

1 疼痛 pain

1 疼痛とは

1）疼痛の定義（国際疼痛学会1979）

国際疼痛学会によれば，疼痛とは「組織の実質的あるいは潜在的な傷害に結びつくか，そのような傷害を表す言葉を使って表現される感覚，情動体験（An unpleasant sensory and emotional experience associated with actual or potential tissue damage or described in terms of such damage.）」と定義されている[1]．患者からの疼痛の訴えがあれば，疼痛の存在を前提に捉えていくことが必須となる．

疼痛の定義は，感覚と情動体験という2つの意味をもち合わせている．それは，疼痛を伝えるルートである脊髄視床路と関連している．この脊髄視床路は，脳幹で新，旧2つのルートに分かれる．おもに局在のはっきりした鋭い疼痛を伝えるルートは，視床を経て大脳の体性感覚野に終わり，感覚を伝える（新脊髄視床路）．一方，局在のはっきりしない鈍い疼痛を伝えるルートは，中脳から大脳辺縁系に伝わり，情動面に関与する（旧脊髄視床路）．情動が疼痛を誘発したり，疼痛が情動面に影響したりと密接に関係しているのはこのためである．また，局在のはっきりしない疼痛のルートは視床や視床下部を通るため，自律神経系や内分泌系，免疫系と強く関連している．

2）疼痛の分類

臨床的な疼痛の分類は，侵害受容性疼痛（体性痛と内臓痛），神経障害性疼痛，心因性疼痛に大きく分けられる[2]．侵害受容性刺激とは，機械的刺激，熱・冷刺激，化学的刺激などを指すが，これらの刺激により局所的に生じたブラジキニン，ヒスタミン，プロスタグランディン，セロトニン，サブスタンスPなどの発痛物質が侵害受容器（Aδ，C線維）を刺激して生じる疼痛をいう．特徴としては，損傷した組織を動かすことで疼痛が生じ，動きが止んだときに疼痛が消失する．組織が機械的な刺激を受けるほど疼痛が増強し，損傷が治癒していくのに伴って疼痛も消失するというものである．

急性期の炎症などがある場合は，安静を保つことが必要である．このような局所に生じた炎症の場合には，非ステロイド性消炎鎮痛剤（NSAIDs）が投与される．経口投与された薬剤は，発痛物質のプロスタグランディンの産生を抑える効果があり，炎症と疼痛を和らげる．炎症の場合は安静が常識であるが，捻挫などの急性の傷害の場合に理学療法の寒冷刺激も用いられる．これは浮腫を抑制することで，プロスタグランディンの産生を抑えて疼痛の軽減につながる効果が期待できる．

もう1つの分類として急性痛と慢性痛がある．従来，急性痛と慢性痛の違いは時間的経過で区別され，長く続く疼痛が慢性痛とされていた．しかし，急性痛と慢性痛の概念は，「時間的経過による分類」から「病態メカニズム」による分類へ変更された[3]．慢性痛は，急性痛とはまったく異なるメカニズムによって生じ[4]，疼痛の原因が治っても疼痛が続いている状態の疼痛をさす．急性痛と慢性痛は，分類上は明確に区別できるが，臨床的にみると慢性痛が単独で存在することはまれであるという．

侵害受容性疼痛には，体性痛と内臓痛があるとしたが，体性痛は，発生学上，体節に由来する疼痛[5]であり（図2-1），皮膚や体表の粘膜の痛覚線維の関与する表在性の疼痛（皮膚節）と，骨膜，靱帯，関節包，腱，筋膜，骨格筋などに分布する痛覚線維の関与する深部痛

1 疼痛

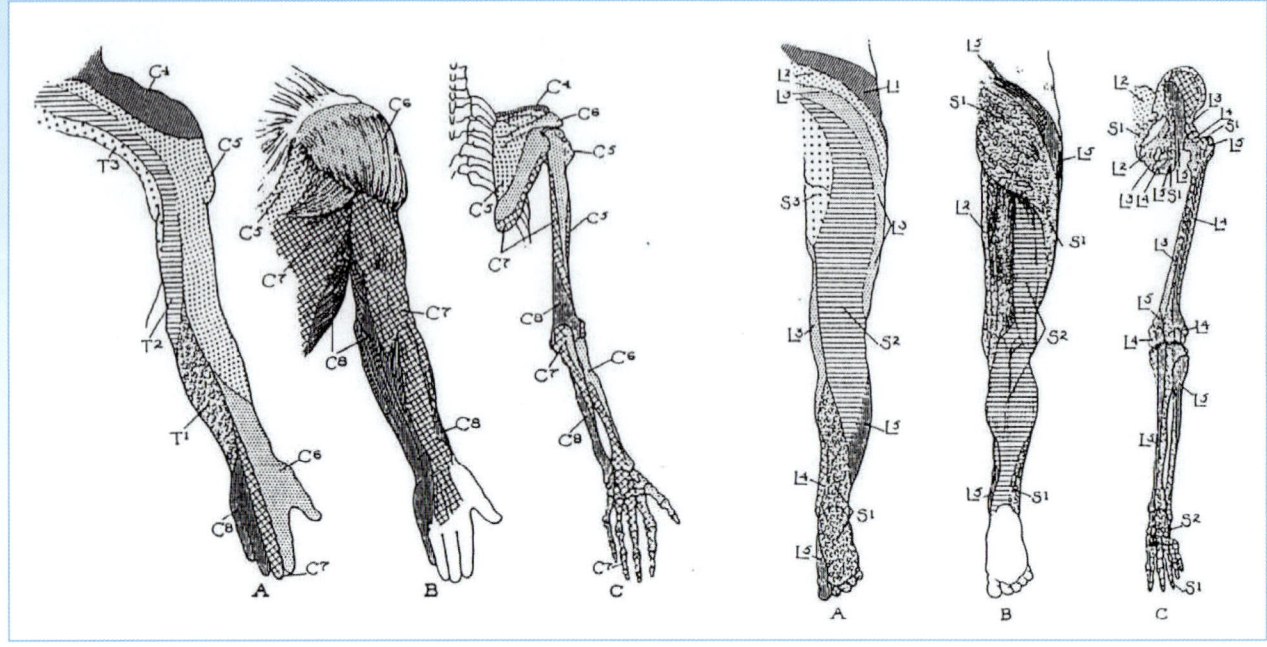

図 2-1　分節支配（皮膚節，筋節，椎節，右上・下肢）
（Reproduced, with permission, from Inman VT, Saunders JBdeCM: Referred pain from skeletal structures, J Nerv Ment Dis 1944; 99: 660）

（筋節と椎節）[6]とがある．臨床における多くの疼痛が深部組織や内臓の障害で生じると考えられている．

　神経障害性疼痛（naturopathic pain）は慢性疼痛の大部分を占めており，疼痛を伝える末梢神経，中枢神経の神経自体が損傷を受けることで生じ[7]，慢性の疼痛の総称（カウザルギーや反射性交感神経性ジストロフィー：RSD，幻視痛を含む）である．侵害受容器である自由神経終末が関与しない疼痛と考えられている．症状は，持続的疼痛，発作性自発痛（強い疼痛が短い間隔で生じる），アロデミア（さわるなどのなんでもない程度の刺激でも疼痛として感じる），疼痛過敏（わずかな刺激でも疼痛として感じる）などを呈する．障害の部位として，末梢神経（一次ニューロン），中枢神経（二次ニューロン），脳（視床や皮膚知覚野，大脳辺縁系）の3つがあげられる．坐骨神経が機械的刺激（圧迫，牽引）によって生じる根性痛もこの分類に含まれる．外傷や疾患等によって一次ニューロンの感受性が増大し，徐々に中枢神経系に疼痛のおもな原因が移行し変化していくと考えられている．軽微な外傷後に生じるRSD，幻視痛や視床痛なども含まれる．臨床では，骨折部の治癒が完了した後でも疼痛が緩解せず，治療に難渋することを経験する．RSDは外傷後の遷延する炎症が引き金となって，徐々に脊髄後角での感作（sensitization）や可塑的な変化を惹起し，最終的には典型的な神経因性疼痛に至るものである[8]．治療経過中，治療効果が認められずに，知覚過敏等が改善しない場合でも，セラピストは治療のなかで疼痛を与えてはならない．このことは急性痛を慢性痛に移行させないために，たいへん重要なことである．古瀬ら[9]の報告によれば，遷延する炎症のサインとして，①外傷後の急性期（創が治癒してくる受傷後約2～3週間）を過ぎても疼痛と浮腫（腫れ）が続く，②いったん軽快していた疼痛と浮腫がふたたび強くなる，③疼痛過敏やアロディニア，灼熱痛などの神経因性疼痛に特徴的な疼痛が出現する，④発赤，局所熱感，腫脹により創感染のようにみえるが，血液所見と一致しない，⑤原疾患の損傷部位と離れた部位に疼痛や浮腫が生じる，の項目の1つでも認められれば，超早期RSDと考えてもよいとしている．理学療法の経過を注意深く観察しながら対処していく必要がある．

　疼痛を制御するため，末梢レベルでは，温熱／寒冷，マッサージ，運動，経皮的電気刺激（transcutaneous electrical nerve stimulation：TENS）などの刺激の入力，疼痛刺激の排除，侵害受容器の疲労が考えられる．脊髄後角での疼痛の制御では，TENS，振動刺激などが

2 慢性痛

用いられる．

　何の病的要因がないにもかかわらず，心理的な要因で起こる疼痛を心因性疼痛という．社会的，精神的ストレスで生じるものである．心理社会的な問題を把握するため，セラピストは気分状態の変化，教育レベル，不安，仕事の不平，補償（事故の被害者）などの情報を収集しておく．1960年代に学習理論（行動理論）が導入された．慢性の疼痛に対する考え方が変わり，治療対象が疼痛そのものでなくて，疼痛行動（pain behavior）にあるという概念が提唱された[10]．ここでいう疼痛行動とは，疼痛の訴え，服薬行動，表情，姿勢，対人関係（医療スタッフ，家族，同僚など），休職や訴訟などの社会的行動を含んでおり，その疼痛行動の変容を治療の主眼においた．理学療法の治療手段という視点から，これらの心因性の疼痛に伴う感情・動機づけ，認知的側面に対するアプローチが用いられている[11]．これによれば，バイオフィードバック，リラクゼーションは，筋筋膜性疼痛症候群などの疼痛の心理的要因（行動，認知，感情）の治療に用いられる．バイオフィードバックを用いる根拠として，①特異的な生理過程を修正すること，②自律神経の興奮性を低下させること，③患者自身が疼痛の自己調節を行い，自ら疼痛管理をすること，であるとしている．

3）整形徒手理学療法の適応と禁忌について

　理学療法士が主として基本的動作能力を問題にする以上，滑膜関節の機能異常に視点を合わせ，筋骨格系の疼痛とその病態に対する徒手的なアプローチを行うために，実施する時期を考慮することが重要である．

　治療アプローチからみた場合，急性の炎症（例として足関節捻挫）は，急性炎症期，細胞と基質の増殖期，再生と成熟の3期に区分する．炎症過程は外傷後すぐに始まり，72時間程度まで続く．この時期は安静が望まれる．急性痛の理学療法の介入では，炎症等が緩解していく過程で，寒冷，マッサージ，TENS，温熱，疼痛刺激の排除等が行われる．急性期の炎症反応に引き続いて，線維芽細胞が結合組織の構造を置き換える作業を行う．基質と細胞の増殖期間が数週間続く．この時期は必要以上の固定は望ましくないが，機能的なストレスは推奨される．この時期には，軟部組織や関節に対するアプローチが実施される．その後，再生と成熟の期間（6〜52週）へと続く．この時期では，ストレッチや運動療法が行われる．

　関節モビライゼーションの適応では，関節の疼痛，反射性の筋スパズムを治療するため，神経生理学的・機械的効果を刺激する軽いjoint playテクニックを用いて行う．神経生理学的効果とは，小さい振幅運動や引き離し運動によって，機械受容器が刺激されて，脊髄レベルあるいは脳幹レベルで侵害刺激性の伝導が抑制的に働くことである．また，機械的効果は，関節でのわずかな振幅，あるいは転がり運動によって滑液の動きをもたらし，このことで血管分布のない軟骨に栄養がいきわたる．また，軽いjoint playテクニックを用いることで，栄養分の滲出が維持され，疼痛も抑制される．

　関節モビライゼーションの禁忌としては，関節の運動過大，関節の滲出液と炎症である．

2　慢性痛

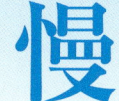性痛の多くは急性痛と混在しており，ほとんどに運動障害を伴う．慢性痛の評価・治療においては，セラピストのかかわりが非常に重要となる．運動障害の原因として筋原性の疼痛があげられる．骨，関節原性の疼痛とともに深部痛に属する疼痛であり，部位をはっきり指摘できない．痛覚線維の分布は，筋を包む結合組織，筋・腱移行部にみられ，筋線維にはない．筋の疼痛は，急性痛であれば虚血状態

1 疼痛

や運動後に生じる代謝産物の蓄積によることが知られている．筋の疼痛はAδ線維とC線維がかかわり，Aδ線維は機械的刺激（筋の伸展，収縮，圧刺激）に関与している．しかし，温度，化学的刺激により感作され，その1/3のものが侵害受容性に変わり，虚血，低酸素，侵害性の局所的筋内圧上昇に反応するようになると考えられている[7]．筋の疼痛の問題は，筋の伸張，収縮，圧刺激を加えることで，大方明らかとなる．

臨床における筋原性の疼痛では，筋にバンド様の硬い部分のあることに気づくことがある．この部位には，発痛点（トリガーポイント）が見出され，他の部位に関連痛が走る．筋を横断的に触診すれば，健常側との比較で，より明らかとなる．侵害受容性の疼痛に対して，TENS，運動，深部横断マッサージ等が行われる．

3 内臓痛および関連痛の種類と適応，整形徒手理学療法の適応・禁忌について

体節以外で，発生学上，のちに平滑筋や心筋，腺になる中胚葉と内胚葉から発生した器官で起こり，内臓痛覚線維により伝えられたものを内臓痛という．腸管，尿管，膀胱などの内腔をもつ臓器では，ねじったり拡張させたりするとしばしば有効な侵害刺激となるといわれている[2]．内臓痛は，疼痛の程度や場所が特定しづらい疼痛である．そして，皮膚表面や筋に特別過敏な感覚や疼痛を感じることがあり，内臓の部位とはかけ離れたところで感じられるものである．Headにより，内臓疾患を有する患者で，体性運動神経や交感神経の反射性賦活が筋の圧痛や皮膚の知覚過敏を引き起こすことが示され[2]，これを関連痛といっている．かけ離れた部位で生じる理由は，内臓を支配する侵害受容器からの求心性線維が投射する脊髄のレベルが胎生期の神経分布によって決まるのに対して，成長の過程で多くの内臓器官が元の位置から離れた場所に移動するためである．そしてまた，内臓感覚特有の脊髄上行路が存在しないために，内臓感覚は体性感覚路を介して伝えられるということにも関係している．内臓疾患による関連痛の場合には，疼痛のある場所を治療するのではなく，原因となっている臓器を治療しなければならないことから，内臓疾患などの既往があるか否かについて情報を得ておくことが必要となる．

理学療法士にとって重要なことは，内臓に問題がなくても内臓からの関連痛と同様の症状が体表に現れることがあるということである．これは，背部の椎間関節に機能異常がある場合に，皮膚表面や筋に特別過敏な感覚や疼痛を生じることに原因がある．これを体性機能異常（somatic dysfunction）といい，身体システム（身体の骨組み），すなわち骨格，関節，筋膜，それに関連する血管，リンパ，神経系要素に生じた機能障害を指している[12]．同じ病態を示す言葉として，osteopathic lesion, chiropractic subluxation, joint blockage, loss of joint play, 関節機能異常（joint dysfunction）などがある．骨折，捻挫，退行性変性や炎症過程は体性機能異常とはいわない．

体性機能異常の病態として3つがあげられる．それは①皮膚，筋膜，筋の変化などの軟部組織の質感，②脊柱のアライメントや他の組織の非対称性，③可動域制限（あるいは増大），である．四肢の関節では，これらの要素のなかで可動域制限がおもに問題となるが，脊柱の椎間関節の関節機能異常では自律神経系が関与するために，皮膚の質感や組織の過敏性が加わって体表に現れる．以上の体性機能異常は整形徒手理学療法の適応となる．

4 疼痛の評価と治療概念

1）疼痛の主観的評価と客観的評価

理学療法士が行う疼痛の評価は，その目的から論じれば，その疼痛（関連痛を含む）が皮膚節（dermatome），筋節（myotome），椎節（sclerotome）という体性組織のどれと関連しているのか，また感覚障害の領域が神経根からのものであるかどうか，また心理社会的な要因が症例の抱えている疼痛の問題に関連しているのか，など治療を行ううえで，疼痛の存在，強度，種類，そして性質と原因を大まかに明らかにすることである．

疼痛は本来，不快で主観的で個人的な体験である．病歴聴取にあたっては主観的評価[5]によって疼痛の症状（symptom）を患者本人の言葉でBody Chartに記載し，立体的に明らかにしていく．具体的には，①疼痛の広がり，疼痛の種類（どのような疼痛か？ 表在痛か深部痛か？），疼痛の発現パターンとの関係，②動作と疼痛との関係，③特別な質問（全身状態，体重の減少，服用している薬物，X線所見），④現病歴（いつからか？，どのようにして発現したか？），⑤既往歴，⑥職場の環境，⑦いま抱えている心理的問題，などである．疼痛については，疼痛のタイプと疼痛を発する組織との関係が報告されている（表2-1）[13]．現病歴では，外傷，疾病，あるいは加齢による変性など，疼痛の発生起序を知るための手がかりが得られ，病状や治療の経過を聞くことで病態の時間的経過が理解できる．主観的評価によって得られた情報から，その症状（symptom）がどの組織からきているのか，機械的な刺激によるものであるのか，炎症によるものか，疼痛をより増悪させる因子は何か，などの解剖学的構造における正常機能からの変化様式や疼痛の発生起序を理解し，おおよその仮説を立てておく．

そして，仮説として想定した疼痛の原因について，理学的検査を用いて可能なかぎり特定していく過程が客観的評価[14]の段階である．疼痛の解剖学的部位を特定するためにまず観察を行う．疼痛の原因が根性痛かどうかという問題は，評価の最初に明らかにする必要がある．そして運動検査（自動運動，他動運動，抵抗運動），触診と進める．自動運動は，指示した運動を実行するのに必要な患者の能力と意志，可動域，筋力の4つが必要である．また，自動運動は，他動運動や抵抗運動を行う前に実施する．他動運動は，可動域を通して非収縮要素の問題を明らかにするために用いる．客観的評価の目的としては，患者の訴える症状を引き起こしている関節，筋，神経を探すこと，間接的に症状を引き起こす原因と

表2-1 疼痛の表現とそれに関連する組織

痛みのタイプ	組織
ひきつるような鈍い痛み	筋
鈍い疼くような痛み	靱帯，関節包
鋭く打ち込まれるような痛み	神経根
鋭くはっきりとした電気が走るような痛み	神経
焼けるような，押し込まれるような，刺すような痛み	交感神経系
深く，しつこい鈍い痛み	骨
鋭く，しつこい鈍い痛み	骨折
脈打ち様，あいまい	血管性

（陶山哲夫他監訳：運動器リハビリテーションの機能評価Ⅰ．エルゼビアジャパン，2006，p7．）

1 疼痛

なった身体的因子や過度な運動パターンを探すことである．神経学的検査の項目では，根性痛による特有な感覚障害と筋力低下があるかどうかについて，腱反射，感覚検査，支配筋の髄節レベルごとの筋力検査を行い，疼痛がメカニカルなものか神経根性のものかを区別していく．頸椎や腰椎での疼痛では，神経が機械的刺激（圧迫，牽引）によって生じる根性痛が含まれる場合に問題となる．また，末梢神経が圧迫されたことによって生じる根性痛は，筋力の低下と異常知覚を伴うと考えられている．刺すような疼痛であり，細いベルト状の範囲に沿うようなものと表現される．根性痛は，主観的評価で具体的に明らかとなり，客観的評価においては，初めに実施して問題を有するかどうか確認することが重要である．それは，メカニカルな問題に対する徒手的治療手技の選択に大いに関係するからである．また，頸椎，腰椎，あるいは四肢の末梢神経の絞扼障害による徴候（sign）が明らかになれば，積極的な治療というよりは，疼痛のコントロールなどの疼痛の管理へと対応を変える必要がある．

2）疼痛の種類の判別の評価方法

軟部組織の問題を明らかにする場合には，滑膜関節をモデルに，組織を収縮組織と非収縮組織に分けて評価に応用すると理解がしやすい（**図2-2**）．収縮組織には，筋，腱，筋腱移行部，腱骨膜移行部を含め，非収縮組織には，関節包，靱帯，滑液包など自ら収縮しない組織を考える．初めに，非収縮要素に負担をかけない関節の肢位をとるため，関節包が最もゆるむ肢位（loose packed position）である良肢位をとる．次に，収縮組織のいずれかに疼痛の原因があるかを調べるために，該当する関節の運動方向に等尺性収縮を行わせる．等尺性収縮を実施する前に確認すべきことがある．等尺性収縮時に関節由来の疼痛が存在すると収縮性組織との鑑別が困難となるため，あらかじめ関節に圧迫を加えて疼痛が生じるか否かを確認しておく必要がある．収縮要素に問題が存在するのであれば，この手続きで疼痛が生じることとなる．等尺性の収縮を加える際，評価の段階で疼痛を増悪させないために1秒以上の等尺性収縮を行わないことである．等尺性の収縮で疼痛の訴えがある場合，筋，腱，筋腱移行部，腱骨膜移行部のいずれかに問題があることを示している．具体的にどの組織に由来する疼痛かを明らかにするため，触診の技術を用いる．収縮要素のうち，問題がある組織の確認にはやり方がある．わずかな疼痛をより明らかにするために，対象とする筋を伸張位にして等尺性収縮することもある．疼痛の原因が筋にあるのか，あるいは筋腱移行部，腱骨膜移行部にあるのかを特定するには，それぞれの部位で横断的に触診してその異常を確認することが必要である．疼痛に敏感な部位かどうかの判断は，健側と比較するとより明らかとなる．また，表在の筋でなく，深部に位置する筋が問題となる場合は，触診する手，手指を深部に滑り込ませて行うことが必要となる．疼痛を与えてしまうと反射的収縮

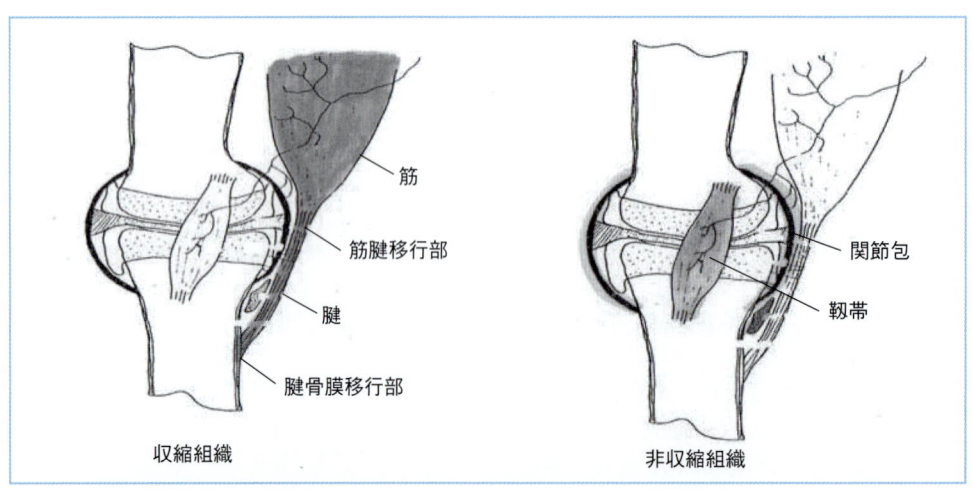

図2-2 収縮組織と非収縮組織
（Hertling D, KesslerRM: Musculoskeletal Disorders. 2 ed, Lippincott, 1990.）

4 疼痛の評価と治療概念

を引き起こしてしまうので，そのようなときはしばらくそのままで筋が弛緩するのを待つことが必要である．筋スパズムが認められても，関節はわずかの可動域制限が認められるだけの場合があり，本人の自覚的症状も「重だるい」などの愁訴以外は特別な症状を認めないことが多い．しかしながら，筋を横断的に触診することよって，疼痛の存在が初めて明らかになることがあり，注意が必要である．

収縮組織に問題のないことが明らかな場合は非収縮組織の評価に移る．非収縮組織は関節包と靱帯である．いずれの組織も，伸張位にすることで疼痛は誘発される．関節の付属品である靱帯は，関節に過度な動きをさせないことが役割である．そのため，繰り返しストレスがかかっているような場合には靱帯に圧痛が存在する．

非収縮組織に対する問題の次はjoint playの評価に移る．joint playである関節の離開，滑り運動を用いて評価する．この場合も関節が最もゆるんだ肢位（loose packed position）で行う．joint playが少ない場合，運動時に副次的な疼痛が存在する．脊椎（頸部，腰部）の各運動分節の動きは，自動運動，他動運動を行わせたのち，脊椎の棘突起の間隔の広がりで低可動性（hypomobility）か過可動性（hypermobility）が評価できる．また客観的評価として，各運動分節の並進（関節の遊び）の動きを評価して副次的な疼痛を取り扱うこととなる．joint playがない状態を関節機能異常（joint dysfunction．脊柱では体性機能異常）といい，この病態を改善する手技を関節モビライゼーションとよんでいる．

3）疼痛に対するモビライゼーション・マッサージ・トレーニングの適応について

かなり強い疼痛を有するか，あるいは筋スパズムや感覚異常を伴う関節に対する徒手的治療アプローチについて述べる．

このような関節に対する関節モビライゼーションは，比較的軽い力を用いて牽引を行う．軽い力と述べたが，これを説明するのに，滑膜関節をモデルとして説明する．

通常，滑膜関節は，安静時に関節面が接触をしている．骨の長軸方向に力を加えると，この接触していた関節面が離開する段階となる．この牽引のレベルをGrade Ⅰとよんでいる．牽引をさらに強めると，関節包のたわみが取れるGrade Ⅱの段階となる．疼痛のある関節に対する牽引は，このGrade Ⅰ～Ⅱの段階以内の力を用いる．疼痛が軽減した段階になってから，関節包が伸張されるGrade Ⅲの牽引を加え，可動域を改善させる治療を行うことになる．

次に，疼痛に対するマッサージについて述べる．

深部横断マッサージとは，治療する線維の線維方向を横断するように行う，深部組織の局所的・特異的な摩擦マッサージのことである．James Cyriaxが最初に紹介したマッサージであり，靱帯，筋・腱に対する局所治療に使用する．治療の目的は，主として，瘢痕形成や隣接する組織との癒着を防止するためである．また，疼痛の軽減も期待できる．深部横断マッサージの作用起序としては，①垂直方向のコラーゲン線維の形成の阻止，②長軸方向のコラーゲン線維の形成の促進，③関連筋の反射的弛緩，④軟部組織の反射的充血，⑤機械的受容器刺激による疼痛の軽減，があげられている．

変形性膝関節症による膝痛や椎間関節性の腰痛など，臨床上，セラピストが治療対象とする頻度の高い疾患がある．これらの疼痛は，ある特徴的な変化をきたす．膝関節では内側広筋の萎縮を生じ，腰痛などでは多裂筋の萎縮が問題となる．このような筋の萎縮は，廃用性によるものではなく，反射抑制という捉え方で解釈されている[15]．それは，深部にある関節を安定される筋（内側広筋，多裂筋）が，関節の疼痛によって選択的に萎縮するというものである．深部にある筋であり，タイプⅡの筋群である．そのため，何もしない状態では元に戻ることがない．そのため，最大収縮ではなく，比較的軽い収縮を繰り返すことによって，これらの筋群の回復を図り，関節の安定作用を回復させることが治療の目的となっている．とくに，椎間関節性の腰痛では，背臥位で多裂筋の収縮を学習させてから，徐々に抗重力位や動的な活動（歩行動作など）でも収縮を意識させ行うことが推奨されている．

（黒澤　和生）

引用文献

1) 熊澤孝朗：痛みの意味．理学療法 23：(1)7-12, 2006.
2) 神山洋一郎監訳：ペイン―痛みに携わるすべての人に―．医

道の日本社.
3) 大道裕介, 熊澤孝朗：痛みの病態生理学. 理学療法 23：(1) 13-22, 2006.
4) 熊澤孝朗：痛みの新時代. OTジャーナル 37(11)：1099-1101, 2003.
5) Chusid JG：Correlative neuroanatomy & functional neurology. 18thed maruzen asian edition, 210-211, 1982.
6) 横田敏勝：臨床医のための痛みのメカニズム改訂第2版. 南江堂, 1998, pp1〜7.
7) 杉浦康夫, 白石洋介：腰痛と薬物療法. The journal of Practical Pharmacy l.54(10)：3-11, 2003.
8) 柴田政彦, 真下節：神経因性疼痛. 別冊・医学の歩み 慢性疼痛（宮崎東洋編）, 医歯薬出版, 2003, pp42-46.
9) 古瀬洋一：RSD・カウザルギーの早期診断と治療. 別冊・医学の歩み 慢性疼痛（宮崎東洋編）, 医歯薬出版, 2003, pp82-86.
10) 中井吉英, 阿部哲也：慢性疼痛の心療内科的治療. 別冊・医学の歩み 慢性疼痛（宮崎東洋編）, 医歯薬出版, 2003, pp77-81.
11) 花岡一雄監修：慢性痛の心理的対策. ペインマネージメント最前線 1996, pp124-132.
12) フィリップ・グリーンマン原著（大場弘監訳）：マニュアル・メディスンの原理. エンタプライズ, 1989, pp13-14.
13) 陶山哲夫他監訳：運動器リハビリテーションの機能評価Ⅰ. エルゼビアジャパン, 2006, p7.
14) McConnel J：Introduction to manual therapy. Course note, Iwate, 1988.
15) 熊澤孝朗監訳：臨床痛み学テキスト. エンタプライズ, 2003, pp291-296.

2 関節 joint

1 関節の基本的構造

1）関節の基本的構造

a．骨の連結

個々の骨は種々の組織によって連結されているが，骨の連結は不動結合（synarthrosis）と可動結合（diarthrosis）の2つに分類される（表2-2）．このうち可動結合は滑膜関節（synovial joint）と半関節（amphiarthrosis）があるが，滑膜関節をいわゆる関節という[1-4]．

b．関節構造

関節の構造を深部からみると，少なくとも2つの骨からなり，この1対のパートナーの骨端の形状が凸面をなすものを関節頭，凹面をなすものを関節窩という[5]．骨端の関節面は関節軟骨で覆われている．骨膜の続きである関節包（capsula articularis）は2層からなり，外側は密な線維組織で関節包の強度を担い，内側は疎な結合組織と滑膜で[6]，滑膜から滑液を分泌する．関節包には血管，神経が存在する．この関節包は関節をなす2つの骨パートナーの両骨端を囲み，その空間を関節腔という．そこに滑液（synovia）が存在し，潤滑作用と軟骨を栄養する働きをする．関節腔には，関節円板，関節半月が存在する関節もある（図2-3）[3]．

関節包を補強する補強靱帯として関節包靱帯などがあり，その外側に筋が存在する．

これらの軟部組織を，収縮性組織と非収縮性組織に分けた（表2-3）（Cyriax）．

c．関節の種類

（1）関節を形成する骨の数による分類

単（単純）関節：関節が2つの骨からなるもの
複（複合）関節：関節が3つの骨からなるもの

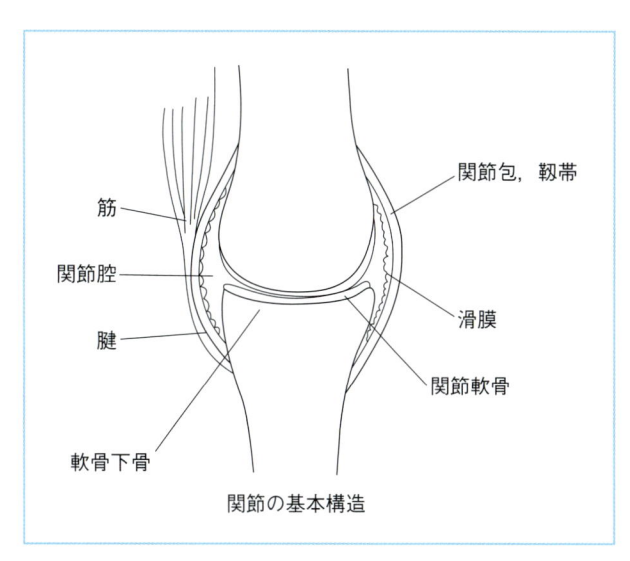

表2-2　骨の連結（関節）

不動結合：結合する両骨間に可動性がない
縫合
弾性結合
軟骨結合
線維軟骨結合
骨結合
釘植
可動結合：結合する両骨間に可動性がある
滑膜関節
半関節

表2-3　軟部組織の分類

収縮性組織：筋
非収縮性組織：関節包，靱帯

図2-3　関節
（杉岡洋一監修：神中整形外科学改訂22版．南山堂，2004，p431.）

2 関節

（2）軸による分類
　　1軸・2軸・多軸
（3）関節面の形状による分類
- 平面関節…椎間関節
- 半関節…仙腸関節
- 蝶番関節…腕尺関節，指節間関節
- 車軸関節…上橈尺関節
- 楕円関節（顆状関節）…橈骨手根関節
- 鞍関節…母指手根中手関節
- 球関節…肩関節
- 臼状関節…股関節

2）関節運動学

a．運動面
運動面として，矢状面，前額面，水平面（横走面）を示す（図2-4）．

b．運動の軸
運動の軸は1軸・2軸・多軸がある．

c．運動の方向
運動の方向は，屈曲・伸展，外転・内転，外旋・内旋，（内がえし・外がえし）である[2,5]注．

関節可動域（自動・他動）は開始肢位から最終肢位までの角度を計測する．

d．関節可動域の制限の要因
軟部組織性の抑制には，関節包の緊張によるものと靱帯（関節周囲の軟部組織）によるものとがある．

骨性の抑制は骨の衝突がある[2]．

e．関節のポジショニング
解剖学的肢位

解剖学的肢位とは，直立姿勢で，顔は前方を向き，両腕は体側に沿って手掌を前方に向けて下垂し，足底を床につけ，つま先を前方に向けた肢位である[8-10]．関節可動域の測定は，通常，この解剖学的肢位（図2-4）から開始する．

f．安静肢位（resting position）
安静肢位はjoint play（後述）が最も大きく，関節周囲の組織が最もゆるんだ肢位である（図2-5）．

g．実際の安静肢位（actual resting position）
その関節に，病状や疼痛による機能障害がある場合，その条件下において軟部組織の緊張が可能なかぎり最も少なく（牽引joint playが最も大きい），かつ患者が最も不快でない肢位をいう．

h．非安静肢位（nonresting positon）
軽微な関節障害は，関節が安静肢位でない肢位（joint playはより少ない）で評価されたときにのみ明らかになり，またこの肢位でのみ治療を可能にする．

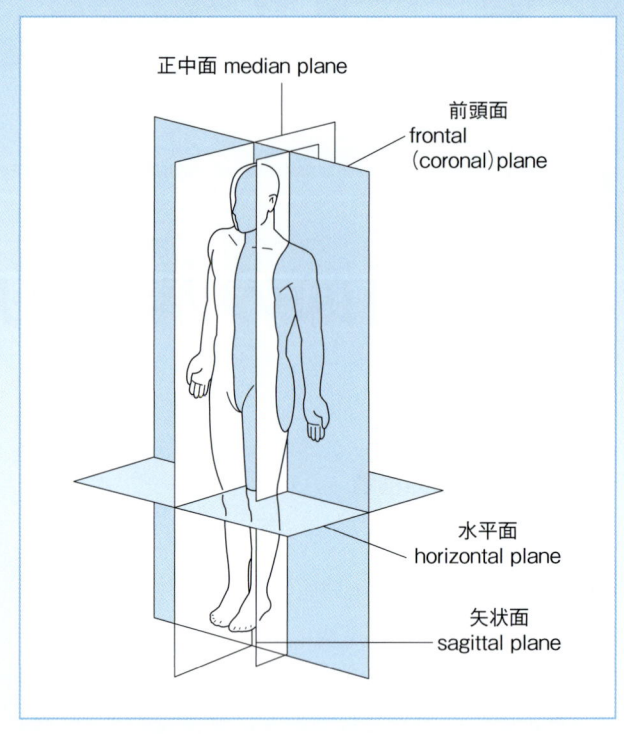

図2-4　運動面と軸
（酒井建雄：ムーア臨床解剖学第2版．メディカル・サイエンス・インターナショナル，2004，p4．）

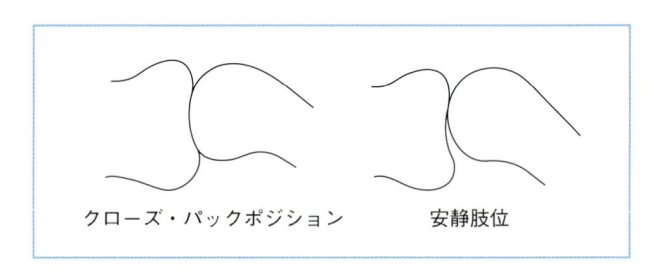

図2-5　関節のポジショニング

注）内反：通常，変形についていう．正常より大きく内側に反った状態．
　　外反：通常，変形についていう．正常より大きく外側に反った状態．

1 関節の基本的構造

i. 閉肢位
(close-packed position：CPP)

CPPでは，関節包と靱帯が最大に緊張し，凹と凸の関節面は最大に接触している（図2-5）．joint playテストやモビライゼーションはこのCPPまたはこの肢位付近で実施することは困難である．

3）凹凸の法則と理論

a．関節面

滑膜関節を構成する1対のパートナーの骨端は，一方が凹面で，他方が凸面をしている[3,11]．

関節面は円柱または円錐体の表面の一部を構成する面で，平坦ではないとMacConaillは述べた．そして関節面を"卵型"または"鞍型"の2つに分類した[11]（図2-6）[12]．

①卵型の関節面はあらゆる方向に凸面（球体の外側面）か凹面（球体の内側面）になっているもの．
②鞍型の関節面は1つの方向の断面は凸面で，その面に直角な方向の断面は凹面を示すもので，断面は方向により凸面であったり，凹面であったりするもの．

関節は完全な球ではなく[3]，関節を形成している2つのパートナーの関節面が完全に適合している関節はない[11]．関節の不適合性は関節のパートナーの種々の弯曲の程度によっている．

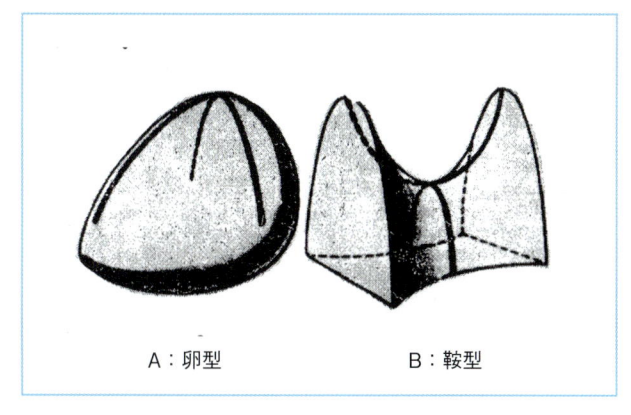

図2-6 関節面
A：卵型　　B：鞍型
(Freddy M. Kaltenborn: Manual Mobilization of the Joint Joint Exermination and Basic Treatment Volume 1 The Extremities 6th Edition. 2007 Noli, Oslo, Norway.)

4）骨運動（osteokinematics）と関節運動（arthrokinematics）

骨運動は骨の運動を運動学的に示すのであり，関節運動は関節内（関節包内）の運動を示すものである[11]．

骨運動と関節運動の関係は整形徒手療法の評価と治療テクニックの基礎をなしており重要である．

骨運動については，回旋と並進が重要である．

回旋は軸周りの弯曲した動きをいう．

並進は1つの治療面（後述）において1つの軸に平行な直線の動きをいう．

a．関節運動（関節包内）の回転-滑り

骨運動（osteokinematics）の回旋は，関節運動（arthrokinematics：関節包内）の回転（rolling）と滑り（gliding）を生じる．

骨運動に伴う関節運動の回転-滑りは，平面あるいは弯曲したパートナー同士の関節面が一致すればするほど滑りの要素が大きく，関節面の一致が少ないほど回転の要素が大きくなる．

回転は，パートナー同士一致しない弯曲した関節面で生じ，関節面上の1点で接触した状態から，転がることでパートナー同士等距離移動し，新たな1点で接触する．関節運動の回転-滑りにおける回転要素の方向は常に骨運動の方向と一致している（図2-7）[12]．

滑りは，もし純粋な滑りの場合なら，パートナー同士一致した平面または弯曲した関節面で生じ，関節面上の1点で接触した状態から，滑ることで一方のパートナーの接触していたその点が，他方のパートナーの関節面上の新たな1点で接触する．人体では完全にパートナー同士一致した関節面が存在しないので，純粋な滑りは起こらず，関節運動として回転-滑りが生じる．

関節パートナーの凹面が動く場合，関節運動の滑りは骨運動の方向と同じ方向である．

関節パートナーの凸面が動く場合，関節運動の滑りは骨運動の方向と反対の方向である（図2-8）[12]．

関節運動の回転-滑りの運動制限（hypomobility）の場合，これを改善するアプローチとして，整形徒手療法では関節運動の回転-滑りのうち，「滑り」の要素を回復するものである．

関節運動の回転が起こると，骨運動の運動方向側で関

2 関節

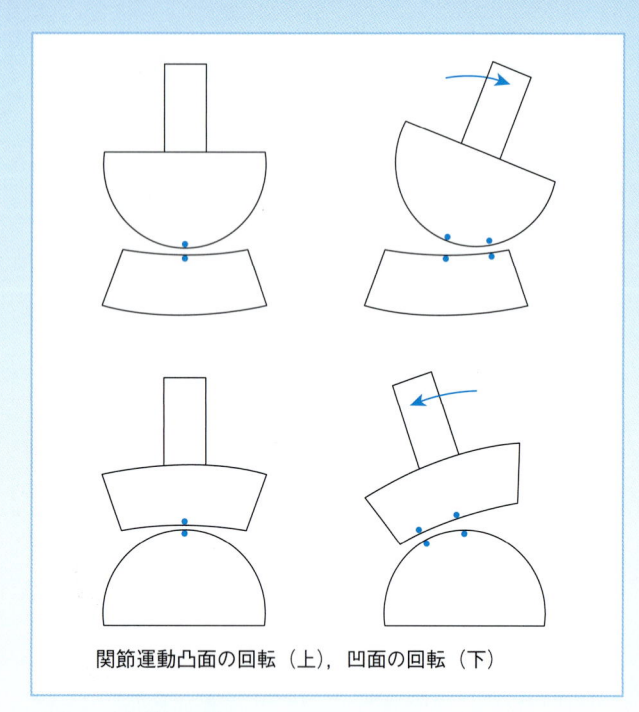

図 2-7 関節の回転
(Freddy M. Kaltenborn: Manual Mobilization of the Joint. Joint Exermination and Basic Treatment Volume 1 The Extremities 6th Edition. 2007 Noli, Oslo, Norway.)

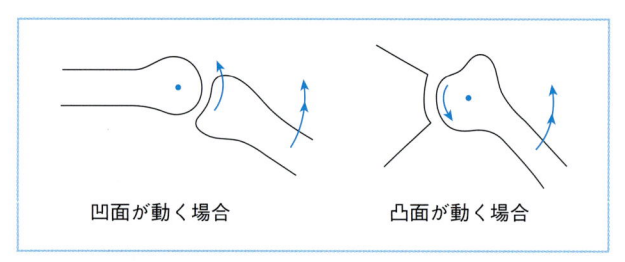

図 2-8 関節の滑り
(Freddy M. Kaltenborn: Manual Mobilization of the Joint. Joint Exermination and Basic Treatment Volume 1 The Extremities 6th Edition. 2007 Noli, Oslo, Norway.)

節の圧迫により関節内構造物を挟む可能性があり，骨運動の運動方向と反対側で組織の過伸張を生じる可能性がある．運動の回転-滑りの「滑り」が欠如している関節の回転運動は，関節を損傷する可能性があるので注意すべきである．

b．骨の並進

それぞれの面において定義された軸に沿う骨の直線運動である．

（1）長軸の骨の並進

分離：隣接するお互いの関節面を引き離す

接近：隣接するお互いの関節面に向かって押す

（2）矢状軸の骨の並進

腹-背側への滑り：隣接するお互いの骨の腹-背側方向への平行した運動

（3）前額軸の骨の並進

側方への滑り：隣接するお互いの骨の側方への平行した運動

c．骨の並進に関連した joint play
（joint play：関節の遊び）

骨の並進は治療面に関連して，牽引，圧迫，滑りの joint play 運動を生じる．これらの並進 joint play は容易で，疼痛のない自動運動に不可欠なものである．

OMT Kaltenborn-Evjenth システムにおける評価と治療は，治療面に関連する並進 joint play 運動を用いる．関節機能の評価のために，並進の牽引，並進の圧迫，並進の滑りの joint play 運動を用いる．また，joint play の修復のために並進の牽引と並進の滑りのモビライゼーションを用いる．joint play は並進運動に対してのみ用いる（図 2-9）[12]．

5）Kaltenborn の治療面

Kaltenborn の治療面は，関節を通る，凸の関節パートナーの回旋軸からの直線と，凹の関節パートナーの最深部の関節面が直角をなす面である．そしてこの治療面は凹の関節面にあるとイメージすることができる（図 2-10）[12]．

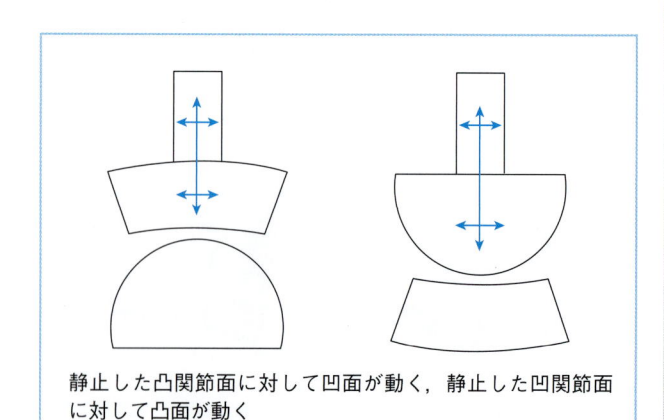

図 2-9 並進 joint play の方向
(Freddy M. Kaltenborn: Manual Mobilization of the Joint. Joint Exermination and Basic Treatment Volume 1 The Extremities 6th Edition. 2007 Noli, Oslo, Norway.)

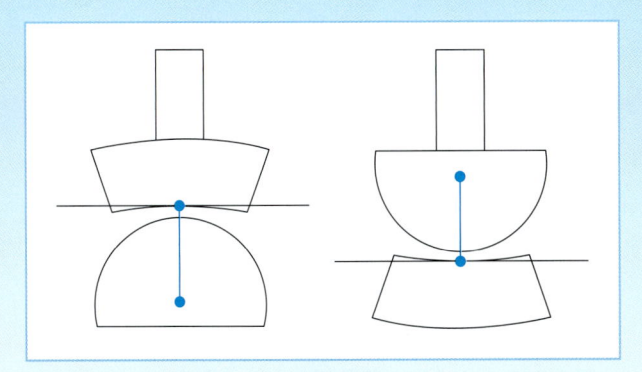

1 関節の基本的構造

図 2-10　Kaltenborn の治療面
(Freddy M. Kaltenborn: Manual Mobilization of the Joint. Joint Exermination and Basic Treatment Volume 1 The Extremities 6th Edition. 2007 Noli, Oslo, Norway.)

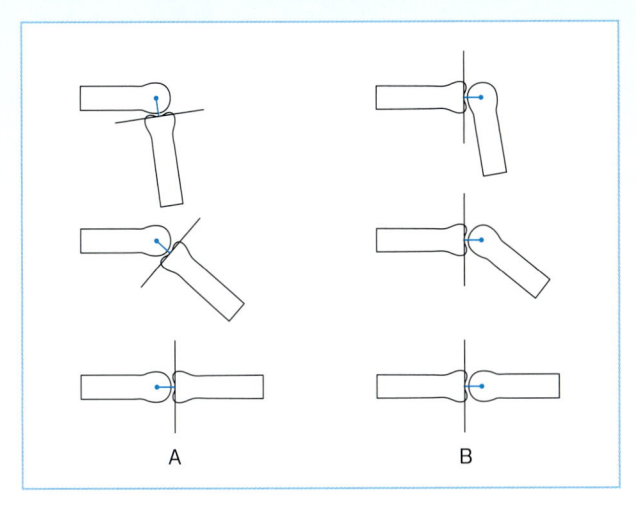

図 2-11　治療面
A. 近位の凸の関節パートナーが静止して，遠位の凹の関節パートナーが動くとき，凹の関節パートナーとともに治療面は動く
B. 近位の凹の関節パートナーが静止して，遠位の凸の関節パートナーが動くとき，治療面は動かない
(Freddy M. Kaltenborn: Manual Mobilization of the Joint. Joint Exermination and Basic Treatment Volume 1 The Extremities 6th Edition. 2007 Noli, Oslo, Norway.)

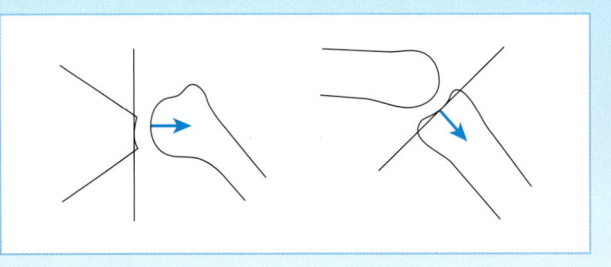

図 2-12　牽引
(Freddy M. Kaltenborn: Manual Mobilization of the Joint. Joint Exermination and Basic Treatment Volume 1 The Extremities 6th Edition. 2007 Noli, Oslo, Norway.)

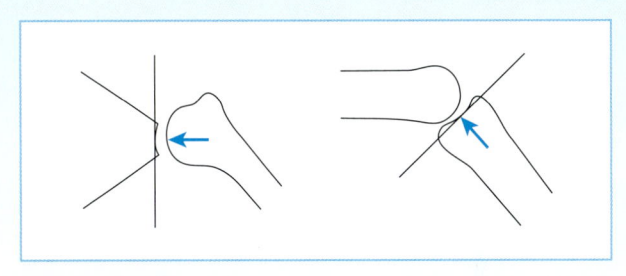

図 2-13　圧迫
(Freddy M. Kaltenborn: Manual Mobilization of the Joint. Joint Exermination and Basic Treatment Volume 1 The Extremities 6th Edition. 2007 Noli, Oslo, Norway.)

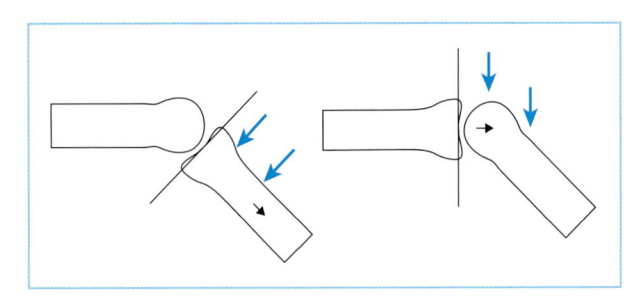

図 2-14　滑り
(Freddy M. Kaltenborn: Manual Mobilization of the Joint. Joint Exermination and Basic Treatment Volume 1 The Extremities 6th Edition. 2007 Noli, Oslo, Norway.)

　治療面は2つの関節のパートナーの凹の関節面にある．

　原則として四肢の場合，2つの関節のパートナーのうち近位のパートナーが静止して，遠位の関節パートナーが動く（**図 2-11**）[12]．

a．並進の joint play 運動

　並進の joint play に運動には牽引，圧迫，滑りがある．
　牽引（traction）は，治療面に対し直角に離れる並進の joint play 運動である（**図 2-12**）[12]．

　圧迫（compression）は，治療面に対し直角に接近する並進の joint play 運動である（**図 2-13**）[12]．この圧迫は関節損傷か関節外の損傷かを鑑別するのに用いられる．

　滑り（gliding）は治療面に平行な joint play 運動である（**図 2-14**）[12]．この並進の滑りは，必ず Grade I の牽引を実施しながら行う．

6）Kaltenborn の凹凸の法則

　Kaltenborn の凹凸の法則は，正常な骨運動の回旋と

2 関節

関連する関節運動の回転-滑りにおける滑り要素との関係を示すものである．

まずどの骨運動が制限されたか，動く関節のパートナーが凹か凸かを決め，そして凹凸の法則を用いて関節滑りの制限方向を推論する．

a．凸の法則＝反対方向

右の（動く）関節パートナーの面が凸．骨の動きが上の方向に（弯曲した矢印）制限されているとき，治療の方向は下方向である（2本の太い矢印）（図2-15）[12]．

b．凹の法則＝同方向

右の（動く）関節パートナーが凹．骨の動きが上の方向（弯曲した矢印）に制限されているとき，治療方向も上である（2本の太い矢印）（図2-16）[12]．

c．たわみ（slack）

関節のたわみは，関節包や靱帯の緩みまたはたるみとして正常な関節に必要である．関節包と靱帯が最も緩んだ関節の安静肢位でjoint play運動が最大である．そして牽引と滑りのテストと治療においてたわみは取り除かれる．

d．並進運動の3段階

（1）Grade Ⅰ

関節のたわみを取り除く操作をするが，きわめて小さな力を作用させ，明らかな関節の分離が起こることなく，関節に自然に作用している正常な圧力をなくす程度である．

（2）Grade Ⅱ

関節のたわみを取り除く操作の力を強めていくと，組織の小さい抵抗を感ずるたわみ区域（slack zone：SZ）があり，さらにたわみを取り除く操作の力を強めていくと，たわみが取り除かれ組織が張る移行区域（transition zone：TZ）がある．そしてさらに操作を進めると，Grade Ⅱの最終域に近づくにつれ，より強い抵抗を感じ，最終的に「最初の停止」とよばれる著しい抵抗を感じる．

（3）Grade Ⅲ

「最初の停止」後，さらに操作を進めていくと，抵抗感は急増し，その組織は伸張される（図2-17）[12]．

e．並進運動のGradeの使用方法

（1）Grade Ⅰ：疼痛の軽減

Grade Ⅰの牽引は，滑りのテストとモビライゼーションにおいて常に同時に実施される．

（2）Grade Ⅱ：牽引と滑り運動のjoint playテスト．

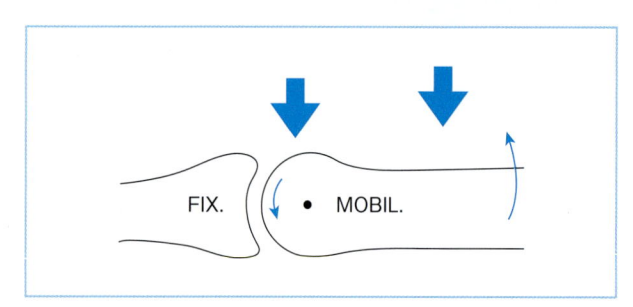

図2-15　凸の法則
（Freddy M. Kaltenborn: Manual Mobilization of the Joint. Joint Exermination and Basic Treatment Volume 1 The Extremities 6th Edition. 2007 Noli, Oslo, Norway.）

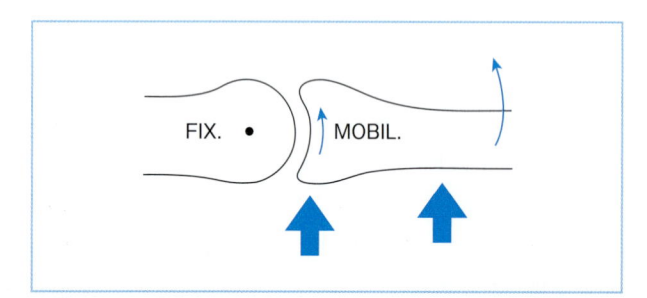

図2-16　凹の法則
（Freddy M. Kaltenborn: Manual Mobilization of the Joint. Joint Exermination and Basic Treatment Volume 1 The Extremities 6th Edition. 2007 Noli, Oslo, Norway.）

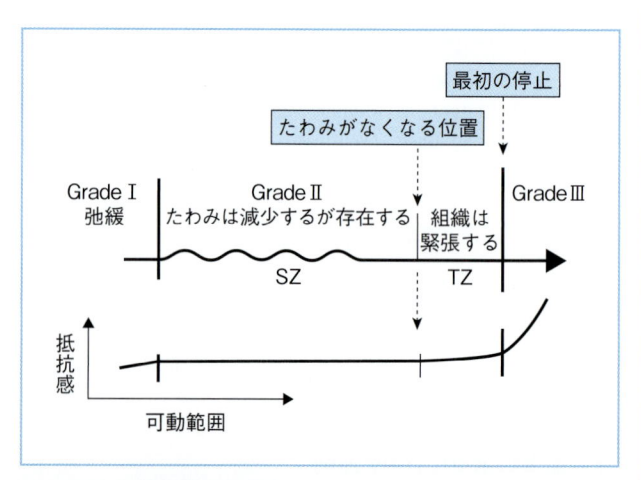

図2-17　並進運動の段階
（Freddy M. Kaltenborn: Manual Mobilization of the Joint. Joint Exermination and Basic Treatment Volume 1 The Extremities 6th Edition. 2007 Noli, Oslo, Norway.）

2 拘縮：関節拘縮の病態学

疼痛の軽減（たわみ区域で行われる）

短縮を伴わない組織で，疼痛または筋スパズムが運動を制限している場合，運動の増大または維持（リラクゼーションはたわみ区域または移行区域を含めた Grade Ⅱ全域で可能）．

（3）Grade Ⅲ：joint play の end feel テスト

短縮した組織を伸張させ，joint play を増大させ，関節可動域を増大させる．

2 拘縮：関節拘縮の病態学

1）関節拘縮の病態学・生化学

関節拘縮（contracture）とは，関節包および関節外周囲の軟部組織の病変である癒着・短縮・伸展性の低下により関節可動域制限をきたした状態であり，関節強直（ankylosis）は，関節腔内の線維性癒着・骨癒着により関節可動域制限をきたした状態である．強直には線維性強直と骨性強直がある．また，不完全強直，完全強直などの分け方もある．しかし拘縮と強直を区別することは現実的には難しいため，他動的に多少の可動性がある場合を拘縮，可動性がない場合を強直とする場合もある [3, 6, 13-17]．

拘縮には先天性拘縮と後天性拘縮があり，後天性拘縮は Hoffa により，皮膚性拘縮，結合織性拘縮，筋性拘縮，神経性拘縮，関節性拘縮の5つに分けられた（**表2-4**）[3, 15-17]．しかし，これらは混在している場合が多く，不動（固定）においては，まず筋性要素が，続いて関節性要素が関与する [17]．関節包と関節包外構造物の拘縮の進行と関節内の線維性脂肪組織によって関節腔が閉塞するとの報告がある [18]．

拘縮は結果として，関節可動域の制限を生じる [19]．

また，関節可動域と日常生活動作（ADL）との関連についての報告があり [20-23]，可動域の制限は ADL への影響も大きく，その維持と改善は重要である．関節の固定（不動）によって，筋萎縮と関節腔内で線維性脂肪結合織の増殖と癒着，関節軟骨面と線維性脂肪結合織の癒着が生じ，関節隙の減少などが報告されている [19]．

a．拘縮病態学・生化学

後天性拘縮について．関節は，固定や疼痛のために無動，不動などが続くと，数日で関節周囲組織に生化学的・生体力学的変化が始まる [17] いわゆる不動（固定）による拘縮が生じる [24]．不動による関節可動域制限は，不動後4週までは，皮膚，筋などの軟部組織の変化に由来する制限が優位で，それ以上の期間の不動では，皮膚，筋以外の関節構成体の変化に由来する制限が優位になる [25]．以下に後天性拘縮すなわち軟部組織による拘縮と関節性拘縮について述べるが，軟部組織による拘縮では筋性拘縮を中心に述べる．

（1）軟部組織による拘縮

関節不動による筋性拘縮を中心とした軟部組織による拘縮に伴う関節可動域制限は，不動後，早い時期では筋に由来する [25, 26]．筋拘縮は，不動1週後に始まって，不動期間の長さに伴って増大する [27]．このように関節可動域は，不動により早期から影響を受け，不動期間の延長に伴って減少する [28] と報告されており，関節不動初期から筋性拘縮の影響を考慮しなければならない．

不動による筋への影響として，筋長・筋節（サルコメア）長の短縮，筋内結合織の増加，コラーゲン分子内・分子間の架橋（クロスリンク）の生成などがある [25]．

表2-4　後天性拘縮

後天性拘縮
皮膚性拘縮
結合織性拘縮
筋性拘縮
神経性拘縮
関節性拘縮

2 関節

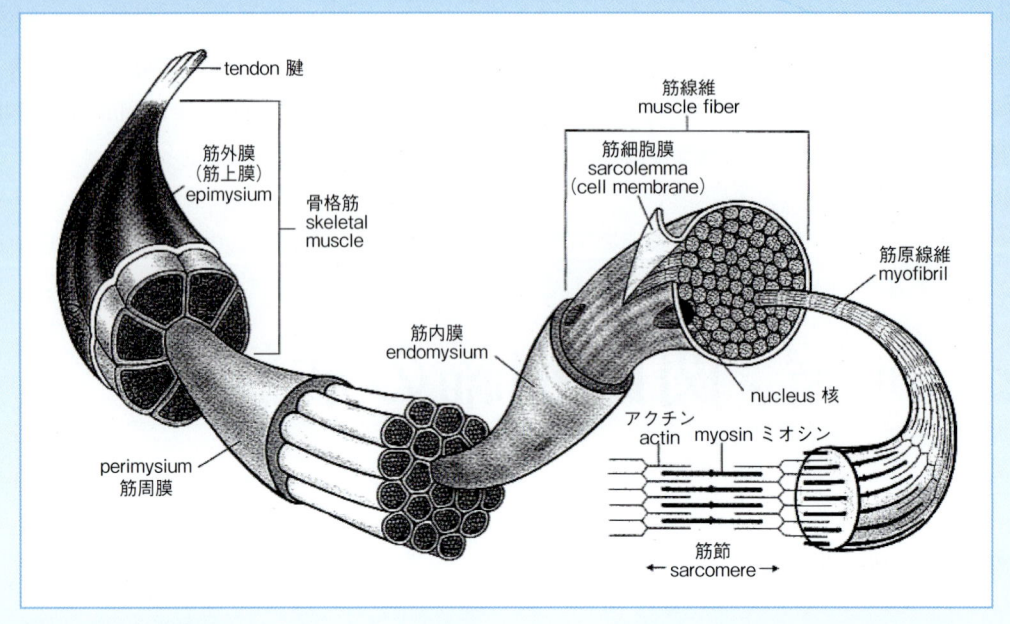

図2-18 筋の構造
(酒井建雄：ムーア臨床解剖学第2版．メディカル・サイエンス・インターナショナル，2004より一部改編．)

筋の主体は横紋筋線維（細胞）で，細胞質の大部分が筋原線維である．筋原線維は太いフィラメントと細いフィラメントの束からなる．筋原線維は筋内膜（endomysium）に包まれ筋束となり，これらのいくつかの束が筋周膜（perimysium）に包まれ筋が形成され，その周囲を筋外膜（epimysium；筋上膜または外筋周膜ともよばれる）が包む[1,29]（図2-18）[7]．筋内膜結合組織の量は，年齢とともに増加するが，筋周膜と筋外膜は一生を通じて一定のままである[29]．

近年の不動の影響に関する研究では，筋内膜を中心とした筋膜に関するいくつかの報告がある．

不動1週後，筋内膜と筋周膜の結合組織に顕著な増加がみられた．筋の毛細血管の密度は，不動後1週間で著明に減少した．毛細血管の数の減少は，結合組織の量の増加につながる可能性がある[29]．また，タイプIコラーゲン（硬度を規定する）とタイプⅢコラーゲン（柔軟性を規定する）の含有率は，筋内膜，筋周膜，筋外膜により異なり，筋内膜はタイプⅢが多い．不動によりタイプⅠもタイプⅢコラーゲンも増加するが，タイプⅠコラーゲンは不動期間の延長に伴って増加したが，タイプⅢコラーゲンは不動期間の延長には関与しなかった[30]．不動により含有するタイプⅠコラーゲンとタイプⅢコラーゲンの比率の変化からタイプⅠコラーゲンが増加していた[31]．これらの報告から，柔軟性を求められる筋内膜は，不動によりタイプⅢコラーゲンが減少する一方，タイプⅠコラーゲンが増大し，柔軟性が低下することがうかがえる．このように不動により，筋周膜，筋内膜の割合が増し，筋の弾性低下をもたらす．

また，固定により，タイプⅠ筋線維が減少し，タイプⅡ筋線維が増加したが，固定期間を長くしても，ある一定以上のタイプⅠ筋線維減少はなかったとの報告もある[32]．

組織の硬さは，コラーゲン分子に架橋結合が形成され，コラーゲン線維の物理的・化学的安定が増すと増加する．そしてコラーゲン線維の物理的安定性は，分子内の架橋より分子間架橋結合が大きく関与し，3週間の固定により筋に分子間架橋結合が多く形成される[33]．

関節固定は組織のコラーゲン量の増加よりも架橋結合の変化に影響を及ぼす．7週間の固定では腱コラーゲン線維よりも筋組織コラーゲンのほうが影響を受けやすい[34]．

不動により筋原線維にはフィラメント配列の乱れが認められ，長軸方向への伸長がされにくく，筋線維の弾性低下が報告されている[35]．

不動1週後と3週後のROM制限は筋原性変化（筋拘縮）に由来し，分子間の架橋の強化は不動長期化に伴い

2　拘縮：関節拘縮の病態学

筋拘縮において進歩的な役割を果たす可能性がある[28]．

ラット・ヒラメ筋の短縮位置による不動における足関節可動性，サルコメア（sarcomere）長，筋内膜のコラーゲン原線維配列と筋組織中のヒアルロン酸（HYA）の変化を調べた．関節可動性は，不動（固定）の期間とともに減少した．サルコメア長は，不動1週後で短縮したが，不動長期化によるさらなる変化を示さなかった．筋内膜のコラーゲン原線維配列は，不動1週後と2週後では筋線維の長軸方向だったが，不動長期化により弯曲していた．筋組織のHYAは，不動1週後に増加するが，不動を長期化しても同じレベルにとどまった[27]．

①固定肢位の違いによる影響：筋の伸長位か短縮位による影響

これに対する所見として，固定により，筋線維直径は細くなり，筋節長は短縮した．また，ミオフィラメントの配列が乱れ，Z帯の断裂，蛇行，筋節の短縮がみられた．また，筋内膜のコラーゲン細線維は肥大したが，未熟なコラーゲン線維の新生，コラーゲン分子間・分子内に架橋結合が生じたためと考えられた[36]．

筋が弛緩位と伸長位で固定された場合，弛緩位での固定では，廃用性筋萎縮の著しい発生，筋内結合組織の増殖，筋節長の短縮，筋内膜の多くのコラーゲン細線維が筋線維長軸に対し横走することが認められた．一方，伸長位ではこれらの変化は軽度であった[37,38]ことから，不動の肢位も，筋の短縮位でのほうがより不動の影響が大きいため，良肢位の保持が大切である[3]．

②治療

筋性拘縮に対して，持続的伸張運動による拘縮の進行抑制効果は実施時間20分以上で認められ，実施時間が長いほど効果的であったが，拘縮発生を完全には予防できなかった[39]．

ギプス固定期間中のCPM実施により筋内膜のコラーゲン線維網は，固定しなかった対照群に比較的類似し，関節可動域制限の進行抑制に有効で，コラーゲン線維の分子内・分子間架橋結合の形成が抑制されるのではないかと考えられている[40]．

さらに不動終了後の間欠的伸張運動は，関節可動域制限と廃用性筋萎縮の回復促進に有効であると報告されている[41]．このようにストレッチの有効性が述べられている．

固定終了後，再荷重を開始する前に温熱負荷を与えることで，細胞のストレス抵抗性を高める作用を有する熱ショック蛋白質（heat shock protein）70が作用し，再荷重後に起こる筋線維損傷の発生を軽減できる[42]．また，温熱負荷がタイプⅠ・ⅡA線維の筋線維萎縮の進行抑制に効果がある[43]と報告されており，温熱療法の併用も検討すべきである．

（2）神経性拘縮

末梢神経性（弛緩麻痺性）拘縮は，①循環障害，浮腫によるもの，②麻痺筋の萎縮とその拮抗筋の短縮など，その両筋の筋力のアンバランスによるもの，③姿勢による重力の影響によるものがあり，末梢神経損傷に特有な変形を起こす[44]．関節固定に末梢神経障害が加わった場合では，単に関節固定の場合より関節可動域制限が大きく，筋の伸長性は小さい[45]．脱神経筋萎縮の進行抑制に対し持続的筋伸張運動は脱神経後の初期では効果を認めるが，継続しても効果は認められない[46]などが報告されている．

（3）関節性拘縮

関節不動による関節包・関節軟骨を中心とした関節性拘縮については以下の機序により生じる．

①形態学的変化として，滑膜の線維性結合の増殖により，滑膜腔閉鎖を生じる[6]．

②生化学的変化として，コラーゲン線維に関しては，体積減少，代謝回転率の増加，架橋の増加が生じ，グリコミノグリカン（GAG）は減少し，含水分量の減少，関節包短縮を示す．さらに筋の粘弾性特性も変化する．

③生体力学的変化として，関節を可動するのに大きな力が必要になる[6,17,19]．また，靱帯の破断に対する応力が小さくなる[6]．すなわち，関節包は肥厚して弾力性を失い，また関節周囲の靱帯，腱，筋膜などの線維成分も肥厚して線維化を増し，弾力性を失い短縮して，やがて拘縮を生じる[15]と述べられている．

①滑膜・脂肪体

関節不動によるこれらに対する所見として，滑膜細胞の萎縮，滑膜下層の線維化，微小血管のうっ血がみられた[47]．関節不動により，膝蓋下脂肪体の萎縮，線維増成がみられた[48]．拘縮を呈した膝関節で，腸脛靱帯の肥厚，半膜様筋の形態変化，斜膝窩靱帯の線維化と肥厚，膝蓋下脂肪体の位置変化などが報告されている[49]．

2 関節

②関節包

関節不動による関節包に対する所見として，長期固定により，筋と関節包の拘縮が運動の制限の原因となる[50]．関節固定により関節包厚が減少し，線維性結合織が疎性から密性へ変化，弾性線維が減少した．関節軟骨表層の線維増生がみられた[51]．ギプス固定終了後，自然治癒により関節可動域はギプス固定前まで回復したが，関節包の肥厚は残存していた[53]などの報告がある．

③関節軟骨

関節不動による関節軟骨に対する所見として，長期固定による関節拘縮は可動域制限，筋萎縮，筋力低下，骨萎縮が生じる[24]．長期固定により関節は，関節軟骨表層に線維化が起こり，線維性組織に置き換えられる．また，関節に荷重が加わらないとプロテオグリカン産生が低下し，関節軟骨が維持されない[3]．創外固定による関節不動化2週後，関節軟骨表層の変化がとくに加圧/接触部位にみられた[53]．関節内病変変化が軟部組織に限られる場合はその可動性の回復は早いが，関節軟骨に病変が及ぶか，また関節軟骨面と関節内結合織との癒着が存在する場合は可動性の回復は難しくなる[54]．加齢に伴う関節の硬さは関節包以外の関節構成体に起因する．また，関節軟骨は加齢により硬くなり，粘弾性が低下する[55]．ギプス固定終了後，自由歩行を行うことによって，関節可動域は改善を示すが，関節軟骨表層の線維増生と増生線維と滑膜との癒着，関節軟骨の菲薄化が認められ，関節軟骨の改善にまではいたらない[56]．関節の不動は軟骨基質減少を惹起した．これは関節軟骨の低酸素状態の惹起から血管内皮細胞増殖因子（VEGF）の発現増加が誘導されることによるものである．VEGFは軟骨基質分解酵素（MMPs）の発現を誘導され，その発現の増加とMMPsの抑制因子（TIMP）発現低下が関与していることが示唆された．不動の過程でCPMを実施することで，軟骨基質の退行性変化を抑制できること[57]などが報告されている．関節不動が長期になるほど関節軟骨への影響が生じ，その回復が難しくなるため，その回避として早期からの関節可動域エクササイズの実施などが重要と考えられている．

また，診断的超音波を用いた，関節拘縮の評価，病態解明，予後予測なども報告されている[58]．

以上，不動による関節可動域制限は，早い時期と長期とではその関与する構造物が異なるという報告があり，拘縮へのアプローチは，十分な評価のうえに，拘縮が軟部組織によるものか関節構成体によるものか，それらを考慮して対応することが，よりよい治療効果をもたらすうえで重要である．

さらに最も重要なことは拘縮予防であり，浮腫の予防，疼痛緩和，良肢位の保持そして早期の関節可動域エクササイズが大切である[3]．

3 拘縮に対する評価と治療概念

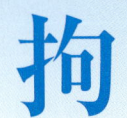

拘縮に対する評価のために実施すべき機能テストを以下に示す（表2-5）．

1）自動・他動運動

a．運動の量の評価

まず，自動運動で可動域を評価する．次に，自動運動が停止したところから他動運動を開始し，評価後，自動運動と他動運動の可動域を比べる．この結果から，正常

表2-5　機能テスト

機能テスト
1）自動・他動運動
2）並進のjoint play運動
3）抵抗運動テスト
4）軟部組織の他動運動
5）補足的なテスト

3 拘縮に対する評価と治療概念

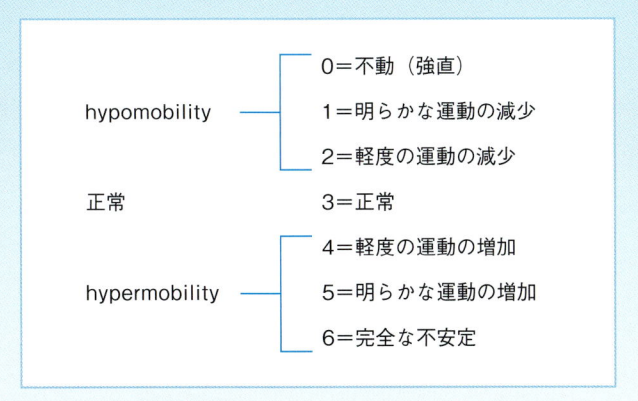

```
hypomobility ─┬─ 0＝不動（強直）
              ├─ 1＝明らかな運動の減少
              └─ 2＝軽度の運動の減少
正常 ───────── 3＝正常
hypermobility ┬─ 4＝軽度の運動の増加
              ├─ 5＝明らかな運動の増加
              └─ 6＝完全な不安定
```

図 2-19 運動の段階
(Freddy M. Kaltenborn: Manual Mobilization of the Joint. Joint Exermination and Basic Treatment Volume 1 The Extremities 6th Edition. 2007 Noli, Oslo, Norway.)

より少ない運動の hypomobility か正常より多い運動の hypermobility かを明らかにする（図 2-19）[12]。

b．疼痛弧（painful arc）

Cyriax によれば，可動域中，疼痛なく運動が行えていたのに，あるところで疼痛が生じ，それを避けるような経路を通る．これを疼痛弧というが，この疼痛弧は疼痛に敏感な組織が骨と骨の間に挟まれたことを意味する[59]。

c．関節包パターン（capsular pattern）

Cyriax によれば，関節包全体が短縮した場合，各関節に特有な骨運動制限を呈する[59]．これを関節包パターンという．

2）並進の joint play 運動

- 牽引テスト：関節を牽引した場合，関節の疼痛の軽減することが多い．
- 圧迫テスト：関節を圧迫した場合，関節の疼痛の増大することが多い．

牽引-圧迫の joint play 運動は，関節障害の有無を決定する助けとなる．

抵抗運動テストは関節の圧迫を若干伴うため，事前に圧迫テストを行い，関節障害の有無を確かめておくことが重要である．

- 滑りテスト：滑りは関節に関与しているため，障害が関節外にあるかどうかの鑑別をさらに助ける．また，これにより関節運動の制限方向も決定する．

これらの並進の joint play 運動は関節の安静肢位から始めて，徐々に安静肢位外の多様な肢位でも実施し評価する．

```
|──────────────|────ωωω─|
開始         最初の停止  最終の停止
                        end feel
```

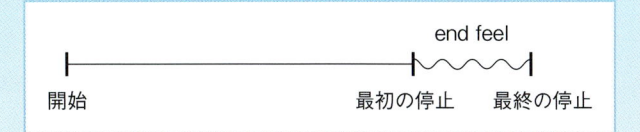

図 2-20 end feel
(Freddy M. Kaltenborn: Manual Mobilization of the Joint. Joint Exermination and Basic Treatment Volume 1 The Extremities 6th Edition. 2007 Noli, Oslo, Norway.)

表 2-6 end feel

正常な end feel
・hard：骨性，軟骨の接触
・firm：関節包 less firm（firm "−"） 靱帯 more firm（firm "+"）
・soft：軟部組織の接近，伸張
病的な end feel
・less elastic：短縮した結合組織（筋膜，関節包，靱帯） 瘢痕組織：firmer, less elastic
・more elastic：亢進した筋トーヌス，短縮した筋 筋スパズム：more elastic, less soft
・springy block：リバウンドが感じられる関節内障害；半月板損傷
・empty：物理的停止感ない；激しい疼痛，急性滑液包炎
・premature：正常な停止より前で起こる；RA，OA，拘縮した靱帯または関節包
・extended：正常な停止より後で起こる；instability（不安定），hypermobility（過可動性）；softer

a．運動の質の評価

最初の停止に対する運動の質：可動域の始まりから最初の停止に至るまでの運動の質に注意する．

end feel：最初の停止からあとの運動の質

最初の停止後，わずかに加えた伸張（並進の joint play 運動）で，最終の停止までを評価する（図 2-20）[9]．

正常な生理的最終感覚と病的な最終感覚を表 2-6 に示す．

b．筋の短縮と筋スパズムの鑑別

end feel により，短縮している筋の結合組織と筋のスパズムを鑑別する．

短縮した筋や硬い（tight）筋の end feel はより硬く（firmer），弾力性がより少ない（less elastic）．

筋スパズムの end feel は柔らかさがより少ない（less soft），弾力性がよりある（more elastic）．

2 関節

筋スパズムであれば、ホールド・リラックスを用いて筋をリラックスさせることで可動域が増大するだろう．

筋の短縮であれば、ストレッチを用いて、可動域を増大させる．

3）抵抗運動テスト

抵抗運動テストでは、神経筋全体の状態、収縮要素、また関節、血管供給状態なども間接的に評価する．

圧迫テストは抵抗運動テストの前に実施し、もし抵抗運動テストが疼痛を誘発したら、抵抗運動テストは意義がない．

Cyriaxによる抵抗運動テストの意義を以下に示す[59]．

- 疼痛　　　＋強い力＝筋あるいは腱の微細な損傷
- 疼痛　　　＋弱い力＝筋あるいは腱の大きな損傷
- 疼痛なし＋弱い力＝神経損傷あるいは筋か腱の完全断裂
- 疼痛なし＋強い力＝正常

a．関節機能障害と関節外の機能障害との鑑別

Cyriaxは、自動運動と他動運動の結果を比較して、収縮組織損傷と非収縮組織損傷の2つに分類した．収縮組織は、筋、筋に伴う腱で、非収縮組織は、骨、関節包、靱帯、滑液包、筋膜、硬膜、神経根などとした．

b．非収縮組織の機能障害

自動運動と他動運動は症状を誘発するか増大させる．自動運動と他動運動において、その組織が伸張された場合（自動運動と他動運動は同じ方向）に疼痛または可動域制限を生じる．

他動でのjoint play運動は症状を誘発するか増大させ、制限される．

抵抗運動は症状がない．

c．収縮組織の機能障害

自動運動と他動運動は症状を誘発するか増大させる．自動運動では筋が収縮し（起始と停止が近づく方向）、疼痛を生じる．他動運動ではその筋が伸張（起始と停止が離れる方向）されたとき疼痛を生じる．つまり自動運動と他動運動は反対方向で制限される．

他動でのjoint play運動は正常で症状はない．

抵抗運動は症状を誘発するか増大させる．

なお、筋の収縮は関節の圧迫を招くので、これに先立って並進のjoint play運動の圧迫を実施し、関節機能障害の有無を確認しておく．圧迫で疼痛が誘発し、牽引で疼痛が減少・消失すれば関節機能障害が疑われる[59]．

4）軟部組織の他動運動

a．生理的な運動：筋の長さテストと最終感覚テスト

筋の付着部が最大に離れるように操作する．この操作中の軟部組織のend feelをみる．筋のスパズムであれば、硬さのより少ない（less firm）end feelである．

b．軟部組織の付属運動：軟部組織の柔軟性、可動性と軟部組織の手触りのテスト（触診）

すべての方向に他動的に軟部組織を操作し、その変化によって、瘢痕組織、浮腫、癒着、筋のスパズムなどを局在化する．

筋の遊びはこの軟部組織の付属運動であり、筋線維に対して、横断、斜め、平行に徒手で筋を動かしたときの動きである．

5）補足的なテスト

以下のテストも必要に応じて実施する．

- 疼痛の鑑別
- 協調性、スピード、持久性などの検査
- 一般的整形外科鑑別テスト

6）拘縮に対する評価と治療概念

関節に外傷や炎症が生じれば、関節の運動が失われて不動や固定が起こり、拘縮が発生する．前述したように、拘縮のうち後天性拘縮は、Hoffaにより、皮膚性拘縮、結合織性拘縮、筋性拘縮、神経性拘縮、関節性拘縮の5つに分類されている．何により拘縮をきたしているかを鑑別することは大切であり、その鑑別方法も述べた．関節拘縮の多くが関節の固定（不動）によって生じるため、固定（不動）期間を可能なかぎり短くするなどの拘縮予防が最も大切である[7]．

a．固定（不動）に対する拘縮予防

浮腫は線維化を促進し可動域制限を生じさせるため、予防が重要である．そのために患肢の挙上、マッサージ、自動運動を行い、可動域維持のために良肢位保持、他動的ROMエクササイズなどを勧める[60]．

b．一般的な拘縮の治療（表2-7）

拘縮の治療には、リラクゼーション、ROMエクササ

3 拘縮に対する評価と治療概念

表2-7 マニュアルセラピーのおもな種類

- 軟部組織（筋・腱，筋膜，結合織，皮膚）の伸張性の低下
  ⇒ 軟部組織のモビライゼーション（マッサージ・ストレッチ）
- 関節可動性の減少（hypomobility）
  ⇒ 関節モビライゼーション
- 自己管理技術（オートモビライゼーション，オートストレッチ…）

イズ（他動・自動介助・自動）（徒手・CPM），副子・装具，ストレッチ，温熱療法，電気療法など[60]が有効である．

また，疼痛は筋スパズムや防御的収縮を起こし，筋の短縮などから拘縮を招くため，疼痛のコントロールは重要である[24]．

整形徒手理学療法では，拘縮の原因が，筋・腱・靱帯・皮下組織・皮膚・神経線維にあれば，軟部組織モビライゼーションとしてマッサージ（深部横断マッサージ・機能的マッサージ），ストレッチ（ホールド・リラックス，拮抗筋の収縮），オートストレッチを用いる．

ストレッチにおいて，他動的な筋伸張と比較して，ホールドリラックスの効果が示されている[61]．筋スパズムにはホールドリラックスは有効であろうが，筋の短縮がある場合は，筋伸張を行ういわゆるストレッチが必要と考えられる．

筋性要素の拘縮では，筋紡錘も影響を受け，他動的な筋伸張で疼痛を伴う[18]といわれており，疼痛が起きないように行うことが原則である．

関節包が拘縮の原因となり関節運動が障害され，その結果，骨運動の障害により関節可動域が制限されていれば，関節モビライゼーションとして，並進の牽引・滑りを行い，関節運動の滑りを改善する．

（大嶽　昇弘）

参考文献

1) 森於菟ほか：分担解剖学第1巻改訂第10版．金原出版，1984，p175，251-252．
2) 長島聖司訳：分冊解剖学アトラスⅠ第5版．文光堂，2006，p24．
3) 杉岡洋一監修：神中整形外科学改訂22版．南山堂，2004，p431．
4) 井村裕夫ほか編：最新内科学体系74 骨・関節疾患2 関節疾患．中山書店，1995，p3．
5) 清木勘治：解剖学第9版．金芳堂，2006，p86．
6) 津山直一：整形外科クルズ改訂第3版3刷．南江堂，2000，p34．
7) 酒井建雄：ムーア臨床解剖学第2版．メディカル・サイエンス・インターナショナル，2004，p4．
8) 吉川文雄：人体系統解剖学．南山堂，2005，p17．
9) 尾岸恵三子他監訳：ヒューマンボディ からだの不思議がわかる解剖生理学．エルゼビアジャパン，2006，p7．
10) 井上貴史監訳：カラー人体解剖学 構造と機能：ミクロからマクロまで．西村書店，2003，p11．
11) MacConaill, M.A. Basmajian, J.V.: Muscles and Movements, a basis for Human Kinexiology. The Williams & Wilkins Co. Baltimore, 1969, p33.
12) Freddy M. Kaltenborn: Manual Mobilization of the Joint. Joint Exermination and Basic Treatment Volume 1 The Extremities 6th Edition. 2007 Noli, Oslo, Norway.
13) 岩谷力ほか：運動障害のリハビリテーション．南江堂，2002，p9．
14) 米本恭三監修：最新リハビリテーション医学第2版．医歯薬出版，2006，pp78-79．
15) 蟹江良一：関節拘縮の病態と運動療法．MB Orthop．15(10)：1-5，2002．
16) 安藤徳彦：関節拘縮の発生機序．総合リハ5(12)：141-149，1977．
17) 佐浦隆一：無動・不動による影響．MB Med Reha 72：5-11，2006．
18) Enneking, W.F. et al.: The intra-Articular Effects of Immobilization on the Human Knee. J.Bone Joint Surg. 54A: 793-985, 1972.
19) Akeson WH, et al.: Effect of immobilization on joints. Clin Orthop, 219:28-37, 1987.
20) 村田秀雄：関節可動域と日常生活動について．総合リハ4：800-810，1976．
21) 村田秀雄：肘関節の関節可動域と日常生活動作について．リハビリテーション医学4(3)：251-260，1977．
22) 古川良三ほか：股関節可動域と日常生活動作．理・作・療法16：13-21，1982．
23) 荻島秀男：リハビリテーションにおける治療(2)－関節可動域訓練－．総合リハ7：139-144，1979．
24) 河村廣幸：保存療法と固定性拘縮．理学療法16(2)：91-94，1999．
25) 岡本眞須美，沖田実ほか：不動期間の延長に伴うラット足関節可動域の制限因子の変化－軟部組織（皮膚・筋）と関節構成体由来の制限因子について．理学療法学31：36-42，2004．
26) Guy Trudel, Hans K. Uhthoff Contractures Secondary to Immobility: Is the Restriction Articular of Muscular? An Experimental Longitudinal Study in the Rat Knee. Arch Phys Med Rehabil 81:6-13, 2000.
27) Minoru Okita. Effects of reduced joint mobility on sarcomere length, collagen fibril arrangement in the endomysium, and hyaluronan in rat soleus muscle. Journal of Muscle Research and Cell Motility 25:159-166, 2004.

28) Itaru Hibino. Effect of immobilization on Insokuble Collagen Concetration and Type I and Type III Collagen Isoforms of Rat Soleus Muscle. J Jpns Phys Ther Assoc 11:1-6, 2008.
29) Laszlo Jozas. THE EFFECT OF TENOTOMY AND IMMOBILISATION ON INTRAMUSCULAR CONNECTIVE TISSUE, A MORPHOMETRIC AND MICROSCOPIC STUDY IN RAT CALF MUSCLES. J Bone Joint Surg (Br) 1990;72-B:293-297.
30) 本田祐一郎：不動期間の延長に伴うラットヒラメ筋の筋内膜におけるタイプI・IIIコラーゲンの変化．理学療法学 37：510，2010.
31) 横山真吾：関節不動によるラットヒラメ筋のコラーゲンタイプの変化が足関節可動域に与える影響．理学療法学 37：511，2010.
32) 助川卓行：廃用性筋萎縮の病態－単一筋線維と微細構造の変化について－．日整会誌，57：779-787，1983.
33) 須釜聡，立野勝彦ほか：関節固定が筋肉コラーゲンに及ぼす影響．PTジャーナル 29：345-348，1995.
34) 須釜聡，立野勝彦ほか：関節固定が筋および腱組織コラーゲンの可溶性に及ぼす影響．理学療法学 23：72-79，1996.
35) 沖田実：関節可動域制限の病態生理．理学療法 20：603-611，2003.
36) 沖田実，吉村俊朗，中野治郎ほか：関節の固定肢位の違いが筋線維，ならびに筋内膜コラーゲン線維におよぼす影響．理学療法学 25：128-134，1998.
37) 佐伯彩，沖田実ほか：弛緩位ならびに伸張位での固定がラットヒラメ筋におよぼす影響．理学療法学 27：63-68，2000.
38) 沖田実，吉村俊朗ほか：関節固定がラットヒラメ筋の筋内膜コラーゲン線維網の構築におよぼす影響．理学療法学 24：23-30，1997.
39) 田中彩，沖田実ほか：持続的伸張運動の実施時間の違いが関節拘縮の進行抑制効果におよぼす影響－マウスにおける実験的研究－．理学療法学 29：1-5，2002.
40) 沖田実，中野治郎ほか：持続的他動運動（CPM）による拘縮の予防効果－ラットヒラメ筋の筋内膜コラーゲン線維網の形態変化から－．日本物理療法学会会誌 12：61-65，2005.
41) 井上貴行，沖田実ほか：不動終了後のラットヒラメ筋に対する間歇的伸張運動が関節可動域と筋線維におよぼす影響．理学療法学 34：1-9，2007.
42) 坂野裕洋，沖田実ほか：ギプス固定後の再荷重によるラットヒラメ筋の筋線維損傷に対する温熱負荷の影響 理学療法学 36:33-40, 2009.
43) 片岡英樹，沖田実ほか：温熱負荷によるラット骨格筋の廃用性筋萎縮の進行抑制効果について．理学療法学 31：331-336，2004.
44) 山田拓実ほか：末梢神経性拘縮．理学療法 16(2)：128-132，1999.
45) 小野武也，沖貞明ほか：末梢神経損傷がラットの関節可動域制限およびヒラメ筋の伸長性に与える影響．理学療法科学 19：127-130，2004.
46) 深堀栄一，中村仁哉ほか：ラットの脱神経筋萎縮に対する持続的筋伸長運動の影響．理学療法学 28：25-27，2001.
47) 由久保弘明，細正博ほか：ラット膝関節拘縮2週間後における滑膜の病理組織学的変化．理学療法科学 16(2)：77-82，2001.
48) 東美由紀，細正博ほか：拘縮モデル作成肢位の違いが膝蓋下脂肪体に及ぼす影響．理学療法学 36(2)：1310，2009.
49) 井上隆之，橋本龍樹ほか：ヒトご遺体を用いた関節拘縮病態の肉眼的変位・変化の観察，解析方法の検討．理学療法学 37(2)：890，2010.
50) Evans, E.B., et al. : Experimental immobilization and remobilization of rat knee joints. J.Bone Joint Surg. 42A:737-758, 1960.
51) 武村啓住，細正博ほか：ラット膝関節拘縮2週間後における関節包及び関節軟骨の組織病理学的変化．理学療法科学 16(2)：71-76，2001.
52) 渡邊晶規，細正博ほか：ラット拘縮モデルの自然治癒による可動域の変化と関節包の病理的組織学的変化 第2報．理学療法学 37(2)：514，2010.
53) 松崎太郎，細正博ほか：関節拘縮モデル作成肢位による関節軟骨の変化．理学療法学 36(2)：95，2009.
54) 八百板渉：長期固定による膝関節拘縮の発生と修復に関する実験的研究．日整会誌，40：431-453，1966.
55) 森山英樹，金村尚彦ほか：ラット関節包内の組織の加齢変化とそれに対する影響．理学療法学 36(2)：748，2009.
56) 小島聖，細正博ほか：ラット膝関節4週間固定後における24週間と32週間の自然治癒が関節軟骨に及ぼす病理的組織学的影響．理学療法学 37(2)：513，2010.
57) 坂本淳哉，坂井孝行ほか：不動に伴うラット軟骨基質の変化，ならびに持続的他動運動の影響．理学療法学 36(2)：1298，2009.
58) 吉田清和ほか：膝関節拘縮－超音波による評価・病態解明・予後．日本リハ医学 45：S296，2008.
59) Cyriax, J. : Textbook of Orthopaedic Medicine, Bailliere Tindall London, 1982, p54.
60) 武富由雄：拘縮の理学療法．理学療法 16(2)：88-90，1999.
61) Tanigawa MC: Comparison of the hold-relax procedure and passive mobilization on increasing muscle length. Phys Ther 52:725-735, 1972.

3 筋 muscle

1 骨格筋・腱の構造と特性

筋の基本成分は骨格筋細胞であり，これは通常，筋線維とよばれる．筋には，骨格筋，心筋，平滑筋の3型があり，骨格筋と心筋の筋線維は，筋原線維を顕微鏡で見たときに横紋があることから横紋筋ともよばれる[1,2]．

骨格筋は，体表から順に，表皮・真皮・浅筋膜（皮下組織）・深筋膜の深層にあり，筋外膜に覆われている．

人体には約650個の筋があり，体重の40〜50％を占める．骨格筋は一般に，骨格とくに骨に付くが，筋膜・関節包・皮膚に付着する筋もある．

身体の活発な運動は，骨格筋の収縮と弛緩の繰り返しによって行われている．骨格筋の多くは，意思によって制御できることから，しばしば随意筋とよばれる．骨格筋は高度に分化した細胞からできており，以下の5つの基本的な性質をもつ．

①体型・シルエット（外形）・表情の形成
②興奮性があり，神経の刺激に反応する
③収縮と弛緩が可能
　（ア）身体の能動運動
　（イ）姿勢の保持
　（ウ）熱の産生：筋運動に用いられるエネルギーの45％が筋収縮に使われ，残り55％が熱の生産に使用される
　　　全身の体熱の約85％が筋で生産される
　（エ）筋ポンプ：静脈弁の働きは，周囲の骨格筋の筋ポンプ muscular pump によって助けられる
　　　骨格筋が収縮すると深部静脈が圧迫され，静脈血を心臓へと環流させる役割をもつ
④伸張性があり，筋自身が引き伸ばされる
　　柔軟性のための関節周囲軟部組織の因子とその割合は，関節包47％，筋・筋膜41％，腱10％，皮膚2％[2,8]
⑤弾力性があり，収縮・伸張後は元の長さに戻る

また，筋が効果的に作用するために，筋膜，支帯，腱，腱膜，滑液包，腱鞘，筋滑車，種子骨などの補助装置をもつ．

筋の中央部を筋腹とよび，筋の両端は結合線維組織の腱となって骨に付着する．筋の両側の付着部を起始 (origin) および停止 (insertion) とよぶ．通常は，筋の収縮によって腱が引っ張られ，さらに腱が付着する骨に張力が伝達されて運動が起こり，停止部が起始部に近づく．これに対して，起始部が停止部に近づく運動を reversed action とよぶ．

筋束の形状とそれが腱に付着する方法には大きな差異がある．ある筋では縦軸と並行に配列し，どちらかの端が平たい腱で終わる．ほかには，筋の全長にわたって走る腱の片側に鳥の羽のように筋束が集まるものもある．筋束の形状は筋の力と関連している．筋が長くて筋束が比較的少ない筋は，運動は大きいが力は弱い．一方，半羽状筋はその腱に沿って多数の筋束が配列していて，力は強いが運動は小さい[1,2]．

筋では，ストレインあるいは過用症候群により微小裂傷が形成される．その場合の疼痛は，筋組織そのものから起こるが，筋が原因ではなく，障害を受けた隣接組織である骨，関節，骨膜，靱帯，腱からの二次的な筋の保護的スパズムとして生じることもある．筋スパズムが起こる機序は，筋における神経反射作用あるいは化学的反応によるとされている．筋の緊張は，侵害受容性刺激の源であり，最終的には疼痛の感覚へと変わっていく．初めの損傷部位が筋であれば，筋が疼痛の原発部位となるが，初めの損傷部位が隣接組織であっても，その組織の

3 筋

回復後に筋スパズムが疼痛の原発部位になることがある．筋が原因の場合，縦方向に強固な瘢痕化が生じ，線維化を伴って消散するが，筋線維のもつれは生じない．筋線維に対して深部横断マッサージを行うことにより縦方向の線維には損傷を与えず，横方向の線維化を防ぐことができる[4]．

1）骨格筋

深筋膜の下では，複数の筋束（複数の筋線維の集まり）を束ねて1つの筋腹が構成されており，筋外膜がそれを包む．解剖学的に命名されている筋は，筋外膜によって束ねられたものである（図2-21a）．

筋外膜は内部に向かって分派して，コラーゲンやフィブロネクチンなどの細胞外マトリックスにより構成された弾力性のある薄い筋周膜となり，筋を多数の筋束に区分する．筋周膜には，比較的大きな血管，神経線維，線維芽細胞なども含まれている．筋周膜はさらに分かれて，薄い結合組織性の筋内膜となり，個々の筋線維を鞘状に包み込む．筋内膜には毛細血管が分布するほか，筋紡錘も付着する．筋の両端では筋外膜は筋周膜や筋内膜とともに筋膜を形成し，腱に移行して通常は骨に停止する．

筋内膜には毛細血管が分布し，筋内膜の内側には基底膜と形質膜（筋線維表面の筋細胞膜）からなる筋鞘がある．それぞれの筋線維の筋形質はこの筋鞘で包まれている（図2-21b）．筋線維は，直径10～150μm，長さ数～約30cmのきわめて長細い細胞である．1本の筋線維が1個の細胞であり，一般的な細胞とほぼ同様の構造である．しかし，1本の筋線維に複数個の核をもち，他の細胞にはみられない横行小管がある．また滑面小胞体は，他の細胞に比べて発達しており，筋小胞体とよぶ．収縮のためのエネルギー生成に関連するミトコンドリアやエネルギー源のグリコーゲンも，他の細胞に比べて多い．

a．筋原線維

筋原線維は，おもにアクチンフィラメントとミオシンフィラメントから構成されている直径約1～2μmの束である．表面には横紋がみられ，この繰り返し構造の1単位を筋節（筋の最小の機能的単位）とよび，筋節の仕切線をZ線（Z帯，Z盤）とよぶ．A帯（暗帯）はミオシンフィラメントの並列部分，I帯（明帯）はアクチンフィラメントのみの並列部分，H帯はミオシンフィラメントのみのやや明るい部分である（図2-21c）．

筋原線維を構成する40種類もの蛋白質の主要なものには，ミオシン，アクチン，トロポミオシン，トロポニン，コネクチン（タイチン），ネブリンなどがある（図2-21d）．コネクチン（タイチン）とネブリンは収縮には関与しない．

b．ミオシンフィラメントの構造

ミオシンフィラメントは，ゴルフクラブの形をしたミオシン分子数百個から構成され，筋節の中央部を境にして頭部が両端のZ線に向くように配列している．その長さは約1.6μm，直径12nmで，中央部の0.15μmには分子頭部の突起（クロスブリッジ）がみられない．この部分をcentral bare zoneとよんでおり，ミオシン分子の尾部が，中央から左右に7～9本のC蛋白質によって束ねられている．また，中央部にはM蛋白質からなる3～5本のM線がみられ，ミオシンフィラメントどうしを六角形格子状に結びつけている（図2-21e）．ミオシン1分子は，2つの頭をもった細長い形をしており，重鎖2本と軽鎖4本のサブユニットからなる6量体である（図2-21f）．

また，コネクチン（タイチン）は，ミオシンフィラメントの尖端をバネ状構造により弾性的にZ線に結びつけている（図2-21d）．コネクチン（タイチン）の長さは筋の収縮や弛緩に応じて変化する．

c．アクチンフィラメントの構造

アクチンフィラメントは，Gアクチンが数珠状に連結した二重らせん構造をもつ鎖（Fアクチン），トロポミオシン，およびトロポニン複合体から構成されている細いフィラメント（直径7～8nm，長さ1.0μm）である．トロポニン複合体は，Ca^{2+}と結合するトロポニンC，収縮を抑制するトロポニンI，トロポミオシンと結合するトロポニンTという3種類のサブユニットからなる（図2-21g）．アクチンフィラメントは，αアクチニンなどのアクチン架橋蛋白によってZ線に固定されている（図2-21d）．なお，アクチンフィラメントは，筋節以外にも広く分布し，主要な細胞骨格としてさまざまな役割を担っている．

また，Z線からクチンフィラメントに沿ってネブリン

1 骨格筋・腱の構造と特性

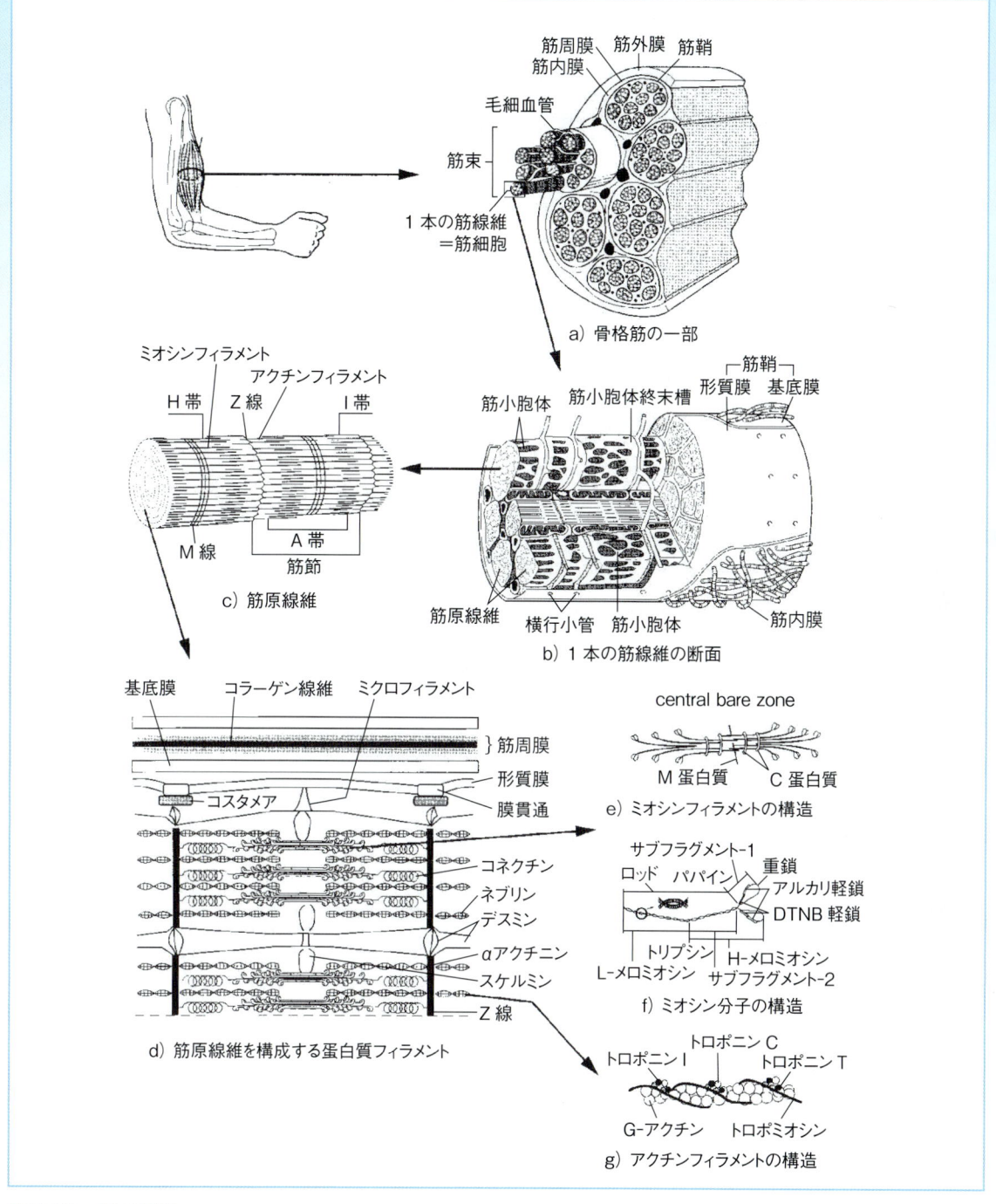

図 2-21 筋の構造

（竹井仁：触診機能解剖カラーアトラス上・下巻．文光堂，東京，2008．竹井仁：運動器の構造．運動学（丸山仁司編），中外医学社，東京，2004，pp.5-54．より）

という蛋白質が存在する（**図 2-21d**）．ネブリンフィラメントはアクチン鎖の長さを決める定規であり，収縮を繰り返す2つのフィラメントの位置を保ち，筋節構造を維持している．

d．他の蛋白質

ほかの多くの細胞骨格（ミクロフィラメント，中間径フィラメント，微小管）をなす蛋白質が，筋節を中心としてネットワークを形成している．筋原線維どうしは，

3 筋

中間径フィラメントであるデスミンによってプレクチンを介して結び付けられている．デスミンはZ線をはさんで二重構造をとり，筋原線維の周囲を囲み束ねると同時に筋節全体を縦横に束ねている（成熟した骨格筋では，骨格筋線維の長軸方向に走る方向のデスミンはみられなくなる）．中間径フィラメントのスケルミンはM線の安定化に関与する．また，筋原線維を細胞膜，細胞外マトリックスにZ線でつなげているのは，ビンキュリンが豊富なコスタメア構造である．筋の長軸方向におけるコスタメアの分布はおもにZ線と重なり，M線と重なる部分にも少し分布している．これらの部分で細胞膜は筋原線維と中間径フィラメントで結び付いており，細胞膜が収縮時に筋原線維から剥離するのを防いでいる（図2-21d）．

e．細胞外マトリックス

細胞外マトリックスは組織を構築する個々の細胞の外側に存在する構造物である．とくに，基底膜は，細胞の分化形質の維持・制御に関連している細胞外マトリックスとして重要である（図2-21d）．細胞外マトリックスの機能としては，筋細胞，血管，神経線維などの周りを固め保護すると同時に，筋の形状を維持するフレームのような役割をもっている．

また，膠原（コラーゲン）線維は筋線維のように収縮することはできない．したがって，筋線維が収縮することにより筋としての能動的な強さを補償するのに対して，結合組織は筋が引き延ばされるとき，受動的伸張に対する強さを補償しており，筋の弾性要素としての働きは非常に大きい．弾性要素には直列弾性要素と並列弾性要素があるが，筋の形状を整えているフレームとしての結合組織網のうち，筋線維の走行方向のものおよび腱は直列弾性要素，走行方向にクロスするものを並列弾性要素と考えることができる．筋線維にもコネクチン（直列弾性要素）やデスミン（直列・並列弾性要素）が存在しているが，結合組織網や腱の受動張力に比べるとはるかに弱い．弛緩中の筋における弾性は結合組織網（膠原線維群）によって支配・決定されている．

f．骨格筋の筋収縮機序

筋収縮は筋線維内に蓄えられた化学的エネルギー（アデノシン三リン酸：ATP）を機械的エネルギーに変換することにより生じる．筋収縮は，ミオシンフィラメントのあいだへアクチンフィラメントが滑り込むことで生じる[1,2,5-7]（図2-22）．

横行小管の脱分極と筋小胞体からCa^{2+}が放出されて，トロポミオシン鎖上にあるトロポニンCと結合すると，トロポミオシン鎖の位置がずれ，静止時には覆われているミオシン結合部が露出する（図2-22c）．ミオシン各分子は大きな頭をもっていて，アクチン（A）のミオシン（M）結合部に結合して架橋 cross-bridge（A+M→AM：アクトミオシン）ができる．ミオシンの頭部にはADP（アデノシン二リン酸）とPi（リン酸）が付いていて，これらを離すとともにミオシンの首が曲がって，アクチンフィラメントをたぐり込んで滑走し（フィラメント滑走説），筋節は短くなる．次の瞬間，ミオシンの頭部にATPが付き，ミオシン頭部がアクチンから離れる（AM+ATP→A-ATP+M）．ミオシンはここでATPをADPとPiに分解し（A-ATP→A+ADP+Pi），曲がった首が元の角度に戻る（図2-22d）．

筋線維の興奮状態が静止状態に戻ると，Ca^{2+}はATPの分解エネルギーを使って筋小胞体に再び取り込まれ，筋線維は弛緩する．

ATPが減少すると，アクチンとミオシンが結合してミオシンの頭部が曲がったまま留まり，弛緩しなくなる．

フィラメント滑走に際しては，負荷が小さいときには，1 ATPのエネルギーを小出しにして，何回もアクチンと結合解離を繰り返して長距離を速やかに滑走するのに対して，大きな負荷がかかると，ATPのエネルギーを一挙に放出して大きな力を発揮する．

また，シナプス間隙にアセチルコリン（ACh）が存在するかぎり筋線維は興奮し続けるが，運動神経を反復刺激すると，放出されるAChの量が低下して疲労現象が起こり，筋収縮が起こらなくなる．

g．筋・筋膜性の筋痛

この発生は，以下のように生じる．

①骨格筋への過負荷や過剰疲労により運動神経末端からAChが過剰に分泌される．

②終板に，強くて持続的な脱分極が起き，筋小胞体からCa^{2+}が大量かつ持続的に放出される．

③筋線維が持続的に短縮して代謝が高まりエネルギー要求量が増すが，筋内圧が上昇して筋の血管が圧縮

1 骨格筋・腱の構造と特性

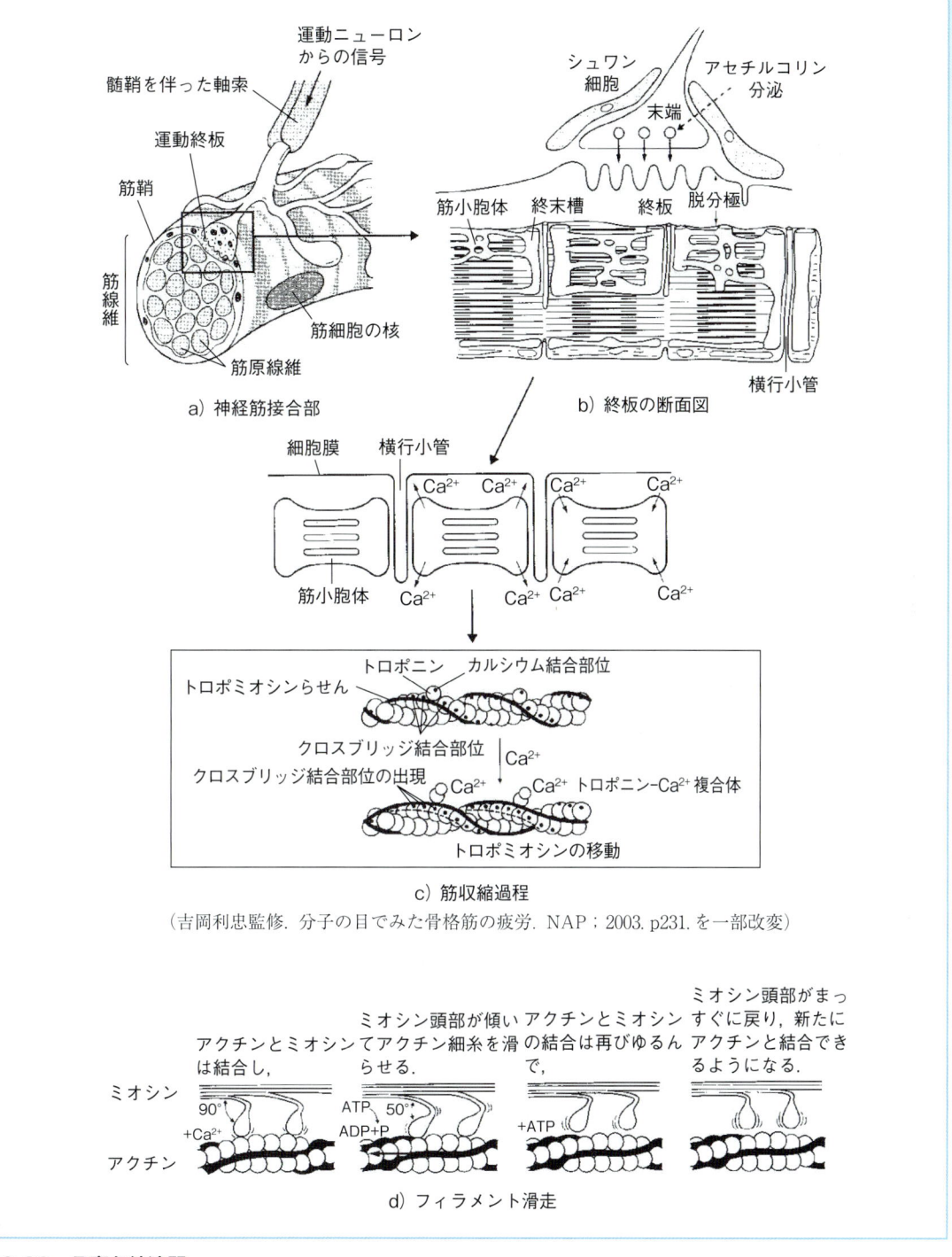

図2-22 興奮収縮連関
〔竹井仁：触診機能解剖カラーアトラス上・下巻．文光堂，東京，2008．竹井仁：運動器の構造．運動学（丸山仁司編），中外医学社，東京，2004, pp.5-54．三木明徳監訳：からだの構造と機能．西村書店，東京，1997, p.89. より〕

されて阻血が生じ，酸素分圧が低下してエネルギー供給源となるリン酸結合をもつATP，ADP，クレアチンリン酸が欠乏する．

④エネルギー危機に陥る．
⑤それを修復しようとして，周囲の肥満細胞やシュワン細胞から種々の内因性発痛物質が筋細胞外に放出

3 筋

図 2-23　筋節の長さ－張力曲線
(竹井仁:触診機能解剖カラーアトラス上・下巻. 文光堂, 東京, 2008. Gordon AM, Huxley AF, Julian FJ : The variation in isometric tension with sarcomere length in vertebrate muscle fibres. J Physiol. 184: 170-192, 1966. より)

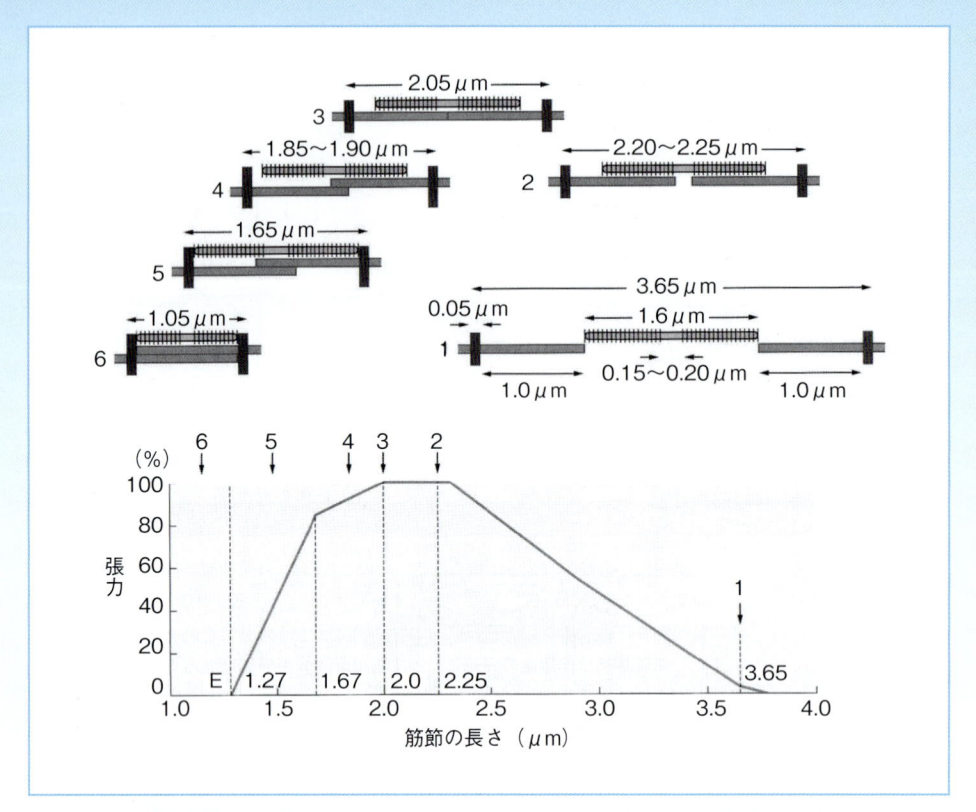

されて、Ⅳ群神経終末や自律神経終末を刺激して疼痛を起こす.

⑥さらに，筋からの痛覚線維のインパルスが交感神経の反射活動を高めて局所の虚血をもたらすばかりでなく，筋内の局所に交感神経節後線維から反射活動によって放出されるノルアドレナリンが痛覚受容器の過敏化に寄与する.

⑦ATPが欠乏し，アクチンとミオシンの連結橋が切れなくなることによって，収縮を維持し，「こり」とともに「疼痛」を生じる[3,8].

h. 筋節の長さ－張力関係

生理的な筋長よりも延長している筋は，筋張力が低下する[1,9](図2-23). 筋節の長さ－張力関係から考えれば，理想的な筋長より短縮している筋と，理想的な筋長よりも延長して筋力が発揮しづらくなっている筋のインバランスを評価する必要がある. 短縮筋の拮抗筋は，生理的な筋長が延長し，関節可動域の全域においてその筋力低下が認められる. また，動筋－拮抗筋関係だけでなく，共同筋群間においても筋長のインバランスが生じる. 効率的な筋運動パターンに変性が起こると，共同筋のなかのある1つの筋がその他と比較して優位となることがあり，その2つの共同筋の長さの違いが代償運動を生む要因となり，運動機能障害を引き起こすことにもつながる.

すなわち，短縮筋だけに着目するのではなく，延長筋に対するエクササイズも同時に行うことが重要となる. なお，静止張力下における筋膜配列に伴うインバランスや，筋の硬さが慢性化した場合の筋膜の高密度化も考慮するならば，筋膜に焦点を絞ったアプローチも不可欠となる.

2) 腱

筋の両端では，筋外膜は，筋周膜や筋内膜とともに筋膜を形成し，腱に移行する. 腱膜は腱が膜状になったも

1 骨格筋・腱の構造と特性

のである．筋腱移行部（筋腱接合部）では，筋と腱との境で，筋線維と腱のコラーゲン線維が交互に入り組んだひだ状の凹凸構造をなす[1,2,10]．この構造は，筋細胞で生じる力を腱に伝達するにあたり，互いの組織の接触面積を増加することで，結果的に単位あたりの機械的ストレスを分散するようになっている．筋原線維終末部のZ線からのアクチンフィラメントが，細胞外マトリックスのフィブロネクチンにつながっている．筋収縮の力を腱・骨に伝えるのに適した構造になっているが，筋腱移行部にはαアクチンやデスミンはみられない[1,2]．

腱は筋を骨につなぎとめる役割だけではなく，筋の側方や中央部をさまざまな長さで走行し，筋の外側縁に沿って筋線維を停止させる役割ももつ．腱は筋出力を骨に伝える役割があるため，腱組織の膠原線維の走行方向は，筋からかかる力と平行に配列している．それゆえ腱の線維は曲げやすいが，引っ張り力に対しては大きな抵抗を示す．たとえば，腱は $500\,kg/cm^2$ の引っ張りに耐えうるが，その点における線維の伸張はわずか全長の数％にすぎない．

骨格筋細胞の収縮は最初，細胞外のマトリックスに伝わり，その力は最終的に腱に伝えられ，関節を介した骨格の運動を引き起こす．細胞に対する機械的な刺激は細胞の増殖や肥大を促し，さらにはミトコンドリアの増殖をも誘導する．このように細胞外からの刺激は細胞の変化を生み，細胞内の変化は，隣接する細胞に形態的，機能的影響を与える．

腱の修復では，緊張を加えることによって線維芽細胞が刺激を受け，平行に配列して増殖し，最終的に損傷された腱が自ら内在的修復を行う．腱は，無髄の神経による内的な神経支配をもっていることが知られているが，これらの神経が固有感覚を伝え，ゴルジ終末器官の伝導を支配し，疼痛の感覚を伝える．腱は，加えられたストレスによって効果的に張力が回復するが，穏やかな負荷から強力な負荷へと段階的に行うべきである．組織が修復過程にある時期に過度な力が加わったり運動開始が早すぎる場合には，未成熟な組織修復を崩してしまうことになる[4]．

3）靱帯

靱帯は関節包を補強する膠原線維束で，一般に関節包に癒着する．腱と似た構造であるが，その構成成分は腱ほど整然とは並ばない．靱帯の一部（項靱帯や黄色靱帯）には大量の弾性線維を含むこともあるが，一般的には，靱帯は腱と同様に弾性線維に乏しい．形は，束状，帯状，シート状とさまざまで，両端が骨に付着する．その深層は滑膜の一部を形成することもある．しかし，その表面は周囲の結合組織と混ざり合った弾性組織で覆われている[1,2]．

靱帯は関節を安定させると同時に，ある方向へは関節運動制動にも寄与する役割があるので，結合組織は強固で平行な方向に走っている．靱帯は，完全に自由な運動ができるように柔軟で曲がりやすいが，与えられた力には容易には屈しないぐらい強く丈夫で，伸びることはない．日常生活や通常のスポーツでは，靱帯の伸張は4％を超えることはほとんどないが，6％を越えると部分的に損傷し，8％を過ぎると断裂する[11]．腱と同様に，線維の走行方向に対して垂直交差する方向に大きな外力が突然加わった場合には弱い構造である．実際には，靱帯組織はいろいろな方向からの外力に対抗できなければならず，一部ではあるが，あらゆる方向の線維組織が認められる．

靱帯の修復では，剥離している両端をつなぐ縦の傷を回復させることには効果的だが，骨への横断的癒着は，可動性が制限されて永続的な問題の原因となる．治療に際しては，癒着の防止による可動性の獲得を目的に，損傷後すぐに深部横断マッサージなどによる伸張を加えることで，癒着を防ぐことが可能である[3]．

3 筋

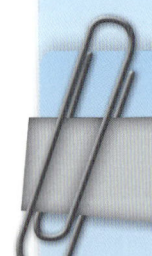

2 筋力・筋持久力

筋力とは，随意または非随意的な筋収縮によって発生する筋張力，または筋収縮によって引き起こされる関節運動に伴って発生するトルクである．筋持久力は，最大筋力以下の負荷で，どのくらい長く（多く）運動を持続することができるかで表される．筋パワーは，筋力が1回あるいは数回の試行によって得られる最大トルクであるのに対して，筋が行う仕事量を時間で除した値，すなわち仕事率で表される[12]．

1）筋線維の種類

筋線維の種類は，筋単位（筋線維群）あるいは運動単位の各特性により分類できる[1, 2, 13-17]．

筋単位の骨格筋細胞のタイプは，大きくはその収縮特性から遅筋線維（slow-twitch fiber：ST）と速筋線維（fast-twitch fiber：FT）の2つに分類できる．しかし，ほかにも分析手法ごとに異なる分類法と呼称が数多くある．ヒトの場合にはミオシンのタイプ分類から，前者をtypeⅠ線維，後者をtypeⅡ線維と分類することが多い．また，typeⅡ線維は，酸化系酵素活性による差からtypeⅡa線維（FTa）とtypeⅡb線維（FTb）に分類できる．この3分類は，おもに動物筋についてエネルギー代謝特性から行われてきたSO線維（slow-twitch oxidative fiber），FOG線維（fast-twitch oxidative glycolytic fiber），FG線維（fast-twitch glycolytic fiber）という分類とも対応している．

筋単位（筋線維群）と同様に，運動単位は，発火特性，筋単位の収縮の速さおよび疲労耐性などによってS（slow-twitch），FR（fast-twitch fatigue resistant），FF（fast-twitch fatiguable）の3つに分類できる．Sタイプは一定の姿勢を保持しているときなどに活動し緊張性運動単位ともいわれ，FFタイプは緊急時の激しい運動で活動し相動性運動単位ともいわれる．なお，動物では，FFタイプがさらにFI（fast-twitch intermediate）にも分けられるため，4分類になる[1, 2, 13-17]．

ヒトにおける3つの線維の特徴を表2-8に示す．筋原線維が多ければ出力が高く，筋小胞体が多ければ高頻度で収縮でき，ミトコンドリアが多ければ有酸素的代謝が強くなる[1, 2, 13-17]．

a．typeⅠ線維

収縮速度は遅く，疲労耐性が最も高い．収縮力は小さい．毛細血管の分布が多く，酸素の獲得に有利．代謝特性では酸化系酵素活性が高い．有酸素性代謝によるエネルギー獲得に適した能力が高い．姿勢保持筋など持続的な収縮が必要な筋に多い．

b．typeⅡa線維

収縮速度は速く，疲労耐性が高い．収縮力はSタイプより大きい．SO線維とFG線維の両方の性質を有する．代謝特性では解糖系酵素活性および酸化系酵素活性が高い．

c．typeⅡb線維

収縮速度が速く，疲労耐性が最も低い．収縮力は大きく素早い．筋小胞体が大きく発達している．代謝特性では解糖系酵素活性が高く，細胞内のグリコーゲン貯留も多いことから無酸素性エネルギー代謝による作動に適する．

2）運動単位

1本の運動ニューロンとそれに支配される筋線維群を運動単位 motor unit：MU（または神経筋単位 neuromuscular unit：NMU）という[1, 2, 13]．

1つの運動単位をつくる筋線維の数は筋によって異なる．1本の運動ニューロンが何個の筋線維を支配しているかを神経支配比という．一般に精密微妙な運動を行う筋（たとえば，眼筋や手の指を動かす小筋など）では，1本の運動ニューロンが支配する筋線維の数は少ないの

2 筋力・筋持久力

で，神経支配比は小さい．一方，粗大な運動を行う筋（大腿や体幹の筋など）では，1本の運動ニューロンが多くの筋線維を支配するので，神経支配比は大きい．たとえば，1個の運動ニューロンが支配する筋線維の数は，手内在筋では数個程度であるのに，殿筋では約200個といわれる[1,2,13]．

運動は，活動する運動単位の数（動員 recruitment）が増えることにより起こる．筋収縮の程度は，活動している運動単位の発射頻度および活動する運動単位数，各運動単位の活動のタイミングの一致によっても変化する．一度動員された運動単位は必ず疲労するまで活動し続けるわけではなく，一定の力を発揮しているときでも，一部の運動単位は活動を休止している．そのときの力の低下分は，同じ筋内あるいは共同筋内において新たに運動単位を動員する，あるいはすでに動員されていた運動単位の発射頻度を増加することによってカバーされる．非常に高い筋出力が必要なときや疲労したとき，あるいは神経障害（脊髄損傷後）のあるときは，いくつかの運動単位が同期して活動する．運動単位が同期して活動すると，当然一瞬の筋力は高まるが，次の瞬間には筋力が低下し，一定の筋力を発揮し続けることはできない．

最大下運動において運動単位の活動が非同期であることは，疲労を抑えて一定の力を維持するための戦略であろう．

3）サイズの原理

サイズの原理とは，小さな運動単位から大きな運動単位へと動員が進むことを指す．すなわち，小さな力を発揮するとき，動員される運動単位のほとんどはSタイプである．さらに強い収縮力が必要なときはFRタイプの運動単位が追加動員され，最大収縮力発揮時においてはサイズの最も大きなFFタイプの運動単位が動員される．筋収縮力を低下するときはその逆の順番で動員は停止される[1,2,14,15]．

ただし，皮膚刺激に端を発する反射行動のように速く動かなくてはならないときや，運動場面でも素早い動きが優先されるときには，Fタイプの運動単位の動員が優

表 2-8 代謝と収縮特性による骨格筋分類

	type Ⅰ 線維	type Ⅱa 線維	type Ⅱb 線維
筋単位による分類	ST線維，SO線維，赤筋，遅筋	FTa線維，FOG線維，速筋	FTb線維，FG線維，白筋，速筋
ATPの供給	酸化系酵素活性	解糖系酵素活性 酸化系酵素活性	解糖系酵素活性
グリコーゲン含有量	少ない	中間	多い
トリグリセライド	多い	中間	少ない
筋収縮に要するATP消費量	低い	中間	高い
毛細血管	密	密	粗
ミトコンドリア量	多い	多い	少ない
有酸素的なATP産生能力	高い	中間	低い
ATP産生に対する消費割合	低い	中間	高い
ミオシンATPase活性	低い	やや高い	高い
色（筋線維）	赤	中間	白
筋線維径	小	中間	大
運動単位による分類	Sタイプ	FRタイプ	FFタイプ
最大収縮速度	遅い	やや速い	速い
同速度での収縮力	小さい	中間	大きい
疲労	遅い	やや遅い	速い

〔竹井仁：触診機能解剖カラーアトラス上・下巻．文光堂，東京，2008．竹井仁：運動器の構造．運動学（丸山仁司編），中外医学社，東京，2004，pp.5-54．より〕

3 筋

先される[1,2,14,15].

4）筋線維組成

　魚類，鳥類では筋全体が白色のtypeⅡ線維，あるいは赤色のtypeⅠ線維に区別できるものもあるが，ヒトでは両方の筋線維が1つの筋に混在し，筋によりその比率（筋線維組成）が異なる．ヒトでは，typeⅠ線維はおもに姿勢保持筋に多く，typeⅡ線維はおもに運動筋に多い．

　例として，typeⅠ線維には，脊柱起立筋（おもに頸部と腰部），肋間筋，咀嚼筋，三角筋，僧帽筋下部線維，腸腰筋，股関節内転筋群，ハムストリングス，ヒラメ筋などがある．typeⅡ線維には，眼輪筋，前鋸筋，上腕三頭筋，内側広筋表層部，腓腹筋，足底筋，長指伸筋などがある．両者の中間には，腹直筋，上腕二頭筋，大殿筋，外側広筋，内側広筋深層部，前脛骨筋などがある．ただし，運動歴や性別，遺伝的要因などで，個人差は大きい[1,2,14,15].

　健常な一般人では，通常，筋線維のtypeⅡa線維とtypeⅡb線維の比率はほぼ1：1である[14]．男性ではtypeⅠ線維よりtypeⅡa線維の横断面積が広い．女性ではtypeⅠ線維の横断面積が広い．男女の共通点は，typeⅡb線維の横断面積が小さいことである[15].

5）筋収縮様式

　筋収縮とは，筋に張力が発生する状態で，必ずしも短縮を意味しない．筋収縮はとらえ方により3通りに分けられる[1,2].

①静止性，求心性，遠心性

a．静止性収縮（static contraction）

　筋長が変化しないで収縮する．四肢の重量や外部抵抗に抗して静止肢位を保持するときに生じる．

b．求心性収縮（concentric contraction）

　筋長が短縮しながら収縮する．抵抗に打ち勝つ張力を発生する．

c．遠心性収縮（eccentric contraction）

　筋長が延長しながら収縮する．筋張力が抵抗より小さいときに生じる．遠心性収縮のなかでも，求心性収縮をもたらす努力に逆らって他動的に逆方向に力を加えたときの収縮をアイソリティック収縮（isolytic contraction）

ということもある．アイソリティック収縮では，等尺性収縮よりも30〜40％強い力を発揮する[11]（図2-24）.

②等尺性，等張性

a．等尺性収縮（isometric contraction）

　筋長が一定で収縮する．静止性収縮と同義語として使用されることが多いが，静止性収縮のほうが広い意味をもつ．しかしながら，最近の超音波の研究では，全体の筋長は変化しないようにみえても，筋は短縮し，その一方で腱は伸張することが明らかにされており，筋腱連合体において，収縮要素と弾性要素とを有機的に協調させている[1,2,6]（図2-25）．等尺性収縮は求心性収縮よりも

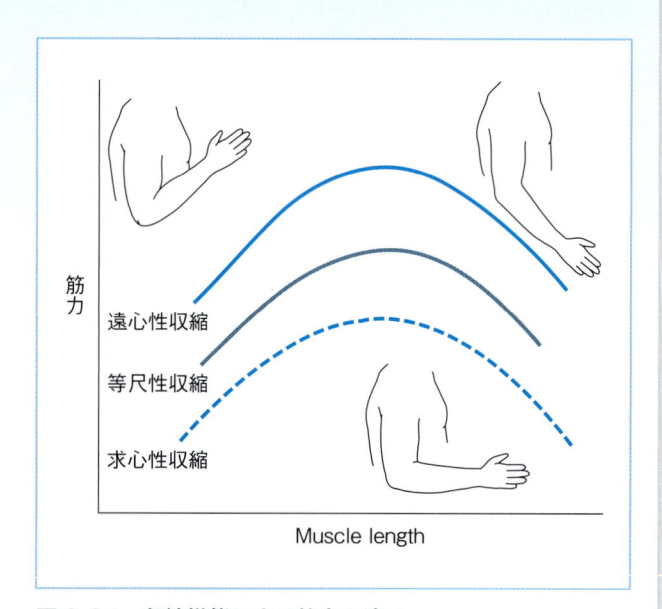

図2-24　収縮様態による筋力の違い

(Oatis CA : Kinesiology. Lippincott Williams & Wilkins, Philadelphia, 2004, pp.44-65. より)

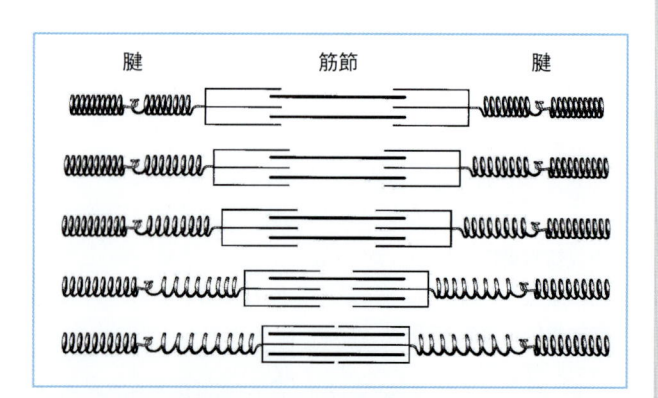

図2-25　等尺性収縮の筋腱の長さ変化

(Lieber RL: Skeletal Muscle Structure, Function, and Plasticity. 3rd ed. Lippincott Williams & Wilkins, Philadelphia, 2010, pp.41-181. より)

3 筋力増強のメカニズム

10〜30％強い力を発揮する[11]（**図2-24**）．

b．等張性収縮（isotonic contraction）

　筋張力が一定のままで収縮する．生体では，関節の動きが関与するため，求心性収縮でも遠心性収縮でも筋張力はたえず変化している．このため生体では，正確には等張性収縮はありえない．等張性収縮が，動的収縮中の発揮張力が一定になる場合のことだとすると，動的収縮中の関節における角速度が一定になる場合を等速性収縮（isokinetic contraction）という．

③緊張性（持続性），相動性

a．緊張性収縮（tonic contraction）
　比較的弱い静止性収縮．

b．相動性収縮（phasic contraction）
　急激な動きを伴う収縮．求心性収縮に多くみられるが，遠心性収縮でもみられる．等張性の同義語としても使用される．

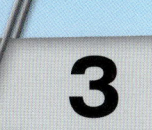

3 筋力増強のメカニズム

1）トレーニングによる影響

　トレーニングにより筋肥大ならびに筋線維の肥大が起こるとき，筋線維のタイプにより選択的肥大の生じることが知られている．トレーニングによってtypeⅡ線維もtypeⅠ線維も肥大するが，肥大率はtypeⅡ線維のほうが大きい．そして，typeⅡ線維のなかでは，筋力トレーニングによるtypeⅡb線維の割合の減少とtypeⅡa線維の割合の増加がみられる．つまり，エネルギー産生効率の高い方向への変化を引き起こす[5, 14, 15, 18, 19]．

　身体トレーニングの場面でも，なるべく速く動くという意識をもって動くと，漫然と動く場合に比べ，FタイプのMOVE単位が選択的に動員され，その結果，男女ともにtypeⅡ線維に選択的肥大が生じる．選択的肥大が生じれば，全筋横断面積に対するtypeⅡ線維の面積比は増大し，トレーニング効果の乏しいといわれる筋収縮速度も改善される可能性がある．

　電気刺激などの非生理学的手段を用いると，typeⅡ線維からtypeⅠ線維への移行が生じることがあるが，通常のトレーニングによっては同様の変化は生じず，筋に占める割合は遺伝的要素が強い[14]．

　また，短距離選手と長距離選手の筋線維組成における特徴も先天的なものであり，それぞれの種目に適した筋線維組成をもつ者が，自然選択的にそれらの種目に参加していくと考えられている．

2）持久力トレーニングとスプリントトレーニングの効果

　持久力トレーニングの効果は，概していえば身体の有酸素的能力の向上である．持久力トレーニングにより，有酸素的ATP合成の場であるミトコンドリアの大きさと数，そして密度が増加するとともに，TCA回路に関係するクエン酸合成酵素（CS）やリンゴ酸脱水素酵素（MDH）などの酵素活性，電子伝達鎖と関係するチトクロムオキシダーゼ活性などの増加がみられる[14]．

　スプリントトレーニングでは，潜在的な解糖系能力が向上する．スプリントトレーニングではより速いATP供給が必要となるため，無酸素的なATP供給系や解糖系からのエネルギー供給の貢献が大きくなる．その結果，クレアチンキナーゼ（CK）活性やアデニレートキナーゼ活性，解析系に関与するホスホフルクトキナーゼ（PFK）や乳酸脱水素酵素（LDH）活性が増加する[14]．

3）トレーニングによる神経系の改善

　筋収縮は，興奮収縮連関により生じ，運動単位は筋収縮の機能的単位である．ある特定の筋の収縮力は，筋収縮活動に動員される運動単位の総数と個々の運動単位に

3 筋

おけるα運動ニューロンのインパルス発射頻度に依存している[14, 18-20]．

運動単位の動員様式をリクルートメントとよび，運動単位のインパルス発射頻度の調節をレートコーディングとよぶ．筋力の発揮レベルが低い段階では前者により調節されているが，レベルが上がりすべての運動単位が動員された後は後者により調節される．

筋力強化運動の初期は，等尺性収縮や自動介助運動などが行われるが，この時期は筋再教育の段階と考えられ，神経系へのアプローチが主となる．筋横断面積はほとんど増加しないが筋力は増加する．この適応が神経系の改善（運動単位動員の増加ならびに個々の運動単位における発射頻度の増大）である．

中期以降は筋力，筋横断面積ともに増加する．つまり，初期では収縮に参加する筋線維数の増加により発揮筋力が増加し（神経活動の改善），その後は筋線維が肥大し（外見的には4週以降），筋力改善を引き起こすことになる[6, 14, 18, 19]（図2-26）．

4）トレーニングによる筋量の増大

トレーニング中期以降の筋力増加においては，筋横断面積の増加（筋肥大）が主たる役割を担う[21]．

筋力増加を伴う筋肥大の主要な部分を担うのは，従来から支持されてきたように，個々の筋線維の肥大（hypertrophy）であり，筋線維肥大の中身は筋原線維の肥大と数の増加（筋原線維の縦裂）である（図2-27A）．一方，筋肥大のメカニズムとして筋線維の増殖（hyperplasia）の可能性があげられているが，賛否両論があり，統一的見解は出ていない．また，衛星細胞の融合と筋線維への分化による筋線維の新生や縦裂（splitting）（図2-27B）が筋線維増殖の機序として示されているが，いずれも動物実験モデルによるものであり，ヒトではい

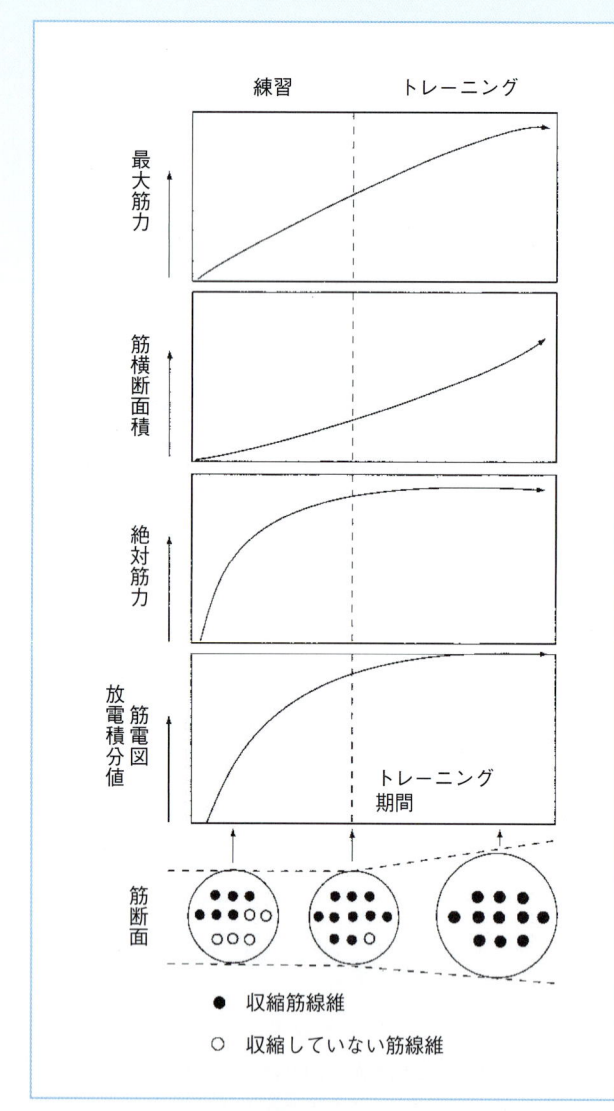

図2-26　筋力強化の効果分析
〔勝田茂編：運動と筋の科学．朝倉書店，東京，2000．山崎俊明：筋力改善の理学療法．筋機能改善の理学療法とそのメカニズム第2版（望月久・山田茂編），ナップ，東京，2007，pp.25-54. 山田茂・福永哲夫編：生化学，生理学からみた骨格筋に対するトレーニング効果．ナップ，東京，1999．より〕

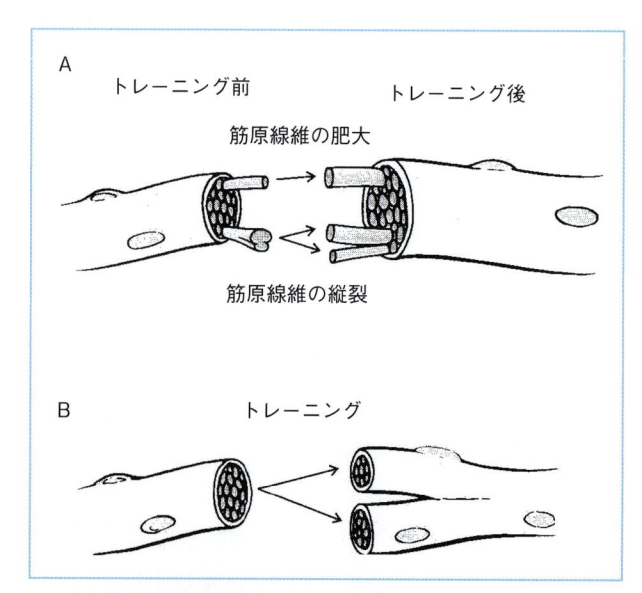

図2-27　筋線維の肥大
（Hamill J, Knutzen KM: Biomechanical Basis of human Movement. Lippincott Williams & Wilkins, Philadelphia, 2003, pp.61-100．より）

3 筋力増強のメカニズム

まだ明らかになっていない[21]．

5) 紡錘状筋と羽状筋との違い

紡錘状筋は筋線維の短縮によって解剖学的横断面積は大きくなるが，羽状筋は短縮によって筋束の羽状角が増加し，解剖学的横断面積や筋厚は変化しない（図2-28）．筋線維の収縮速度は各筋節の収縮速度の合計であるから，筋線維長が長い紡錘状筋のほうが，羽状筋よりも速い収縮とより長い距離の収縮に有利といえる．筋線維全筋レベルで発揮される筋力は，平行する筋線維の横断面積の総和として定義される生理学的筋横断面積を反映する．紡錘状筋と羽状筋とを比較すると，明らかに羽状筋のほうが生理学的筋横断面積が大きくなり，力発揮の点では有利に働くということになる[15,19]．

トレーニングによって筋肥大が起こると羽状角は増加する．しかし，あまりに肥大しすぎると，力発揮という点では不利になる．羽状角が45°以下では，羽状角が大きいほど発揮される力は大きいが，45°を越えると発揮張力を小さくしてしまう．一般人の場合5～25°の範囲にあるが，エリートボディビルダーの場合には50°以上に達する場合がある[15,19]．

6) 不活動による筋萎縮

骨格筋は，身体活動（運動量）の増加あるいは減少に対し，量的にも質的にも著しい適応変化を示す[4,14,15,18,19]．

不活動による筋の顕著な変化として，筋または筋線維の萎縮があげられる．筋萎縮の程度を表す指標として，筋重量および筋線維の横断面積の比較がよく用いられる．筋重量の著しい減少がみられた筋では，筋線維間の隙間が広くなり，typeⅡ線維，typeⅠ線維ともに著しく萎縮する．不活動に伴う筋重量の低下は，この筋線維の萎縮が最も大きな要因であるが，そのほかの筋に含まれる水分量の変化なども影響すると考えられる．

筋の伸張位固定では，筋重量の低下や筋線維の萎縮の程度は非常に小さく，逆に短縮位固定では著しい筋線維の萎縮をもたらす．さらに，筋線維タイプ別では，多くの報告でtypeⅠ線維の萎縮率が大きいことを認めている．

非荷重による筋萎縮を防止するためにも，可能なかぎりの荷重を行うべきであろう．

7) 筋の固定の影響

筋は筋腱移行部で成長し，腱組織は骨腱移行部で成長する割合が高い．小児の場合，筋の拘縮は，筋の成長の失敗により起こり，成人の場合，筋の拘縮は，筋節の消滅により起こるとされている[22]．

筋の固定が及ぼす影響として，筋を伸張位で固定すると，筋節の新生が起こって，既存の筋原線維の先端に新たに追加され，全体として筋線維の伸張が生じる．筋を短縮位で固定すると，筋節が個々に消失して筋線維そのものの短縮が起こる．その結果，等尺性収縮力も短縮された筋線維の長さに応じて発揮されるために，筋力の低下は必然的になる．また，筋を中間位固定と短縮位固定

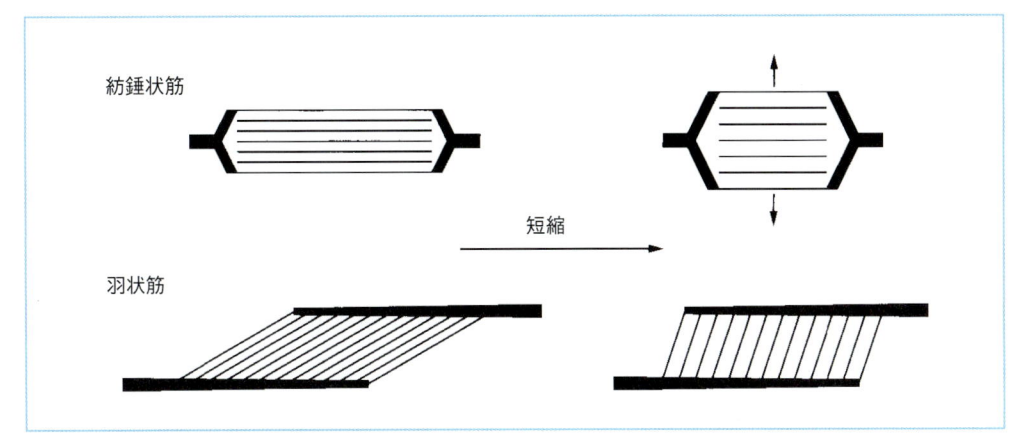

図2-28 紡錘状筋と羽状筋の短縮の模式図
(山田茂・福永哲夫編：骨格筋－運動による機能と形態の変化．ナップ，東京，1999．より)

3 筋

で比較すると，短縮位固定のほうが変性過程は著明である[22]．

8）加齢による影響

生まれた直後には，すべての筋はtypeⅡ線維の性質を示すが，生後4〜6週で分化を生じてtypeⅠ線維が現れてくる．加齢で，筋線維面積はtypeⅡ線維に顕著な萎縮が認められるのに対して，typeⅠ線維はその影響をあまり受けない．運動単位もFF型およびFR型が運動ニューロンの選択的な死により減少する．筋線維間の毛細血管の分布も減少する．

筋全体の筋力低下は個々の運動単位の減少が影響しており，残存する個々の運動単位そのものが発揮する機能に関してはあまり加齢の影響は受けない可能性が考えられる．加齢による筋力低下の原因は，筋線維組成の変化ではなく，筋の量的変化に強く依存している．加齢による筋量の減少は，筋線維数の減少（損傷を受けた筋線維の再生能力減少，神経筋接合部の再生能力低下，筋を支配する運動神経細胞の減少などが原因）とtypeⅡ線維の選択的萎縮の相乗効果によって生じ，筋力は筋の横断面積と比例することから，筋量の低下は高齢者の筋力低下につながる[5, 14, 15, 18, 19]．

ギプスやベッドレストのような不活動に伴う変化は，typeⅡ線維よりもtypeⅠ線維の減少をもたらすことから，typeⅡ線維の減少は加齢に伴う変化としてとらえることができる．

9）トレーニング効果の個人差－遺伝子の多型性－

トレーニング全般にいえることであるが，トレーニングに対する反応性における個人差は大きい．この背景にある要因は，遺伝的要因と環境的要因とに大きく分けられる．ヒトゲノム解読によって，個人の遺伝的な特質に合わせた医療，すなわちオーダーメード医療への方向がみすえられている[14]．

1998年のMontgomeryの実験によると，英国陸軍の新人兵士に10週間の筋持久力トレーニングを行わせた結果，アンギオテンシン変換酵素遺伝子（おもに血圧の調節に関わっている）の違いによって筋持久力の伸びが異なったという興味深い研究があり，トレーニング処方に関する研究の新たな展開を予感させるものであるといえる[14]．

10）低頻度レジスタンストレーニングの効果とその記憶
　　－神経・筋記憶－

トレーニングの頻度に関して従来から広く受け入れられてきた考え方は，「毎日トレーニングしたときの効果を100%とすると，頻度の低下とともに効果は低下し，1週間に1日では効果は40%，2週間に1日では効果がない」というものである．

これに対して，レジスタンストレーニングを日常行っていない人で，24週間に平均7〜8日という超低頻度のトレーニングでも筋力が向上したという報告や，週1日で5週間という短期間でも等尺性最大筋力が向上し，それが17週間という脱トレーニング期間後もほとんど低下しなかったという実験結果がある．このトレーニングでは，筋の肥大よりも，神経系の改善が明らかであった．さらにこうしたレジスタンストレーニング効果は潜在的に記憶されており，脱トレーニングによって筋力が一見低下したかにみえても，再トレーニングによって筋力の回復応答が向上するという可能性（神経・筋記憶）も提示されている．

もし本当にレジスタンストレーニングの効果が記憶されるものであれば，競技シーズン前のトレーニングの見直しや，青少年期におけるスポーツ・運動が中高年期の健康づくりの基盤として位置づけられる可能性も出てこよう[14]．

トレーニングの効果の記憶という興味深い現象は，レジスタンストレーニングだけではなく，トレーニング全般にわたるもっと広範な現象であるかもしれない．

また，神経・筋記憶のメカニズムとして，脊髄レベルを含む中枢が関与する可能性も指摘されており，さらなる研究の展開が期待されている[14]．

11）運動による心臓循環系の変化

心臓循環系の変化は運動の種類・強度によって異なる．大きな筋による動的運動では，心拍出量，心拍数，収縮期血圧は増加する．心拍出量は運動に用いる筋の大きさにも関係する．同じ運動強度の場合，片側上肢あるいは片側下肢の運動では，両側上肢あるいは両側下肢の

4 トレーニング

運動よりも心拍出量が多い．同様に，上肢の運動と下肢の運動を比べると，上肢のほうで相対的運動強度が高くなり，血圧や心拍数などの循環応答は高くなる．

静的運動では最大随意収縮の70％以上の筋収縮になると，筋血流は完全に遮断される．それ以前には血圧上昇によって筋内圧の上昇に対応している．そのため，収縮期と拡張期の血圧は上昇する．心拍出量と心拍数の増加は中等度である．持久性の有酸素性トレーニングを続けると種々の変化が起こり，心拍出量増加による心臓のポンプ作用が改善する[13]．一般的にはトレーニングに伴って毛細血管数は増加し，不活動では逆の適応が生じる．

4 トレーニング

関節モビライゼーションの治療目的は，圧迫・牽引検査で示唆された関節内病変や，joint play が失われて firm な end feel（最終域感）を示す関節の低可動性（hypomobility）の改善，疼痛の軽減である．一方，過可動性（hypermobility）や不安定性（instability）がある場合は，関節周囲の安定性エクササイズや筋力トレーニング，あるいはなんらかの手段（装具，テーピング）で運動を制限する方法が必要となる[23]．

トレーニングとは，「損傷をきたした部分のトレーニング，身体全体のトレーニング，損傷の予防，損傷をきたしやすい肢位でのトレーニング」をさし，具体的には「関節可動域，筋力，持久力，協調性，ADLなどの改善，適切な患者教育」を意味する．

トレーニングのゴールは，①疼痛軽減，②関節機能と運動パターンの改善，③持久力，筋力，協調性改善，④支持基底面を狭く，高くすること，⑤ADLとスポーツのパフォーマンスの改善，⑥機能損失の代償，⑦新しい傷害の予防，⑧体脂肪の減少，⑨軟骨，腱，靱帯，筋の耐久性改善である．

筋力を決定する要因としては，神経系の要因，筋量，筋線維組成，筋線維走行方向などがあげられる．筋力強化で効果を得るには，一定量以上の負荷を加え，ある時間以上の運動を行うことが必要で，オーバーロード over load（過負荷）の原則とよばれる．それには，運動強度，持続時間，頻度，期間の4条件が必要となる．

事前準備として，①エクササイズの選択：筋力検査と運動強度，反復回数，セット数などの選択，②セラピストによるエクササイズのデモンストレーション，③患者の模倣とセラピストによる修正，④禁忌の把握，などが重要となる[24]．

1）筋力トレーニング

求心性収縮，遠心性収縮，とくにアイソリティック収縮を中心に実施する．ほかに，プライオメトリック収縮や，関節の状態に応じた等尺性収縮も用いる．

遠心性収縮のなかでも，アイソリティック収縮は，求心性収縮に比し高い張力を発揮することが可能であるが，強い収縮で伸張されることは筋障害を生じやすいので注意が必要である．求心性収縮と遠心性収縮の利点を表2-9に示す．

等尺性収縮では，神経筋トレーニングとしての効果は低く，筋力増強の初期の段階に用いる．なお，筋内の血液循環が減少するため，障害筋に対しての高負荷は避けたほうがよい．等尺性収縮の利点を表2-10に示す．

プライオメトリック収縮は，伸張–短縮サイクルを用いた収縮である[14]．素早い遠心性動作は，伸張反射を引き起こす．引き続き，反対方向に素早く加速動作を行うことで，伸張反射により発生した大きな求心性収縮を利用する．伸張の大きさは重要ではなく，小さく素早く動作を行ったほうがより大きな力を発揮できる．通常，高強度の筋力トレーニングとプライオメトリックスト

3 筋

表 2-9 求心性収縮と遠心性収縮の利点

1. 可動性改善
2. 骨粗鬆症の予防
3. 循環の改善
4. 神経筋協調性（coodination）の改善
5. type I 線維（緊張性）と type II 線維（相動性）のトレーニング
6. 筋長の変化
7. 最大持久力とクイックパワーのトレーニング
8. スポーツ動作のトレーニング
9. コラーゲン線維の変化

表 2-10 等尺性収縮の利点

1. 筋腱合計の長さに変化がない
2. 関節の動きがない（関節面の小さな滑りを起こせる）
3. 関節角度を選択できる
4. ブレースあるいはキャスト下で圧迫と滑りを起こせる
5. 骨粗鬆症の予防
6. 滑液の改善
7. 血液環流（pumping action）

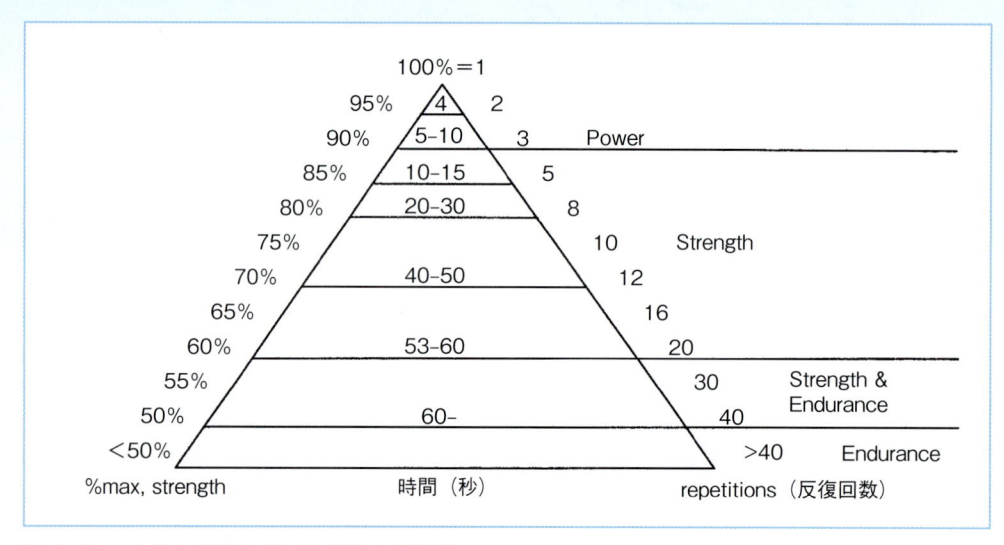

図 2-29 求心性収縮と等尺性収縮の負荷量
(Lasse Thue：ノルディックシステム講習会資料, 2003-2010. より)

レーニングを同一日に行うことは避けるべきである.

等速性収縮は，持久性と最大筋力だけには効果があるが，自然でダイナミックな加速や減速ができないばかりか協調性もつかず，関節に負担がかかるだけなのでほとんど使用しない.

2）運動の適量設定

① 1 Repetition Maximum（1 RM）

1 RM は，1 回のみ運動を行うことのできる最大負荷量である[24-29]. 最大筋力には，運動単位の数，速度，力，モチベーションが重要となる．ある負荷に抵抗する運動が 12 回まで可能な場合，その負荷強度を 12 RM といい，1 RM の約 70％ の負荷量に相当する[24,25]（図2-29）.

1 RM の測定方法には以下の 2 つがある.

a．ステップアップテスト

徐々に負荷を増やして，3～4 回の試行で 1 RM を決定する．各試行間は 3 分間休息する．たとえば，肘屈曲において，4 kg で数回は楽に可能，次に 6 kg で 2 回は楽に可能，次に 8 kg でも 1 回は楽に可能，次に 10 kg では，1 回は代償動作なしで可能だったが，2 回目は完全に屈曲できなければ，1 RM は 10 kg になる.

b．推定式

たとえば，肘屈曲を 7 kg で 12 回できたら，12 回可能な％1 RM は 70％ なので，1 RM = 100％ × 7 kg/70％ = 10 kg となる.

これらの方法で 1 RM を決定し，目的に応じた運動負荷量（表 2-11）において[24]，図 2-29 を参考に至適回数を決定する.

ただし，最大筋力の 30％ 以上の負荷は血圧の上昇を

4 トレーニング

表2-11 6つの運動に応じた運動強度

循環	30～40% of 1RM	筋血流量の増加，血圧調整
協調性	40～50% of 1RM	神経筋の協調性，全身のバランス重要
柔軟性	40～50% of 1RM	コラーゲン線維に線状の刺激を与える
持久力	50～60% of 1RM	局所筋耐久力
筋力	60～90% of 1RM	筋容量増加
パワー	90～100% of 1RM	スピードを伴う爆発的筋力，筋容量増加なし 筋力が十分にある場合に行う

〔竹井仁：メディカルトレーニングセラピー．系統別治療手技の展開第2版（奈良勲・黒澤和生・竹井仁編），協同医書出版，東京，2007，pp.470-486．より〕

もたらすので，血圧の高い中高年齢者に実施する際には，最大筋力の40％程度という比較的低い強度から開始し，その継続によって血圧を低下させてから，運動強度を上げていく[24]．

② 1 Isometric Maximum（1 IM）

1 IMは1秒間維持可能な最大負荷量である[24-29]．たとえば50% of 1 IMは1分間に相当する[24,25]（図2-29）．

1 IMは推定式で求める．たとえば肩内旋で，あるkgにて1 IMの60％負荷をかけたいとする．4kgで28秒保持できた場合，28秒は約80％に相当するため，X/60 = 4/80の式から，X = 約3kgとなる．よって3kgにて53～60秒行うことになる．

3）運動中の大原則

疼痛を生じさせたり，過負荷にしたりしない．運動中は疲労させない（疲労すると，集中力も欠如し代償動作がでる）．諸家の報告により反復回数は若干異なるため[24-29]，図2-29の反復回数は目安とし，反復可能なだけの回数を行って休息する．セット間は呼吸が落ち着くまで，あるいはATPの回復まで90～120秒以上休む．初級者の場合は2～5分休ませる[24,25]．

局所筋に対する運動には，超回復を待つまで休息日が必要である．持久力トレーニングの場合は有酸素性運動で12～14時間，無酸素性運動で36～48時間，求心性筋力トレーニングの場合は48時間，遠心性筋力トレーニングの場合は72時間，パワートレーニングの場合は72時間の間隔をおく[24]．有酸素運動での目標心拍数は以下のとおりである[25]．

病後：HR = HR_{rest} + 30

＊HR_{rest}は目覚めのHRがベスト

一般：（220 − 年齢 − HR_{rest}）× 0.5 + HR_{rest}

運動選手：（220 − 年齢 − HR_{rest}）× 0.7 + HR_{rest}

4）各種運動プロトコル

運動プロトコルを表2-12に示す[24,25]．

協調性運動は，トレーニングに先駆けて行う．初日は疲労による代償を防ぎ，最低5回は反復する．45秒を超えると集中力が低下するので，初日はその程度から始める．

持久力運動は，50％を超えると筋に変化が生じる．持久力を改善し，代謝も改善する．セット数は3セット以上が理想である．

筋力増強運動は，初級者と上級者では負荷を変える．たとえば，1RMの50％→60％→80％と徐々に増やす．反復回数は変形性関節症などの病理状態も考慮する．

セット数は通常3セットは実施する．1セットで疲労（回数は負荷による）したら3～4分休み，2セット目も同負荷で行う．この場合，2セット目は1セット目より回数が少なくなってもよい．

パワー運動を行う場合は，アスリートや，事前に6～8週の長期にわたるトレーニングを実施した患者を対象とする．

遠心性収縮の場合には遅発性筋痛の発生に注意する．高強度の遠心性収縮は，筋の微細構造の損傷を引き起こし，運動後，数時間から24時間程度経過して，筋を圧迫したり動かしたりしたときに疼痛を感じ，運動1～3日後にピークとなる．遠心性収縮時の最大発揮張力は，等尺性収縮や短縮性収縮に比べて大きいにもかかわらず，動員される運動単位が少ないため，1本当りの筋線維にかかる負荷が大きくなることが原因の1つと考えら

3 筋

表 2-12 各種運動プロトコル

目的	強度 1RM の%	回数	セット数	セット間休息	速度
協調性 求心性	1～100%	1～調整	調整	調整	普通
持久力 求心性	1～60%	>20	初級：1～5 上級：5～8	30秒～1分	ゆっくり
筋力（初級者） 求心性	50～60%	20～40	2～6	2～3分	ゆっくり
筋力（上級者） 求心性	60～90%	3～20	初期：3～5 後期：5～8	2～3分 入院患者5分	ゆっくり
パワー 求心性	90～100%	1～3	3～5	5分	瞬発的
遠心性	100～130%	3～4	5～6	1分半～2分	ゆっくり
プライオメトリック 高速度と爆発力	30～75%	6～10	4～6	2～5分	速く
プライオメトリック 爆発的筋力	70～85%	2～10	3～5	2～4分	瞬発的
等尺性	50～100%	6～20 筋力増強 4～6秒 筋容積増加 10～30秒 局所筋持久力 45～90秒	3～5	1～2分	持続的

〔竹井仁：メディカルトレーニングセラピー．系統別治療手技の展開第2版（奈良勲・黒澤和生・竹井仁編），協同医書出版，東京，2007，pp.470-486．Lasse Thue：ノルディックシステム講習会資料，2003-2010．より〕

表 2-13 筋力トレーニングプログラムの実際

Level	強度 1RM の%	回数	セット数	セット間休息	トレーニングユニット （セット数の反復回数）
Level 1	0～50%	>5 合計45秒以内	1～8	30秒～1分	10～12
Level 2	50～60%	20～40 合計45～90秒	6～8	30秒～1分	12～18
Level 3	60～90%	3～20	3～5	2～3分	12～18
Level 4	90～100%	1～3	3～5	5分	10～24
Level 5	>30%	>5	>3	調整	調整

〔竹井仁：メディカルトレーニングセラピー．系統別治療手技の展開第2版（奈良勲・黒澤和生・竹井仁編），協同医書出版，東京，2007，pp.470-486．Lasse Thue：ノルディックシステム講習会資料，2003-2010．より〕

れている[30]．あらかじめ回数を減らした同じ運動で慣らしておくことが予防につながる．

そのほかにプライオメトリック収縮や等尺性収縮も実施する．

4 トレーニング

5）筋力トレーニングプログラムの実際

　筋力トレーニングプログラムに関しては，実際にはLevel 1 ～ 5に分けて行う[24, 25]（表2-13）．

　Level 1では，トレーニング内容と効率的な動きを教える．また，神経筋再教育，固有受容器促通，協調性獲得を目的に実施する．回数は，可能なかぎり反復するが，45秒を超えると集中力が低下するので注意する．

　Level 2は，1日間隔で，3回/週は実施する．4週で12ユニット，6週で18ユニットが可能となる．

　Level 3で，60％を選択したら10回で疲労し，90％を選択したら1回半で終了した場合は，最低3 ～ 20回は行う必要があるので，60％で行う．たとえば，上腕二頭筋で60％を選択したら10回で疲労したが，1日おきに1週間行った結果，21回できるようになれば，次に負荷を上げ，また回数を調整していく．12 ～ 18ユニット終了すると筋は太くなるが協調性にはやや欠けるので，同じ方法だけを使い続けるのでなく工夫する．

　Level 4では，エネルギー再生に時間を要するので2 ～ 3日間隔で行う．筋は太くならず，スピードを備えた筋力がつく．協調性もよくなる．さまざまなトレーニング方法を，さまざまな筋で行う．

　Level 5は，筋の質を向上させるためのしめくくりである．たとえば1日の最後にプール内運動や集団ゲームを行う．

（竹井　仁）

参考文献

1) 竹井仁：触診機能解剖カラーアトラス上・下巻．文光堂，東京，2008.
2) 竹井仁：運動器の構造．運動学（丸山仁司編），中外医学社，東京，2004, pp.5-54.
3) 竹井仁：肩こり・腰痛とストレッチングの本当の関係．理学療法のとらえかた（奈良勲編），文光堂，東京，2001, pp.68-84.
4) 黒澤和生：神経筋骨格系障害の病態生理学的治癒過程．系統別治療手技の展開第2版（奈良勲・黒澤和生・竹井仁編），協同医書出版，東京，2007, pp.43-47.
5) 吉岡利忠監修：分子の目でみた骨格筋の疲労．ナップ，東京，2003.
6) Lieber RL: Skeletal Muscle Structure, Function, and Plasticity. 3rd ed. Lippincott Williams & Wilkins, Philadelphia, 2010, pp.41-181.
7) 三木明徳監訳：からだの構造と機能．西村書店，東京，1997, p.89.
8) 伊藤文雄：筋感覚研究の展開第2版．協同医書出版，東京，2005, pp.131-133.
9) Gordon AM, Huxley AF, Julian FJ: The variation in isometric tension with sarcomere length in vertebrate muscle fibres. J Physiol. 184:170-192,1966.
10) 中里浩一・水野一乗：筋腱接合部とは？　骨格筋と運動（跡見順子・大野秀樹・伏木亨編），杏林書院，東京，2001, pp.82-83.
11) Oatis CA: Kinesiology. Lippincott Williams & Wilkins, Philadelphia, 2004, pp.44-65.
12) 解良武士：運動の要素．運動学（丸山仁司編），中外医学社，東京，2004, pp.55-68.
13) 中村隆一・齋藤宏・長崎浩：基礎運動学第6版．医歯薬出版，東京，2003, pp.43-201.
14) 勝田茂編：運動と筋の科学．朝倉書店，東京，2000.
15) 山田茂・福永哲夫編：骨格筋−運動による機能と形態の変化．ナップ，東京，1999.
16) Rome LC, Lindstedt SL: The quest for speed. Muscle built for highfrequency contractions. News Physiol Sci 13:261-268,1998.
17) 大日方昂監修：運動分子生物学．ナップ，東京，2000.
18) 山崎俊明：筋力改善の理学療法．筋機能改善の理学療法とそのメカニズム第2版（望月久・山田茂編），ナップ，東京，2007, pp.25-54.
19) 山田茂・福永哲夫編：生化学，生理学からみた骨格筋に対するトレーニング効果．ナップ，東京，1999.
20) 福永哲夫：ヒトの絶対筋力−超音波による体肢組成・筋力の分析．絶対筋力におよぼす筋力トレーニングの影響．杏林書院，東京，1978, pp.182-227.
21) Hamill J, Knutzen KM: Biomechanical Basis of human Movement. Lippincott Williams & Wilkins, Philadelphia, 2003, pp.61-100.
22) 金子満寛：脳性麻痺児の拘縮は大人と同じか？　考える理学療法 評価から治療手技の選択（丸山仁司・他編），文光堂，東京，2004, pp.344-355.
23) 竹井仁：モビライゼーション．運動療法学（柳澤健編），金原出版，東京，2006, pp.358-385.
24) 竹井仁：メディカルトレーニングセラピー．系統別治療手技の展開第2版（奈良勲・黒澤和生・竹井仁編），協同医書出版，東京，2007, pp.470-486.
25) Lasse Thue: ノルディックシステム講習会資料，2003-2010.
26) Scheers RV: Dosed exercise therapy講習会資料，2004.
27) 渡邉修・米本恭三：筋力トレーニングの処方．J Clin Reha 12（7）：578-586, 2003.
28) 福林徹監訳：スポーツ復帰に向けてのリハビリテーションプログラム．文光堂，東京，1999.
29) 望月久：骨格筋の諸機能と理学療法．筋機能改善の理学療法とそのメカニズム第2版（望月久・山田茂編），ナップ，東京，2007, pp.2-24.
30) 野坂和則：遅発性筋痛の病態生理学．理学療法18(5)：476-484, 2001.

第3章

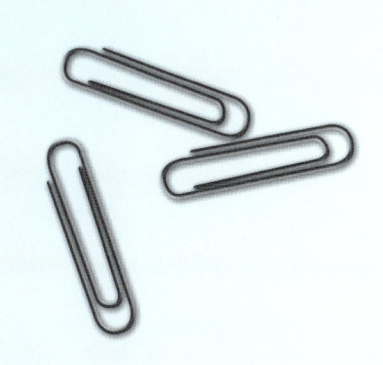

整形徒手理学療法の技術基礎

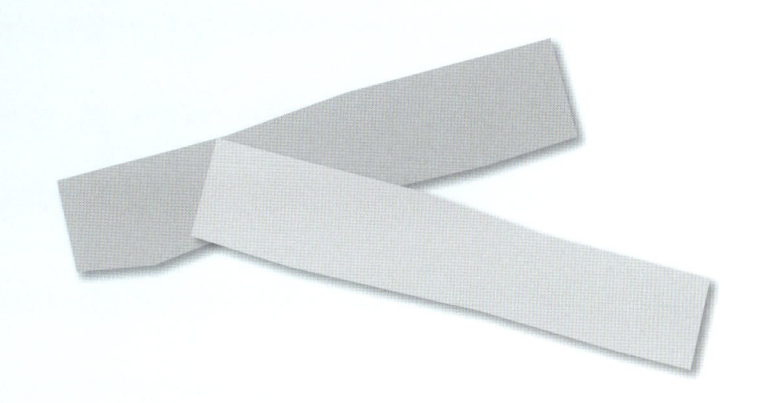

1 技術を学ぶということ

整形徒手理学療法（orthopaedic manipulative physical therapy：OMPT）を習得するには長い時間を要する．知識は多くの書籍から学ぶことができるが，臨床的な技術は，熟練者による実技講習会等で基礎を学んだうえで，よい指導者の下でのたゆまぬ練習と臨床場面での経験の量が習得を可能にする．豊富な知識を画餅にすることなく技術にして獲得し，患者に提供できて初めてセラピストになりうるのである[1]．

Kaltenbornは次のように述べている．OMPTを学ぶにあたっては，楽器をマスターするときと同じように，理論と基礎技術は比較的容易に習得できるが，巧く演奏できるまでには長年かかる．誰も本と教室の授業だけでOMPTを学ぶことはできない．熟練者の行った治療の複雑さと，効果の観察に時間をかけるべきである．そして実際の患者を通して，セラピスト自身の徒手技術の成長を図るべきである[2]．

初心者が治療を実施する際にはしばしば危険を伴う．end feel（運動停止の質的感覚）を正確に感じることができないまま，Grade Ⅲの伸張モビライゼーションを試みると，過伸張や不必要な圧迫力で患者を傷つける可能性がある．

したがって初心者は，Grade Ⅲの伸張モビライゼーションを行うことより，まず軟部組織の治療技術と，とくにGrade ⅠとⅡの関節評価技術を習得しなければならない．治療は損傷と過伸張を避けるために，たわみの範囲内であるGrade Ⅱのみを使用するべきである．

特定の関節運動を感じ，評価して判断できるまでには，時間，才能とともに練習の常態化が必要であるが，特定の関節運動を感じ，評価して判断することは，治療における患者の反応を評価するうえで，われわれに可能なきわめて優れた方法である．これらの感受性を高めるためには，軟部組織治療の練習，とくに機能的マッサージ（functional massage）が有効である[2]．軟部組織を介して骨，関節の存在とその動きを感じられるようになり，そして運動の質を判断する能力が身に付くようになる．

2 関節モビライゼーションの基礎

1）凹凸の法則を含む関節運動を理解する

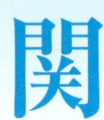

関節モビライゼーションは，Kaltenbornの凹凸の法則[2]に基づいて行われる．凹凸の法則は，骨運動が振り子運動であるかぎり，絶対的な原則である．凹凸の法則に基づかない運動には運動軸が存在せず，運動学的意義がないといえる．

骨運動が振り子運動として起こるとき，運動軸は常に凸の関節面をもつ側にあり，軸を中心に動く角運動であり，凹凸の法則に従わなければ運動は起こりえない（図

3-1）．図中のCが運動軸，白く長い矢印が骨運動の方向であり，関節面に存ずる黒く短い矢印が関節運動の方向である．

　凹の法則：凸の関節面をもつ骨に対して，凹の関節面をもつ側が動くとき，関節面では骨運動と同じ方向に動く（図3-1a）．

　凸の法則：凹の関節面をもつ骨に対して，凸の関節面をもつ側が動くとき，関節面では骨運動と反対方向に動く（図3-1b）．

　凹凸のどちら側の骨が動くかによって，あたかもまったく逆の運動が起こっているように思われがちだが，いずれも関節面に起こっている動きは同じである．運動を凹凸のどちらから捉えているかということであり，ボルトとナットの関係と同じで，ボルトを右に回すとゆるむなら，ボルトを固定してナットを左に回してもゆるむのと同じ理屈である．

　純粋な滑り運動は，互いの関節面が完全に一致したときに認められるが，実際の関節では完全に一致することはありえないし，一致するほど可動性は低下する．実際の関節面では曲率半径が変化するので，運動軸も常に変化する．そのため正常な骨運動は，関節に回転-滑り（roll-gliding）を引き起こす．滑り（gliding）は凹凸の法則に従って動くが，回転（rolling）は凹凸に関係なく骨運動の方向に動く（図3-2）．関節面が一致するほど滑りの要素が増大し，一致しないほど回転が強調され

る．安静肢位に近いほど滑り要素が多く，可動域の最終域に近づくほど滑りは減少し，回転要素が多くなる．そして最終域では滑りがなくなり，回転のみとなって運動は停止する．

　他動的に骨運動を誘導するとき，セラピストが関節面から遠い位置で把持して動かすと，てこが長い分だけ，より弱い力で動かすことができるが，回転要素がより強調されるために高い頻度でリスクを伴う（図3-3a）．そこで1940年代にMennellは，できるかぎり関節に近いところを把持した短いてこでの運動を紹介し（図3-3b），ヨーロッパの多くのセラピストはこれを採用した[2]．また，凹面に対して凸面をもつ骨を動かすより，可能であれば凸面に対して凹面をもつ骨を動かすほうが安全性は高まる．しかし，それでも回転によるリスクを排除することはできなかった．関節包や靱帯が短縮されていると，滑りが制限されたまま局所的な関節の圧迫となってしまい，軟骨の損傷や骨折の可能性すらある．

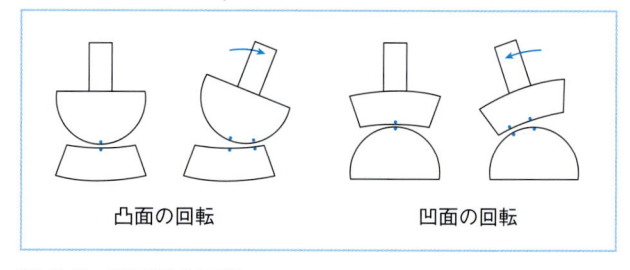

図3-2　凹凸面の回転

（Kaltenborn FM : Manual mobilization of the joints, Volume Ⅰ. The extremities. 5th Edition. Olaf Norlis Bokhandel. Norwey, 1999, pp99-106. より）

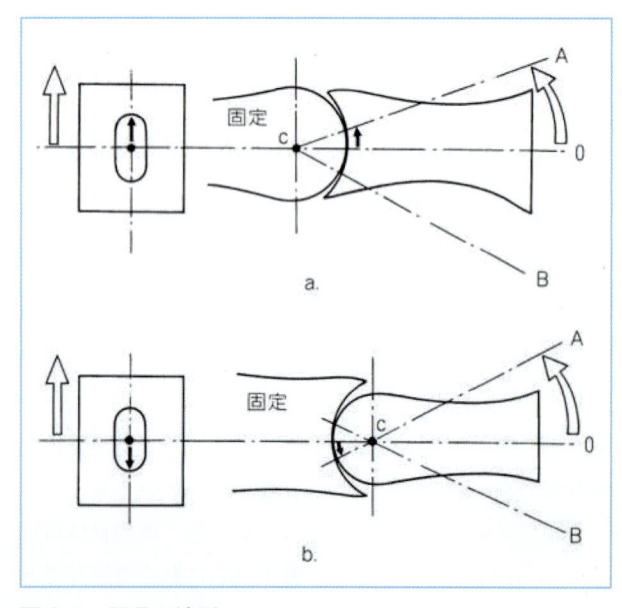

図3-1　凹凸の法則

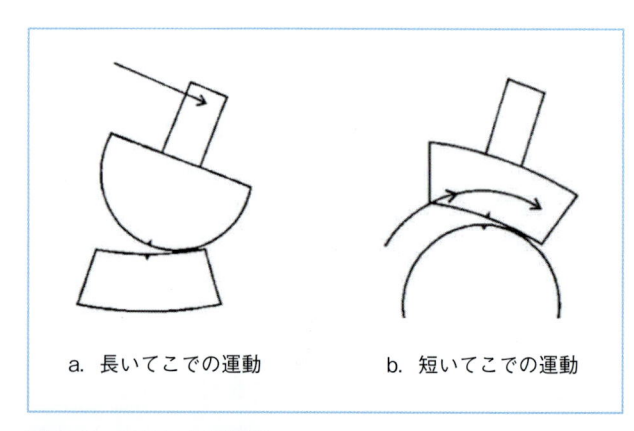

図3-3　てこによる運動

（Kaltenborn FM : Manual mobilization of the joints, Volume Ⅰ. The extremities. 5th Edition. Olaf Norlis Bokhandel. Norwey, 1999, pp99-106. より）

2 関節モビライゼーションの基礎

　関節面で回転が起こると，運動方向の関節面では圧迫が，反対側では離開が起こる．これは関節破壊の現象である．そこでKaltenbornは1954年から他動運動においては，回転を起こさない並進運動のみで評価・治療する方法（牽引〔traction〕と滑り）を提唱し（図3-4），OMPTの基礎をなす原則となった．

　骨の並進は，それぞれの面で定義された，軸に沿う骨の直線運動である．並進運動の間，骨のすべての部分は直線的に同じ方向に，等距離，等速度で動く．骨の並進運動は，随意的には起こりえず，他動的にのみ生じる運動である．垂直軸の骨の並進は，関節面に対して離開と接近（牽引と圧迫）となり，矢状軸，前額軸の骨の並進は，関節面の平行運動（滑り）となる．

　並進運動は治療面に対して必ず直角か平行に動かされる．治療面とは評価や治療の際の並進運動の基準となる面であり，骨の長軸と凹の関節面の最深部が直角をなす面である．したがって治療面は，凹の関節面に一致する．関節運動が起こるとき，凹凸いずれが動いても治療面は常に凹の関節面に留まる（図3-5）．

　牽引は，治療面から直角に離れる，直線の並進の他動運動である．joint play（関節の遊び）の評価，牽引モビライゼーションに用いられる．圧迫（接近）は治療面に直角に近づく，直線の並進の運動である．圧迫は関節内病変の鑑別評価に利用できる（図3-6）．

　並進の滑りは，治療面に平行な他動運動である．joint playの評価，滑りモビライゼーションに用いられる．滑りにはGrade Iの牽引distraction（離開）を必ず伴う（図3-7）．

　病的に制限された滑りの方向を知るために，すべての

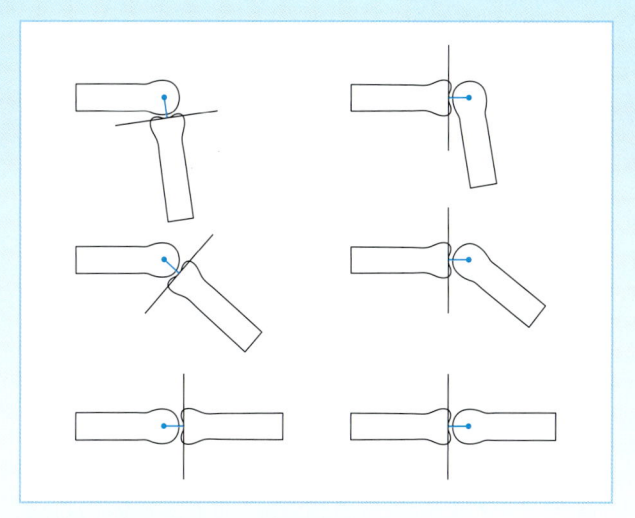

図 3-5　Kaltenbornの治療面
（Kaltenborn FM : Manual mobilization of the joints, Volume I. The extremities. 5th Edition. Olaf Norlis Bokhandel. Norwey, 1999, pp99-106. より）

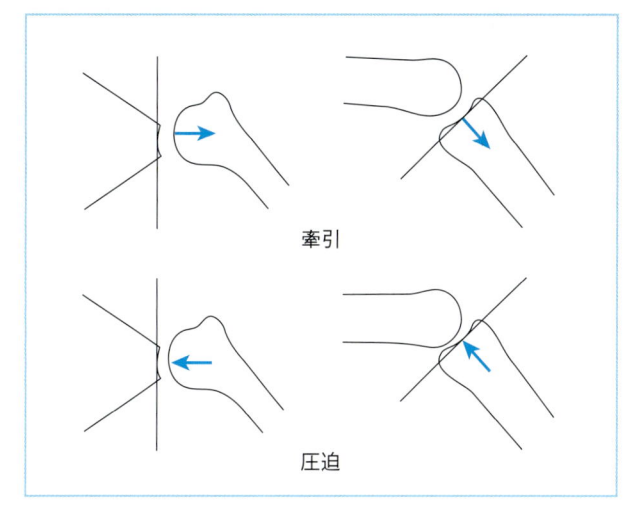

図 3-6　牽引と圧迫
（Kaltenborn FM : Manual mobilization of the joints, Volume I. The extremities. 5th Edition. Olaf Norlis Bokhandel. Norwey, 1999, pp99-106. より）

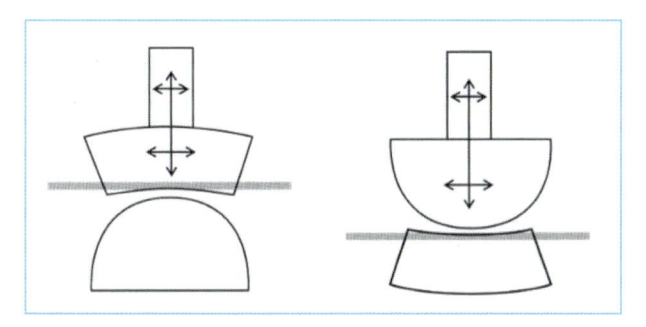

図 3-4　並進運動の原則
（Kaltenborn FM : Manual mobilization of the joints, Volume I. The extremities. 5th Edition. Olaf Norlis Bokhandel. Norwey, 1999, pp99-106. より）

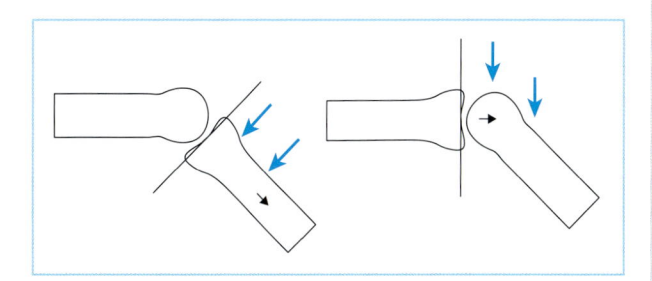

図 3-7　並進の滑り
（Kaltenborn FM : Manual mobilization of the joints, Volume I. The extremities. 5th Edition. Olaf Norlis Bokhandel. Norwey, 1999, pp99-106. より）

可能な方向に他動の並進の滑り運動を加える．そして直接制限されている方向を知る．滑りのテストは，end feel と滑りの制限の程度と質について，最も正確な情報を得るための優れた手段である．可動域がきわめて小さい，あるいは著明な低可動性がある，強い疼痛があるなどのときや，技術が未熟で十分に滑り運動を感じ取ることができないときには，Kaltenborn の凹凸の法則により制限の方向を推察する．

a．関節の評価と治療のために，正常な並進運動の段階を理解する[3]

他動運動（骨運動と並進運動）の end feel を感じ取るためには，わずかな可動範囲であっても，運動の質的変化を感じられなければならない（図3-8）．Grade Ⅰ ではほとんど抵抗を感じることなく関節への圧迫が除かれ，段階 Ⅱ のはじめからわずかな抵抗を感じる．このわずかな抵抗は，たわみ（slack）の区域では変化することなく，移行区域に入ると同時に増大し，最初の停止（first stop）を迎える．最初の停止を超えると同時に，著しく抵抗は増大して最終の停止を迎える．

（1）Grade Ⅰ「弛緩」

明らかな関節分離の増加がなく引き起こされる，きわめて小さな牽引力である．Grade Ⅰ の牽引は，関節に作用している正常な圧迫力を無にする．

Grade Ⅰ の牽引は，疼痛緩和の治療に際し，短い振幅運動とともに適用される．また，滑りの評価と治療に伴って同時に存在する．

（2）Grade Ⅱ「引き締め」

まず，徐々に関節周囲の組織のたわみがとれ，次に組織がピンと張る．たわみの区域（SZ）においても，他動運動に対するわずかな抵抗が存在する．移行区域（TZ）で組織はピンと張る．Grade Ⅱ の最終域に近づくにつれてセラピストは，最初の停止とよばれる著しい抵抗を感じる．

Grade Ⅱ は，牽引と滑り運動の joint play 検査として用いられる．疼痛緩和の治療は，移行区域ではなく，たわみの区域で行われる．たとえば，短縮した組織ではなく，疼痛や過敏な筋のスパズムが運動を制限しているときには，運動の増大あるいは維持を図るために，当該組織へのすべての刺激は避けられる．緊張緩和のモビライゼーションは，移行区域を含む Grade Ⅱ 全体の範囲で応用できる．

（3）Grade Ⅲ「伸張」

たわみがとれ，すべての組織が張った後に適用される（移行区域を越える）．この部分で十分な時間をかけて適用される Grade Ⅲ の力は，関節を構成する組織を安全に伸張することができる．運動における抵抗は，Grade Ⅲ の範囲において急速に増加する．

Grade Ⅲ は，joint play の end feel の評価にも使用する．治療としては，短縮した組織を伸張することで，可動域と joint play を増大させる（伸張モビライゼーション）．

b．end feel を感じ取る

他動運動（骨運動と並進運動）の最終域における停止の質的感覚である end feel を感じ取ることは，OMPT において最も重要な評価項目である．

セラピストは身体の関節について，すべての多様な関節運動の end feel，すなわち他動運動で停止する地点とその感触を感じることができなければならない．end feel にはいくつかの異なったタイプがあり，これらについて区別できなければならない[4]．

正常な end feel は，soft（軟らかい弾性），firm（適度に硬い弾性），hard（硬く弾性はない）の3つに分類される．

① soft：軟部組織の接近または伸張による停止で，筋性．たとえば正常に発達した筋を伴う膝，肘の屈曲．

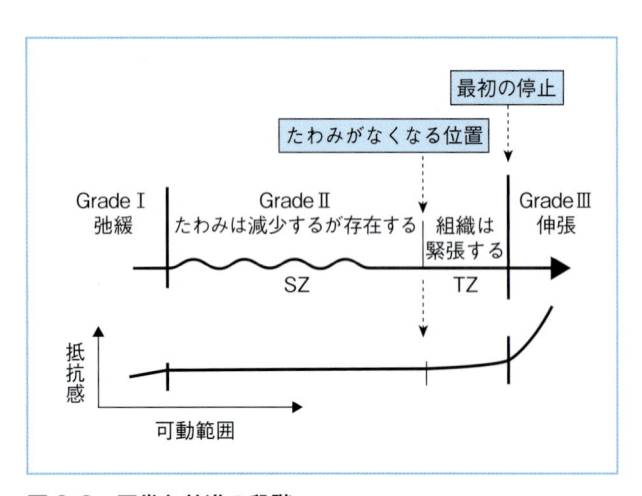

図3-8　正常な並進の段階
SZ：slack zone；TZ：transition zone；
(Kaltenborn FM : Manual mobilization of the joints, Volume Ⅰ. The extremities. 5th Edition. Olaf Norlis Bokhandel. Norwey, 1999, pp99-106. より)

2 関節モビライゼーションの基礎

② firm：関節包または靱帯の伸張による停止で，最も多い．たとえば肩あるいは股の内旋．
③ hard：骨と骨の停止で，明らかに骨性．たとえば肘の伸展．

本来 soft，firm あるいは hard な end feel であるべき関節に，弾性の増大や減少を感じるなどさまざまな組織の異常によって，end feel に変化が認められる．通常はそれぞれの他動運動時には徐々に抵抗が強くなり，抵抗が最大となって運動は停止するが疼痛は生じない．運動の開始からあるいは途中から突然抵抗が強くなったり，弾性が増大したり，減少したり，明らかな骨性の制限を感じたりするなどの異常な end feel は，以下の6つに分類される．

① less elastic：弾性の減少．たとえば，結合組織の瘢痕，あるいは短縮によるもの．
② more elastic：弾性の増大．亢進した筋トーヌス，短縮した筋によるもの．
③ springy block：リバウンドがみられ，感じられる関節内の障害．たとえば半月板損傷によるもの．
④ empty：激しい痛みによって物理的停止が得られるまで動かすことができず，end feel を感じ取ることができない．たとえば，急性滑液包炎，関節外の膿瘍あるいは腫瘍によるものなど．
⑤ premature：正常の停止より前で起こる．たとえば，関節リウマチあるいは変形性関節症，拘縮した靱帯あるいは関節包．
⑥ extended：正常の停止より後で起こる．たとえば，不安定（instability）あるいは過可動性（hypermobility）の場合．

一般的にはまず，当該関節における end feel が正常か否かをみる．正常から逸脱している場合にどう変化しているかを感じる．

可動性が低下した状態であっても，疼痛等のために end feel が感じられなければ empty となる．まずは疼痛緩和のための牽引モビライゼーションやマッサージが第一選択肢となる．

正常な停止の前で早く停止を感じたときに premature となり，firm end feel で less-elastic が一般的であり，関節モビライゼーションが適応となる典型的な病態である．

正常の停止の前で soft end feel，more-elastic なら筋原性であり，軟部組織モビライゼーションであるマッサージやストレッチを選択する．

正常の停止の前で hard end feel を感じたときは，いわゆる構築学的制限であり，原則的には，牽引モビライゼーション以外は禁忌となる．

可動性が増大した extended では一般的に，抵抗感を感じることなく動き始めて，突然，hard end feel で停止することが多い．必然的に安静と固定，スタビライゼーションが治療となる．

c．関節モビライゼーションの適応

（1）疼痛緩和のモビライゼーション

疼痛を伴うために伸張モビライゼーションができなければ，治療は症状のコントロールに向けられるが，Grade Ⅰ～Ⅱのたわみの領域での牽引モビライゼーションのみが適応となる．滑りのモビライゼーションが疼痛緩和に用いられることは決してない[5]．

安静肢位あるいは実際の安静肢位（三次元肢位）で適用される．たわみ領域での間欠性の Grade Ⅰ～Ⅱの牽引モビライゼーションは試験治療にもなる．ただし，刺激を避けるため，移行区域の手前のたわみ領域で行われることを忘れてはならない．

この治療の目的は，症状が軽減することでより詳細な評価が可能になることと，適切な低可動性に対するモビライゼーションあるいは過可動性に対するスタビライゼーションに移行することを可能にすることである[7]．

（2）バイブレーション（vibration）とオッシレーション（oscillation）．

短い振幅の振動を関節に加えることも疼痛緩和の治療に用いられる．この振動は一般的にはセラピストの手によって行われるが，器械で行っても構わない．筋スパズムが減少することで疼痛緩和が得られ，可動性の改善が期待できる．この振動手技は，伸張モビライゼーションの不快感を軽減するために Grade Ⅱの移行区域と Grade Ⅲの範囲でも適用される．

（3）緊張緩和のモビライゼーション

緊張緩和モビライゼーションも疼痛緩和と同様に，牽引モビライゼーションを用いる．緊張緩和モビライゼーションは，Grade Ⅰ～Ⅱのどの範囲においても適用される．すなわち Grade Ⅱの移行区域でも適用されるとい

う点で，疼痛緩和の牽引モビライゼーションと区別される[4]．

制限因子が短縮ではなく，筋スパズムによる場合に用いる．また，段階Ⅲの伸張モビライゼーションの前処置としても有用である．

組織の伸張を避け，疼痛を引き起こすことなく，Grade Ⅰ～Ⅱ（移行区域を含む）のなかで，実際の安静肢位で間欠性の牽引モビライゼーションを適用する．ゆっくり関節面を引き離し，そしてゆっくり関節を開始肢位まで戻す．開始肢位で関節を数秒間休めた後，再び牽引する．休息時に組織の反応等から関節の三次元肢位（実際の安静肢位）を微調整する．モビライゼーションの力，リズム，振幅も患者の治療に対する反応を判断して修正する．

Grade Ⅰ～Ⅱの間欠性牽引モビライゼーションによって症状が増悪することはまれであるが，もし増悪するようなら以下を考慮する．

・患者の肢位を調整する．実際の安静肢位（三次元肢位）を状況に合わせて調整する．
・牽引力を変える．Grade Ⅰ程度のわずかな力で扱わなければならない場合もある．
・まず関節の位置異常を治療する．関節の位置異常は，低可動性と過可動性の両方で起こりうる．軽微な位置異常は Grade Ⅱの牽引モビライゼーションで修正されるが，重度の場合は Grade Ⅲの滑りの伸張モビライゼーションによる修正が必要になる場合がある．
・治療を中止する．明らかに急性の軟部組織の損傷など，禁忌の可能性を考慮する．

（4）伸張モビライゼーション

低可動性に対する治療として，最も効果的な手段の1つが Grade Ⅲの伸張モビライゼーションである．短縮した関節包や靱帯組織の伸張は，可動性の増大と維持，拘縮と可動域減少の予防が可能である[4]．

伸張モビライゼーションを行うには，正確な end feel を感じ取ることで制限因子を特定できなければならない．骨性の end feel では伸張するべきではない．筋性であれば，軟部組織モビライゼーションであるマッサージやストレッチが適応となる．

牽引による伸張モビライゼーションは制限域で行うことができるが，滑りの伸張モビライゼーションは制限域では行わない．滑りには原則的に Grade Ⅰの牽引を伴うべきであり，制限域の少し手前（sub maximum）で行う．また，効果的な伸張モビライゼーションのために，一方の骨の固定は絶対不可欠である．

伸張は，患者が心地よく耐えられるかぎり，できるだけ長く持続する．最低でも1回7秒，場合によっては1分以上の伸張を持続する．より長い伸張は，より大きく，長い効果の持続が期待できる．安全に，そして確実に伸張モビライゼーションを行うために，ベルトを使用して30～40秒は行うことが望ましい．休息を含めて10～15分の治療時間が必要である．

短縮した組織の伸張には十分な力が必要である．しかし苦痛を強いることがあってはならず，患者が安全に耐えることができる範囲を上回ってはいけない．治療に際し，協力と努力を求めても我慢を強要することがあってはならない．

Grade Ⅲの伸張モビライゼーションは，通常，即効性の良い変化をもたらす．患者の徴候のわずかな変化を見，聴き，感じなければならない．モビライゼーションが症状を誘発したり，増悪させたりしてはいけないが，局所における軽度の不快な伸張感は正常な反応である．より効果を高めるために，他の治療法（物理療法や筋トレーニング等の運動療法，姿勢と動作の指導）の併用が必要な場合もある．伸張モビライゼーションによって治療部位以外に何らかの症状が認められれば，治療を中断する．治療に際して良くない徴候や変化は，治療の強度や方法を変えること，あるいは，伸張モビライゼーション施行の延期を示唆している．

効果をより増大させるために，伸張モビライゼーションの前処置として，疼痛緩和，緊張緩和，軟部組織の可動性増大の治療が期待できる軟部組織モビライゼーションが有効であることが多い．また循環を改善する治療とそれによる軟部組織の温度上昇は，伸張モビライゼーションの前処置として有効である．加温されることにより軟部組織のウォームアップが図られる．物理療法を行ってもよいが，最も効果的な軟部組織のウォームアップの方法は運動によるものである．伸張モビライゼーション後に組織を冷却することは良い手段である．しかし，伸張モビライゼーションの前，あるいは施行中の冷却は組織を損傷させる危険があり，推奨されない．

2 関節モビライゼーションの基礎

伸張モビライゼーションは，症状に良い変化が認められる間は継続するが，症状に変化が認められなくなったときは中止するべきである．関節が正常になると判断されたすべての方向に伸張モビライゼーションを施行する．このとき，常にjoint playなどの再評価を忘れないことである．関節がもつすべての運動方向が低可動性とは限らない．ある方向では過可動性の可能性がある．モビライゼーションは，低可動性には適応となるが，過可動性には禁忌である．

経験の浅いセラピストは，まず安静肢位での持続性の牽引モビライゼーションから始め，徐々に制限域に近い位置で行う．牽引による伸張モビライゼーションの効果が期待できなくなったとき，セラピストは牽引モビライゼーションとともに，滑りによる伸張モビライゼーションに発展させてもよい．ただし，滑りの治療は制限の最終域では行わない．安静肢位から開始し，そして最終域から少し戻した位置の間で施行しなければならない．伸張モビライゼーションは，原則的に安静肢位から始められるが，改善に合わせて速やかに制限域での治療に移行する．いつまでも安静肢位で伸張モビライゼーションを行うと，過可動性を招来するリスクを排除できない．

伸張モビライゼーションは，筋が最も弛緩しているときに施行すると効果的である．反射性抑制性リラクゼーションテクニック，たとえば収縮-弛緩による反回抑制，拮抗筋収縮による相反抑制はきわめて効果的である．

・**牽引による伸張モビライゼーション（GradeⅢ）**

安静肢位での牽引による伸張モビライゼーションは，関節の低可動性に対する最初の治療として推奨される．牽引モビライゼーションは必ず，治療面に対して直角に行われる（**図3-9a**）．

牽引モビライゼーションは，結合組織，関節包，靱帯などの関節を構成し，そして関節運動を制限する軟部組織を伸張することが可能である．試験治療のときに10回程度試行して改善が認められるなら，安静肢位から始め，安静肢位以外での治療に進めていく．たとえば屈曲制限を改善するために制限域で伸張される．さらに経験を積むことで，三次元の位置（例：屈曲・外転・外旋位など）での施行が可能になり，良い結果を期待できる．

・**滑りによる伸張モビライゼーション（GradeⅢ）**

基本的に治療は，牽引モビライゼーションが先行して

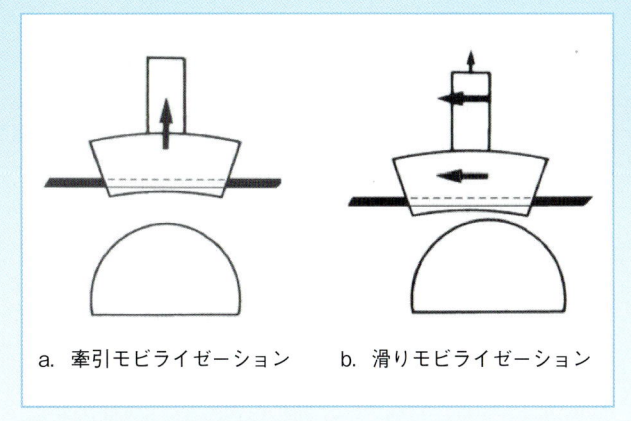

a．牽引モビライゼーション　　b．滑りモビライゼーション

図3-9　モビライゼーション
(Kaltenborn FM：Manual mobilization of the joints, VolumeⅠ. The extremities. 5th Edition. Olaf Norlis Bokhandel. Norwey, 1999, pp99-106. より)

行われるが，適切な滑りモビライゼーションが可動域の改善をもたらすときは，牽引モビライゼーションを長く行わず，GradeⅢの滑りモビライゼーションに進める．また制限の最終段階での治療に対して，滑りモビライゼーションの必要性がありうる．

滑りモビライゼーションも牽引モビライゼーションと同様に，安静肢位から開始し，改善に伴って速やかに制限域に近づけていく．ただし，絶対に制限の最終域で行ってはならない．最終域から少し戻した位置で行われたときに最も効果が期待できる．

滑りモビライゼーションは治療面に平行に用いる（**図3-9b**）．このとき決して骨運動を伴ってはならない．凹の法則が適応されるとき，動かされる遠位の凹関節面ではそれぞれの位置によって治療面が変化することを忘れてはならない．凸の法則が適応されるとき，動かされる遠位の凸関節面ではそれぞれの位置で治療面は変化しない．近位の凹の関節面は常に静止している．

滑りモビライゼーションは，制限の強い関節ほど関節内に圧迫を引き起こす．この関節に影響する圧迫力を減らすために，GradeⅠの牽引を組み合わせる．疼痛を誘発しないで滑りモビライゼーションを行うためにも，牽引を併用するべきである．

最も効果的なモビライゼーションは，最も制限された方向への伸張である．しかし，未熟な技術や過剰な力は過敏な関節組織を損傷する可能性があり，疼痛を誘発する場合がある．このようなとき，牽引モビライゼーショ

ンに戻って注意深く治療する．可動性が少し改善されてから，再び滑りモビライゼーションを試行する．

・安全への配慮

牽引が症状を悪化させる場合の対応は先に述べた．同様に，可能なかぎりリスクは避けなければならない．関節モビライゼーションにおいて，関節の回転運動（骨運動）が伴うことがあってはならない．なぜなら，回転はきわめて危険な圧迫力を引き起こす可能性があるからである．最も安全に関節の回転を伴う骨運動を増大させる方法は，三次元の肢位を併用したGrade Ⅲの伸張モビライゼーションである．回転制限の位置に保持して，治療面に直角にGrade Ⅲの牽引モビライゼーションを行う．もし，この方法で完全な回転運動（骨運動）が回復しなければ，回転制限の最終域から少し戻した位置で，関節保護のためのGrade Ⅰの牽引とともに直線の滑りモビライゼーションを施行する．

関節への圧迫は，状況を容易に悪化させる可能性を否定できない．徒手による他動的関節圧迫は，軟骨の栄養と再生を活性化できると信じられ，用いられてきた．ただ，関節軟骨の維持に重要なことは，栄養の拡散による流動的な供給である．この流動性の栄養供給は，圧力の変化による関節負荷の変化によって促進される．そこで圧迫は有効な手技であると信じられてきた．OMPTにおいては，間欠的な牽引モビライゼーションも，同じ理論で圧の変化をもたらし，関節軟骨の栄養を促進していると考えられるので，圧迫によるよりも間欠的な牽引を推奨している．

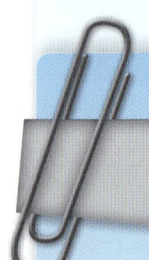

3 ストレッチの基礎

ストレッチの起源ははっきりしないが，有史以来実践されてきたことは遺跡に残る石像や壁画が証明している．また多くの人々がストレッチをすることは健康の維持増進に有益であると考え，実践していることも確かな事実である．

現在のストレッチは，治療目的のストレッチと，スポーツにおけるエクササイズの2つに分類される．さらにセラピストが施行する受動的な治療的ストレッチ（therapeutic stretch）と，自身で行う能動的なオートストレッチ（auto stretch）がある．いずれにしても管理された正しいストレッチは有効であるが，管理されない誤った方法は不安定性や病的過可動性を誘発し，筋や他の組織に損傷を与える可能性がある．

方法としては反動を利用したもの（ballistic stretch），静的に最終域を保持するもの（static stretch），収縮－弛緩手技などに分類される[5]．反動を利用すると伸張反射を助長し，かえって短縮筋の緊張を高めてしまう可能性が高く筋損傷を招くので，治療のみならず行為として不適切である．静的なストレッチは，誰もが容易に行えるということから，治療場面だけでなく，スポーツの場などでも広く普及し実践されている．しかし，本当に正しい肢位で実施されていることは案外少ないようである．筋は体で最も影響を受けやすい組織であり，治療に対する反応は良いが，損傷も起こりやすい．ハムストリングスのストレッチを例にとると，目的とする筋だけでなく他の周囲組織を伸張してしまい，不安定性を作っていることが多い．図3-10はウォームアップなどスポーツの場でよく見受けられる状況であるが，膝を伸展位でロックして押さえつけると，ハムストリングスは正しく伸張されないまま関節が圧迫され，膝窩部の関節包や靱帯が伸張され，反張膝を招来する．実際，スポーツ選手に反張膝はきわめて多く，他の関節も過可動性であることはよく知られている．臨床の場においても，膝を伸展位でロックしてストレッチしている場面が少なからず見受けられることは，セラピスト自らが省みなければならない．多関節筋をストレッチする場合は，より大きな可動

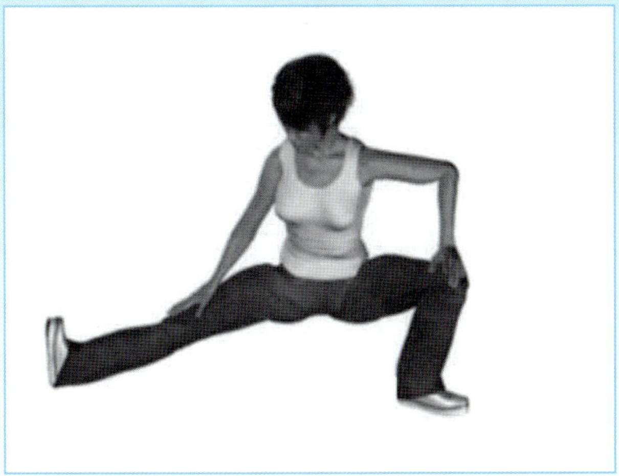

3 ストレッチの基礎

図3-10 ウォームアップ

性を有する関節でストレッチするべきである．

　筋短縮が存在すると，末梢神経と血管の刺激と損傷を招来する可能性を秘めている．それはたとえば，スポーツ損傷だけでなく，斜角筋，円回内筋，梨状筋症候群などでも同様である．生理機能の低下，不十分な協調性，あるいは不慣れな動作は，しばしば循環の変化と誤った筋の動きを起こす[4]．

　Jandaは次のように述べている[6]．筋短縮が存在すると常に微細損傷をもたらす可能性がある．そしてそれは，のちに慢性の筋のスパズム，拘縮と痛みを伴って動きのパターンに変化をもたらす．進行例では関節機能は変化させられ，そして関節の退行変性が起こる．

　ストレッチされる筋は弛緩していることとされ，そのために従来から最終域を保持するという，持続伸張手技が用いられてきた．われわれが行いうる抑制手技には，持続伸張手技のⅠb抑制のほか，収縮-弛緩を繰り返すことによるレンショウ細胞を介した反回抑制，拮抗筋の収縮による相反抑制がある．可能なかぎりこれらの抑制手技を利用して，安全で確実なストレッチを考慮しなければならない．

1）評価の重要性

　疼痛および可動域制限を呈する患者には，適切な関節と筋の詳細な評価が必須である．joint playが正常で，短縮した筋，あるいは筋スパズムが明らかであれば，正しいストレッチで治療することができる．障害予防の観点からも，小児期から定期的に検査し，症状が現れていなくても必要に応じて治療するべきである．

　筋の機能障害に対する評価と治療を適切に行うことができるようになる唯一の方法は，十分な経験を積み重ねることである．正常に比して可動域が低下しているからといって，ただちにストレッチが適応とはならない．

　短縮した組織による機能障害は，以下を観察することで見いだされる[4]．
①運動パターン
②筋の容量と腫脹または膨隆
③筋の弾力性
④可動域
⑤joint play
⑥他動運動のend feel（最重要）

　これらの指標に加えて患者は，疲労，他の筋と組織への放散痛，短縮した筋のこわばり感を訴えることもある．

2）推奨されるべき方法[4]

　最も安全なストレッチの原則は，筋が弛緩していることである．そこで患者が十分にリラックスできる，適切な治療環境が求められる．さらに必要に応じてストレッチ前に，緊張緩和目的のマッサージを施行する．筋は冷たいままストレッチされてはならず，ストレッチ前にウォームアップを要する．等尺性収縮は，痛みを伴わない，より強い収縮後に最大の弛緩を筋に与える．また理想的なウォームアップは抵抗に抗する収縮で，より強い収縮はよりよいウォームアップをもたらす．したがって筋は，ストレッチ前に等尺性抵抗運動を行うことで適切に加温され，リラックスする．

　収縮後の弛緩時にゆるんだ分だけ伸張され，その肢位が維持されることでⅠb抑制がかかる．この収縮-弛緩を数回繰り返すことで，さらに反回抑制が得られる．そしてストレッチ後，直ちに施行される拮抗筋の最大収縮によって，短縮筋には相反抑制がかかる．

　短縮筋は，さまざまな場面で伸張刺激を受けやすく，そのために拮抗筋は抑制され，筋力低下をきたしている可能性がある．そのような面からも拮抗筋収縮は重要である．

　収縮-弛緩が望めない場合は，可能なかぎり伸張した肢位をできるかぎり長く，できることなら1分以上維持

することである．また伸張のための他動運動に際して抵抗する場合は，可能なかぎり制限方向に動かし，この肢位で関節を牽引する．短縮筋は関節を圧迫するため，関節の離開が得られるまで牽引する．

以上から，可能であれば短縮筋の等尺性収縮と弛緩，拮抗筋の最大収縮を利用した方法が最も良いストレッチといえる．ストレッチによって動かされる関節には正常な joint play が必要であり，もし joint play が制限されていれば，まず関節モビライゼーションによる治療が先行される．ストレッチは正常な関節可動域を超えてはならない．また目的とする組織のみが伸張され，他の組織が影響されることのないように，固定とポジショニングはきわめて重要である．

1980年ごろに Evjenth が確立したこのストレッチ技術は，ヨーロッパにおいて，医療・スポーツの場だけでなく，障害予防の観点から，教育・労働の場でも広く支持されている．

a．等尺性収縮

患者が容易に取ることのできる，制限域に近い肢位にする．次いでこの肢位で，短縮筋の等尺性収縮による抵抗運動を指示する．このときセラピストと患者の力はつり合っており，関節が動くことはない．収縮によって痛みを伴わなければ，数秒間，収縮は維持され，筋は容易に疲労する．もし痛みを伴うようなら，痛みが軽減するまで抵抗を弱めたうえで，収縮時間を長くすることによって筋を疲労させるべきである．

b．弛緩

短縮筋が十分に収縮したとセラピストが感じられたら，患者には力を抜くように指示する．患者が力を抜いている間，セラピストも抵抗をなくす．

この収縮-弛緩ののち，セラピストは抵抗のない範囲で関節を制限方向に動かす．もしこのときに痛みがあるようなら関節に牽引を加える．患者自身が自動運動で制限方向に動かしているときに，セラピストが優しい牽引を加えると疼痛は軽減される場合がある．もし牽引によって疼痛が軽減するようなら，セラピストは，患者の自動運動を補助したり，自動運動の間，優しい抵抗を与えたりできる．

最初のわずかな可動域改善が得られたらすぐに，収縮-弛緩-ストレッチを数回連続して繰り返す．その後，拮抗筋を刺激するべきである．

c．拮抗筋の刺激

治療される筋の拮抗筋は，ストレッチ施行後，ただちに刺激されるべきである．拮抗筋を刺激するためにセラピストは，それまで加えていた抵抗を反対方向に逆転する．加える力の方向を逆転するためにセラピストは，把持を維持したり，持ち替えたりする．セラピストが逆転の力を加える準備ができたら，ただちに患者には制限方向に動かすように指示し，そしてセラピストは，最大に抵抗を加えることで拮抗筋を刺激するとともに，筋の活動性などを評価する．

制限された関節運動や疼痛は，筋収縮を抑制する可能性があり，拮抗筋の弱化をもたらす．拮抗筋の抑制は，活発な刺激によって軽減することができる．たとえば，速い振動刺激や，筋を掴んだり，揺すったり，叩いたり，伸張したりすること，あるいは関節への圧迫と牽引などである．

拮抗筋への刺激は，ストレッチの効果をより確かなものにするために不可欠な要素である．

d．他の組織のストレッチ

収縮-弛緩の連続によるストレッチによって効果が得られないときは，制限因子が筋以外，たとえば靱帯や関節包の可能性があり，関節は再評価されなければならない．joint play が制限されていれば，関節モビライゼーションによって治療する．もし関節の滑りが正常なのに運動制限があるなら，加える力の強さと時間の組み合わせを考慮する．とくに時間的要素は大きな意義をもつ．

目的とする筋のみに伸張感を感じ，不快感があってはならない．当然，他の組織に痛みが現れることがあってはならない．

セラピストによって，この治療ストレッチ技術は施行されるが，毎日，数回のオートストレッチによって補われれば，より効果的である．したがってすべての患者に，オートストレッチを指導するべきである．一般的に，頻度の高いストレッチほど緩やかな強度で可能であり，頻度の少ない，施行間隔が空いた場合ほど大きな強度が必要である．

e．注意

セラピストは，すべての技術において可能なかぎり，関節への圧迫を避けるように努める．そうでなければ圧

4　トレーニングの基礎

迫は，できるかぎり最小限に留めるべきである．圧迫は，神経組織の圧迫，関節や関節周囲組織の損傷を引き起こす可能性があり，関節に求める動きを阻害することもある．

牽引は，われわれが引き起こす運動によって招くかもしれないいくらかの圧迫を弱める意味があるので，すべての方法に使うべきである．

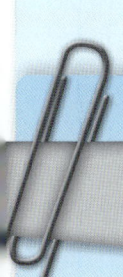

4　トレーニングの基礎

運動は，紀元前から医学的治療に用いられている．筋機能の改善だけでなく，全身の各器官に良い影響を与えるとされ，さまざまな場面で運動が推奨される．人が，より健康的でより活力に満ちた生活を営むためには，身体能力すなわち体力を必要とする．体力を高めることで疾病や傷害予防ができ，疾病や外傷を受けた場合でも治療に耐える力となり，回復を早める．

しかしながら，管理されない間違った運動は，容易に運動器官を障害状態に陥らせる．間違ったトレーニングやストレッチは関節や筋を損傷する．トレーニングに対する正しい知識の不足が，過用，誤用，筋短縮と拮抗筋の弱化，非収縮性組織である関節包と靱帯の過伸張を招いている[4]．多くの人々は関節に柔軟性を求めるが，関節は正常可動域を超えるべきではない．柔軟性と伸張性が求められるのは筋であり，関節ではない．

スポーツが盛んになればなるほど，外傷，障害が増加するのはやむを得ないことかもしれないが，障害からの回復，障害予防のためのトレーニングの質的向上はきわめて重要な視点である．

1）トレーニングの一般原則

トレーニングの目的，個人の体力レベルと健康状態，日常の生活環境などを考慮したうえで，運動種目を選択し，その運動強度，時間，頻度を処方するにあたっても，下記の一般的なトレーニングの5原則を守るべきである．

①意識性：トレーニングの意義をよく理解し，目的を明確にする．
②全面性：心身の機能が調和を保って，全身をバランスよくトレーニングする．
③個別性：個人差をよく理解し，個人の能力に応じたトレーニングを行う．
④反復性：運動は継続することで効果が表れる．
⑤漸進性：体力の向上に合わせて，徐々に運動の強度，量，頻度を高める．

2）関節に求められる機能

障害の予防と回復のために，安全に，効果的にトレーニングを行うために，まず求められる機能は支持性，安定性である．関節がさまざまな負荷に耐えるには，安定した軸と支持組織を必要とする．丈夫な骨とともに非収縮系の関節包と靱帯（他動的システム），収縮系の筋腱（自動的システム），そしてこれらを制御する神経系（コントロールシステム）が十分に機能しなければならない．

関節包や靱帯は，可動域の最終域付近で最も安定化に寄与している．可動域の最初の停止の少し前から最終域までの抵抗感は，これらにかかった伸張ストレスである場合が多い．強い外力や，間違ったストレッチによって過度に伸張されると関節の不安定性が生じる．一度ゆるんでしまった靱帯は，通常，元に戻ることはない．

筋は通常，可動域の安静肢位付近で最も安定化に寄与している．筋は表層の筋（outer muscles）と深層の筋（inner muscles）に分類される．また多関節筋（global muscles）と単関節筋（local muscles）という分類のさ

れ方もある．一般的に多関節筋は表層に，単関節筋は深層に一致することが多い．表層の筋が働筋として，深層の筋が安定筋として作用しやすい傾向にあり，安定筋は関節の位置，運動を神経系に伝える受容器としての役割も担っている．

人の特性から筋には，過緊張・短縮しやすいものと筋力低下をきたしやすいものがある．多関節筋が短縮傾向に，単関節筋が弱化傾向にあることが多い．哺乳類であるヒトが，四足から二足へと進化した過程で，起始・停止が引き延ばされた筋は短縮傾向になり，逆にゆるんだ筋は弱化しやすくなった．たとえば腸腰筋は，四足から二足立位を獲得する過程で起始・停止が遠ざかり伸張されたために短縮しやすく，大殿筋は逆に起始・停止が近づいたために筋力が低下し，ゆるみやすいといえる．抗重力から解放された筋も弱化しやすいといえる．たとえば上肢の伸筋群や腹横筋などである．腹横筋は四足獣では，抗重力筋として腹部臓器を支える重要な役割があるが，二足立位を獲得したヒトは，骨盤で臓器を支えることで，腹横筋を使用しなくなった．

神経系は，さまざまな組織からの入力を受け，運動を制御する．神経も廃用等によって萎縮，機能不全に陥りやすく，適切な運動制御機能が維持されなければならない．

3）トレーニングの根拠

Saltinらの研究[8]によると，20歳の若者であっても，3週間の安静臥床を行うと，最大酸素摂取量は27％減少し，これは30年分の老化に匹敵するという．そして介入前までに回復するためには，6カ月のトレーニングを要したという．トレーニングに，健康的な食事と禁煙を組み合わせるとさまざまな疾患の罹患率が減少する．すなわち，身体的不活動は確実に不健康に陥るが，活発な身体活動は，心拍出量の増加，安静時心拍数の減少，心負荷と酸素需要の減少，新しい冠動脈の成長促進，脂肪減少と筋力の増強，体重減少をもたらし，健康の維持増進に欠かせない．

不活動による筋萎縮は1日3〜4％に及び，1週間の安静臥床では13％の筋量が減少し，4週間では30〜50％減少する．トップアスリートであっても，トレーニングを止めると3カ月で，トレーニングをしていない同世代と同じレベルになる．筋量を維持するためには，毎日，最低でも最大筋力の20％を使用しなければならない．

筋力は30歳までは増加し，40〜50歳代では比較的安定しているとされる．しかし実際には，20〜40歳代で40％程度の筋力低下がよくみられる．60歳以降，歩行速度は，筋力，バランス，協調性，反応の低下が原因で10年ごとに7〜12％ずつ減少する[8]．

これらはトレーニングによって予防が可能である．筋力トレーニングを行うと，筋量の増加，脂肪の減少，インスリン調整能の改善，血圧正常化，安静時代謝量の改善，心負荷許容量の改善が得られる．加齢による筋萎縮が予防され，体重が増加することなく筋力が増加する．

スポーツ外傷の多くが，遠心性筋活動中の加速時に引き起こされ，求心性筋活動中のことは少ないという．求心性筋力トレーニングは，遠心性筋力を増加させるが，遠心性筋力トレーニングは求心性筋力を増加させない．筋力と筋量は，上肢より下肢のほうが改善率がよい．下肢筋力が改善されると，下肢に必要な血流量が減少することで，ATPの需要減少，同等の運動負荷量による酸素摂取量が減少され，歩行可能時間の延長や同一時間内における，より強度な歩行が可能になる[8]．

4）支持性強化 stabilization（スタビライゼーション）

筋トレーニングには，まず筋自体の可動性トレーニング，続いて安定性トレーニングが求められ，これらを基礎にして機能的筋力トレーニング（動的筋力・持久力トレーニング）が可能になる．安定筋として機能するのは深層の筋であり，これらをトレーニングすることが運動能力の向上，健康管理の面からも重要である．深層筋には強い力は求められないが，すべての動作で必要とされる．障害予防や健康増進の面からも，まず支持性強化が重要な要素である．深層筋のトレーニングは，低負荷・高頻度が原則である．

過可動性とは，生理的範囲のニュートラルゾーンのシステムを失うことであり，臨床的には，joint playが増大した状態で筋と靱帯に疼痛が認められることである．運動時の正常な抵抗感がなく，わずかな力で大きく動く．可動域の制限域で生じる症状が，可動範囲のどこで

でも生じる可能性がある．原因には，椎間板の減少，最終可動域での過負荷と過伸張（仕事やスポーツだけでなく，不適切な理学療法も含まれる），外傷と手術，生理と妊娠，薬剤などがある．臨床症状には易疲労性と慢性疼痛，運動時よりも安静時痛，有痛弧があり，不良な姿勢や動作がみられる．治療は，教育（ADL）と固定，局所の疼痛に対するアプローチと隣接する低可動性関節のモビライゼーション，そして深層筋の筋力，持久力，協調性を回復するためのトレーニングであり，スタビライゼーションが基本である[9]．

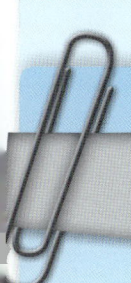

5 マッサージの基礎

OMPTで用いられるマッサージには，Cyriaxによる深部横断マッサージ（deep transverse friction massage）と，Evjenthによる機能的マッサージがある．いずれも疼痛緩和，緊張緩和目的の軟部組織モビライゼーションに位置づけられる．

とくに根拠があるわけでもないのに，一般にマッサージは疲労回復に有効と信じられ，運動後のマッサージは循環を促進し，乳酸やその他の老廃物の除去を助けるともいわれ，その信奉者は多い．

しかし必要以上のマッサージは，その機械的圧迫によって血液循環を妨げることにより，乳酸の除去はかえって阻害される．したがってマッサージは，緊張緩和が得られる最小限度の時間に留め，長く行うべきではない[10]．OMPTでは通常，同一組織に対し2～3分程度で，5分を超えることはない．

治療をするうえで評価はきわめて重要である．痛みがある箇所を盲目的にマッサージする，というのはたいへん危険なことである．どの組織に問題があるかを明確にしたうえで，目的とする組織のみをマッサージするようにしなければならない．

1）深部横断マッサージ

深部横断マッサージは，深部の組織（筋，腱，靱帯など）に対して横断して摩擦する技術である．これにより繊維の癒着の防止や，繊維間の癒着の剥離，疼痛緩和，筋スパスムの減少などをもたらす[11]．

このマッサージの基本は以下に留意することである．

①患者がリラックスできる肢位にする．
②セラピストも楽に治療できるように姿勢に注意する．
③治療する組織の上に指を置き，指は皮膚と皮下組織と一緒に動かす．
④当てた指には力を入れず，他方の手（手根部）を重ねて動かす．
⑤深く広く接触し，患者が長時間のマッサージにも耐えられるようにする．
⑥筋腹は弛緩した状態で行い，腱と靱帯は少し伸張位で行う．
⑦一定の圧で，疼痛を誘発しない範囲で強くする．
⑧動かす早さは緩徐で，皮膚を擦らない．
⑨時間的には緊張が低下したと感じられるまで行う．通常は2～3分で緊張緩和が得られるが，痛みが緩和する，動きが良くなるといった反応が得られるまで行うこともある．
⑩治療は少なくとも週3回行う．

2）機能的マッサージ

機能的マッサージは，収縮性組織である筋腱に対して平行に圧を加えて，関節を動かすことで筋を滑らせる技術である．圧迫している部位で部分的な伸張になる．これにより深部横断マッサージと同様の効果がもたらされる[11]．

このマッサージの基本は以下に留意することである．
①接触している手は，治療している筋の線維方向と平行に置き，そして起始部方向に圧を加える．

②圧迫している間に他方の手で，遠位の関節を他動的に動かす．
③この技術にとってタイミングはきわめて重要で，ゆっくりとリズミカルに動かす．

まず治療する筋の起始と停止を近づける．次いで筋の長軸方向に圧を加え，関節を動かすことで伸張する．圧迫を除去して出発肢位に戻す．これをリズミカルに繰り返す．

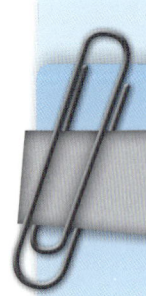

6 技術習得の原則

OMPTの効果的な手法において，重要なハンドリングの際の微妙な感覚は，記述だけでは十分に対応できない．そこで熟練者による臨床実習指導が欠かせない．

一般にjoint playが正常なら，可動域あるいは運動方向に左右差があっても関節は正常である．熟練者は，教科書の基準ではなく，得られた運動の質を基準に判断する．微妙な感覚を感じ取るためには，本当に多くの経験を必要とするが，より確かなものにするためには，接触・把握の仕方と固定，患者・セラピスト双方の姿勢が重要である．これらを正しく適用することで，評価の信頼性，治療効果をさらに明確にすることができる．

1）触診

触診は，評価と治療を行ううえで欠かせないものである．直接触診することで，評価の信頼性が高められ，治療も可能となる．

触診のためには解剖学の知識は必須である．しかし知識だけで触診することはできない．触診は訓練すべきものであり，熟練者から直接指導を受けて基礎技術を習得する．そしてできるかぎり多くの人を触診することである．そうすることでのみ正常を知ることができ，異常を知る手がかりになる．

触診できる組織は，皮膚，皮下と脂肪組織，筋膜，筋，関節包と靱帯，血管と神経，骨であり，表層から順にシステマティックに進める．表層の温度と湿度，組織の緊張状態と弾性／可塑性・可動性，筋の緊張状態，腱・靱帯とその付着部・骨膜・血管・神経の形状と性状，組織の正常な構成，触診による組織圧迫に対する適度な抵抗など，触診した組織に相応した正常な質的性状を感じ取る．容易なことではないが，セラピストが触診に精通するに従って確かな技術を提供できるようになる．

2）患者の肢位

まず患者を，全身がリラックスして筋緊張が最も和らぐ安楽な肢位にする．次いで特定の関節を評価・治療する肢位にする．最適な評価と治療のために，関係する関節は安静肢位，あるいは実際の安静肢位に位置づける．この肢位では関節周囲の筋も通常，最もリラックスしている．疼痛軽減のための実際の安静肢位や，三次元の牽引のための最適な開始肢位を見つけるために何度も確認する必要がある．

①座位：評価と治療の間，脊柱の適切な肢位に必要な体幹の安定性をもたらすために，両足底はしっかりと床で支持される．
②腹臥位：心地よく腹臥位でいるために，腹部下に適切な大きさの枕が不可欠である．場合によっては胸部にも必要である．さらにリラックスを得るために，ベッドの頭部は下げたほうがよいこともある．OMPTベッドの頭部は，口と鼻による呼吸のために穴を空けておくべきである．そうすることで頸部を回旋しなくてすむ．頸椎の回旋は，頸部と肩甲帯の緊張を高める．
③側臥位：安定性を得るために股・膝関節は屈曲する．側臥位においても多くの場合，立位のときに観察された正常な脊柱の弯曲を維持するために，腰部に枕や

6 技術習得の原則

ロールクッションを置く必要がある．
④背臥位：頭部はベッドあるいは枕で支持される．下肢は軽度外転位で，膝下に枕を置くとよりリラックスが得られる．腰部にも枕が必要になるかもしれない．患者個々の特徴に柔軟に対応するために肢位はしばしば修正される．

3）セラピストの肢位

人間工学的，生体力学的に実用的でしっかりとした姿勢を身につけることが重要である．それには広い支持面，屈曲した股と膝，自然な腰椎の前弯を必要とする．身体力学的効率と，効果を確かなものにするために治療台の高さを調整する．

a．手の位置と固定

一側の手は，触診と固定のために近位の関節パートナーに置き，もう一方の手は遠位の関節パートナーに置き，安定を保つようにする．動かす手と触診・固定する手の両方で，運動の質と量の変化に注意を払う．

b．把握

評価における操作と緩やかな治療の際の把握は，長時間あるいは力を要する治療の把握とは明らかに異なる．評価と緩やかな治療の把握は，指の表面のみですまされるかもしれないが，長時間あるいは力を要する治療の際は，セラピストは身体力学的に効果的な姿勢と強い力，広い接触面を要する．さらに大きな関節では，ベルトを用いたり，体で補強したりする．運動の質を感じ取るためには，接触する手は力を入れすぎないことである．過度の接触は，運動を制限したり，ゆがめたりする可能性がある．患者の心地よさのためには，過敏な組織を避けることも考慮する．

セラピストは，左右どちらの手でも，固定と触診，動かす操作が，容易に同じようにできるよう練習しなければならない．

固定のための手は，評価や関節の治療の際，関節裂隙により近いところに置き，裂隙の触診も同時に行うことができる．裂隙の触診には示指を用いることが多いが，場合によっては他の指のほうが鋭敏だと感じることもある．

固定は，楔，ベルト，他の外づけ固定器具によって行うことも可能だが，評価の際は，より小さな力で小さな運動を起こすので，これらの固定具を必要としない．

動かす手は，並進運動の際は，可能なかぎり関節裂隙に近いところで把持する．そうすることで目的とする運動を起こしたり感じたりできる．より大きな力を必要とする場合には，動かす手はベルトにより補強されることもある．

c．事前の関節肢位

より高い効果と疼痛回避のために，評価や治療を行う前に関節は，注意深く最適な肢位が選択される．それぞれの運動面ごとに選択することが可能である．

疼痛緩和や緊張緩和が目的なら，実際の安静肢位で開始し，状態に合わせて真の安静肢位に近づけることができる．

可動性拡大が目的なら，安静肢位から開始し，徐々に制限域に近づけていく．制限域に近いほど効果は期待できるが，リスクも大きくなる．

事前の関節肢位は，個々の患者，関節による特徴が広範囲であることから，確立した基準あるいは典型的な運動パターンに基づくことはできない．

4）スピードとリズム

評価や治療技術は，ゆっくりと加えられるために，患者にとっては逆らいやすいともいえる．より効果を高めるために，評価と疼痛のコントロール，緊張緩和のためにスピードとリズムを変化させる．

① end feel を含む joint play テストでは，ゆっくり動かし，ゆっくり Grade Ⅲ に入る．
② 疼痛緩和のためには，Grade Ⅰ から Ⅱ のたわみの範囲に上手に留まり，オッシレーションあるいはゆっくりした間欠的な牽引をかける．疼痛が強ければ強いほど，速度はさらにゆっくりとする．
③ 緊張緩和では，Grade Ⅰ から Ⅱ の移行区域，最初の停止の手前で上手に留まり，ゆっくりした間欠的牽引を加える．
④ 可動性拡大ではさらにゆっくりして十分な時間をかける．30〜40秒か，それ以上持続する並進運動を加える．効果をより持続するために，10〜15分の治療時間と，患者が許容する範囲でリズミカルに繰り返す．

以上のすべての場面でセラピストに共通することは，堅実な人間工学の原理を利用することである．自らの支

持基底面をしっかりと確保するために，足は十分に広げ，できるかぎり患者に近づく．必要なら重力と体重を利用する．

　初心者の冒しやすい間違いは，立ったまま手と腕だけで動かそうとすることである．運動を起こすこととそのコントロールは，手だけではなく体全体で行うべきである．初心者は，正確な評価と効果的な治療を可能にするために，たゆまぬ練習とともに自身の身体運動を完全にしなければならない．

　患者とセラピスト双方の安全とより確かな結果は，以下によりさらに向上する．
・セラピストの体を守るために，身体力学を利用するとともに，調整式のベッド，ベルト，楔，砂嚢，姿勢保持のための人間工学的補助具などを頻繁に使用しなければならない．
・患者自身によるホームエクササイズは，治療効果を維持するために必須である．その必要性を理解し，実践してもらうために，十分な教育と正しい実施方法の指導を忘れないことである．

（林　寛）

引用文献

1) 林　寛：関節モビライゼーション．系統別・治療手技の展開 改訂第2版，協同医書出版社，2007，pp300-326.
2) Kaltenborn FM: Manual mobilization of the joints, Volume I. The extremities. 5th Edition. Olaf Norlis Bokhandel. Norway, 1999, pp99-106.
3) Kaltenborn FM: Manual mobilization of the joints, Volume I. The extremities. 5th Edition. Olaf Norlis Bokhandel. Norway, 1999, p37.
4) Evjenth O, Hamberg J: Muscle Stretching in Manual Therapy, A Clinical Manual, The Extremities. Volume I. Alfta Rehab. Sweden. 1984, pp8-12.
5) 林　寛：拘縮に対する徒手療法．拘縮の予防と治療，医学書院，2003，pp81-98.
6) Janda, Vladimir: Die Bedeutung der muskularen Fehlhaltung als pathogenetischer Faktor vertebragener Storungen, Arch. physical. Therapie, 20(1968), pp113-116.
7) Kaltenborn FM: Manual mobilization of the joints, Volume I. The extremities. 5th Edition. Olaf Norlis Bokhandel. Norway, 1999, pp73-84.
8) Thue L: Training of strength and endurance by patients. The material of the presentation, Held at the physiotherapy congress in Japan(Ehime). 2010.
9) Gloek C, Thue L: Rehabilitationstraining. Theorie und Praxis, Auflage, German, 2008, pp11-54.
10) Tschakovsky M, Wiltshire V: The rubdown of the Vigorous post exercise doesn't help and rather obstructs lactic acid removal from the line. Medicine & Science in Sports & Exercise. USA. 2010;42:pp1062-1071.
11) 鳥本茂：深部マッサージ，機能マッサージ．アドバンス版図解理学療法技術ガイド，文光堂，2005，pp747-779.

第4章

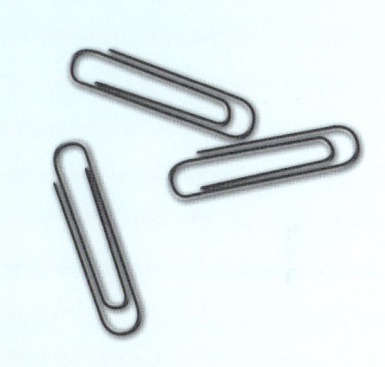

整形徒手理学療法の評価・治療基礎

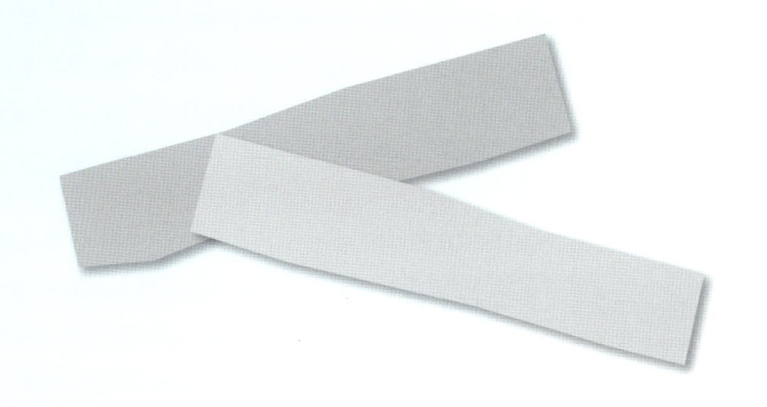

1 評価の重要性と原則

OMPT治療を行ううえで，たとえば，筋に疼痛があるからといって，その部分にマッサージあるいはストレッチを行うのは間違いである．疼痛は，神経根の障害によるものかもしれない．もし神経根の障害によるものなら，筋にマッサージを行っても治療効果はないだろう．また，筋にストレッチを行った場合，ストレッチの肢位によっては根症状のある末梢神経を伸張してしまい，疼痛が増悪する可能性もある．

症状に対してさまざまな治療手技が存在するが，それらを実施するにあたっては，評価を行って診断し，治療手技の適用と禁忌を明白にしなければならない．的確な評価に基づく治療でなければ，症状を増悪してしまい，取り返しのつかない事態を招くこともある．

関節障害を評価するにあたっては，関節面と関節を横断する組織を知っておく必要がある．また，関節のバイオメカニクスの知識も必要である（第2章2関節 p27参照）．関節障害は，関節面と横断している組織のなんらかの障害で生じる．関節を横断する組織としては，関節包，靱帯，動作筋，拮抗筋，末梢神経，脊髄，皮膚などがあげられる．また，心理的要因が原因の場合もある．その場合は，患者の話を十分に聞かなければならないこともある．

評価は，OMPTにおいて重要な位置を占めている．評価を行って問題点を明白にしなければ治療ができないのはいうまでもないが，評価の考え方，流れ，テスト内容を理解したうえで，テスト手技を正確に行うことが必要である．いくら治療技術が優れていても評価が不十分であれば，適切で効果的な治療ができるとはいいがたい．

2 OMPT評価の基本的考え方

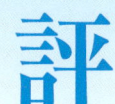

評価は，以下の3つの目的をもって行われる．
①筋関節神経系障害の問題点を明らかにする．
②治療するための適用と禁忌を明らかにする．
③治療の進行度合いを検査する．

評価においては，患者の訴える症状に基づき，筋関節神経系の障害について，解剖学的・運動学的にとらえて問題となっている部位・組織を明らかにしなければならない．たとえば，患者が膝伸展制限を訴える場合，制限を起こしている原因は，大腿四頭筋の筋力不足，ハムストリングスの短縮，関節包・靱帯の拘縮，半月板の損傷，骨の変形，脛骨神経の過剰な反応など，さまざまな組織の関与が考えられる．可動域制限の原因となっている組織を明らかにするために後述する方法で評価を行

う．また治療の適用と禁忌についても明らかにする．

解剖学・運動学的に分析できる症状は，治療によく反応する．分析できない症状は治療に反応しないことが多い．あるいは禁忌となるかもしれない．評価においては，回避しなければならないリスクを知ることが最も重要である．奇形による中枢神経障害，血管の異常（椎骨動脈の血流障害）など生命にかかわることもあるので多くを学ぶ必要がある．

1）患者の訴える症状とセラピストの所見

筋関節神経系の問題を明らかにするためには，患者が訴える症状とセラピストの所見を知っておく必要がある．症状と所見により，おおよそ原因となっている組織を推測することができる．一般的には以下がある．

- 患者が訴える症状
  疼痛，筋力低下，関節のこわばり感（可動域制限），関節の不安定感，しびれ，頭痛，めまい，吐き気，日常生活動作の困難など
- セラピストの所見
  筋　系：筋力低下，持久力低下，短縮，トーン亢進，柔軟性の低下，硬結，腫脹，浮腫，温度の変化など
  関節系：運動に伴う疼痛の変化，関節の低可動性（hypomobility），関節の過可動性（hypermobility）あるいは不安定性，腫脹，組織の温度の変化
  神経系：感覚障害，腱反射減弱・亢進，病的反射出現，表在反射消失，筋緊張の変化，末梢神経の可動性制限（絞扼症候群など）など

2）リスク

評価によって得られた情報によりOMPTの禁忌を判断する．まず重要なのは，深刻なリスクを回避することである．とくに頸椎のOMPTでは，生命にかかわることもあるので重要となる．発症するに至った原因が明らかな場合は，リスクを回避することが容易な場合が多いが（骨折など），原因がわからない場合はリスクが高まる（例，腫瘍など）．また，セラピストの技量でリスクを増大させてしまうことがあるので，安易にレベルの高いテクニックを使わず，より安全なテクニックから治療を始める必要がある．

テクニックの種類によっては禁忌になることもある．"たわみ"の範囲内のGrade Ⅰ，Ⅱのモビライゼーションは，組織を伸張することがないので禁忌はほとんどない．組織を伸張するテクニック，Grade Ⅲの伸張モビライゼーションは，炎症のある関節や骨が脆弱している疾患では組織を損傷する可能性がある．Grade Ⅲの伸張モビライゼーションに対する一般的な禁忌は，伸張力に対する患者の健康上の問題が関係する．

以下の疾患などに対しては組織を損傷するリスクが高まるので注意が必要である．

- 腫瘍，炎症，感染あるいはOsteopenia（骨粗鬆症，骨軟化症など）が原因の病的な変化．
- 活動性膠原性血管疾患．
- 広範囲の変性．
- 脊柱の骨性あるいは，靱帯性安定の喪失（感染後や炎症後，外傷後の二次的なものなど）．
- ある種の先天的奇型，血管の奇型あるいは病的な変化，骨・関節の奇形．
- 血液凝固の問題（抗凝固剤の使用，血友病など）．
- 皮膚疾患．

ほかに，end feelが硬い（骨性），end feelが非常に柔らかい，モビライゼーションのあいだに疼痛がある，防御的筋スパズムがある，などがある．一般的にGrade Ⅲの伸張モビライゼーションは，活動的な炎症を生じている関節に対しては禁忌である．しかし，たとえば関節リウマチにおいて，関節の炎症が治まっている沈静期は，Grade Ⅲの伸張モビライゼーションを行うことができる．てこ運動による関節可動域訓練の関節に与えるダメージ（第2章参照）を考えると，はるかに安全に関節包・靱帯を伸張することができる．

3）治療の進行度合いの評価

患者の症状が改善している（関節可動域増加など）ことが必要な評価項目で確認できるなら，治療を続けてもよいことを示唆している．さらに治療強度を上げることもできるだろう．症状の改善がみられない，あるいは増悪しているようなら，再評価を行い，治療方針を変更する必要がある．治療を実施したのち，患者を再評価し，症状の変化を常にモニターしておくことが重要である．

3 OMPT評価の内容

評価は，スクリーニングテストと詳細なテストからなる．

スクリーニングテストは，問題を局在化するためと，詳細な検査で焦点を当てる部位を早く識別するために簡潔にされたテストである．詳細なテスト項目のなかから症状に応じて選択してテストを行う．

詳細なテストでは，スクリーニングテストで得られた大まかな問題点についてさらに詳細に検査する．

1）スクリーニングテスト

スクリーニングテストは，禁忌・適応の見極めと，部位別の問題点の有無の大まかな識別を目的にする．そのために，詳細な評価項目のテストから選択して用いる．

テストは，問診，視診，自動運動，他動運動，抵抗運動テスト，症状局在化テスト，触診などが選択されることが多い．とくに症状局在化テストは，症状の部位を特定するのに有用なテスト方法である．前述のテストを行い，身体の部位別の問題点の存在が判明すれば，さらに詳細な検査へと進む．スクリーニングテストを行うことで，次に必要な検査を準備できることと，治療方法について考えることができる．

スクリーニングテストで重要なことは，禁忌を発見し，リスクを回避することである．禁忌のなかには，さらに専門医の診察を受けることが必要なこともある．たとえば，女性の腰痛で，スクリーニングをした際に神経症状を明らかにできず，バイオメカニカルにテスト結果が出せない場合は，婦人科系疾患による関連痛と考えられる．この場合は，OMPTの適応とはならず，専門医の診察を勧める必要がある．運動神経麻痺，しびれ，めまいなどの症状があり，神経あるいは血管のスクリーニングテストを行った結果，中枢神経障害，椎骨動脈などの障害が疑われるなら，詳細な検査に進むことは危険である．この場合は専門医の診察が必要となる．

評価を始めるにあたって注意すべき点は，いきなり患者に触れたり，患者を動かしたりしないことである．もし，セラピストが操作したことで症状が悪化すれば，セラピストの責任が問われることもあり，それ以前に危険である．常に患者を観察することから始めることを心掛けておく必要がある．

必ずスクリーニングテストを行う必要があるわけではないが，初心者は，後述する評価の流れに沿った評価項目順に行ったほうがよいだろう．慣れるに従って，患者の症状を判断するのに必要な検査法がわかってくるようになり，検査方法を選択できるようになる．

スクリーニングテストは問診・視診から始める．発症時期，原因，経過について簡単な聞き取りを行う．患者からの聞き取りや視診により，検査の項目を組み立てて実行する．機能に関する検査は，必ず自動運動から始める．さらに，可能なら他動運動を使用し，機能障害の部位と組織を明らかにする．自動運動はどの運動が問題となるかを示唆する．他動運動は，関節構造組織の鑑別を可能にする．他動運動は，組織の鑑別に必要であるが，患者のコントロール下にないので注意して実施する必要がある．

抵抗運動テストでは，筋力，収縮の状態，神経の供給をすばやくスクリーニングすることができる．

複数の関節が関係する運動に伴う疼痛などの症状に対しては，Evjenthの症状局在化テスト[1]を行うことで局在を鑑別することができる．

触診では，軟部組織とその下にある関節の変化を確認することができる．たとえば，疼痛のある組織を直接触れることで組織を鑑別することができる．また，触れた部位がわからない，あるいは触れた部位が過敏なら神経系の障害が疑われるので，さらに追加の神経学的検査が必要なことが示唆される．また最初に神経系の問題が疑われる場合は，神経学的検査から始めなければならな

い．また，触診で何も異常を発見できなければ，その組織は問題ないということを証明することになる．

2）詳細な検査

スクリーニングテストにて問題の種類と部位がわかれば，その原因を詳細に検査する．スクリーニングテストで検査ずみのものは，その結果を参考にし，必要に応じて詳細な検査を行う．テスト項目は以下のとおりである．

a．詳細な問診
 ・症状
 ・既往歴
 ・関連した個人歴
 ・家族歴

b．視診
 ・姿勢
 ・形態
 ・皮膚の状態
 ・補助具
 ・日常生活動作

c．機能テスト

d．症状局在化テスト

e．触診
 ・問題のある組織の特定
 ・組織の性状（軟部組織の柔軟性など）

f．神経と血管の検査

g．医学的診断の検討：画像診断，臨床検査，電気診断，穿刺

h．試験治療と診断，治療計画

3）詳細な問診

問診では，症状，既往歴，家族歴について聞き取りを行う．症状については，どんな症状であるか，いつ発見されたか，どのようなときにどのようにすると増悪または緩和するか，また常に一定なのか，という点について聞き取る．そのうえでOMPTの適応と禁忌について考える．適応になるのは，姿勢や動作で症状が変化する場合が多い．症状が変化するものは，筋関節神経系のバイオメカニカルな問題に起因することが多く，治療可能なことが多い．治療効果が得にくい，あるいは禁忌となるのは，症状に変化がない場合が多い．症状が変化しない例としては，炎症，悪性新生物，関連痛が考えられる．禁忌になると疑われるときは医師の指示を仰ぐことが必要である．さらに，過去の病歴・治療歴，遺伝的要素が考えられるときは家族歴についても尋ねる．遺伝的要因がある場合，たとえば血友病においては，マッサージや関節モビライゼーションによる治療は，組織を損傷する可能性があるので禁忌となる．

4）視診

視診は，患者を見た瞬間から始める．つまり，検査を行う部屋に患者が入るときから始める．視診では，静止の姿勢，歩行の状態，呼吸，疼痛回避性姿勢などに注意する．また，服を脱ぐ動作など，観察できる動作はすべて見るようにする．観察される部位の腫れ，変色，変形，皮膚の変化が直接見えるようにすべきである．

5）機能テスト

機能テストには，自動運動，他動運動，end feel, joint play, 抵抗運動テスト，筋の長さテストが含まれる．

a．自動運動

自動運動は，患者自身の力で関節を動かす運動のことである．患者のコントロール下で行われるのでリスクが少ない．正常に自動運動が行われるためには，以下の条件が必要である．
 ・関節を動かす筋に問題がない．
 ・関節構造に問題がない．
 ・拮抗筋に問題がない．
 ・関節を横断する神経に問題がない．
 ・関節を動かす筋を支配する神経に問題がない．
 ・十分な循環が保たれている．

自動運動が問題なく行われることは，筋関節神経系に問題がないことを示唆する．たとえば，可動域制限がある場合は，上記条件のどれかに問題があることになる．これらを鑑別するためには他動運動が必要となる．

b．他動運動

他動運動は，関節を動かす筋の収縮が起こらないように，他人もしくは自分の力を使用して関節を動かす運動のことである．他人が動かすときは，患者自身のコントロール下にないので注意が必要である．他動運動が正常

3 OMPT 評価の内容

に行われることは，関節構造，伸張される神経，筋，皮膚に問題がないということである．他動運動には，end feel, joint play が含まれる．

関節障害は，前額面，矢状面といった決まった運動面上の運動で起こるとは限らない．たとえば，関節包に部分的に拘縮がある場合，その部分が最も伸張される運動方向に障害が生じる．障害を受けている運動方向は，球関節なら屈曲，外転，外旋など組み合わさった運動方向（三次元運動）で見つかることが多い．

c. end feel について

end feel は，関節を他動的に動かした際に，最初に停止した時点からさらにオーバープレッシャーを加えたときのリバウンドの感触をいう．この感触は，組織により異なる（p66 参照）．end feel を感じることは重要で，関節構造体（関節面，関節包，靱帯など）と拮抗筋，皮膚などの鑑別を行うのに必須である．これらの組織を鑑別するのに，まず正常な end feel を感じとれることが必要である．また，end feel を感じるためには，繊細な関節の操作が必要で，とくに最初の停止の部分（p66 参照）を感じることが重要である．end feel の解釈について Kaltenborn[2)] は，end feel は関節と運動方向によって特有のものがあり，年齢，体型，体格に応じてそれぞれの個体でも変化するといっている．end feel には，正常なものと異常なものがある．正常な分類は，soft, firm, hard である．

firm な end feel は，関節包あるいは靱帯の伸張（例，上腕骨あるいは大腿骨の内旋あるいは外旋）の特徴である．Kaltenborn は firm を関節包性 less firm（firm "−"），と靱帯性 more firm（firm "+"）に分類している．病的な end feel は，疼痛があって動かすことができなかったり，最初の停止が予測される正常な停止よりも手前であったり，先であったりする（種類については第 3 章参照）．end feel は，筋の短縮であれば，soft よりも柔軟性がない感覚を感じるかもしれない．関節包の短縮では，firm よりいくぶん硬い感触を受けるかもしれない．最初の停止は，可動域内において正常より早くあるいは遅く触れられる場合がある．いずれにせよ病的な関節における end feel のテストには，低可動性（hypomobility），過可動性（hypermobility），疼痛，違和感などが伴う．hypomobility・hypermobility と判断する関節において，何らかの症状がなければ，その関節は問題がないと判断してよい．逆に正常な可動域を有していても何らかの症状があればその関節は問題がある可能性がある．

d. joint play

joint play は，第 2 章 2 関節（p27）で述べられているように，治療面に直角（牽引と圧迫）と平行（滑り）な他動運動による並進（直線）運動である．評価においては，Grade Ⅰ〜Ⅲのうち Ⅱ までを使用することがほとんどである．Grade Ⅲ は joint play の end feel テストに使うこともできるが，固定を行うのに時間がかかるのと，多くは Grade Ⅱ で判断できる（p66 参照）ので使用することは少ない．joint play は，関節外組織（関節包，靱帯）の影響を受ける．基本的には，関節包と靱帯の影響が大きいが，平面な関節（足根骨，椎間関節など）では，ロッキングも起こりえる．関節障害に対する joint play は，関節と筋のどちらかに原因があるかを鑑別することに利用できる．つまり，可動域制限があって end feel が柔らかく，joint play に問題がなければ，拮抗筋の短縮であるとわかる．逆に end feel が弾力性のある硬い end feel であり，joint play が少ない状態であれば，関節包・靱帯に問題のあることが考えられる．

疼痛のある関節おいて，Grade Ⅰ，Ⅱ のたわみが取れる手前までの牽引は疼痛を軽減する．疼痛のある関節において自動運動が不可能な場合，疼痛をコントロールするために，Grade Ⅰ，Ⅱ のたわみが取れる手前までの牽引を使用することもある．牽引により疼痛が軽減するようなら，そのまま牽引治療を行う．疼痛が軽減すれば，さらに評価を進めることが可能である．疼痛をコントロールするための牽引の方向は，安静肢位，あるいは実際の安静肢位（患者が最も楽な三次元肢位）で行う．これらの肢位において，疼痛が最も軽減する牽引方向を見つけることが必要である．

牽引を加えていて疼痛が増悪することがある．これには，2 つの原因がある．1 つ目は，牽引力が強くて関節の周りの組織を伸張していることによるものである．従って，牽引力を微妙に調整する必要がある．2 つ目は，関節を横断している筋にスパズムがあるときである．この場合は，筋のリラクゼーション（p68 参照）を行う必要がある．

圧迫する方向への運動は，関節内圧の上昇と関節面の圧迫を高める．したがって，自動運動で疼痛が生じ，他動運動で症状がなく，関節の圧迫で同様の疼痛が生じれば，関節内圧の上昇，あるいは関節面の圧迫による疼痛であると判断できる．つまり，関節を動かす筋の収縮痛でないことが判明する．後述する抵抗運動テストを行う際には，先に関節を圧迫するテストを行い，筋の収縮による疼痛なのか関節の疼痛なのかを確認しておく必要がある．関節の微細な損傷があるときは，安静肢位での圧迫で反応がないこともある．この場合は，安静肢位で行ったのち，三次元肢位で詳細に行う必要がある．

滑り運動は，直接，滑り運動の障害をテストすることができる．このテストは，熟練を要するので，初心者は，Kaltenbornの凹凸の法則を利用して滑りの制限方向を判断するとよい（p31参照）．

e．抵抗運動テスト

抵抗運動テストは，関節を動かす筋に問題があるときに使用するテストである．筋の収縮に関して，問題のある筋の特定，神経の支配，循環についての状態を知ることができる．関節は，筋が収縮することで内圧が高まる．抵抗運動テストのときに疼痛がある場合，原因が筋にあるのか関節にあるのかを鑑別するために，前述した方法で関節を圧迫する方法を行う．また，別の方法として，疼痛が生じる位置まで動かしてもらい，次に疼痛が軽減する位置まで戻してもらい，その位置で圧迫を加える方法もある．この圧迫の操作で疼痛が生じれば関節に問題があり，なければ筋の問題となる．

筋に損傷があるときの鑑別方法としてCyriax[3]は，次のように述べている．

- 疼痛　　＋強い力＝筋あるいは腱の微細な損傷
- 疼痛　　＋弱い力＝筋あるいは腱の大きな損傷
- 疼痛なし＋弱い力＝神経損傷あるいは筋か腱の完全断裂
- 疼痛なし＋強い力＝正常

また，筋の神経機構を利用して筋の鑑別を行うことができる．相反神経支配（関節を動かす筋が収縮した場合，拮抗筋が抑制を受ける）を利用して，詳細な筋の鑑別が可能である．たとえば，指を伸展したまま手関節背屈した場合，指の伸筋，手関節背屈筋が働いている．したがって，この運動時，前腕背側に疼痛がある場合，どの筋によるものかわからない．これを鑑別するには相反神経支配を利用する．まず，指の伸筋と手関節背屈筋との鑑別を行う．手に何か握ったまま手関節を背屈してもらう．このとき疼痛がなければ指の伸筋に問題がある．指の伸筋は，指を屈曲していることで相反抑制を受け，手関節背屈時に働いていない．したがって，疼痛がないということで指の伸筋に問題があると考えられる．どの指の伸筋に問題があるかを検査するのには，指で治療ベッドなどを押さえたまま指を1本ずつ伸展していく．たとえば，環指を伸展したとき疼痛が起れば，環指に関する指伸筋の問題である．他の指は，ベッドなどを押さえているので，これらの指の伸筋は抑制されている．したがって，環指の伸筋のみが働いているので，環指の伸筋の収縮による疼痛であることがわかる．このように相反神経支配を利用して筋の鑑別が可能である．

f．筋の二次機能を利用したテスト

関節の運動に共同で働く筋において，ある運動ではともに働き，ある運動でともに働かなければ，鑑別テストに用いることができる．たとえば，膝関節屈曲運動の抵抗で疼痛があるときは，半腱様筋，半膜様筋，大腿二頭筋のいずれかに原因のある可能性がある．これらの筋は，下腿の回旋で別々に働く．下腿の外旋では大腿二頭筋が働き，内旋では半腱様筋と半膜様筋が働く．たとえば，膝関節屈曲90°位で下腿外旋運動に抵抗を加えたときに疼痛が生じれば，大腿二頭筋の疼痛であることがわかる．

二関節筋において，2つの関節に作用する筋とそれぞれの関節に働く筋とを鑑別することができる．たとえば，膝関節伸展運動時に疼痛があって，股関節屈曲時に疼痛がある場合，膝伸展運動に働く筋は，内側広筋，中間広筋，外側広筋，大腿直筋である．膝関節伸展に働き，股関節屈曲に働いている筋は大腿直筋である．したがって，この筋の疼痛であることがわかる．

g．筋の長さテスト

筋の長さをテストする際は，その前に関節の構造体に問題がないことを明らかにしなければならない．正常な筋を他動的に伸張すると抵抗感なく伸張される．そして，最終域で抵抗を感じる．短縮した筋もしくはスパズムのある筋では，他動的に伸張すると運動の途中でsoftより柔軟性の少ないend feelを感じる．もし，firmよ

3　OMPT評価の内容

り硬いend feelなら関節包・靱帯によるものである．Grade Ⅱまでのjoint playが十分あり，end feelがsoftより柔軟性が少なければ筋に問題がある．筋の長さをテストするときは，起始と停止部が最大に伸張される運動になる．関節は，単に屈曲や伸展といった運動にとどまらず，外転，内転，内旋，外旋が組み合わされた三次元の関節運動になる．たとえば，上腕二頭筋の長頭をテストする場合は，図4-1のように，肩関節伸展，内転，外旋，肘伸展，前腕回内の肢位になる．また，短縮した筋は，スパズムを有しているので，真の長さを計測するためにはスパズムを抑制する必要がある．スパズムを抑制するためには，まず短縮した筋の最終域より少し戻して，あるいは力の入れやすい角度で抵抗を加えて，できれば等尺性の最大収縮をしてもらう．3秒ほど行ってリラックスしてもらい，可動域が増大するならスパズムによるものである．数回行って柔らかいend feelで可動域が変化しなければ，そこが真の筋の長さである．筋の長さをテストするには，Evjenth[4]による筋ストレッチを参考にするとよい．

　筋の短縮か関節の問題かを明らかにすることは，二関節筋では判断しやすい．たとえば，図4-1のように上腕二頭筋をテストする際，肩関節伸展で制限がある場合，肩関節の問題か，肩屈曲に働く単関節筋の短縮か，上腕二頭筋長頭の短縮かを判断できない．このとき，肘関節を屈曲してさらに肩関節の伸展が可能なら，肩関節屈曲に働く単関節筋の問題でなく，上腕二頭筋の短縮であることが判断できる．単関節筋短縮はend feelで判断する．

h．症状局在化テスト

　複数の関節が動く自動運動で疼痛があるとき，どの関節，組織からの由来かはわからないことが多い（例，肩関節と肩甲帯）．そのような場合に，症状のある組織，部位を特定するのが症状局在化テストである．

　症状局在化テストは，症状誘発テストと緩和テストからなる．患者が訴える症状が再現でき，さらに緩和できる部位を特定していく．誘発テストは，まず自動運動で疼痛のあるところまで動かしてもらい，次に疼痛のないところに戻してもらう．再び疼痛のあるところまで動かしてもらい，疼痛が軽減する境界で止めてもらう（少し動かせば疼痛が生じる境界）．セラピストはその位置を遠位の関節で保持する．次に，近位の関節を反対方向に動くように操作して，当該の関節に疼痛が生じる方向に動くようにする．これで疼痛が誘発できれば，患者の訴えている症状の原因部位であると考えられる．

　誘発ができれば，次に緩和のテストを行う．緩和のテストは，誘発運動の肢位を決める手順で行う．しかし，疼痛のない境界でなく疼痛のある境界の肢位とする．この位置を保持して，近位の関節を，誘発テストとは反対方向に動くように操作を行う．これにより当該の関節は，疼痛が生じない方向に動く．疼痛が緩和できれば，当該の関節の問題である．誘発でき緩和できなければ当該の関節でない可能性がある．この場合は，さらに近位の関節のテストを行う．たとえば，肩関節外転時に疼痛があるとき，疼痛は，肩甲上腕関節と肩鎖関節，胸鎖関節のいずれかによるものと考えられる．したがって，症状のある関節の鑑別が必要となる．まずは，症状を誘発させるテストから始める．テスト方法は次のとおりである．図4-2のように疼痛のあるところまで外転させ，疼痛のなくなる境界（わずかに外転すると疼痛が生じる位置）まで戻してもらい，この位置でセラピストが上腕を把持する．肩甲骨の下角を図4-2のように把持し，下角を内側に引く．この動きで，肩甲骨は下方回旋し，肩関

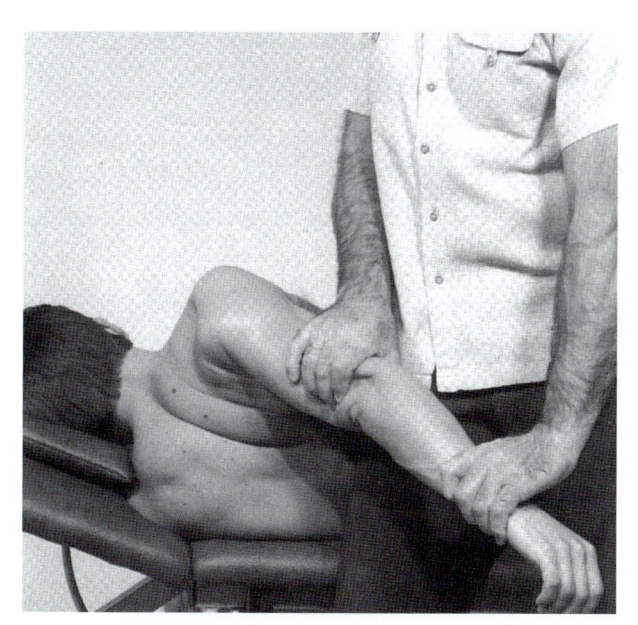

図4-1　上腕二頭筋長頭の最大伸長肢位
(Olaf Evjenth and Jern Hamberg：Muscle Streching in Manual Therapy a Clinical Manual, Volume 1, Alfta Rhehab, Sweden, 1984.)

節の外転が増加する．この操作は，肩鎖関節と胸鎖関節は，肩関節内転の動きに伴う動きとなる．疼痛が生じれば，問題は肩甲上腕関節である．疼痛が生じなければ肩鎖関節，胸鎖関節の可能性がある．

次に疼痛を緩和するテストを行う．肩関節を外転してもらい，疼痛のある境界（わずかに内転すると疼痛が減じる位置）でセラピストが上腕を把持する．肩甲骨の下角を図4-2のようにセラピストが把持し，外側に動かす．そうすることによって肩甲上腕関節の外転が減少し，肩甲骨の上方回旋が増す．この操作では，肩鎖関節と胸鎖関節は，肩関節外転に伴う動きとなる．疼痛が減少すれば肩甲上腕関節の問題であることが確認できる．もし，疼痛が続くようなら，肩鎖関節，胸鎖関節の問題の可能性がある．この場合は，さらに肩鎖関節，胸鎖関節の症状局在化テストを行う（詳細については第6章，p333参照）．

i．触診

触診は，セラピストの手指で，患者の組織，筋，関節包，靱帯，関節，神経などに直接触れることにより，組織の変化，疼痛のある部位を確認することである．たとえば，筋に疼痛があるとき，直接，筋腹，腱，付着部を触れることで疼痛の局在がわかる．

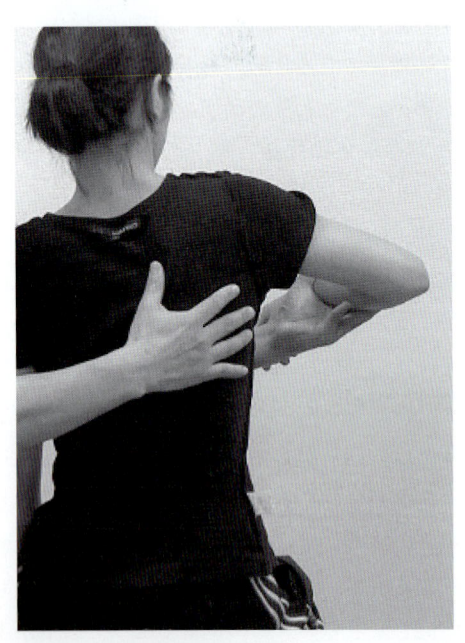

図4-2 症状局在化テスト
肩関節外転運動において，症状の出現する肢位で他動的に肩甲骨を上方回旋し，症状の変化を確認する．

j．神経テスト

感覚障害，筋力低下，筋緊張亢進など神経学的に問題があると疑われる場合は，最初に神経学的検査を行い，徒手療法の禁忌と適応を考える資料とする．たとえば，下肢の股関節内転筋に疼痛がある場合，筋緊張が亢進しているようなら，胸髄以上の脊髄の障害が考えられる．神経学的検査で胸髄障害の所見がみられれば，単に内転筋の短縮があるとは考えられず，アプローチの方法を変えていかなければならないことがわかる．

神経テストの種類は以下のとおりである．
・深部腱反射
・筋力と疲労性テスト，反復の抵抗運動テストを含む，とくに key muscle テスト
・感覚テスト（触覚，痛覚，振動と関節覚）
・神経伸張テストと神経可動性テスト
・周径
・脳神経検査
・特別な神経テスト（協調性，バランスなど）
・中枢性神経に関する反射テスト
・血管のテスト
・追加のテスト

（1）深部腱反射

深部腱反射は，脊髄の髄節レベルから末梢では減弱もしくは消失する．髄節レベルより中枢の障害では亢進する．たとえば，肘関節に屈筋である上腕二頭に筋力低下を認める場合，上腕二頭筋の腱反射が亢進しているようなら，C5髄節より上位の中枢神経障害が疑われる．もし減弱もしくは消失しているなら，C5髄節とC5髄節からの末梢神経障害が疑われる．

深部腱反射が亢進している場合は中枢神経障害が疑われる．この場合は，OMPTの適応とならないので医師に相談する必要がある．

（2）筋力と疲労性テスト

神経障害もしくは筋原性が疑われる筋では，筋力の低下と易疲労性がある．筋には，key muscle といわれるものがある．これは，それぞれの髄節レベルに特異的に支配されている筋のことである．したがって特定の髄節障害がある場合，その髄節に対応する key muscle の筋力低下や易疲労性が生じる．たとえば，C5髄節の障害なら，上腕二頭筋，棘上筋，棘下筋に，筋力低下や易疲

3　OMPT評価の内容

労性が現れる．したがって，key muscleの筋力テストを行うことで，障害されている髄節を判断することができる．

（3）感覚テスト

感覚テストは，触覚，痛覚，深部感覚などについて行う．とくに感覚の鈍麻，過敏についてテストすることが重要である．この場合は，末梢神経や中枢神経の障害が疑われるので詳しく検査を行う必要がある．髄節のレベルに応じてdermatome（皮膚節）が決まっているので，障害されている髄節を判断することもできる．

（4）神経伸張テストと神経可動性テスト

末梢神経の伸張と可動性テストについては，Kaltenborn著のThe Spine[5]に詳しく記述されている．末梢神経において，その通路のどの部分でも狭窄などにより刺激が加われば，しびれ，疼痛などの症状が現れる．関節を動かした際に疼痛がある場合，それは，関節面，関節を横断している組織（関節包・靱帯，筋，神経など）からの疼痛の可能性がある．たとえば，図4-3のように，右肩を自動運動で外転したときに疼痛がある場合は，肩外転筋の収縮による疼痛，拮抗筋の伸張による疼痛，筋収縮に伴う関節内圧の上昇による疼痛，腕神経叢の伸張刺激による疼痛が考えられる．この場合，肩の外転を疼痛のないところまで戻し，手関節を背屈に動かす．このとき動いているのは正中神経のみなので，同様の疼痛が肩に生じるなら，正中神経に関係する神経系の障害によるものと考えられる．このように神経伸張テストは，神経と他の組織を鑑別するのに用いられる（第6章，p341参照）．上肢は，正中神経，橈骨神経，尺骨神経を用いる．下肢は，坐骨神経と大腿神経を用いる．

神経可動性テストでは，図4-3の肢位で，手関節を背屈したときに疼痛が生じるなら，頸を左側屈して顔を左に向けてもらう．このとき疼痛が軽減し，さらに手関節を背屈できるなら，神経は刺激を受けているが可動性はあると判断できる．それは，頸を左側屈して顔を左に向けることで神経がゆるんだために，その分だけ手関節が背屈できると考えられるからである．顔を左に向けても疼痛が変わらない場合は，神経の可動性がないと判断できる．この場合は，可能性として小胸筋での完全な絞扼（entrapment）があると考えられる．頸を左側屈して顔を左に向けても，小胸筋から遠位の神経はゆるむことがないので，疼痛は変化しないからである．

（5）周径

周径は，筋萎縮を示すものである．

萎縮には，筋原性の疾患によるもの，外傷などによる安静により廃用性萎縮をきたしたもの，末梢性神経障害によるものがある．中枢神経障害が直接の原因となって筋の萎縮をきたすことはないが，廃用性に萎縮をきたすことはある．

（6）脳神経テスト

中枢神経障害が疑われるときに行う．

（7）特別な神経テスト

めまいやふらつきなど，小脳に障害があるときに協調性やバランスのテストを行う．

（8）中枢性神経に関する反射テスト

病的反射，クローヌス，痙性のテストなどを中枢神経障害が疑われるときに行う．

（9）血管のテスト

血管のテストは，とくに椎骨動脈について行われるのでここでは取り扱わない．

（10）追加のテスト

患者の症状は，ADL上の動作パターン，職場での労働における動作パターンから生じることもあるのでそれ

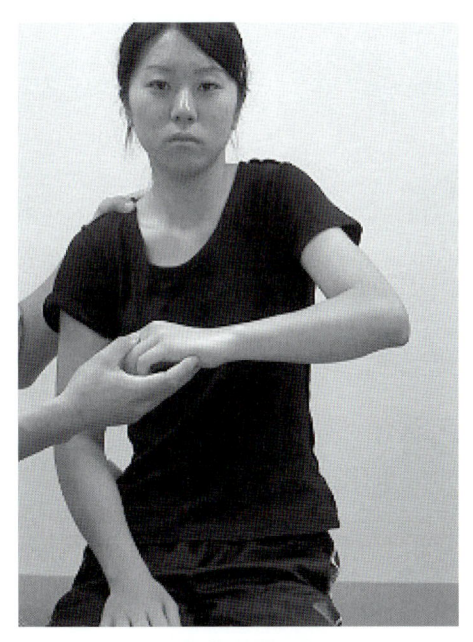

図4-3　症状出現肢位での神経可動テスト
肩関節外転位で症状が出現する場合に，頭頸部屈曲・側屈運動，手関節背屈運動を用いて神経可動の有無をテストする．

を念頭において聞き取ることと，できれば動作を再現して，人間工学的な分析を行うことが必要である．たとえば，膝に疼痛のある患者がウォーキングを行っていることがある．ウォーキングの時間，行っている環境などを聞き取り，また，普段使用している靴を実際に使用してもらって，歩行を分析する必要がある．患者が不適切な靴で長時間のウォーキングを行っているような場合，適切な靴に変えると膝の疼痛が軽減することがある．

(11) 医学的診断の検討

医師の診断と，診断に使用した各種検査，画像（X線，CT，MRIなど）を参考に評価内容との整合性を図る．血液検査，電気診断，穿刺など参考資料とする．

(12) 試験治療と診断，治療計画

詳細なテストを行って問題点が確定できれば，問題に対して試験治療を行う．試験治療は，問題を解決するために最も安全な方法が選択される．たとえば，関節包の拘縮がある場合，試験治療は，Grade Ⅲの牽引の伸張が選択される．Grade Ⅲの滑りによる伸張は，関節が引き離されない状態で行うと関節にストレスを与える可能性があるので選択しない．症状の改善があれば，抽出された問題は正しいと判断できる．症状の改善がなければ評価を再度やり直す必要がある．しかし，患者の症状が重篤な場合は，再評価を行うとさらに症状を悪化させることもある．そのような場合は何もせず，翌日まで症状の変化をみる必要がある．

試験治療で改善が認められるようなら，次に，短期と長期の治療計画を立てる．短期計画では直面する問題の治療を進め，長期計画では，機能維持に関する自己治療の指導，隣接する関節の問題（治療している hypomobility 関節に隣接する hypermobility の関節の治療など）についての治療を計画する．

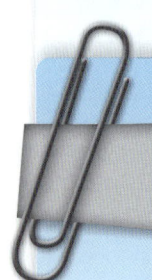

4 評価の流れ

評価は，これまで述べてきたように，スクリーニングテスト，詳細なテストの順で進める．評価において最初に重要なのはリスクを回避することである．問診と視診では，姿勢の非対称などの異常，歩行異常，しびれ，感覚障害，運動麻痺，めまいなどの症状が，最初に得られる所見である．そのような症状があれば，神経学的な問題や血管の問題が考えられる．この場合は，スクリーニングテストとして，神経学的テストや血管のテストを最初に行う必要がある．中枢神経障害や椎骨動脈の障害がある場合は OMPT の適応とならないので医師に相談する必要がある．神経系，血管系に問題がなく関節運動に問題があるようなら，関節の機能テストに進む．関節の機能テストではとくに，通常の関節運動（例，屈曲，伸展）と組み合わされた関節運動（屈曲-外転-外旋など），joint play の並進（直進）運動，抵抗運動テスト，筋の長さテストを行う．

関節運動のテストは，量的テストと質的テストからなる．

量的テストは以下の手順で行う．

まず，自動運動を行ってもらい，最初の停止部分を確認する．次にその位置から他動運動を行い，さらに運動が可能かどうかを確認する．一般的に，自動運動より他動運動のほうがいくぶん可動域が大きい．ここでは，運動中の症状の変化，可動域制限の方向，自動運動と他動運動の差に注意が必要である．また，通常の運動方向のテストについては，角度計などの器具で数値化（日本整形外科学会，日本リハビリテーション医学会による関節可動域測定法など）が可能で，客観的なデータを記録することができる利点がある．

量的テストにおいて，関節障害を起こしている組織を特定することは基本的にできない．しかし，自動運動，他動運動において Cyriax がいう関節包パターン[3]を見

4 評価の流れ

つけることがある．これは，関節包全体が短縮したら，特徴的なパターンとして関節運動障害がみられるものである．この関節包パターンは，関節により特徴的に順次現れる．たとえば肩関節の場合，外旋，外転，内旋の順に可動域制限が生じる．このような可動域制限が現れるときは，関節包の全体的な拘縮が原因であることがわかる．また，部分的な拘縮では，その部分が伸張される方向で制限が生じる．それぞれの関節における関節包パターンについては，第5章（p93）に記述しているので参考にしてもらいたい．

自動運動または他動運動を行っているあいだに，ある角度で疼痛が生じ，さらに動かすと疼痛が消える現象がある．Cyriaxはこれを疼痛弧[3]といっている．疼痛弧は，疼痛に敏感な組織が硬い組織に圧迫されることによって発生する．患者は，このような疼痛を避けるために代償運動を行う場合がある．運動の変化について観察する必要がある．

質的テストは，関節障害を引き起こしている原因の組織を特定するために行う．関節障害の原因となっている組織を特定するためには，まずend feelテストから開始する．end feelテストは，量的テストの自動運動と他動運動のテスト後にゼロ肢位に戻してもらい，他動運動を加えたものである．まず，最初の停止（first stop）位置を注意深く確認する．最初の停止からさらに注意深くオーバープレッシャーを数回繰り返し，リバウンドを感じる．このリバウンドを感じることで，運動を制限している組織の鑑別が可能である（p66参照）．

異常な状態が観察されるとき，たとえば，右上肢下垂位で自動運動で肘を屈曲した際，90°の屈曲ができ，さらに他動運動を行うと最終域まで動かすことが可能なことがある．他動的に最終域まで動かすことができるということは，拮抗筋の短縮がなく，関節を横断する組織にも問題がないことが考えられる．したがって，肘を屈曲させる筋力に問題があると考えられる．また，自動運動を行った場合，何らかの症状（疼痛など）が生じ，他動運動で何も生じない場合は，筋の収縮痛，もしくは関節面に微細な損傷のある可能性がある．これを鑑別するには次のように行う．自動運動で疼痛の生じる部位まで動かしてもらい，さらにそこから疼痛の消失する部位に少し戻してもらって，この位置で関節の治療面に垂直に圧迫を加える．この操作で自動運動のときと同じ疼痛が生じるなら関節面の問題が考えられる．疼痛が生じなければ，関節を動かす筋の問題であると考えられる．この場合は，次に抵抗運動テストを行い，筋に張力を加える．同じように，疼痛が生じれば，関節を動かす筋に問題があると判断できる．

最終域まで動かず他動運動でわずかに動かすことができる，あるいは，まったく動かすことができない場合は，関節を横断する組織，関節面の骨の問題が考えられる．ここではend feelを感じることで，問題を起こしている組織の特定を行う．セラピストには，組織ごとに違うend feelを感じる能力が必要である．

end feelテストに続いて，joint playテストを行うことで，さらに鑑別を進めることができる．end feelがfirmより硬いが弾力性を感じ，GradeⅡの範囲までの

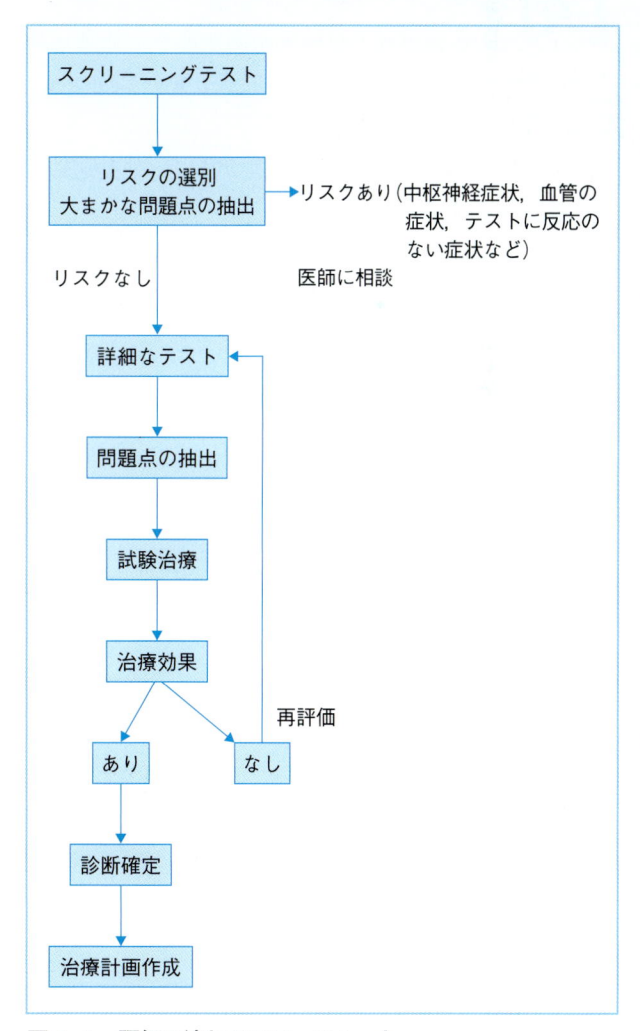

図4-4　評価の流れのフローチャート

joint play が少ないなら，関節包靱帯の拘縮が考えられる．end feel が soft より少ない柔軟性で，Grade Ⅱ の範囲までの joint play が十分あるなら，拮抗筋の短縮が考えられる．拮抗筋に対して筋の長さテストを行い，関節障害を起こしている筋の特定を行う．

問題点が明らかになれば，試験治療を行う．症状の改善が得られればテストの結果で抽出した問題点は正しいと判断できる．

問題点を明らかにすることができれば，次に治療計画を立てる．

評価の流れについてフローチャートを（図4-4）に示す．

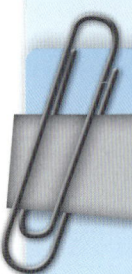

5 関節障害におけるテスト結果の解釈

関節障害におけるテストと解釈についてまとめると以下のようになる．

① 自動運動で可動域制限があり，他動運動で全可動域可能（無症状）なら，関節を動かす筋の筋力低下と考えられる．

② 自動運動で疼痛を伴う可動域制限があり，他動運動で全可動域可能（無症状）な場合．
・関節の圧迫テストが陽性なら，関節面の問題，関節の内圧上昇による症状（関節炎など）が考えられる．
・関節の圧迫テストが陰性なら，関節を動かす筋の問題が考えられる．個々の筋の抵抗運動テストを実施し，鑑別を行う．反対方向の自動運動・他動運動で伸張痛が生じる可能性もある．

③ 自動運動で可動域制限があって疼痛が生じ，他動運動で同じような可動域制限と疼痛が生じる場合．
・joint play（TZ から Grade Ⅲ）テストで疼痛が生じれば関節包靱帯の問題．

・joint play テストで問題がなければ拮抗筋の問題．

④ 自動運動で可動域制限があり，他動運動で同じような可動域制限がある場合．
・end feel テストで firm より硬い弾力性，Grade Ⅱ までの joint play 減少なら関節包靱帯の拘縮．
・end feel が hard なら骨性の可動域制限．

（鳥本　茂）

参考文献

1) Olaf Evjenth, et al : Symptom Localization in the Spine and the Extremity Joints. OPTP, USA, 2000.
2) Kaltenborn FM : Manual Mobilization of the Joints. Volume 1, The Extremities, Norli, Norway, 2007.
3) James Cyriax : Textbook of Orthopaedic Medicine. Volume Ⅰ, Billiere Tindall, England, 1982.
4) Olaf Evjenth and Jern Hamberg : Muscle Streching in Manual Therapy a Clnical Manual. Volume 1, Alfta Rhehab, Sweden, 1984.
5) Kaltenborn FM : Manual Mobilization of the Joints. Volume Ⅱ, The Spine, Norli, Norway, 2009.

第5章

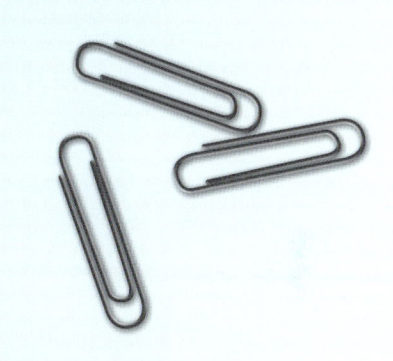

整形徒手理学療法の手技

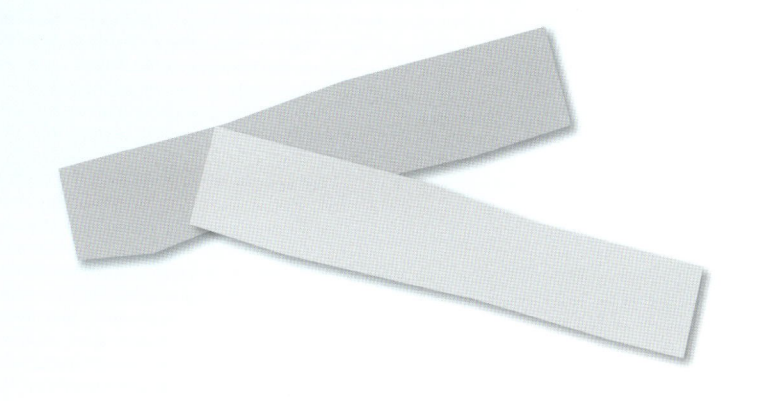

肩関節

■ 機能解剖と運動

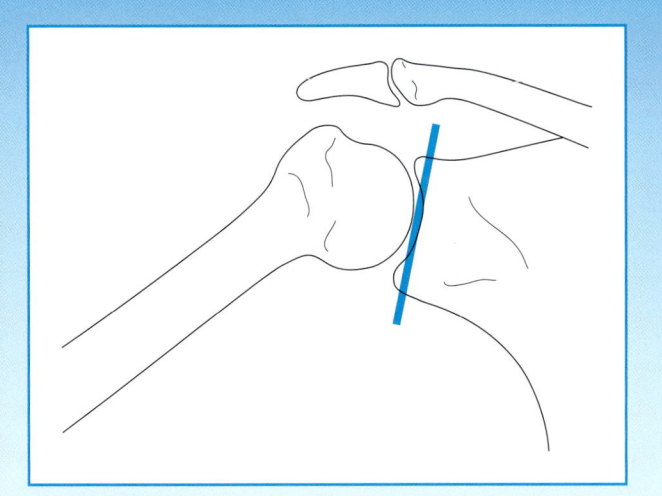

肩甲上腕関節

1）関節構造

肩甲上腕関節は，解剖学・運動学的には3軸関節（球関節，変形していない卵形）である．

① 上腕骨頭の半球形の凸面が，肩甲骨の水平面に近い凹の関節面と関節を形成する．

② 肩甲上腕関節の関節包はゆるく，上・中・下の関節上腕靱帯によって補強されている．直立姿勢で腕をぶら下げるとき，関節包の下方部分の腋下陥凹は，ゆるく折りたたまれている．この腋下陥凹の存在が，肩甲上腕関節のより大きい可動域を可能にしている．

③ 肩甲上腕関節が長期間固定されると，関節包の折りたたまれた部分で癒着が形成される可能性がある．その場合，可動域を回復するために関節包の伸張が必要になる．

2）モビライゼーションの治療面と滑りの法則

肩甲上腕関節の治療面は，肩甲骨関節窩の凹の関節面上にある．

3）骨の運動と運動軸・機能検査に用いる参考可動域

① 肩甲上腕関節のゼロ肢位は，上腕骨が前額面上にあり，肘を伸展，母指は腹側を向き，上腕を体幹に平行に位置した肢位をいう．

② 肩甲上腕関節の安静肢位は，肩甲上腕関節約55°外転，約30°水平内転（例：肩甲棘を通る垂直面に上腕骨が位置する角度）と軽度外旋した肢位である．

- 屈曲–伸展の運動軸は上腕骨頭を通る横軸（内・外側）である．屈曲可動域65°，伸展可動域35°である．
- 外転–内転の運動軸は上腕骨頭を通る矢状軸（背・腹側）である．外転可動域90°（外旋を伴う場合120°），内転可動域8°である．
- 外旋–内旋の運動軸は，上腕骨頭と肘関節を通る長軸である．外旋可動域は60°，内旋可動域90°，水平内転可動域30°である．

4）関節運動

肩甲上腕関節の運動がopenの状態では，上腕骨頭は肩甲骨関節窩の関節面上で上腕骨骨幹部の動きとは反対方向に滑る（凸の法則）．

- 屈曲：上腕骨頭は肩甲骨関節窩面上を後下方に滑る．
- 伸展：上腕骨頭は肩甲骨関節窩面上を前上方に滑る．
- 外転：上腕骨頭は肩甲骨関節窩面上を下方に滑る．
- 内転：上腕骨頭は肩甲骨関節窩面上を上方に滑る．
- 外旋：上腕骨頭は肩甲骨関節窩面上を前方に滑る．
- 内旋：上腕骨頭は肩甲骨関節窩面上を後方に滑る．

5）肩甲上腕関節の肢位と靱帯（腹側：上・中関節上腕靱帯，尾側：下関節上腕靱帯）

① 肩甲上腕関節のゼロ肢位で，上関節上腕靱帯が最も緊張し，下関節上腕靱帯は比較的弛緩している．安静肢位では，上・中・下関節上腕靱帯は弛緩している．

② 閂肢位（CPP）は，最大外転と外旋．

③ 関節包パターンは，外旋–外転–内旋．

- 屈曲すると最初は上・中・下関節上腕靱帯は弛緩し，最終屈曲位に近づくと緊張する．伸展では，最初からすべての靱帯は緊張する．
- 外転すると下関節上腕靱帯は緊張し，上関節上腕靱帯は弛緩する．内転では逆になる．
- 外旋すると上・中・下（腹側）関節上腕靱帯が緊張し，内旋すると下（背側）関節上腕靱帯が緊張する．

肩甲上腕関節

6) end fell

安静肢位で，上腕骨の肩甲棘を通る垂直方向への牽引で検査する end feel は，firm である．

7) 触診部位と触診手順（肩甲帯の触診部位と触診手順を含む）

a．背側
- 骨指標：肩甲骨下角→内側縁→上角　肩甲棘→肩峰後縁→鎖骨外側縁→肩鎖関節の裂隙．第1肋骨
- 靱帯・神経：腋窩神経（大円筋，小円筋，上腕三頭筋長頭，上腕骨の腔隙）
- 筋：広背筋，僧帽筋下部線維，僧帽筋中部線維，僧帽筋上部線維，大菱形筋，小菱形筋，肩甲挙筋，大円筋，小円筋，棘下筋，棘上筋，三角筋棘部，三角筋肩峰部，三角筋鎖骨部，上腕三頭筋長頭

b．腹側
- 骨指標：肩峰前角→肩鎖関節の腹側裂隙→鎖骨→胸鎖関節，烏口突起，小結節→小結節稜
- 結節間溝，大結節，大結節稜
- 靱帯・神経：鎖骨間靱帯，胸鎖靱帯，肋鎖靱帯，烏口鎖骨靱帯（円錐・菱形靱帯），烏口肩峰靱帯
- 筋肉：大胸筋の腹筋部，大胸筋の胸骨部，大胸筋の鎖骨部，小胸筋，烏口腕筋の起始部，上腕二頭筋短頭の起始部，肩甲下筋の付着部，広背筋と大円筋の付着部，上腕二頭筋長頭腱，棘上筋の付着部

c．内側
- 骨指標：上腕骨
- 靱帯・神経：正中神経，尺骨神経，上腕動脈，橈骨神経
- 筋：大胸筋，三角筋鎖骨部，肩甲下筋，大円筋，広背筋，上腕三頭筋長頭　烏口腕筋

d．外側
- 骨指標：肩峰の外側縁，三角筋粗面
- 靱帯・神経：橈骨神経
- 筋肉：三角筋鎖骨部，三角筋肩峰部，三角筋肩甲棘部，上腕三頭筋外側頭

■ 検査手順

1) 機能テスト

(1) 自動運動と他動運動，安定性テストと end feel を含む．

　肩甲骨を固定して：
　　水平軸周りの矢状面の中での運動
　　　屈曲　65°（**図5-1-1**）
　　　伸展　35°（**図5-1-2**）
　　腹-背軸周りの前額面の中での運動
　　　外転　90°，120°（外旋を伴う）（**図5-1-3**）
　　　内転　8°　（**図5-1-4**）
　　長軸周りの水平軸の中での運動

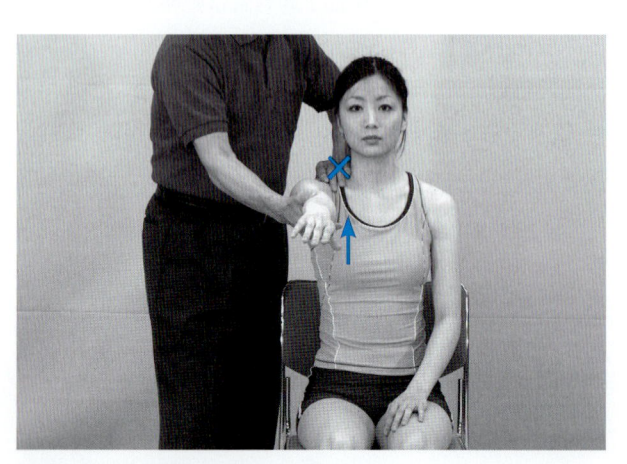

図5-1-1　肩甲骨を固定して屈曲

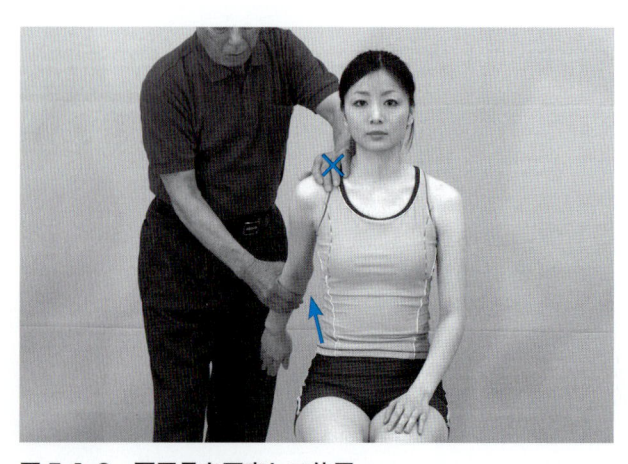

図5-1-2　肩甲骨を固定して伸展

肩甲上腕関節

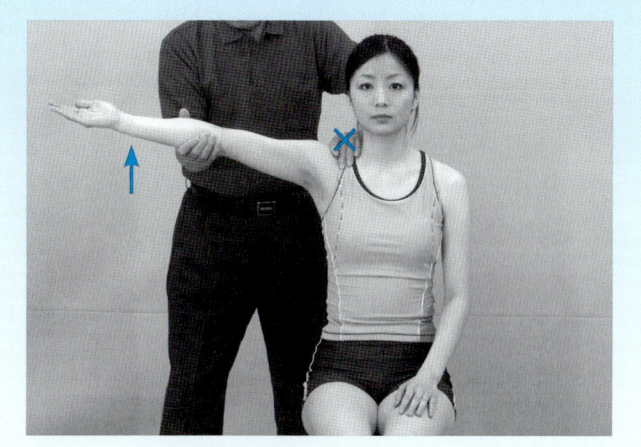

図 5-1-3　肩甲骨を固定して外転

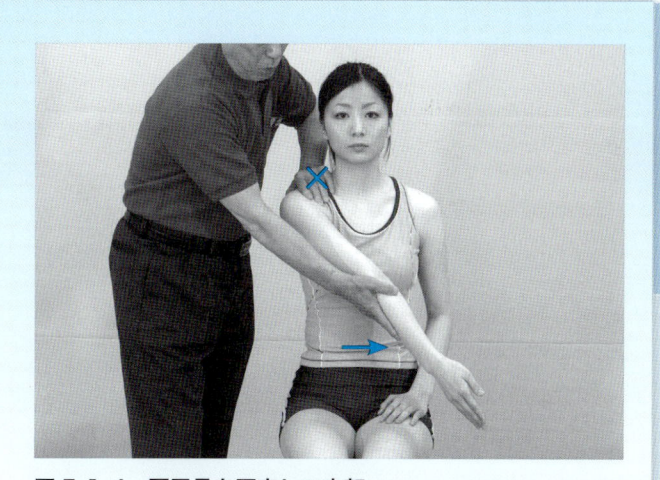

図 5-1-4　肩甲骨を固定して内転

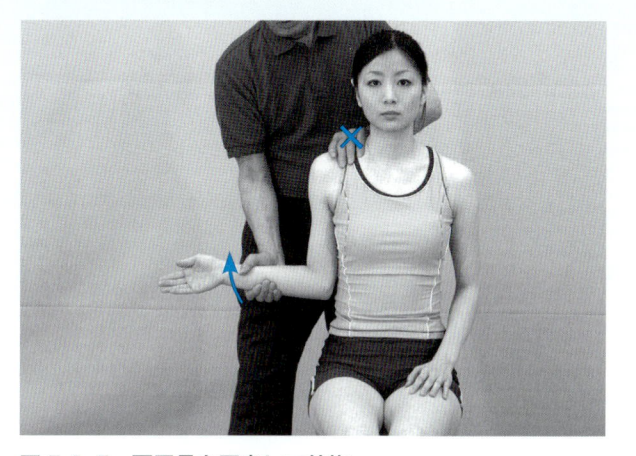

図 5-1-5　肩甲骨を固定して外旋

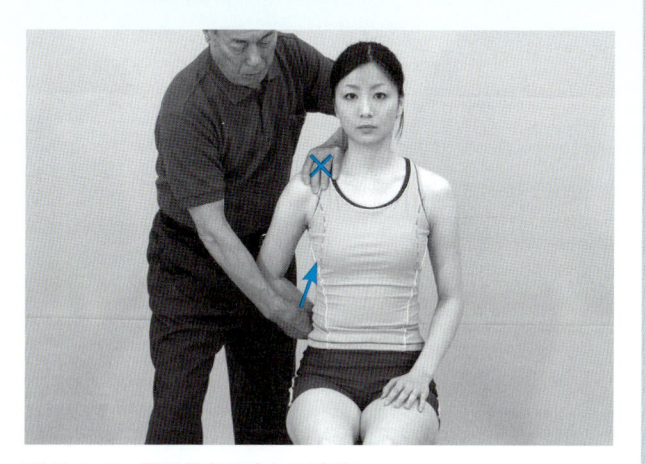

図 5-1-6　肩甲骨を固定して内旋

　　　水平内転　30°
　　　外旋　90°（図 5-1-5）
　　　内旋　60°（図 5-1-6）

- 滑り：背側（図 5-1-9），腹側（図 5-1-10），尾側（図 5-1-11）

（2）並進の joint play, end feel を含む．
- 牽引-圧迫（図 5-1-7, 8）

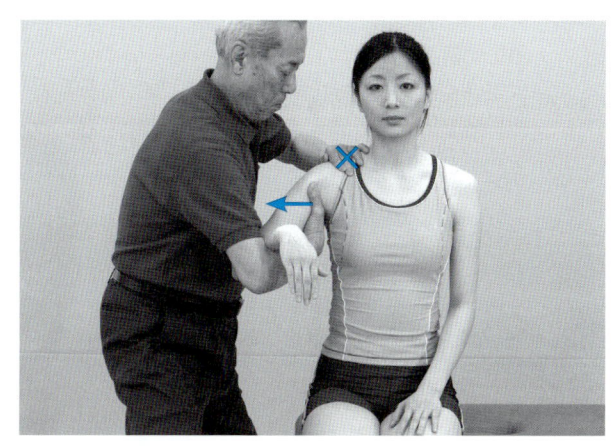

図 5-1-7　牽引

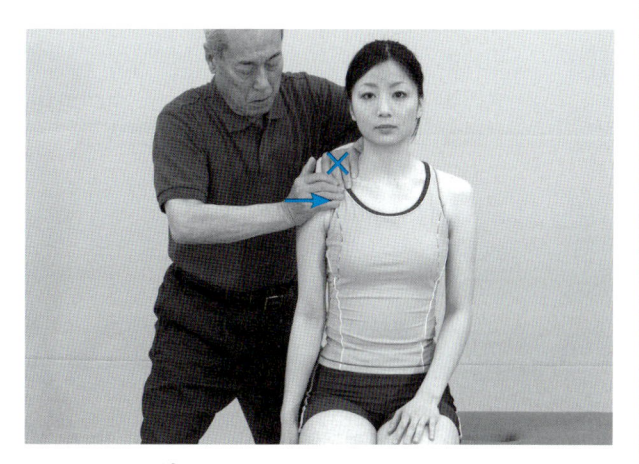

図 5-1-8　圧迫

肩甲上腕関節

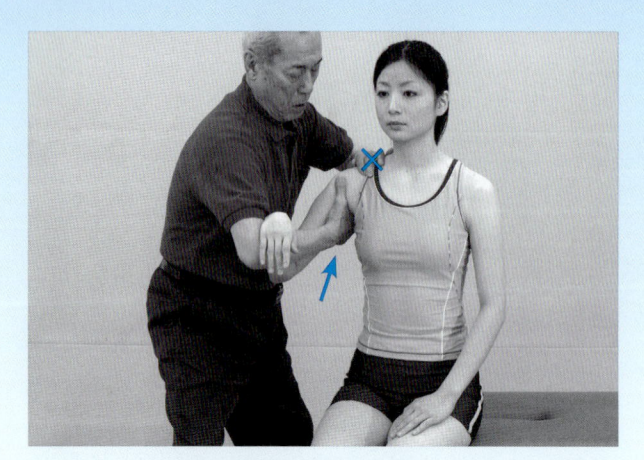

図 5-1-9　肩甲骨を固定して背側へ

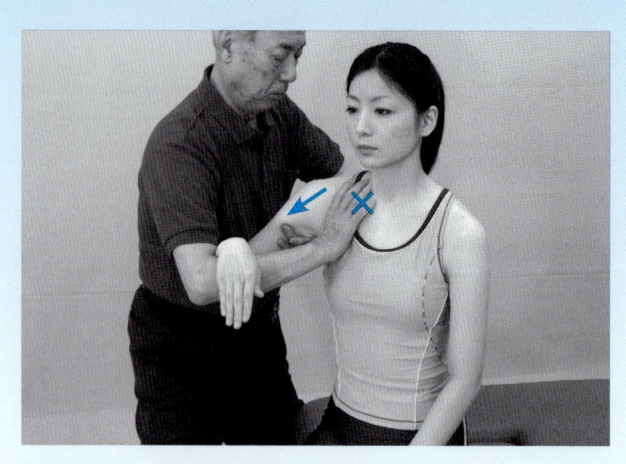

図 5-1-10　肩甲骨を固定して腹側へ

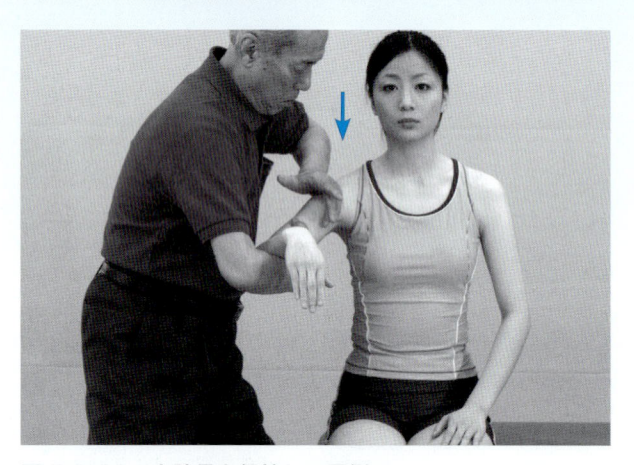

図 5-1-11　上腕骨を保持して尾側へ

（3）抵抗運動テスト

　抵抗運動テストでは以下の筋を評価する．

抵抗方向	主要な筋	その他の機能
屈曲	烏口腕筋	内転
	三角筋	外転
	大胸筋	内転，水平内転
	上腕二頭筋	内転，肘屈曲
伸展	広背筋	内転，外旋，肩甲帯下制（尾側）
	大円筋	内転，内旋
	三角筋	外転，水平内転
	上腕三頭筋	内転，肘伸展
外転	三角筋	屈曲，伸展，外転，水平内転
	棘上筋	
内転	小円筋	伸展，外旋
	広背筋	伸展，内旋，肩甲帯下制（尾側）
	大円筋	伸展，内旋

抵抗方向	主要な筋	その他の機能
内転	大胸筋	内旋，水平内転
外旋	小円筋	内転
	棘下筋	
	棘上筋	外転
内旋	肩甲下筋	
	大胸筋	水平内転
	広背筋	伸展，内旋，肩甲帯下制（尾側）
	大円筋	内転
肘屈曲		
	上腕二頭筋長頭	上腕回旋で痛みを起こす可能性がある
肘伸展	上腕三頭筋	肩内転と伸展で痛みを起こす可能性がある

肩甲上腕関節　関節モビライゼーション

図 5-1-12 牽引

疼痛の軽減と可動域制限の評価と改善

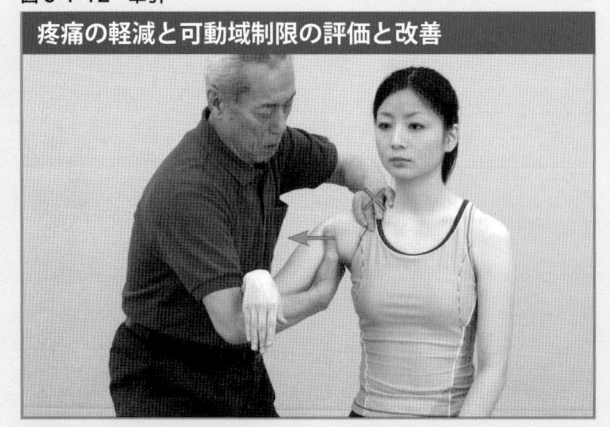

目的
- 肩甲骨関節窩に対する上腕骨の外側方向への joint play および end feel の評価
- 肩甲上腕関節の疼痛の軽減や可動域の改善

開始肢位および手技手順
① **開始肢位**：患者は座位．患者の前腕をセラピストの右前腕に置き，肩甲上腕関節を安静肢位に置く．
② **固定**：セラピストは左手で患者の肩甲帯を後上方から把持し固定し，左の母指は肩甲上腕関節裂隙に置き，モニターを行う．セラピストは右手を患者の腋窩に置き，肩甲上腕関節の上腕骨近位部を内側から把持する．
③ **操作**：セラピストは肩甲骨窩に対して垂直方向，すなわち上腕骨に外・腹側への牽引を加える．
④ **手技強度**：評価，疼痛の軽減；Grade Ⅰあるいは Ⅱ．可動域の改善；Grade Ⅲ

図 5-1-13 牽引

可動域制限の改善

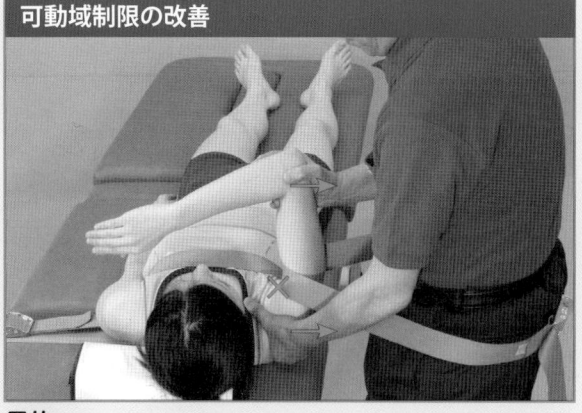

目的
- 肩甲上腕関節の可動域の改善

開始肢位および手技手順
① **開始肢位**：患者は背臥位．肩甲上腕関節を安静肢位に置き，肘関節を約 90°屈曲する．
② **固定**：患者の胸郭と肩甲骨をベルトと楔や砂嚢でベッドに固定する．もう 1 本のベルトを，患者の肩甲上腕関節裂隙すぐ遠位の上腕骨近位周囲とセラピストの殿部に回す．
③ **操作**：セラピストは，一方の手をベルトの下に置いて患者の上腕骨近位を把持し，安静肢位を保持する．もう一方の手で肘関節周囲を把持し，身体を後方に傾けることで外側への牽引を加える．
④ **手技強度**：可動域の改善；Grade Ⅲ

図 5-1-14 牽引（屈曲位）

可動域制限の改善

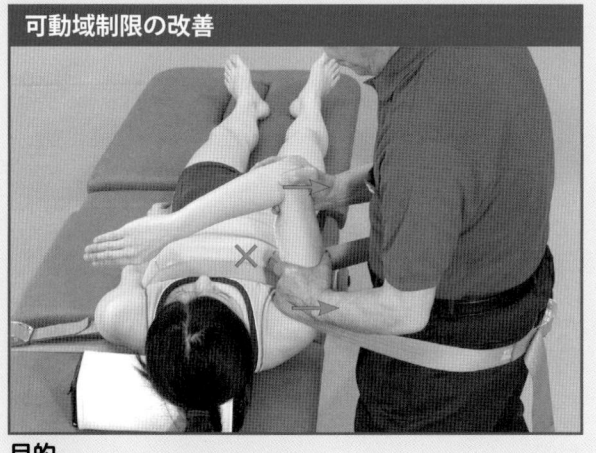

目的
- 肩甲上腕関節の屈曲可動域の改善

開始肢位および手技手順
① **開始肢位**：患者は背臥位．肩甲上腕関節を屈曲最終可動域に置き，肘関節は約 90°屈曲する．
② **固定**：患者の胸郭と肩甲骨をベルトと楔や砂嚢でベッドに固定する．もう 1 本のベルトを，患者の肩甲上腕関節裂隙すぐ遠位の上腕骨近位周囲とセラピストの殿部に回す．
③ **操作**：セラピストは左手をベルトの下に置き，患者の上腕骨近位を把持する．右手で肘関節周囲を把持し，肩甲上腕関節の屈曲位を保持する．そして身体を後方に傾け，外側への牽引を加える．セラピストは右手を肩甲骨外側縁に置き，肩甲骨を内側へ押して固定を増加させることもできる．
④ **手技強度**：屈曲可動域の改善；Grade Ⅲ

図 5-1-15 牽引（伸展位）

可動域制限の改善

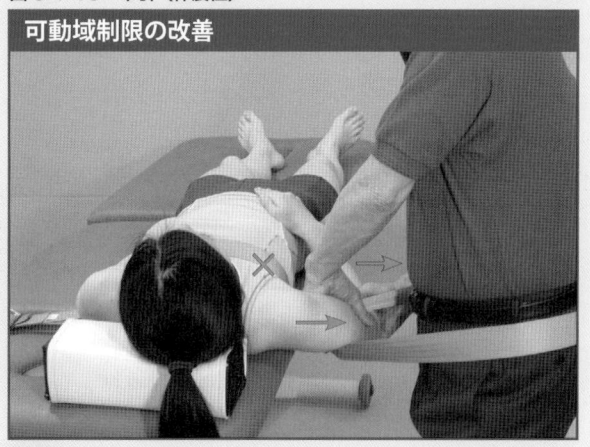

目的
- 肩甲上腕関節の伸展可動域の改善

開始肢位および手技手順
① **開始肢位**：患者は背臥位．肩甲上腕関節を伸展最終可動域に置き，肘関節は約 90°屈曲する．
② **固定**：患者の胸郭と肩甲骨を，ベルトと楔や砂嚢でベッドに固定する．もう 1 本のベルトを，患者の肩甲上腕関節裂隙すぐ遠位の上腕骨近位周囲とセラピストの殿部に回す．
③ **操作**：セラピストは左手をベルトの下に置き，患者の上腕骨近位を把持する．右手で肘関節周囲を把持し，肩甲上腕関節の伸展位を保持する．そして身体を後方に傾け，外側への牽引を加える．セラピストは上記と同じく，肩甲骨を内側に押して固定を増加させることもできる．
④ **手技強度**：伸展可動域の改善；Grade Ⅲ

肩甲上腕関節　関節モビライゼーション

図 5-1-16　尾側への滑り
外転制限の評価と改善

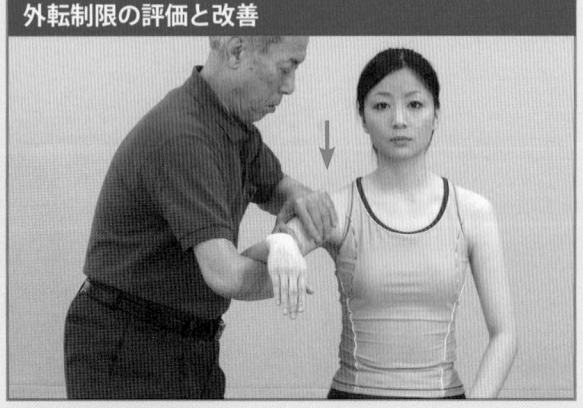

目的
- 肩甲骨関節窩に対する上腕骨の尾側方向へのjoint playおよびend feelの評価
- 上腕骨の尾側へのjoint playを増加させることによる，肩甲上腕関節の外転可動域の改善

開始肢位および手技手順
① **開始肢位**：患者は座位．患者の右前腕をセラピストの右前腕に置き，肩甲上腕関節を安静肢位に置く．
② **固定**：セラピストは右手で患者の前腕を把持する（固定は必要ない）．そして，左の母指と示指の間を頭側から肩甲上腕関節の遠位関節裂隙に置く．
③ **操作**：セラピストは左右の手を一緒に動かし，左手で肩甲骨窩に対して上腕骨頭に尾側への滑りを加える．
④ **手技強度**：評価；Grade Ⅱ．外転可動域の改善；Grade Ⅲ

図 5-1-17　尾側への滑り
外転制限の改善

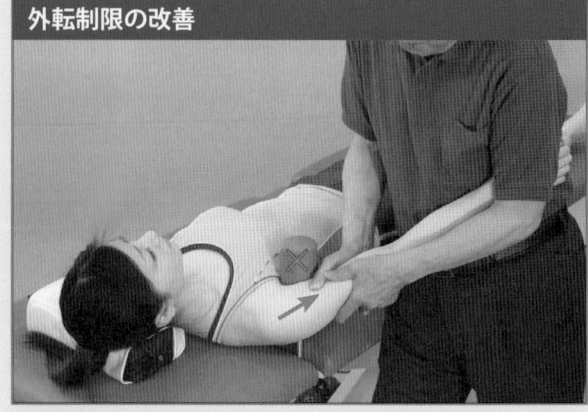

目的
- 背臥位での肩甲上腕関節の外転可動域の改善

開始肢位および手技手順
① **開始肢位**：患者は背臥位．肩甲上腕関節を安静肢位に置く．
② **固定**：患者の肩甲骨を腋下からベッドに付属する装具で固定する．もし必要なら，患者の胸郭の周りに追加のベルトを使用する．セラピストは両手で患者の上腕骨を把持し，セラピストの身体をその延長線上に置く．
③ **操作**：セラピストの身体を後方に傾けることで，尾側への滑りを加える．
④ **手技強度**：外転可動域の改善；Grade Ⅲ

図 5-1-18　尾側への滑り（外転の少ない肢位）
外転制限の改善

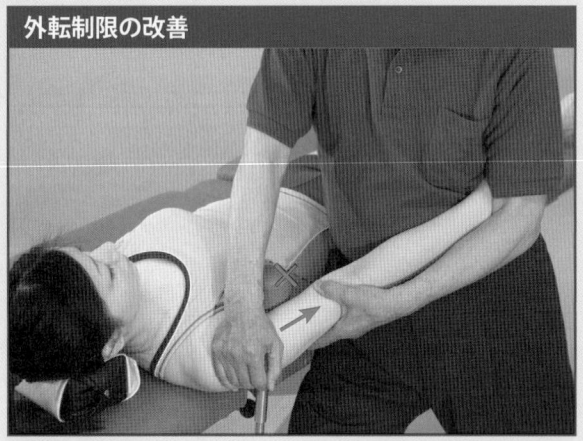

目的
- 背臥位での肩甲上腕関節の外転可動域が少ない患者に対する外転可動域の改善

開始肢位および手技手順
① **開始肢位**：患者は背臥位．肩甲上腕関節を外転最終可動域から少し戻す．
② **固定**：患者の肩甲骨を腋窩からベッドに付属する装具で固定する．もし必要なら，患者の胸郭周りに固定用のベルトを追加使用する．セラピストは，右手の小指側を肩甲上腕関節の遠位関節裂隙の上腕骨頭上に置き，左手と身体で患者の肩甲上腕関節外転位を保持する．
③ **操作**：セラピストの手と身体を同時に後方に傾けることで，セラピストの右手で上腕骨頭に尾側への滑りを加える．
④ **手技強度**：外転可動域の改善；Grade Ⅲ

図 5-1-19　尾側への滑り（外転90°前後）
外転制限の改善

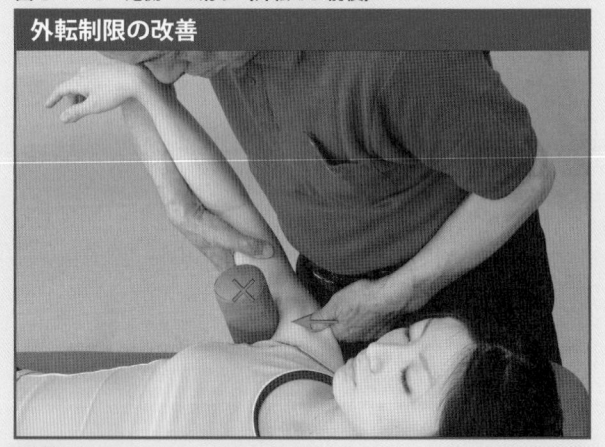

目的
- 背臥位での肩甲上腕関節の外転可動域が90°前後で制限されている患者に対する外転可動域の改善

開始肢位および手技手順
① **開始肢位**：患者は背臥位．肩甲上腕関節を外転最終可動域から少し戻す．
② **固定**：患者の肩甲骨を，腋窩からベッドに付属する装具で固定する．必要なら，患者の胸郭周りに固定用のベルトを追加使用する．セラピストは，左手の母指から示指の間を，肩甲上腕関節の遠位関節裂隙の上腕骨頭上に置き，右手と身体で患者の肩甲上腕関節の外転位を保持する．
③ **操作**：セラピストの左手を自分の骨盤にあてがい，左手と身体を同時に尾側へ動かして，上腕骨頭に尾側への滑りを加える．
④ **手技強度**：外転可動域の改善；Grade Ⅲ

肩甲上腕関節　関節モビライゼーション

図 5-1-20　腹側への滑り
伸展・外旋制限の評価と改善

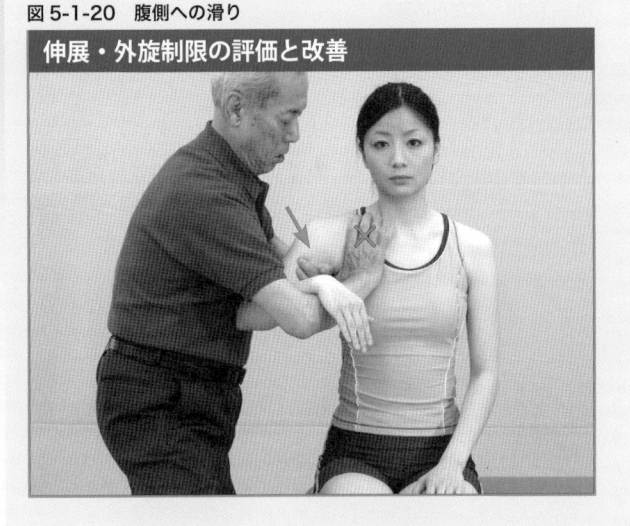

目的
- 肩甲骨関節窩に対する上腕骨の腹側方向への joint play および end feel の評価
- 上腕骨の腹側への joint play を増加させることによる，肩甲上腕関節の伸展・外旋可動域の改善（凸の法則）

開始肢位および手技手順
① 開始肢位：患者は座位．患者の右前腕をセラピストの右前腕に置き，肩甲上腕関節を安静肢位に置く．
② 固定：セラピストは，右手で患者の肩甲骨を腹側から固定するため，肩峰と烏口突起領域に強い圧をかける．そして左の母指と示指の間を，患者の背側から肩甲上腕関節の遠位関節裂隙に置く．
③ 操作：セラピストは左手で肩甲骨窩のすぐ外側で，上腕骨頭に尾側への滑りを加える．
④ 手技強度：評価；Grade Ⅱ．伸展・外旋可動域の改善；Grade Ⅲ

図 5-1-21　腹側への滑り
伸展・外旋制限の改善

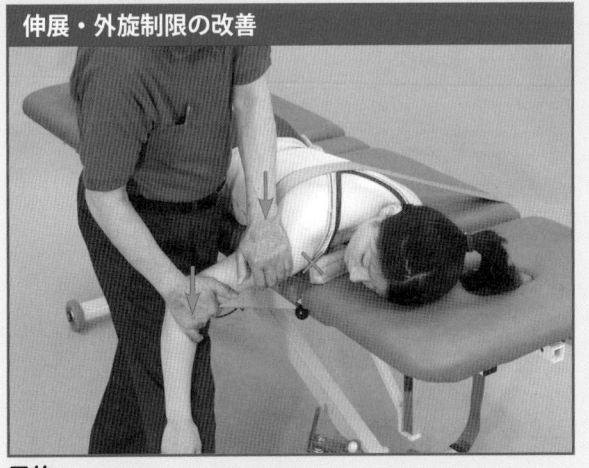

目的
- 肩甲骨関節窩に対する上腕骨の腹側方向への joint play を増加させることによる，肩甲上腕関節の伸展・外旋可動域の改善

開始肢位および手技手順
① 開始肢位：患者は腹臥位．楔や砂嚢を烏口突起の下に置き固定し，上腕骨をベッドから出して，肩甲上腕関節を安静肢位に置く．必要なら胸郭と肩甲骨をベルトで固定する．
② 固定：肩甲骨が楔や砂嚢で固定されていることを確認し，セラピストは両手と自分の身体で患者の上腕骨を保持する．このとき，セラピストは左小指球で肩甲上腕関節裂隙すぐ遠位の上腕骨頭近くを把持する．
③ 操作：セラピストは，左肘を伸ばしたままで膝を曲げていき，腹側への滑りを加える．このとき，セラピストの両手と身体を同時に同じ方向に動かすことが大切である．
④ 手技強度：伸展・外旋可動域の改善；Grade Ⅲ

図 5-1-22　腹側への滑り（伸展位）
伸展・外旋制限の改善

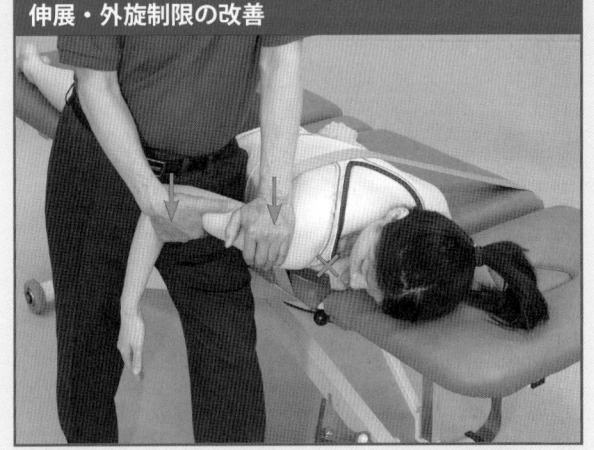

目的
- 肩甲上腕関節伸展位での，肩甲骨関節窩に対する上腕骨の腹側方向への joint play を増加させることによる，肩甲上腕関節のさらなる伸展・外旋可動域の改善

開始肢位および手技手順
① 開始肢位：患者は腹臥位．楔や砂嚢を烏口突起の下に置き，上腕骨をベッドから出して，肩甲上腕関節を伸展最終可動域から少し戻す．必要なら胸郭と肩甲骨をベルトで固定する．
② 固定：肩甲骨は楔や砂嚢で固定する．セラピストは両手と自分の身体で患者の上腕骨を保持する．このとき，セラピストは左小指球で肩甲上腕関節裂隙すぐ遠位の上腕骨頭近くを把持する．
③ 操作：セラピストは左肘を伸ばしたまま膝を曲げることで，上腕骨に腹側への滑りを加える．このとき，セラピストの両手と身体を，同時に同じ方向に動かすことが大切である．
④ 手技強度：伸展・外旋可動域の改善；Grade Ⅲ

肩甲上腕関節　関節モビライゼーション

図 5-1-23　背側への滑り

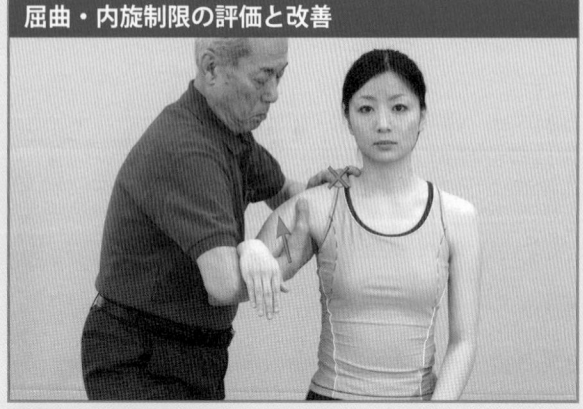

屈曲・内旋制限の評価と改善

目的
- 肩甲骨関節窩に対する上腕骨の背側方向への joint play および end feel の評価
- 上腕骨の背側への joint play を増加させることによる，肩甲上腕関節の屈曲・内旋可動域の改善（凸の法則）

開始肢位および手技手順
① **開始肢位**：患者は座位．患者の右前腕をセラピストの右前腕に置き，肩甲上腕関節を安静肢位に置く．
② **固定**：セラピストは，左示指を患者の背側から肩峰上に置き，手掌全体で肩甲骨を固定する．そして右の母指と示指の間を腹側から肩甲上腕関節の遠位関節裂隙に置く．
③ **操作**：セラピストは右手で肩甲骨窩のすぐ外側で，上腕骨頭に背側への滑りを加える．
④ **手技強度**：評価；Grade Ⅱ．屈曲・内旋可動域の改善；Grade Ⅲ

図 5-1-24　背側への滑り

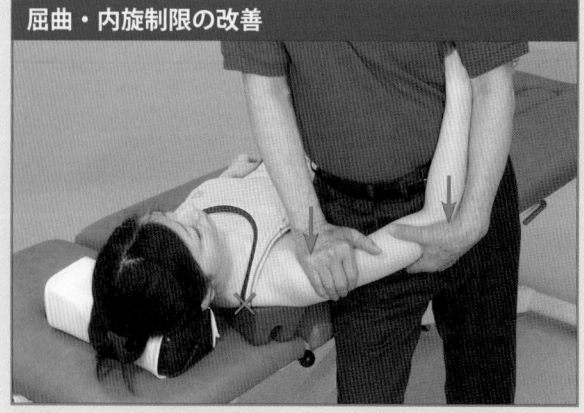

屈曲・内旋制限の改善

目的
- 肩甲骨関節窩に対する上腕骨の背側方向への joint play を増加させることによる，肩甲上腕関節の屈曲・内旋可動域の改善

開始肢位および手技手順
① **開始肢位**：患者は背臥位．楔や砂嚢を肩甲骨の下に置き，上腕骨をベッドから出して，肩甲上腕関節を安静肢位に置く．
② **固定**：肩甲骨は楔や砂嚢で固定する．セラピストは両手と自分の身体で患者の上腕骨を保持する．このとき，セラピストは右小指球で肩甲上腕関節裂隙すぐ遠位の上腕骨頭近くを把持する．
③ **操作**：セラピストは右肘を伸ばしたまま膝を曲げることで，上腕骨に背側への滑りを加える．このとき，セラピストの両手と身体を，同時に同じ方向に動かすことが大切である．
④ **手技強度**：屈曲・内旋可動域の改善；Grade Ⅲ

図 5-1-25　背側への滑り（屈曲位）

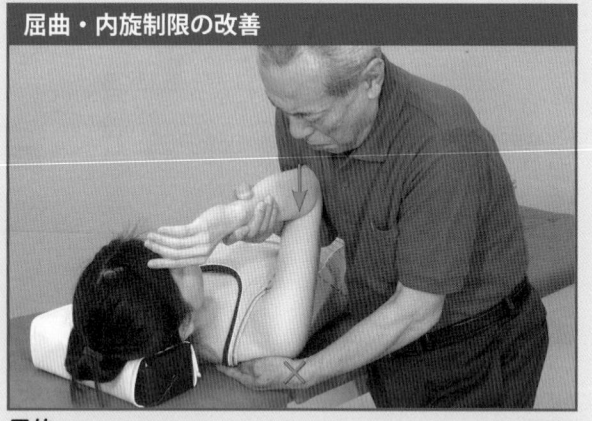

屈曲・内旋制限の改善

目的
- 肩甲上腕関節が90°近くの屈曲位で制限されている場合の，肩甲骨関節窩に対する上腕骨の背側方向への joint play を増加させることによる，屈曲・内旋可動域の改善

開始肢位および手技手順
① **開始肢位**：患者は背臥位．上腕骨をベッドから出して，肩甲上腕関節を屈曲最終可動域から少し戻す．
② **固定**：セラピストの左母指と示指を重ねた指で上腕骨頭を保持し，その他の指で肩甲骨を固定する．右手で患者の前腕を把持し，患者の肘関節をセラピストの腋にあてがう．
③ **操作**：セラピストは腋にあてた患者の肘関節を，膝を曲げて上腕骨長軸方向に押すことで，上腕骨頭に背側への滑りを加える（このとき，肩甲上腕関節を内旋位でも外旋位でも行うことが可能）．
④ **手技強度**：屈曲・内旋可動域の改善；Grade Ⅲ

肩甲帯

■ 機能解剖と運動

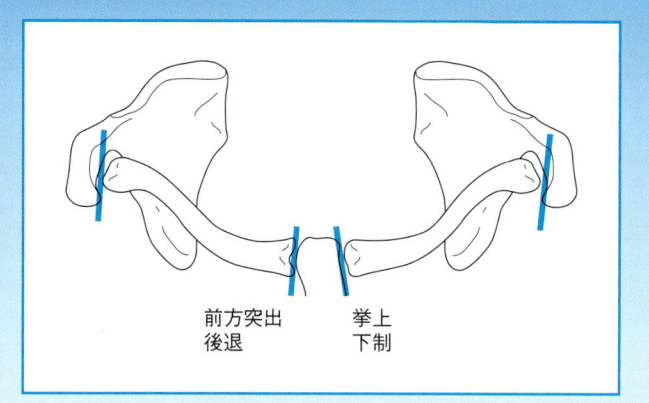

前方突出　挙上
後退　　　下制

肩甲帯は，鎖骨切痕部と体幹（胸骨柄）とで関節をもつ肩甲骨と鎖骨で構成されている．

肩甲骨は3つの縁をもつ三角形状である．

- 上部縁：肩甲上切痕と上肩甲横靱帯
- 内側縁：3つの縁で最も長い
- 外側縁：最も厚い縁

この3つの縁が交わり，三角形を形成する（上角，下角，外側に位置し関節窩をもつ外側角）．肩甲棘は外側へと伸びて，肩峰へと続き，鎖骨と関節を形成する．烏口肩峰靱帯は，烏口肩峰アーチを形成する．

鎖骨の胸骨端は，胸骨柄上の鎖骨切痕と関節面をもつ．鎖骨の肩峰端は，肩峰との関節面をもつ．鎖骨は，胸郭から必要十分な距離をもち肩甲骨を維持している．

1）上腕骨と肩甲帯の運動

挙上とは，水平より上での上腕骨の動きで使用される．肩甲帯全体（上腕骨と肩甲骨）の運動は，上腕骨を屈曲あるいは外転することで，上腕骨の挙上が可能となる．肩甲骨と上腕骨は，"肩甲上腕リズム"とよばれる協調された動きで一緒に動く．この運動の約2/3は肩甲上腕関節で生じ，残りの動きは肩甲骨の動きで行われる．通常，運動は最初に肩甲上腕関節で行われ，続いて他の関節が動く．上腕骨と肩甲骨の比率は2：1で，外転と屈曲の両方の間で生じる．

約90°外転においては，上腕骨大結節が烏口肩峰靱帯に接近するため，それ以後の運動が妨げられる．上腕骨は外旋することで，大結節が烏口肩峰アーチの下で背側に動くことができるため，90°以上の外転が可能になる．

肩関節が最大挙上するためには，肩甲骨の外転と外旋，鎖骨の挙上と回旋，胸椎後弯の平坦化はすべて必要

な動きである．したがって，腕を最大に挙上するためには，以下の多くの正常な関節の機能が必要である．①肩甲上腕関節，②肩鎖関節，③胸鎖骨関節，④肋骨の関節を含む胸椎の関節，⑤肩甲-胸郭"関節"．

肩甲帯は2つの関節をもっている．それは胸鎖関節と肩鎖関節である．

胸鎖関節（art. sternoclavicularis：SC）

1）関節構造

胸鎖関節は解剖学的に複合，機構的には2軸関節（鞍型）である．そして関節円板が関節腔を2つの部分に分ける．機械的には鞍関節（sellar）とみなされるが，ゆるい関節包と関節円板が柔軟性に富んでいるため，機能的には3軸関節（楕円，不変的な卵形）である．

2）モビライゼーションの治療面と滑りの法則

胸鎖関節の治療面は，挙上-下制では胸骨の凹の関節面上で，屈曲-伸展では鎖骨の凹の関節面上にある．

3）骨の運動と運動軸・機能検査に用いる参考可動域

（1）ゼロ肢位：肩甲帯の生理学的な肢位と同じである．
（2）安静肢位：肩甲帯の生理学的な肢位と同じである．
（3）鎖骨は，固定された胸骨上で以下の3つの軸の周囲を動いていると考えられる．

- 挙上-下制：鎖骨の内側端を通る矢状軸（背-腹側）の周り．挙上可動域45°，下制可動域7°である．
- 前方突出-後退：胸骨を通る長軸方向の垂直軸（頭-尾側）の周り．前方突出30°，後退20°である．
- 回旋（肩の屈曲-伸展を伴う）：鎖骨全体を通る長軸の周り．外旋10°，内旋10°である．

4）関節運動

鎖骨は，固定された胸骨上で以下の3つの軸の周りを動いていると考えられる．

①挙上-下制：鎖骨の内側端を通る矢状軸（背-腹側）の周り．鎖骨は，頭・尾側の運動に対して矢状軸の周りを凸の関節面で動く．

肩甲帯

②前方突出-後退：胸骨を通る垂直軸（頭-尾側）の周り．関節円板を伴って鎖骨の凹の関節面は，腹背側の運動に対して垂直軸の周りを動く．

③回旋（肩の屈曲-伸展を伴う）：鎖骨の長軸の周り．肩関節が屈曲するときに，鎖骨の前縁は頭側に動き（鎖骨の外旋），肩関節が伸展するときに，尾側に動く（鎖骨の内旋）．

5）胸鎖関節の肢位と靱帯
   （前・後胸鎖靱帯，鎖骨間靱帯，肋鎖靱帯）

(1) 閂肢位：上腕を最大挙上位
(2) 関節包パターン：不明
- 前胸鎖靱帯は，鎖骨の前方移動を制限する．
- 鎖骨が挙上したときに鎖骨間靱帯は弛緩し，鎖骨が下制したときに緊張する．
- 肋鎖靱帯は，鎖骨の挙上と水平面上での鎖骨の腹・背側への動きを制限する．

6）end feel

firm

7）触診部位と触診手順
   （詳細は肩甲上腕関節を参照）

(1) 骨：胸骨，鎖骨内側，胸鎖関節裂隙，鎖骨下窩
(2) 靱帯：胸鎖靱帯（前部，後部），鎖骨間靱帯，肋鎖靱帯

肩鎖関節（art. acromioclavicularis：AC）

1）関節構造

肩鎖関節は，解剖的に単純（円板が存在することで複雑になっている）で機構的に平面の滑り中心の複合関節である．解剖的には肩峰は凹で，鎖骨は凸である．しかし，機能的には緩い関節包と通常存在する柔軟な円板により，3軸の球関節（spheroidea）である．

2）モビライゼーションの治療面と滑りの法則

肩鎖関節の治療面は，肩峰の凹面上に位置する．

3）骨の運動と運動軸・機能検査に用いる参考可動域

(1) ゼロ肢位：肩甲帯の生理学的な肢位と同じである．
(2) 安静肢位：肩甲帯の生理学的な肢位と同じである．

肩鎖関節においては，肩甲骨が3つの軸の周囲を固定された鎖骨に相対して動くと考えることができる．同時に肩甲骨は，胸郭にも相対して動く．その結果として，肩鎖関節は3軸の動きをもっている．

- 肩甲骨頭側-尾側：この動きは，たいへん小さい運動である．矢状軸（背側-腹側）は，鎖骨外側端を通る．図5-1-26a（腹側から見た図）は，約90°の鎖骨-肩甲骨垂直角（C-SV）を示している．図5-1-26bは，肩甲骨が動く軸（黒い点）周囲を図示している．肩甲下角は，外側に動くので，C-SV角は増加する．そして内側に動くときはこの角度は減少する．これらの運動の結果として，関節窩はより頭側に向く（C-SV角が増加するならば）あるいはより尾側に向く（C-SV角が減少するならば）であろう．

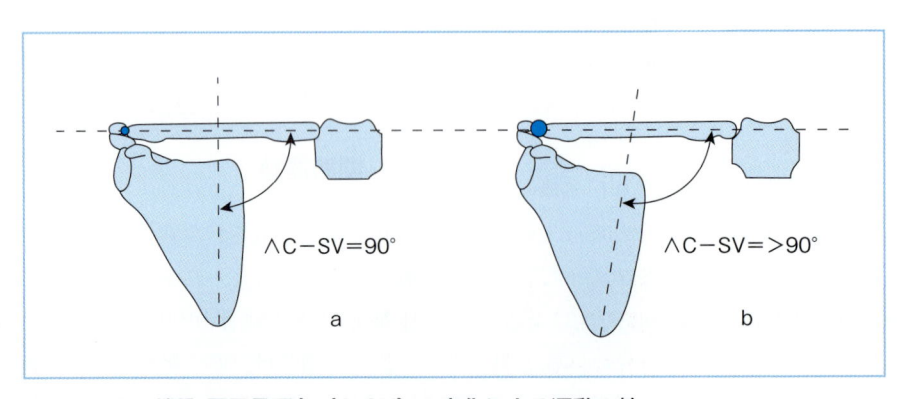

図5-1-26　鎖骨-肩甲骨頂角（C-SV）の変化による運動の軸

肩甲帯

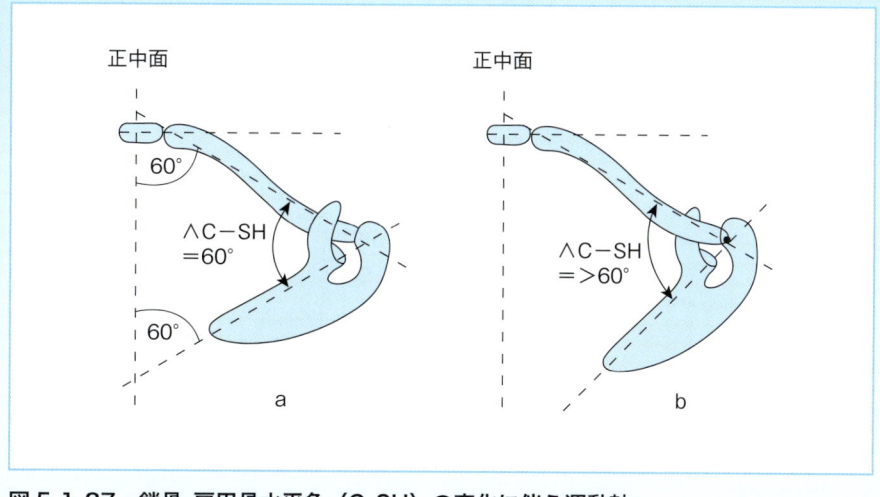

図 5-1-27 鎖骨-肩甲骨水平角（C-SH）の変化に伴う運動軸

- 肩甲骨腹側-背側：鎖骨の外側端を通る垂直軸（頭側-尾側）での動き．図 5-1-27a（頭側から見た図）は，約60°の鎖骨-肩甲骨水平角（C-SH）を図示している．図 5-1-27b は，肩甲骨が動く軸（黒い点）の周囲を示している．肩甲骨の内側縁が胸郭から離れるように動くとき（"winging"あるいは肩甲骨外転）に，C-SV 角は増加（図 5-1-27b）する．肩甲骨の内側縁が胸郭のほうに動く（内転）ときは，C-SV 角は減少する．これらの運動の結果として，関節窩はより腹側位（外転の状態）あるいはより背側位（内転の状態）を向くようになる．
- 肩甲骨回旋：鎖骨の長軸方向を通る縦軸は，胸郭上の肩甲骨の運動を可能にする．鎖骨が外旋するときに，下角は外側と前方に動くため肩甲骨の関節窩は，より頭側と腹側を向く．鎖骨の内旋では，下角は内側と後方に動くため肩甲骨の関節窩は，より尾側と背側を向く．

4）関節の運動（滑り）

（1）伸展-屈曲
（2）挙上-下制

　モビライゼーションテクニックが，目標とする骨の凹面あるいは凸面を動かすかどうかで，凹の法則あるいは凸の法則を適用する．

5）肩鎖関節の肢位と靱帯（肩鎖靱帯，烏口鎖骨靱帯）

（1）閉肢位：上腕を腕90°外転位
（2）関節包パターン：不明

- 肩鎖靱帯は，ゆるい関節包を補強している．
- 烏口鎖骨靱帯は，菱形靱帯と円錐靱帯に分けられる．菱形靱帯は肩鎖関節の脱臼を防ぎ，肩甲骨の前方・内方への動きを制限する．円錐靱帯は，肩甲骨の後方への動きを制限する．

6）end feel

firm

7）触診部位と触診手順

（1）骨：肩峰，鎖骨外側，肩鎖関節裂隙
（2）靱帯：肩鎖靱帯，烏口鎖骨靱帯（菱形と円錐の部分）

肩甲帯

■ 検査手順

胸鎖関節

1) 機能テスト

(1) 自動運動と他動運動, 支持性テスト, end feel を含む

肩甲帯
- 挙上　　　　45°　（図5-1-28）
- 下制　　　　7°　（図5-1-29）
- 前方突出　　30°　（図5-1-30）
- 後退　　　　20°　（図5-1-31）

外転した腕の内旋と外旋のあいだ, 鎖骨長軸周りの鎖骨の回旋
- 外旋　　　　10°　（図5-1-32）
- 内旋　　　　10°　（図5-1-33）

(2) 並進の joint play, end feel を含む.
- 牽引-圧迫（図5-1-34, 35）
- 滑り：頭側（図5-1-36）, 尾側（図5-1-37）, 腹側（図5-1-38）, 背側（図5-1-39）

(3) 抵抗運動テスト

抵抗運動テストでは以下の筋を評価する.

抵抗方向	主要な筋
肩甲帯挙上	僧帽筋
	肩甲挙筋
肩甲帯下制	僧帽筋下部線維
	前鋸筋
	小胸筋
	鎖骨下筋

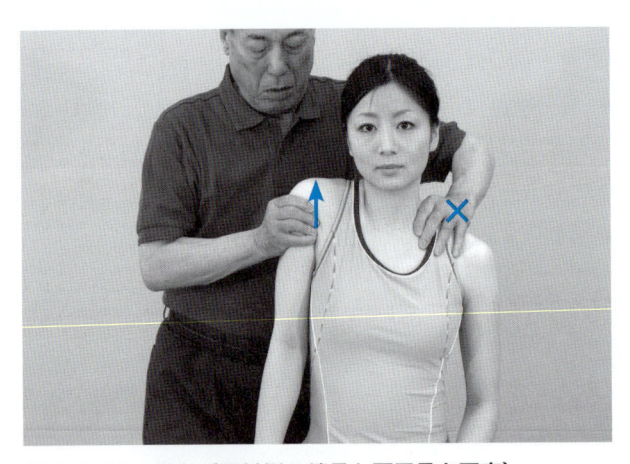

図 5-1-28　挙上（反対側の鎖骨と肩甲骨を固定）

図 5-1-29　下制（反対側の鎖骨と肩甲骨を固定）

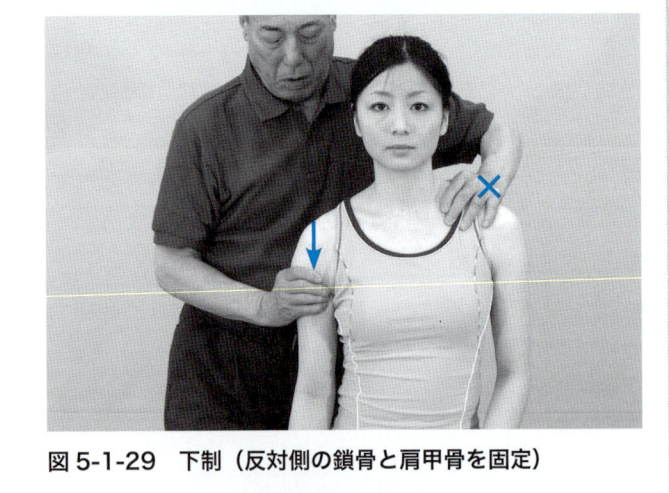

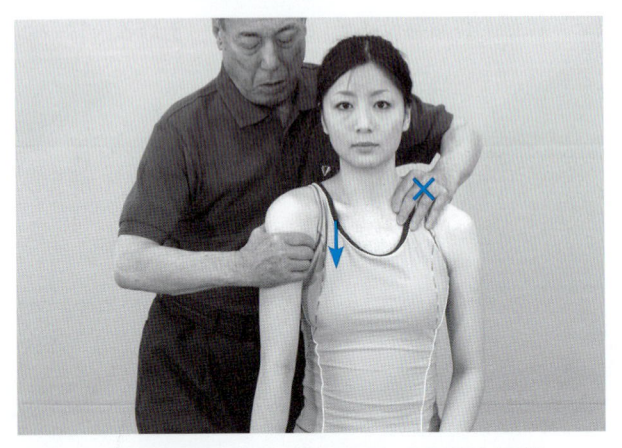

図 5-1-30　前方突出（反対側の鎖骨と肩甲骨を固定）

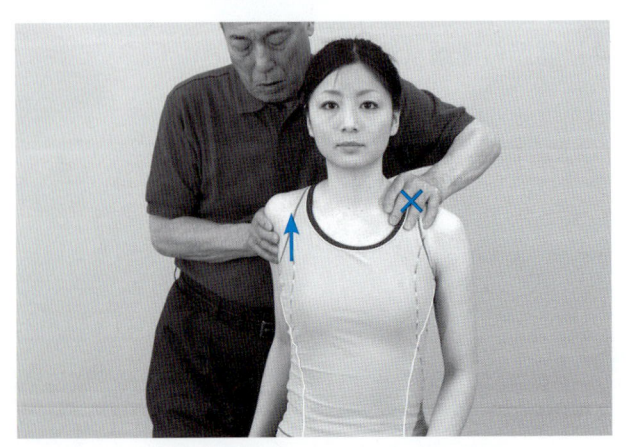

図 5-1-31　後退（反対側の鎖骨と肩甲骨を固定）

肩甲帯

抵抗方向	主要な筋	抵抗方向	主要な筋
肩甲帯前方突出	大胸筋	肩甲帯後退	僧帽筋
	小胸筋		菱形筋
	前鋸筋		広背筋

肩鎖関節

（1）自動運動と他動運動，支持性テスト，end feel を含む．

肩甲骨
 外旋　　　25°
 内旋　　　25°

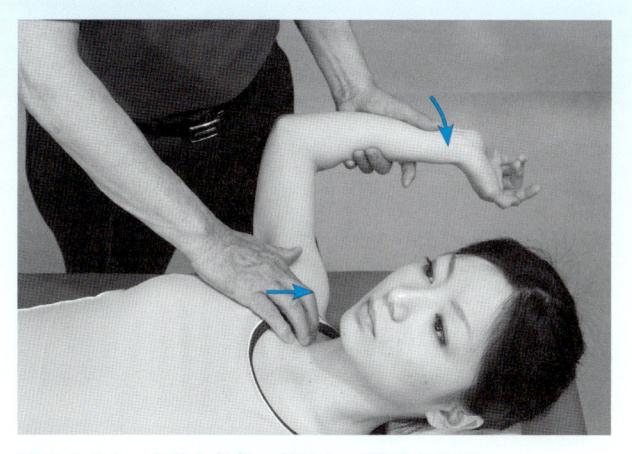

図 5-1-32　上肢を外転・外旋して鎖骨を外旋

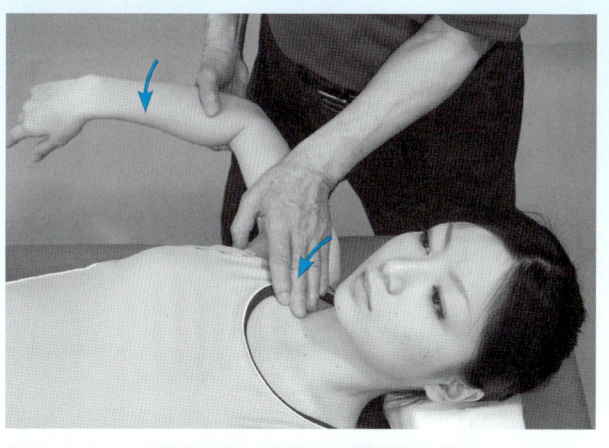

図 5-1-33　上肢を外転・内旋して鎖骨を内旋

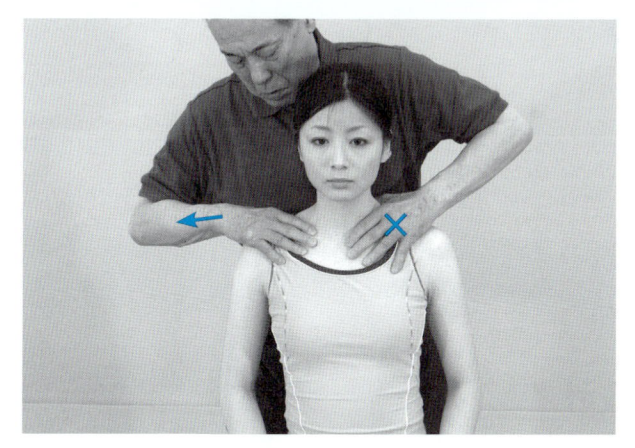

図 5-1-34　反対側の鎖骨近位部を固定して牽引

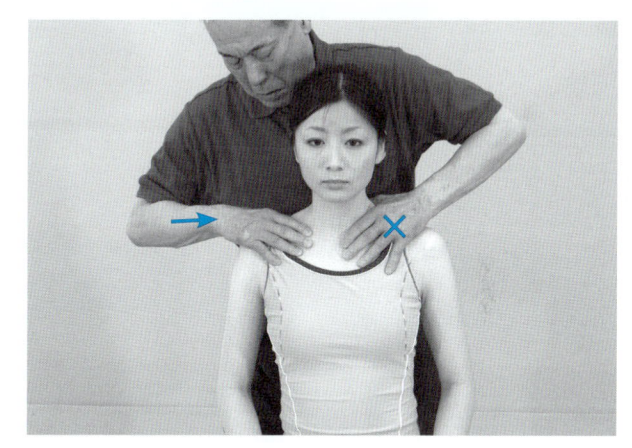

図 5-1-35　反対側の鎖骨近位部を固定して圧迫

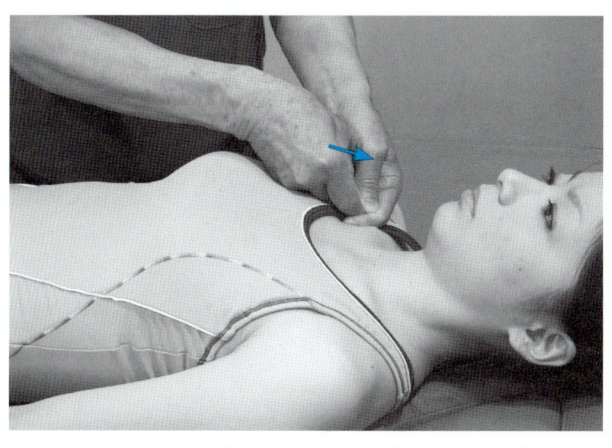

図 5-1-36　一方の示指にもう一方の示指を重ねて頭側へ滑り

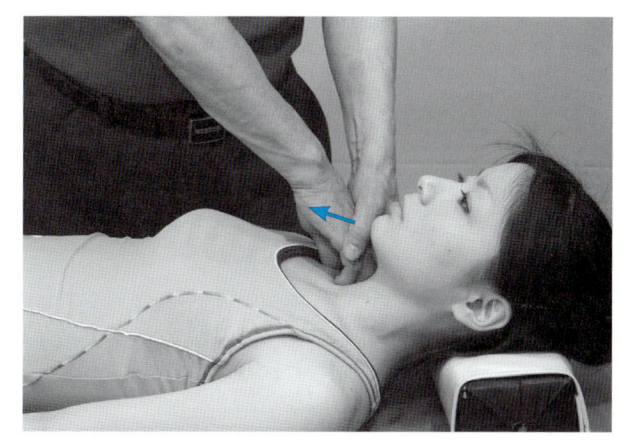

図 5-1-37　一方の手指にもう一方の手指を重ねて尾側へ滑り

肩甲帯

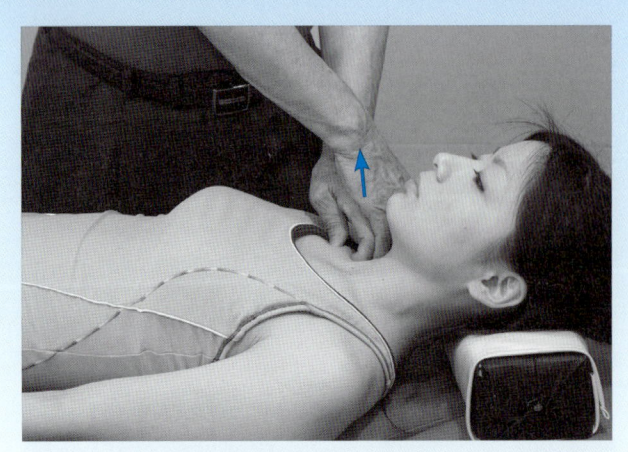

図 5-1-38　一方の手指を鎖骨背側へ入れ，もう一方の手を重ねて腹側へ滑り

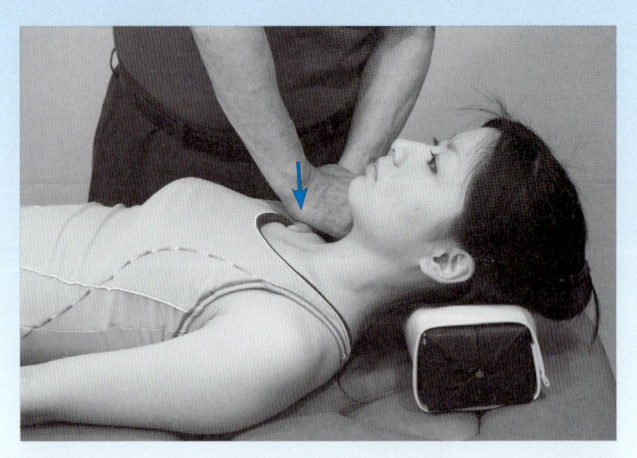

図 5-1-39　一方の母指を鎖骨腹側に沿わせ，もう一方の手掌を重ねて背側へ滑り

（2）並進の joint play, end feel を含む．
- 牽引-圧迫（図 5-1-40, 41）
- 滑り：腹側（図 5-1-42），背側（図 5-1-43），肩甲骨と一緒に動く（図 5-1-44～49）．

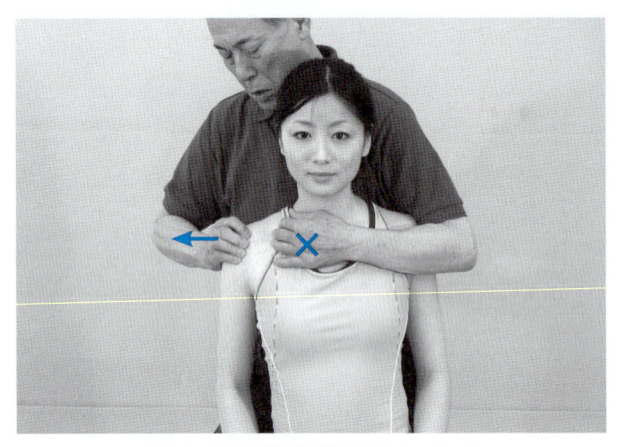

図 5-1-40　鎖骨を固定して肩峰を牽引

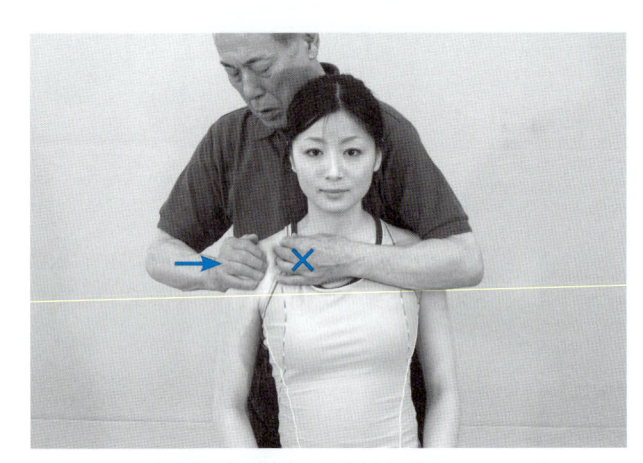

図 5-1-41　鎖骨を固定して肩峰を圧迫

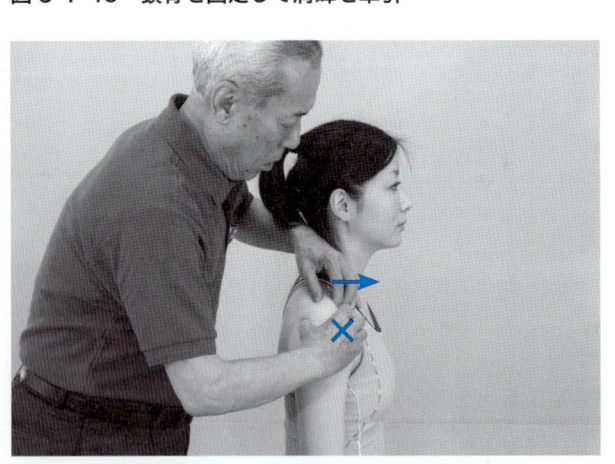

図 5-1-42　肩峰を固定して鎖骨を腹側へ動かす

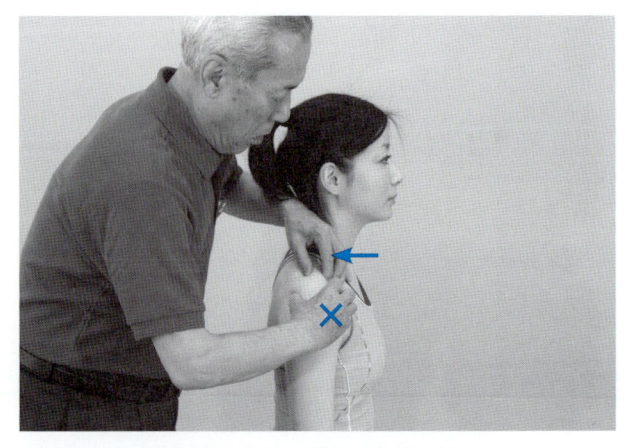

図 5-1-43　肩峰を固定して鎖骨を背側へ動かす

108　第5章　整形徒手理学療法の手技

肩甲帯

(3) 抵抗運動テスト

抵抗運動テストでは以下の筋を評価する.

抵抗方向	主要な筋
肩甲骨上方回旋	僧帽筋
	前鋸筋
肩甲骨下方回旋	菱形筋
	肩甲挙筋

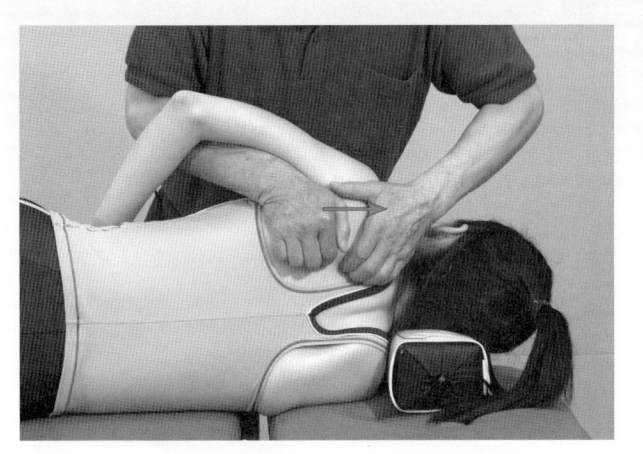

図 5-1-44　肩甲骨を頭側へ

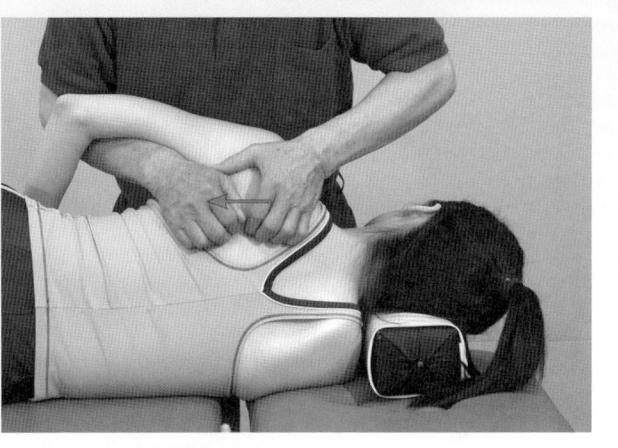

図 5-1-45　肩甲骨を尾側へ

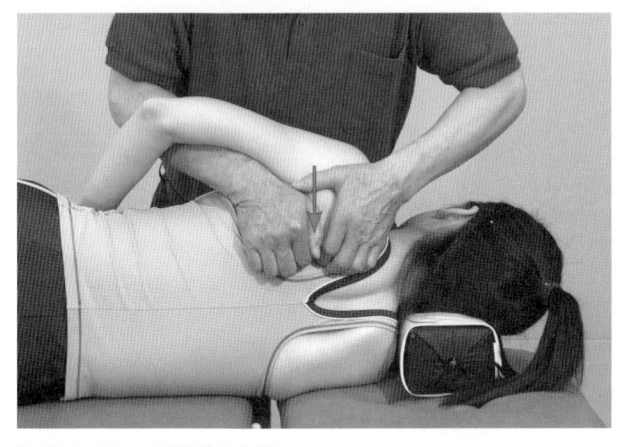

図 5-1-46　肩甲骨を内側へ

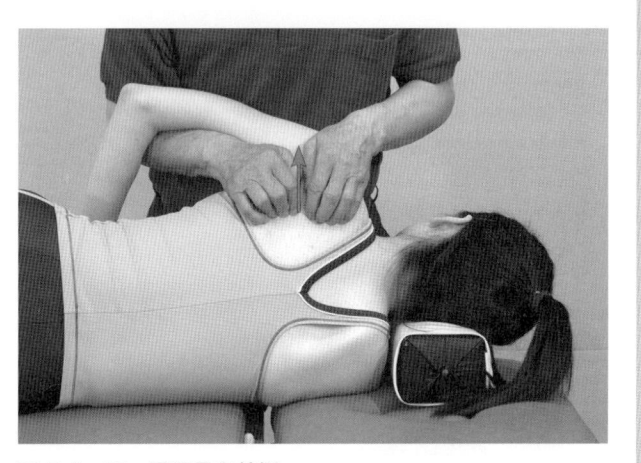

図 5-1-47　肩甲骨を外側へ

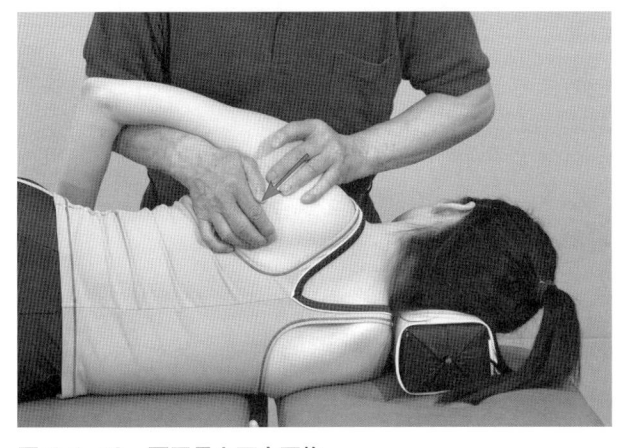

図 5-1-48　肩甲骨を下方回旋

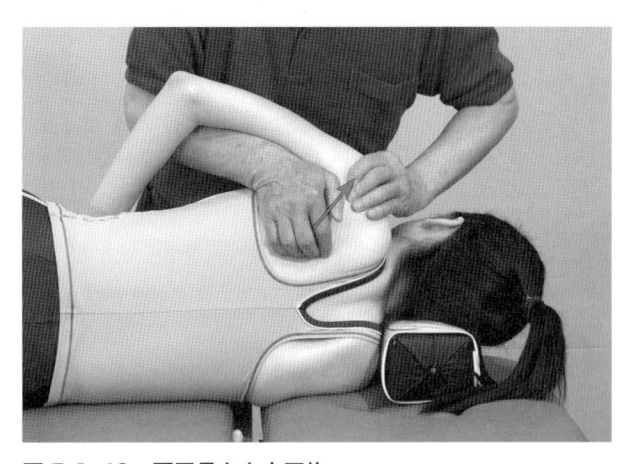

図 5-1-49　肩甲骨を上方回旋

胸鎖関節　関節モビライゼーション

図5-1-50　牽引
疼痛の軽減と可動域制限の評価と改善

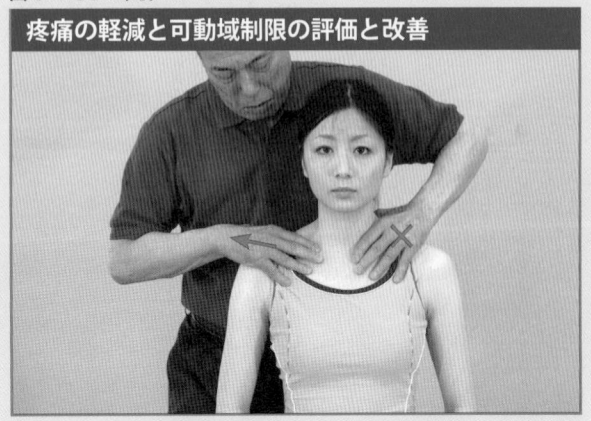

目的
- 胸骨に対する鎖骨の外側方向へのjoint playおよびend feelの評価
- 胸鎖関節のjoint playを増大させることによる，疼痛の軽減や肩甲帯の可動域の改善

開始肢位および手技手順
① **開始肢位**：患者は座位．胸鎖関節を安静肢位に置く．
② **固定**：セラピストは患者の背側に立ち，左手（固定する手）と自分の身体で患者の胸骨と体を固定する．セラピストの右手（動かす手）は患者の鎖骨を，中指を骨体に，示指を頭側に，環指を尾側にあてがい把持する．
③ **操作**：胸骨に対して，鎖骨に外側への牽引を加える．
④ **手技強度**：評価，疼痛の軽減；GradeⅠあるいはⅡ，可動域の改善；GradeⅢ

図5-1-51a　牽引
疼痛の軽減と可動域制限の評価と改善

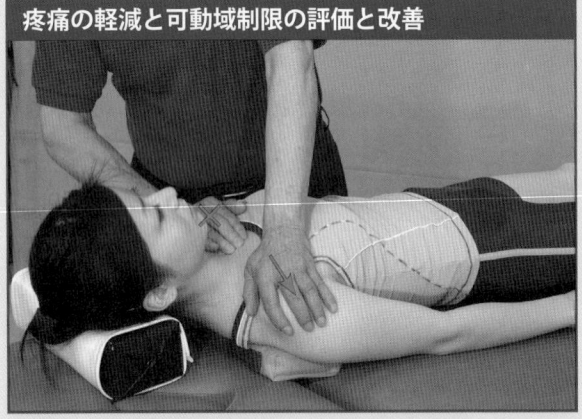

目的
- 胸骨に対する鎖骨の外側方向へのjoint playおよびend feelの評価
- 胸鎖関節のjoint playを増大させることによる，疼痛の軽減や肩甲帯の可動域の改善

開始肢位および手技手順
① **開始肢位**：患者は背臥位．肩甲骨の下に楔か砂嚢を置き，胸鎖関節を安静肢位に置く．セラピストは，評価・治療しようとする胸鎖関節と反対側に立つ．
② **固定**：セラピストは，右手（固定する手）で患者の胸骨と左の胸郭をベッドに押しつけるようにして固定する．セラピストは，左手（動かす手）の母指球と小指球の間を鎖骨外側に置き，手掌で患者の肩全体を把持する．
③ **操作**：セラピストは，左肘関節を伸ばした状態で，胸骨に対して鎖骨に外側への牽引を加える．
④ **手技強度**：評価，疼痛の軽減；GradeⅠあるいはⅡ．可動域の改善；GradeⅢ

図5-1-51b　牽引
可動域制限の改善

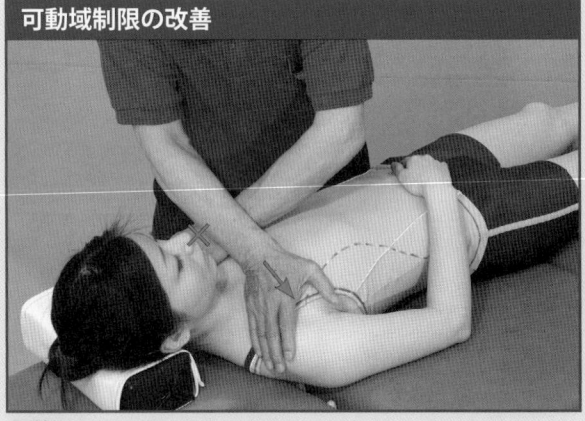

目的
- 胸鎖関節のjoint playを増大させることによる，肩甲帯の可動域の改善

開始肢位および手技手順
① **開始肢位**：患者は背臥位．肩甲骨の下に必要に応じて楔か砂嚢を置き，胸鎖関節を安静肢位に置く（治療効果が上がったら楔や砂嚢の高さを低くしていく）．セラピストは，治療しようとする胸鎖関節と反対側に立つ．
② **固定**：セラピストは，左手（固定する手）で，患者の胸骨と左の胸郭をベッドに押しつけるようにして固定する．セラピストは，右手（動かす手）の母指球と小指球の間を鎖骨外側に置き，手掌で患者の肩全体を把持する．
③ **操作**：セラピストは右肘関節を伸ばした状態で，胸骨に対して鎖骨に外側への牽引を加える．
④ **手技強度**：可動域の改善；GradeⅢ

胸鎖関節　関節モビライゼーション

図 5-1-52a　頭側への滑り

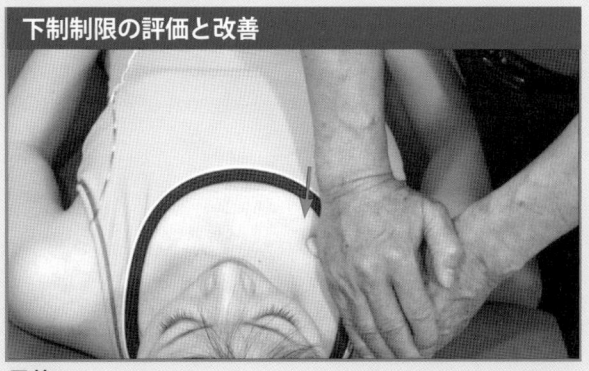

下制制限の評価と改善

目的
- 胸骨に対する鎖骨の頭側方向へのjoint playおよびend feelのテスト
- 胸鎖関節の頭側方向へのjoint playを増大させることによる，肩甲帯下制の可動域の改善（凸の法則）

開始肢位および手技手順
① **開始肢位**：患者は背臥位．肩甲骨の下に必要に応じて楔か砂囊を置き安静肢位に置く．セラピストは，評価・治療しようとする胸鎖関節と同側に立つ．
② **固定**：セラピストは，患者の鎖骨の尾側面に沿って左母指と母指球を置く．セラピストの右小指球を左母指の上に置く．なお患者の自重で固定されるため，外部からの固定は必要ない．
③ **操作**：セラピストは，右肘関節を伸ばした状態で，胸骨に対して鎖骨に頭側への滑りを加える．
④ **手技強度**：評価；Grade Ⅱ．可動域の改善；Grade Ⅲ
※評価のときは，関節列隙を触診する．

図 5-1-52b　頭側への滑り（下制位）

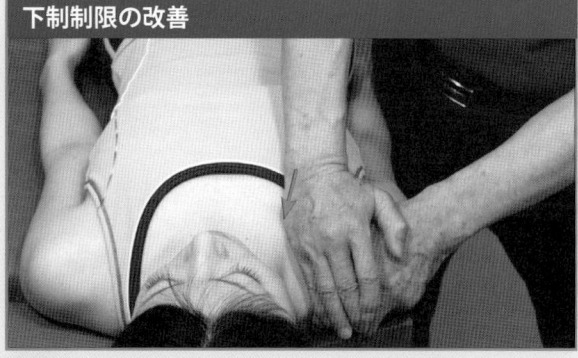

下制制限の改善

目的
- 胸鎖関節の頭側方向へのjoint playを増大させることによる，肩甲帯下制の可動域の改善（凸の法則）

開始肢位および手技手順
① **開始肢位**：患者は背臥位．肩甲骨の下に必要に応じて楔か砂囊を置き，下制最終可動域から少し戻す．セラピストは，治療しようとする胸鎖関節と同側に立つ．
② **固定**：セラピストは，患者の鎖骨の尾側面に沿って左母指と母指球を置く．セラピストの右小指球を左母指の上に置く．なお患者の自重で固定されるため，外部からの固定は必要ない．
③ **操作**：セラピストは，右肘関節を伸ばした状態で，胸骨に対して鎖骨に頭側への滑りを加える．このときに鎖骨の遠位部が頭側へ動かないようにするため，患者の上肢を，セラピストの身体とベッドで圧迫して固定するとよい．可動域の改善とともに，鎖骨を下制する．
④ **手技強度**：可動域の改善；Grade Ⅲ

図 5-1-53a　尾側への滑り

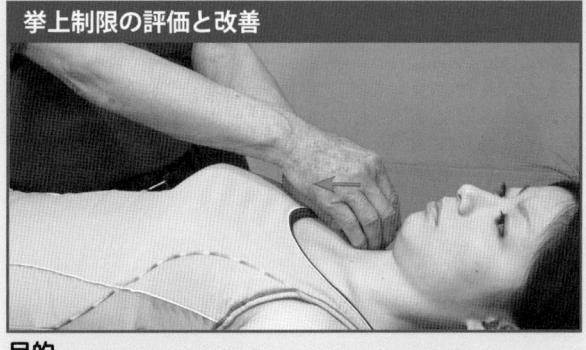

挙上制限の評価と改善

目的
- 胸骨に対する鎖骨の尾側方向へのjoint playおよびend feelの評価
- 胸鎖関節の尾側方向へのjoint playを増大させることによる，肩甲帯挙上の可動域の改善（凸の法則）

開始肢位および手技手順
① **開始肢位**：患者は背臥位．肩甲骨の下に必要に応じて楔か砂囊を置き，安静肢位に置く．セラピストは，評価・治療しようとする胸鎖関節と同側に立つ．
② **固定**：セラピストは，患者の鎖骨近位の頭側面に沿って左示指から小指を置く．セラピストの右示指から小指を，左手指の上に重ねて置く．なお患者の自重で固定されるため，外部からの固定は必要ない．
③ **操作**：セラピストは右肘関節を伸ばした状態で身体を後方に移動し，胸骨に対して鎖骨に尾側への滑りを加える．評価のときにはセラピストの左示指で関節裂隙を触診する．
④ **手技強度**：評価；Grade Ⅱ．可動域の改善；Grade Ⅲ

図 5-1-53b　尾側への滑り（挙上位）

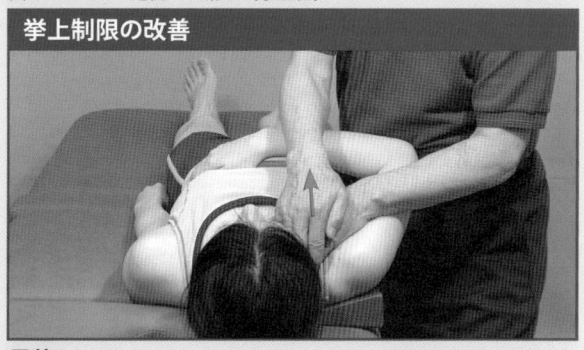

挙上制限の改善

目的
- 胸鎖関節の尾側方向へのjoint playを増大させることによる，肩甲帯挙上の可動域の改善（凸の法則）

開始肢位および手技手順
① **開始肢位**：患者は背臥位．肩甲骨の下に必要に応じて楔か砂囊を置き，挙上最終可動域から少し戻す．セラピストは，治療しようとする胸鎖関節と同側に立つ．
② **固定**：セラピストは，患者の鎖骨近位の頭側面に沿って，左示指から小指を置く．セラピストの右示指から小指を，左手指の上に重ねて置く．なお患者の自重で固定されるため，外部からの固定は必要ない．
③ **操作**：セラピストは右肘関節を伸ばした状態で，身体を後方に移動し，胸骨に対して鎖骨に尾側への滑りを加える．このとき，鎖骨遠位が尾側へ動かないように，患者の肘を検者の身体にあてがう．可動域の改善とともに鎖骨を挙上していく．
④ **手技強度**：可動域の改善；Grade Ⅲ

胸鎖関節　関節モビライゼーション

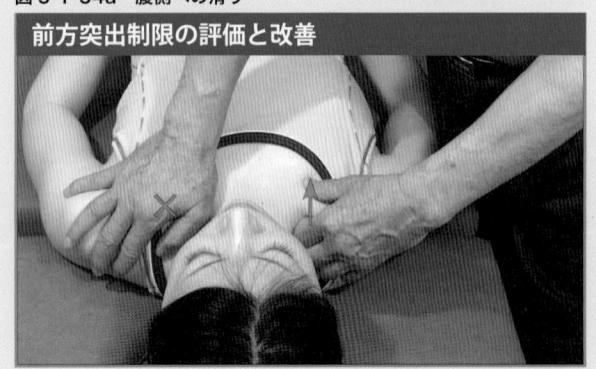

図 5-1-54a　腹側への滑り
前方突出制限の評価と改善

目的
- 胸骨に対する鎖骨の腹側方向への joint play および end feel の評価
- 胸鎖関節の腹側方向への joint play を増大させることによる，肩甲帯前方突出の可動域の改善（凹の法則）

開始肢位および手技手順
① 開始肢位：患者は背臥位．肩甲骨の下に，必要に応じて楔か砂嚢を置き，安静肢位にする．セラピストは，評価・治療しようとする胸鎖関節と同側に立つ．
② 固定：セラピストは，右母指球で，胸骨上部に圧を加えて固定する．そしてセラピストの左母指と残りの指で鎖骨の近位部を把持する．
③ 操作：セラピストは，左手で鎖骨に腹側への滑りを加える．評価のときは，胸骨を固定せずに，右手で関節裂隙を触診する．
④ 手技強度：評価；Grade Ⅱ．可動域の改善；Grade Ⅲ

図 5-1-54b　腹側への滑り（前方突出位）
前方突出制限の改善

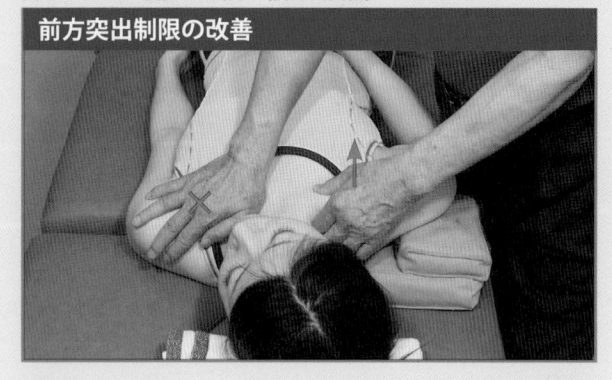

目的
- 胸鎖関節の腹側方向への joint play を増大させることによる，肩甲帯前方突出の可動域の改善（凹の法則）

開始肢位および手技手順
① 開始肢位：患者は背臥位．肩甲帯を前方突出最終可動域から少し戻し，その肢位を保持するため，肩甲骨の下に砂嚢を置く．セラピストは，治療しようとする胸鎖関節と同側に立つ．
② 固定：セラピストは，右母指球で，胸骨上部に圧を加えて固定する．そしてセラピストの左母指と残りの指で，鎖骨の近位部を把持する．
③ 操作：セラピストは左手で鎖骨に腹側への滑りを加える．頸部を軽度屈曲・右側屈・左回旋して，胸鎖乳突筋を弛緩させると行いやすい．可動域が改善されたら，肩甲骨の下の砂嚢の高さを上げていく．
④ 手技強度：評価；Grade Ⅱ．可動域の改善；Grade Ⅲ

図 5-1-55a　背側への滑り
後退制限の評価と改善

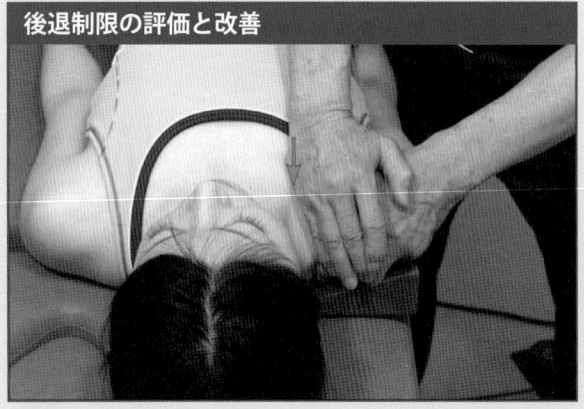

目的
- 胸骨に対する鎖骨の背側方向への joint play および end feel の評価
- 胸鎖関節の背側方向への joint play を増大させることによる，肩甲帯後退の可動域の改善（凹の法則）

開始肢位および手技手順
① 開始肢位：患者は背臥位．両肩甲骨間に，必要に応じてロールタオルを置き，安静肢位に置く．セラピストは，評価・治療しようとする胸鎖関節と同側に立つ．
② 固定：セラピストは，左母指と母指球を患者の鎖骨の腹側面に沿って置く．そして左母指を補強するために，右手を重ねて置く．なお患者は自重で固定されるため，外部からの固定は必要ない．
③ 操作：セラピストは，右肘を伸ばした状態で膝関節を屈曲させていき，背側への滑りを加える．評価のときは，右手で関節裂隙を触診する．
④ 手技強度：評価；Grade Ⅱ．可動域の改善；Grade Ⅲ

図 5-1-55b　背側への滑り（後退位）
後退制限の改善

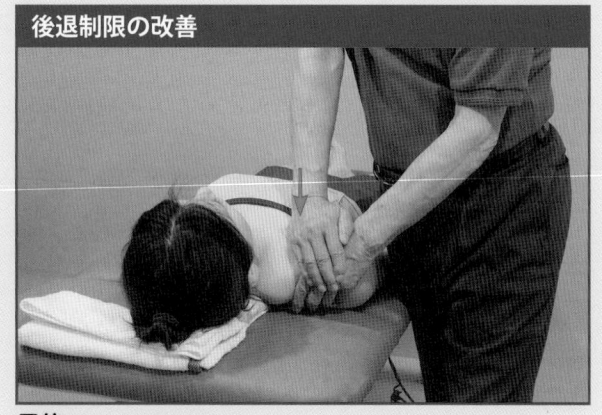

目的
- 胸鎖関節の背側方向への joint play を増大させることによる，肩甲帯後退の可動域の改善（凹の法則）

開始肢位および手技手順
① 開始肢位：患者は背臥位．肩甲帯を後退最終可動域から少し戻し，その肢位を保持するために両肩甲骨間にロールタオルを置く．セラピストは，治療しようとする胸鎖関節と同側に立つ．
② 固定：セラピストは，左母指と母指球を患者の鎖骨の腹側面に沿って置く．そして左母指を補強するため，右手を重ねて置く．なお患者の自重で固定されるため，外部からの固定は必要ない．
③ 操作：セラピストは，右肘を伸ばした状態で膝関節を屈曲させていき，背側への滑りを加える．頸部を軽度屈曲・右側屈・左回旋して，胸鎖乳突筋を弛緩させると行いやすい．可動域が改善されたら，両肩甲骨間のロールタオルの高さを上げていく．
④ 手技強度：可動域の改善；Grade Ⅲ

肩鎖関節　関節モビライゼーション

図 5-1-56a　腹側への滑り
可動域制限の評価と改善

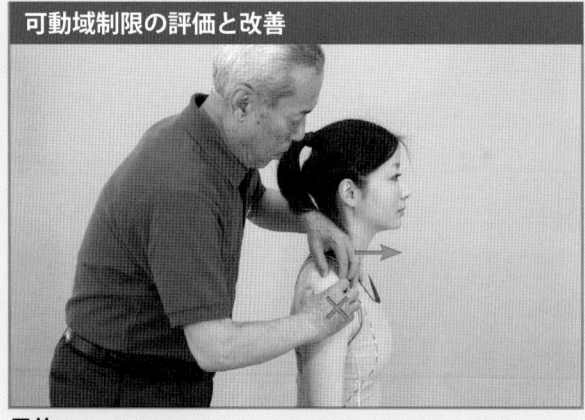

目的
- 肩峰に対する鎖骨の腹側方向へのjoint playおよびend feelの評価
- 肩鎖関節の腹側方向へのjoint playを増大させることによる，肩甲帯の可動域の改善

開始肢位および手技手順
①**開始肢位**：患者は座位．肩関節を安静肢位に置く．セラピストは，評価・治療しようとする胸鎖関節の背側に立つ．
②**固定**：セラピストは，患者の腹側から，右示指〜小指で肩峰あるいは烏口突起を把持し，背側から，右母指で肩甲棘を把持し肩甲骨を固定する．そして患者の鎖骨遠位部を背側から左母指で，腹側から左示指〜小指で把持する．
③**操作**：セラピストは，左手で鎖骨に腹側への滑りを加える．評価のときは，右示指を関節列隙に置き触診する．
④**手技強度**：評価；Grade Ⅱ．可動域の改善；Grade Ⅲ

図 5-1-56b　腹側への滑り
可動域制限の改善

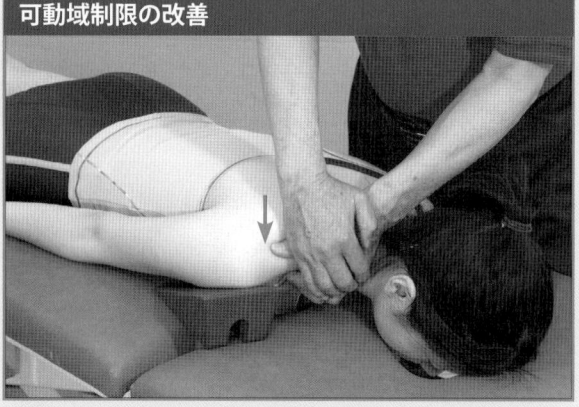

目的
- 肩鎖関節における鎖骨の腹側方向へのjoint playを増大させることによる，肩甲帯の可動域の改善

開始肢位および手技手順
①**開始肢位**：患者は腹臥位．肩鎖関節を安静肢位に置く．鎖骨に接触しないように，肩峰の下に楔か砂嚢を置き，肩甲骨を固定する．セラピストは，治療しようとする胸鎖関節と反対側に立つ．
②**固定**：セラピストは，患者の背側から，鎖骨遠位部に左母指と母指球を置き，腹側から示指で挟むように把持する．そして，左母指に重ねるように右手を置く．なお患者の自重で固定されるため，外部からの固定は必要ない．
③**操作**：セラピストは右肘を伸ばした状態で，鎖骨に腹側への滑りを加える．
④**手技強度**：可動域の改善；Grade Ⅲ

図 5-1-57a　腹側への滑り
可動域制限の改善

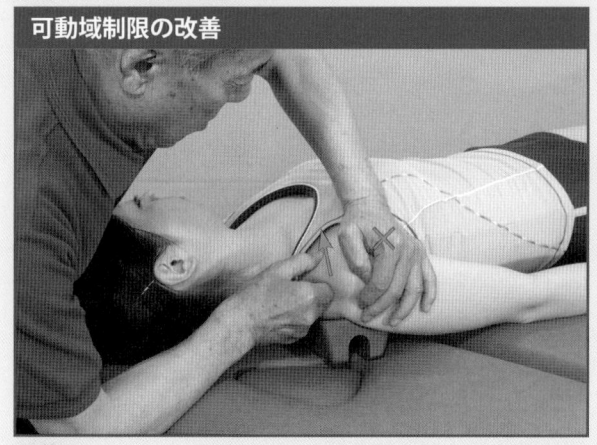

目的
- 肩鎖関節における鎖骨の腹側方向へのjoint playを増大させることによる，肩甲帯の可動域の改善

開始肢位および手技手順
①**開始肢位**：患者は背臥位．肩甲骨の下に楔か砂嚢を置き，肩鎖関節を安静肢位に置く．セラピストは，治療しようとする肩鎖関節の頭側に立つ．
②**固定**：セラピストは，患者の腹側から左手掌で，肩峰あるいは烏口突起を固定する．そしてセラピストは，患者の鎖骨遠位部を背側から右示指で，腹側から右母指で挟み，鎖骨を把持する．
③**操作**：セラピストは，右肘から前腕近位部をベッドに押しつけることで，母指と示指で挟んだ鎖骨に腹側への滑りを加える．
④**手技強度**：可動域の改善；Grade Ⅲ

図 5-1-57b　背側への滑り
可動域制限の改善

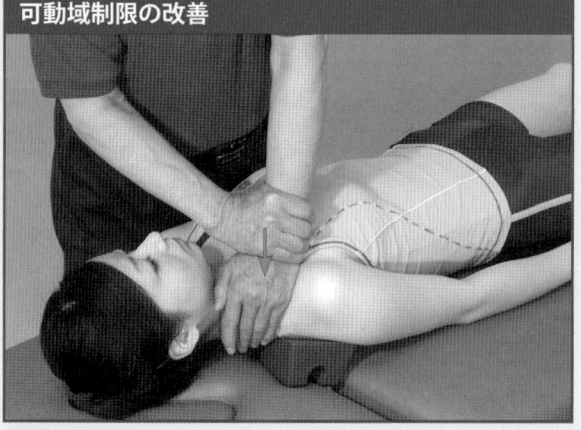

目的
- 肩鎖関節の背側方向へのjoint playを増大させることによる，肩甲帯の可動域の改善

開始肢位および手技手順
①**開始肢位**：患者は背臥位．肩甲骨の下に楔か砂嚢を置き，肩鎖関節を安静肢位に置く．セラピストは，治療しようとする肩鎖関節と反対側に立つ．
②**固定**：セラピストは，患者の腹側から鎖骨遠位部に左小指を置き，手掌を鎖骨の腹側に置く．そして右手で左手首を把持する．なお患者の自重で固定されるため，外部からの固定は必要ない．
③**操作**：セラピストは右手で左手を押すようにし，鎖骨に背側への滑りを加える．
④**手技強度**：可動域の改善；Grade Ⅲ

肩鎖関節・肩甲骨　　関節モビライゼーション

図 5-1-58　尾側への滑り
可動域制限の改善

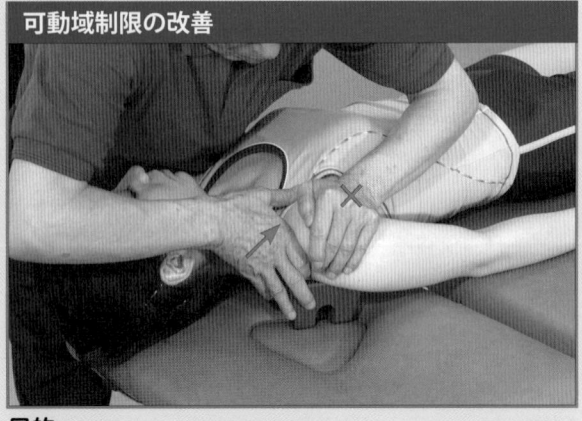

目的
- 肩鎖関節における鎖骨の尾側方向への joint play を増大させることによる、肩甲帯の可動域の改善

開始肢位および手技手順
① **開始肢位**：患者は背臥位．肩甲骨の下に楔か砂嚢を置き、肩鎖関節を安静肢位に置く．セラピストは、治療しようとする肩鎖関節の反対側に立つ．
② **固定**：セラピストは、患者の腹側から左母指球で烏口突起を固定する．そしてセラピストは、右示指の MP 関節部を患者の頭側から鎖骨遠位部に置く．
③ **操作**：セラピストは、右肘から鎖骨遠位部に尾側への滑りを加える．
④ **手技強度**：可動域の改善；Grade Ⅲ

図 5-1-59　尾側への滑りと winging
可動域制限の改善

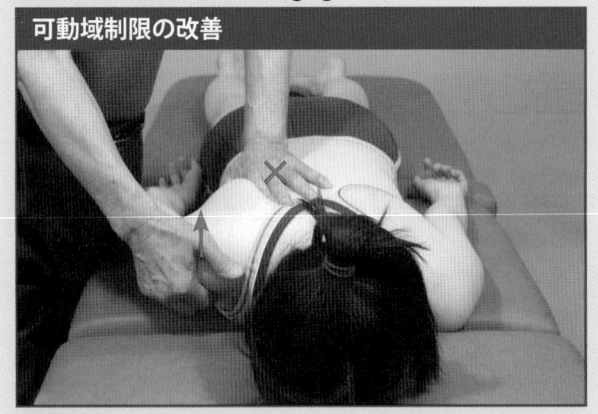

目的
- 肩甲骨-胸郭における尾側方向への滑りを増大させることによる、肩甲帯の可動域の改善．胸鎖骨関節の動きの改善

開始肢位および手技手順
① **開始肢位**：患者は腹臥位．肩甲骨を安静肢位に置く．セラピストは、治療しようとする肩甲帯の同側に立つ．
② **固定**：セラピストは、患者の背・側側から左手を肩甲骨下角周囲に置き、胸郭を固定する．そして右手で患者の肩甲骨上角周囲を把持する．
③ **操作**：セラピストは、右手で背側-内側-尾側方向に肩甲骨を持ち上げ、尾側への滑りを加える．
④ **手技強度**：肩甲骨の可動域の改善；Grade Ⅲ

図 5-1-60　尾側への滑りと winging
可動域制限の改善

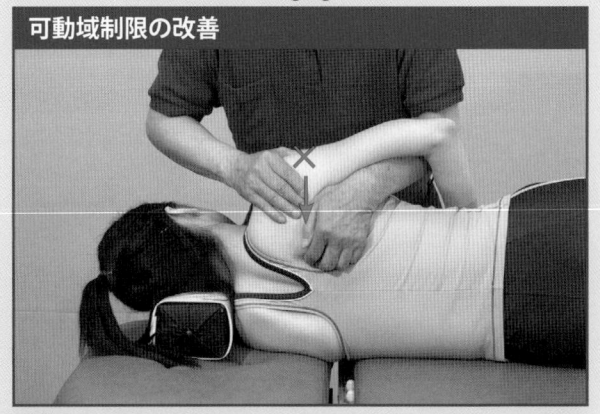

目的
- 肩甲骨-胸郭における肩甲帯の可動域の改善．胸鎖骨関節の動きの改善

開始肢位および手技手順
① **開始肢位**：患者は側臥位．肩甲骨を安静肢位に置く．セラピストは、側臥位の患者に向かって立つ．
② **固定**：セラピストは、自分の身体と患者の身体を合わせ、両手で患者の肩甲骨を把持する．そのとき、右手で頭側から肩甲骨上角を把持し、左手で肩甲骨下角を把持する．
③ **操作**：セラピストは、患者の肩甲骨を、セラピストの身体で下方に押し下げ、同時に、肩甲骨下縁を外側に持ち上げることで、肩甲骨の winging モビライゼーションを加える．
④ **手技強度**：肩甲骨の可動域の改善；Grade Ⅲ
※同じ方法で、頭側・尾側・内側・外側方向に肩甲骨をモビライゼーションすることが可能である．これらの方法でも胸鎖関節の動きを改善することができる．

Coffee Break

Kaltenborn-Evjenth International (KE-I)による整形徒手理学療法国際認定講習会概要

　本書で取り上げている Kaltenborn-Evjenth concept を習得するには，わが国において継続開催している講習会を受講する必要がある．同講習会は，日本整形徒手理学療法士連盟（JFOMPT）傘下の日本整形徒手療法協会（JOMTA）の主催で，1988年より開催している．JFOMPT は，2008年6月，世界理学療法士連盟（WCPT）の傘下組織である国際整形徒手理学療法士連盟（IFOMPT）の正会員に登録された．

　同講習会では，IFOMPT の認証基準に準拠した，KE-I による徒手療法の理論と技術を教授している．現在，11期生が受講中であるが，これまでの基礎コース修了者は，おおむね 350名，全コース修了者は約 80名，OMT-Diploma 取得者は 40名となっている．基礎コースで全 50日を要し，さらに Manipulation コースで 14日，Supervision で 28日を要する．したがって OMT-Diploma 取得には最短でも 5年から 6年は必要になる．

　この教育カリキュラムは，IFOMPT の基準に準じて KE-I により作成されたものである（講習会テーマと講習日数については p153 を参照）．

講習会に関する問い合わせ先
日本整形徒手療法協会　事務局
〒527-0145　滋賀県東近江市北坂町967
滋賀医療技術専門学校　理学療法学科内
TEL：0749-46-2322（学科直通）　FAX：0749-46-2313
e-mail：jomta1998@ac.auone-net.jp
HP：http://www.k4.dion.ne.jp/~jomta/

小胸筋　　　　　　　　　　　　ストレッチ

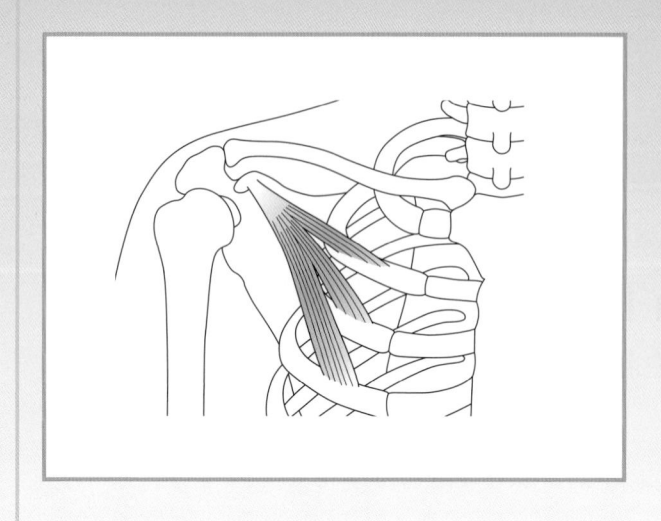

1）解剖
(1) 起始：第三～五肋骨-軟骨結合の外側上縁と外側面
(2) 停止：肩甲骨烏口突起内側縁と上面
(3) 神経支配：内側・外側胸筋神経（C6-T1）

2）機能
(1) 起始部を固定すると：肩甲骨を腹・尾側に傾け，肩甲帯を前方突出させる．
(2) 停止部を固定すると：第三～五肋骨を挙上させる→吸気補助筋

3）ヒント
患者の肩関節を最大限に外転したときに，小胸筋と胸郭の間で腕神経叢が圧迫された結果として過外転症候群を生じることがある．

図5-1-61a　開始肢位
小胸筋の長さの評価

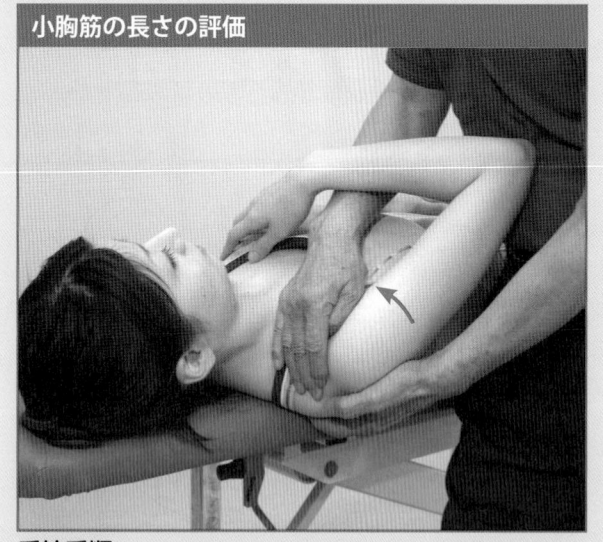

手技手順
①**開始肢位**：患者は背臥位にて，肩甲骨をベッドの端から出しておく．肩甲上腕関節を軽度屈曲し，肘関節を屈曲する．
②**固定**：セラピストは患者の肘を体幹にあてがう．左手を患者の背側から肩甲骨を含めて肩関節を把持し，右手で烏口突起を腹側から把持する．

図5-1-61b　最終肢位
小胸筋の長さの評価

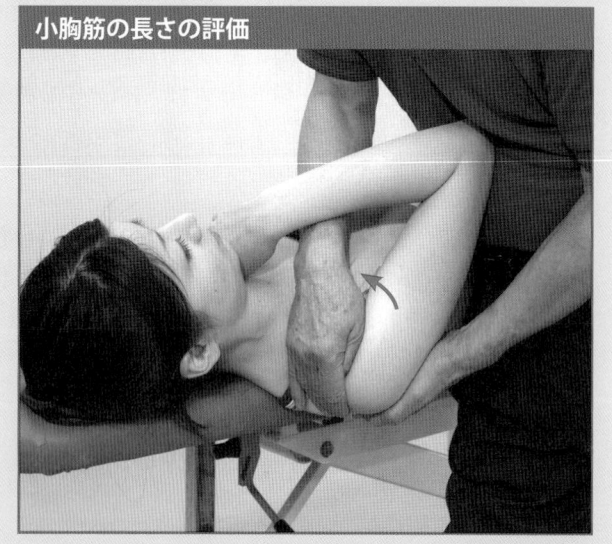

③**操作**：患者は，肩甲骨を最大限に後退と挙上させ，肩甲帯を動かす．もし動きに制限があり，less soft もしくは more elastic な end feel であれば，小胸筋の短縮が疑われ，肩関節前面に筋が伸張された感覚が生じる．

小胸筋　　　　　ストレッチ

図 5-1-62a　開始肢位
小胸筋のストレッチ

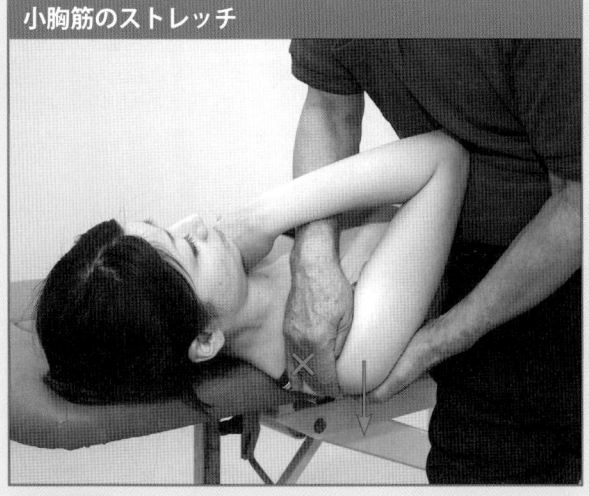

図 5-1-62b　最終肢位
小胸筋のストレッチ

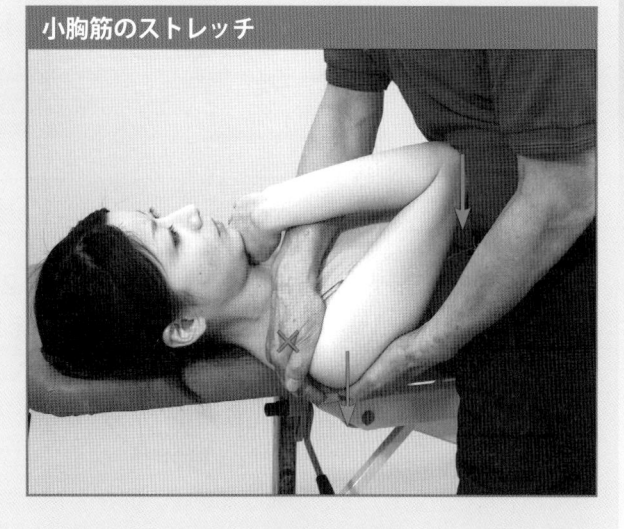

手技手順
①**開始肢位**：患者は背臥位にて，肩甲骨をベッドの端から出しておく．肩関節を屈曲90°以下にし，外旋・内転を加える．肘関節は屈曲する．セラピストは患者に向かって右側に立つ．
②**固定**：セラピストは，左手で患者の右肩甲帯から肩を背側から把持し，右手で患者の烏口突起と肩甲骨を腹側から把持する（手首でもよい）．そして患者の肘をセラピストの胸部で保持する．
③**操作**：セラピストは，患者の上腕の長軸に沿って，前腕と肘を頭背側に押すことで，徐々にそして最大に肩甲帯を動かす．
④**等尺性収縮・弛緩**：患者は，セラピストの抵抗に抗して，上腕骨の長軸方向に押し出すように等尺性収縮運動を行う．患者の筋緊張が低下したあとで，セラピストはさらに肩甲帯を背側に動かしていく．そして筋収縮と弛緩を繰り返して徐々に運動の最終位置へと動かす．
⑤**最終肢位・拮抗筋の刺激**：運動の最終位置で，セラピストは把持する部位を持ち替える．患者はさらに肩甲帯を頭背側に動かすように筋を収縮させる．セラピストは，患者の拮抗筋の収縮を刺激するため，その動きに抵抗する．

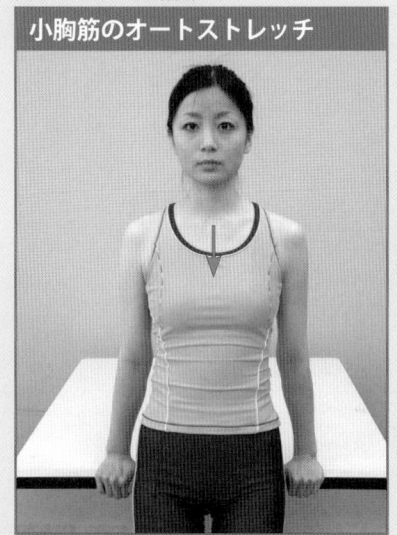

図 5-1-63a　開始肢位
小胸筋のオートストレッチ

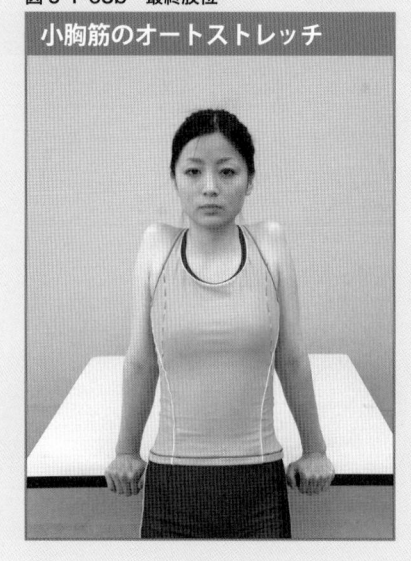

図 5-1-63b　最終肢位
小胸筋のオートストレッチ

手技手順
①**開始肢位**：患者は頸部を伸展させ，顎を引いた状態で，テーブルを背に少し離れた状態で立つ．両上肢を伸展させて肩幅に開き，両手でテーブルを把持する．
②**操作**：肩関節と肩甲帯上部に伸張感を感じるまで，体重を両上肢で支持しながら身体を下げていく（下部体幹をテーブルに沿って下げていく）．
③**等尺性収縮・弛緩**：肩関節の筋を約5秒間収縮させ，身体を持ち上げる．次にリラックスし，身体をさらに両肩の間で限界まで下げていく（おそらくほんの少ししか動かない）．それ以上伸張を感じることができなくなるか，筋がきついと感じるまで繰り返す．
④**最終肢位・拮抗筋の刺激**：それ以上伸張ができなくなれば，この最終的な伸張を15〜60秒以上保持する．拮抗筋の収縮は，自然な立位になり，頸部を伸展させ顎を引く．両肩をできるかぎり耳のほうへ上げ，2〜3秒その姿勢を保つ．

大胸筋　　　　　ストレッチ

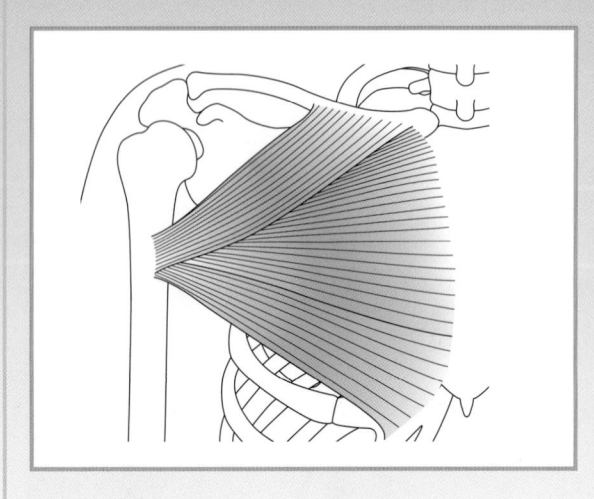

1）解剖
（1）起始：鎖骨部〜鎖骨の中1/2
　　　　　　胸肋部〜胸骨全面と第一〜六肋骨の肋軟骨
　　　　　　腹部〜腹直筋鞘上部前葉
（2）停止：扇状に集まり，上腕骨大結節稜に付着
（3）神経支配：内側・外側胸筋神経（C5-T1）

2）機能
（1）肩甲上腕関節を内転・内旋させる．
（2）鎖骨部線維は上肢の屈曲を補助し，胸肋部と腹部線維は抵抗に対して上肢を振り下ろす作用がある．
（3）全線維：肩甲帯の前方突出
（4）上肢を固定したときの鎖骨部線維：鎖骨を下制させる．
（5）上肢を固定したときの胸肋部と腹部線維：吸気時に胸郭を挙上→吸気補助筋

3）ヒント
大胸筋の構造的な短縮は，頸胸椎移行部だけでなく，胸椎の伸展も長期にわたって制限する．したがってこの領域の動きを回復させるには，大胸筋の長さを回復させる必要がある．さもなければ，肩甲上腕関節が過度に前方へ変位する危険性がある．

図5-1-64a　開始肢位　　大胸筋の長さの評価

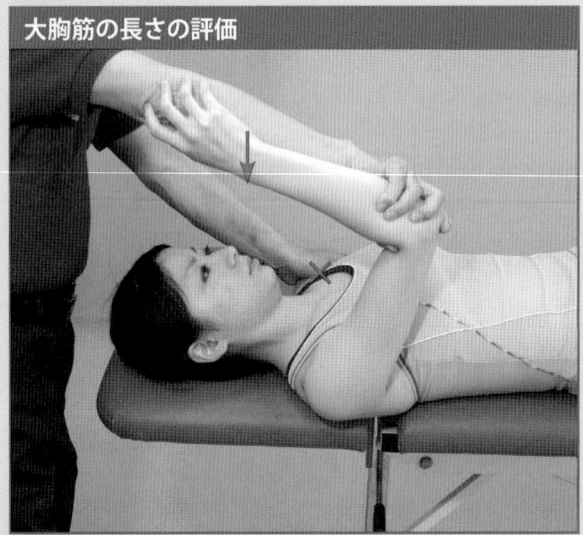

図5-1-64b　最終肢位　　大胸筋の長さの評価

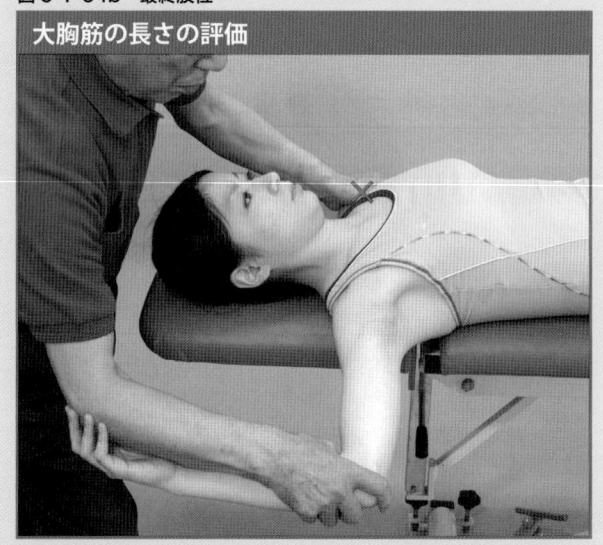

手技手順
①**開始肢位**：患者は背臥位．両下肢は楽にしておく．
②**固定**：セラピストは患者の頭側に立ち，左手で患者の胸骨・左鎖骨・肋骨を固定し，右前腕を患者の前腕に沿わす．
※頸椎の動きや検査によって手にしびれなどの影響を及ぼす場合は，神経系の問題が考えられる．
③**操作**：セラピストは，肩甲帯を後退・挙上した肢位から最大の水平外転・外旋に上肢を動かす．水平外転・外旋を行うとき，3つの部位で外転角度が異なる．
・70°外転より少ない場合は鎖骨部線維．
・ほぼ90°外転位は胸肋部線維．
・120°外転より多い場合は腹部線維．
もしある方向に対する動きが制限されていて，less softもしくはmore elasticなend feelであれば，大胸筋の短縮が疑われ，それぞれの筋の走行前面に伸張された感覚が生じる．

大胸筋　ストレッチ

図 5-1-65a　開始肢位
大胸筋のストレッチ

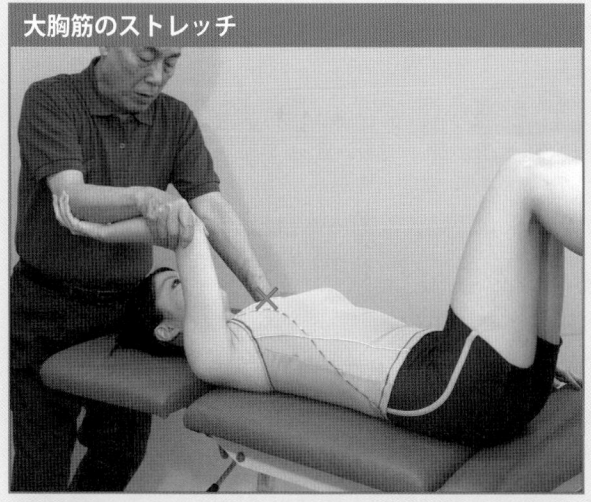

図 5-1-65b　最終肢位
大胸筋のストレッチ

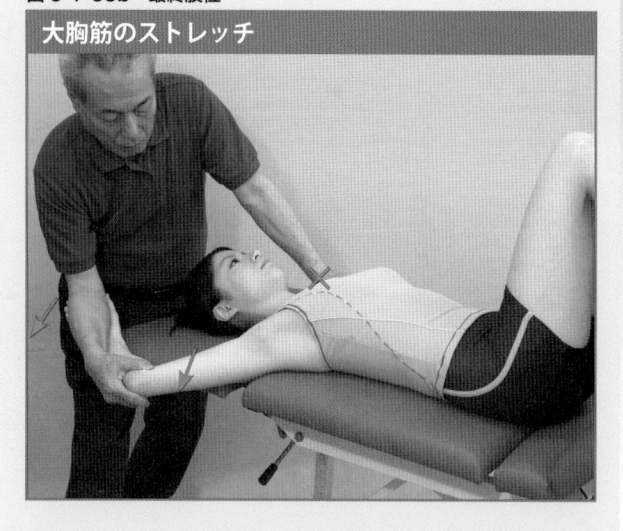

手技手順
① **開始肢位**：患者は，肩甲骨が出るように，ベッドの端に位置した背臥位になり，腰椎と胸椎領域の安定と腰椎の前弯を防止するために膝と股を屈曲する．肩の最大可動を可能にするためにロールタオルを両肩甲骨の間に置いてもよい．セラピストは患者の頭・右肩側に立つ．
② **固定**：胸椎はベルトでベッドに固定する．頸椎を保護するために顎を引きつける．患者の右前腕とセラピストの右前腕を合わせる．患者の上肢を水平外転・屈曲・最大外旋させ，鎖骨部線維は70°より少ない外転位に保持する（胸肋部線維は90°程度外転，腹部線維は120°以上外転位）．セラピストの左手は，患者の胸郭を固定するために，患者の胸骨上と左鎖骨の上に置く．

③ **操作**：セラピストは，肩関節の外旋を保持したまま徐々にそして最大に水平外転を加えていく．
④ **等尺性収縮・弛緩**：患者は，セラピストの抵抗に抗して，水平内転の等尺性収縮運動を行う．患者の筋緊張が低下したあとに，セラピストはさらに肩関節を外転させる．そして筋収縮と弛緩を繰り返して徐々に運動の最終位置へと動かす．
⑤ **最終肢位・拮抗筋の刺激**：運動の最終位置でセラピストは右手の把持を持ち替え（患者の腕の下），患者にさらに水平外転させるように言う．そしてセラピストは，拮抗筋を刺激するために水平外転に抵抗を加える．
※図 5-1-65 は腹部線維の治療

図 5-1-66a　開始肢位
大胸筋のオートストレッチ

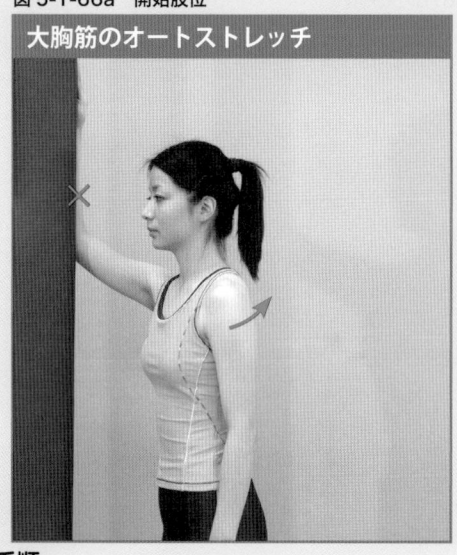

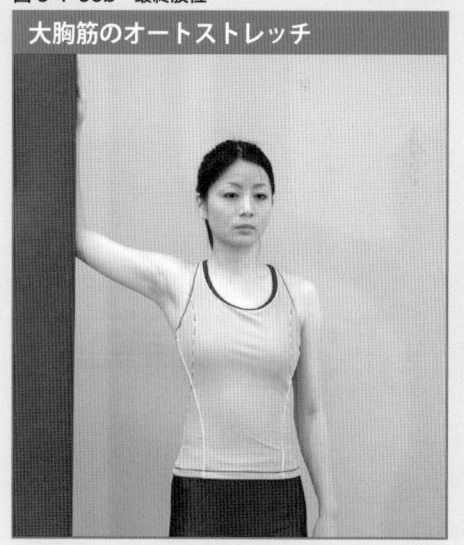

図 5-1-66b　最終肢位
大胸筋のオートストレッチ

手技手順
① **開始肢位**：ドアフレームか壁の左側に立つ．肩関節を外旋させ，外転角度を鎖骨部線維は70°より少ない外転位に保持する（胸肋部線維は90°程度外転，腹部線維は120°以上外転位）．
② **操作**：前腕をドアフレームか壁にあてがったまま，大胸筋付着部に伸張を感じるまで上体を左に回旋させる．
③ **等尺性収縮・弛緩**：肩関節を内旋させ5秒間保持する．次にリラックスして，上体を左に回旋させる（ほんの少ししか回旋できない）．それ以上伸張を感じることができなくなるか，筋がきついと感じるまで繰り返す．それ以上伸張ができなくなれば，この最終的な伸張を15〜60秒以上保持する．
④ **最終肢位・拮抗筋の刺激**：拮抗筋の収縮は，上体を動かさずに，肩関節をさらに水平外転させる．
※図 5-1-66 は肋骨部線維の治療

大円筋　　　　　　　　　　　　　　　　　ストレッチ

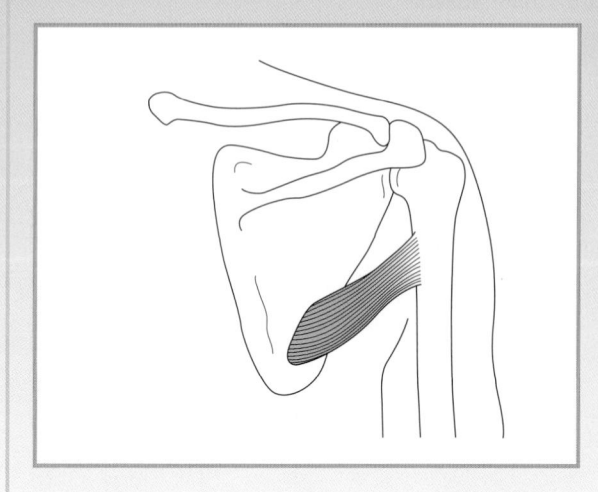

1) 解剖
(1) 起始：肩甲骨下角の背側表面と棘下筋膜下部外側
(2) 停止：上腕骨小結節稜
(3) 神経支配：肩甲下神経（C5-C7）
　変異：大円筋は完全に欠けることがある．その場合，広背筋で代償することができる．

2) 機能
(1) 肩甲上腕関節を伸展・内転・内旋する
(2) 上腕骨を固定すると：肩甲骨を上方回旋する

3) ヒント
筋緊張の亢進による筋の長さの減少や構造上の短縮の結果として，肩甲上腕関節を外転・屈曲・挙上すると，肩甲骨の下角がすぐに上方回旋するようになる．上腕骨の外旋制限は，肩甲上腕関節の屈曲と外転を制限し，さらに肩峰に対して大結節を押しつけるように働く．

図 5-1-67a　開始肢位　　大円筋の長さの評価

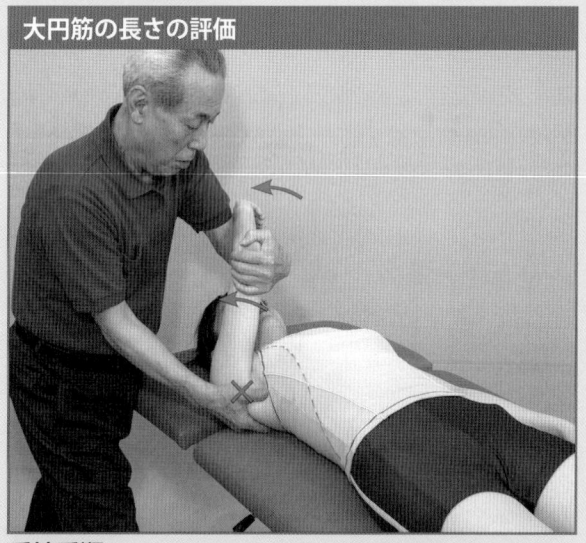

手技手順
① **開始肢位**：患者は背臥位
② **固定**：セラピストは右手で肩甲骨の腹・外側を固定し，左手で患者の肘関節を把持し，肘関節を90°程度に維持するため前腕を保持する．
※広背筋が短縮している場合，胸・腰椎を右側屈することで広背筋を弛緩させることができるため，大円筋のみの長さの評価を行うことができる．

図 5-1-67b　最終肢位　　大円筋の長さの評価

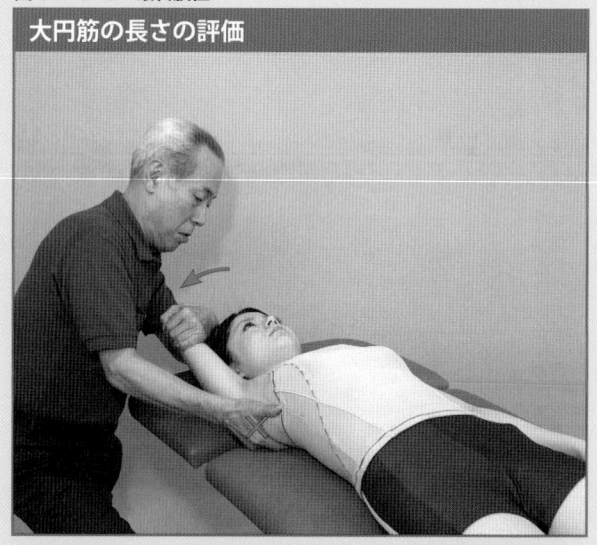

③ **操作**：セラピストは，肩甲上腕関節を最大屈曲・外旋に動かす．もし動きが制限されていて，less soft もしくは more elastic な end feel であれば，大円筋の短縮が疑われ，筋の走行前面に伸張された感覚が生じる．

別法：固定と動きを逆にすることも可能．その場合検者は，上肢を固定し，肩甲骨を背内側・下方回旋方向に動かす．

大円筋　　　　　　　　　　　　ストレッチ

図 5-1-68a　開始肢位
大円筋のストレッチ

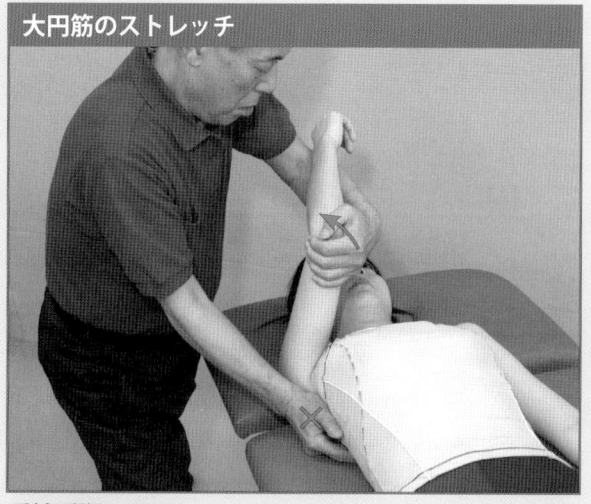

図 5-1-68b　最終肢位
大円筋のストレッチ

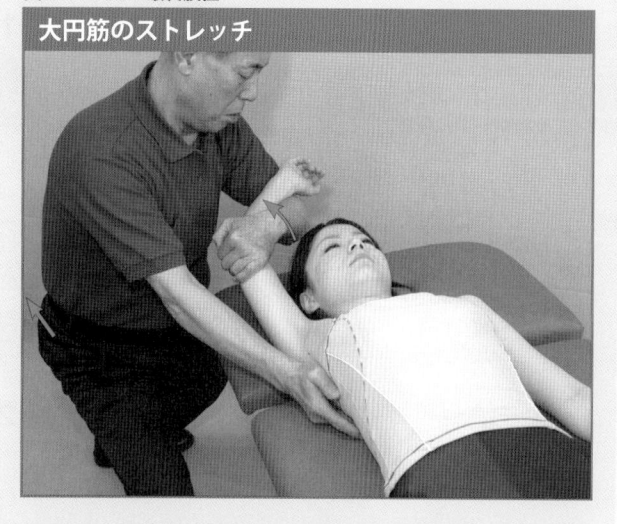

手技手順
①**開始肢位**：患者は背臥位
②**固定**：セラピストは，患者の右側斜めで頭側に立ち，右手で肩甲骨の腹・外側を固定し，左手で患者の肘関節を把持し，肘関節を90°程度に維持するため前腕を沿わして保持する．股と膝関節を，腰椎と胸椎領域の固定と腰椎の前弯を防止のため屈曲する．頸椎を保護するために顎を引く．
③**操作**：セラピストは左手で，患者の上腕内側を把持し，肩甲上腕関節を屈曲・最大外旋させる．患者は，肩甲上腕関節を伸展・内旋する．
※広背筋の動きを抑制する場合，同側に側屈する．大胸筋の緊張をとる場合，肩甲骨の下にタオルを敷く．

④**等尺性収縮・弛緩**：患者の筋緊張が低下したあとで，セラピストはさらに肩関節を屈曲・外旋させていく．そして筋収縮と弛緩を繰り返して徐々に運動の最終位置へと動かす．
⑤**最終肢位・拮抗筋の刺激**：運動の最終位置でセラピストは，患者の腕の下に左手を持ち替え，ストレッチの方向にさらに動かすように指示する．そして患者の拮抗筋の刺激をするために，屈曲・外旋の動きに抵抗する．

別法：収縮・弛緩して肩甲骨を内転・下方回旋していってもよい．

図 5-1-69a　開始肢位
大円筋のオートストレッチ

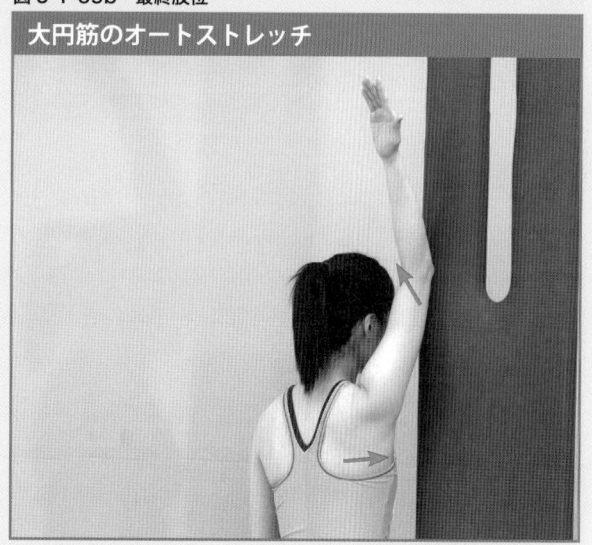

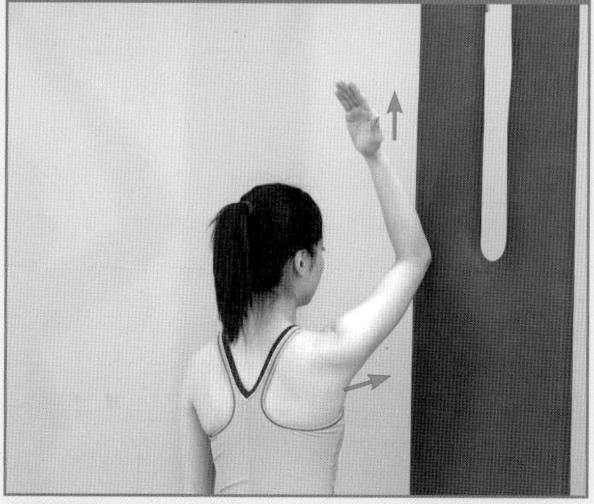

図 5-1-69b　最終肢位
大円筋のオートストレッチ

手技手順
①**開始肢位**：患者はドアフレームの側に左足を前に出し，背筋を収縮させ，ドアフレームに向かって真っ直ぐ立つ．手掌が背側を向くように，右肩関節を屈曲・外旋させ，肘関節を屈曲させる．
②**操作**：肩関節を伸展・内旋させるため，ドアフレームに当てた肘を軸にして，右腕を下方に下げ，身体を右回旋させる（収縮）．
　ヒント：筋をストレッチする間，上腕骨を広げないように注意する
③**等尺性収縮・弛緩**：患者は Hold のあとリラックスして，肩関節を

屈曲・外旋させるために，左下肢に重心を乗せ，身体を前に動かす．そのとき右肩関節は，ドアフレームに接触する．大円筋の付着部に伸張感を感じるまで，収縮・弛緩を繰り返して筋を最大限に伸張し，最終的な伸張させ，15〜60秒以上保持する．
④**最終肢位・拮抗筋の刺激**：拮抗筋の収縮は，上体を動かさずに肩関節をさらに屈曲・外旋させる．

広背筋　ストレッチ

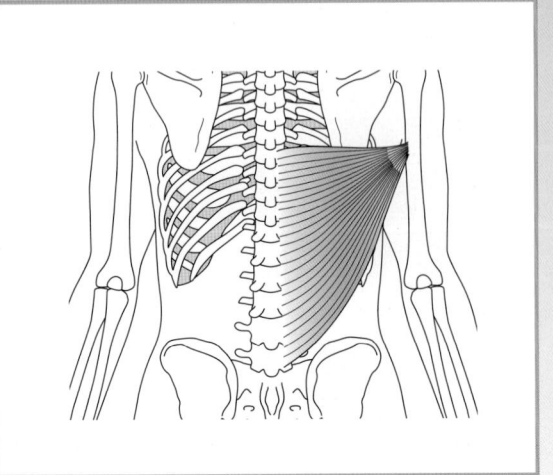

1) 解剖
(1) 起始：肩甲骨部～肩甲骨下角，椎骨部～第七胸椎から第五腰椎棘突起・棘上靱帯・正中仙骨稜，肋骨部～第九から第十二肋骨，肩甲骨部～肩甲骨下角
(2) 停止：上腕骨小結節稜，上腕骨結節間溝の底
(3) 神経支配：胸背神経（C6-C8）
(4) 変異：大胸筋と広背筋が停止部で癒合する筋性腋窩弓を形成することがある．

2) 機能
(1) 肩甲上腕関節を伸展・内転・内旋する．
(2) 上腕骨頭を尾・背側へ引く．
(3) 上腕骨を固定すると：肩甲骨の上方回旋，肋骨部線維は吸気時に肋骨の動きを補助したり，咳や強制呼気に働く．
(4) 両側同時に働くと：腰部の伸展，運動軸の変化によっては屈曲にも働く．
(5) 片側だけが働くと：体幹を側屈させる．

3) ヒント
先天的に大胸筋と広背筋が停止部で癒合し筋性腋窩弓を形成している場合，腕神経叢を圧迫することがある．

図 5-1-70a　開始肢位
広背筋の長さの評価

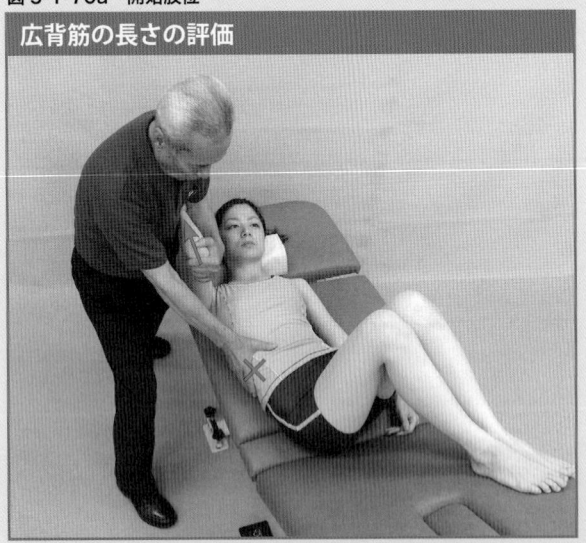

図 5-1-70b　最終肢位
広背筋の長さの評価

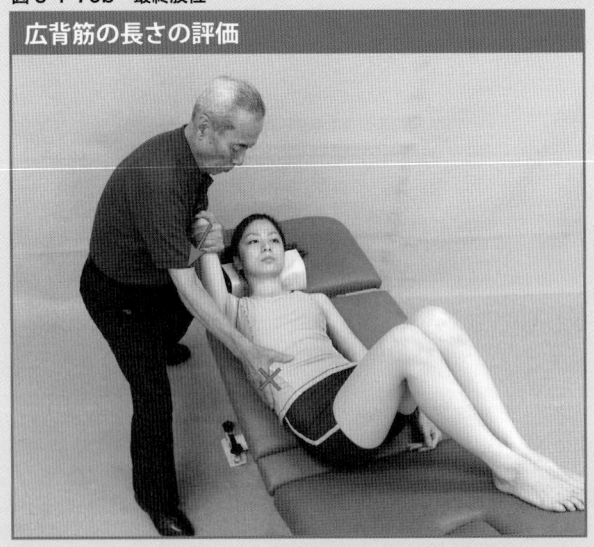

手技手順
① **開始肢位**：患者は背臥位．腰部を屈曲させるため股関節を屈曲させ，腰椎を左側屈させる．
② **固定**：セラピストは右手で，下部肋骨から胸郭外側を固定する．
※肩甲骨を固定すると大円筋の影響がでるため，肩甲骨は固定しない．頸椎の動きや検査によって手にしびれなどが生じる場合は，神経系の問題が考えられる．

③ **操作**：セラピストは，肩甲上腕関節を最大屈曲・外旋に動かす．もし動きが制限されていて，less soft もしくは more elastic な end feel であれば，広背筋の短縮が疑われ，筋の走行前面に伸張された感覚が生じる．
※もし広背筋の短縮が疑われた場合，腰椎の屈曲や側屈角度を変化させて可動域に変化があれば，広背筋の短縮が考えられる．

広背筋　　　ストレッチ

図 5-1-71a　開始肢位
広背筋のストレッチ

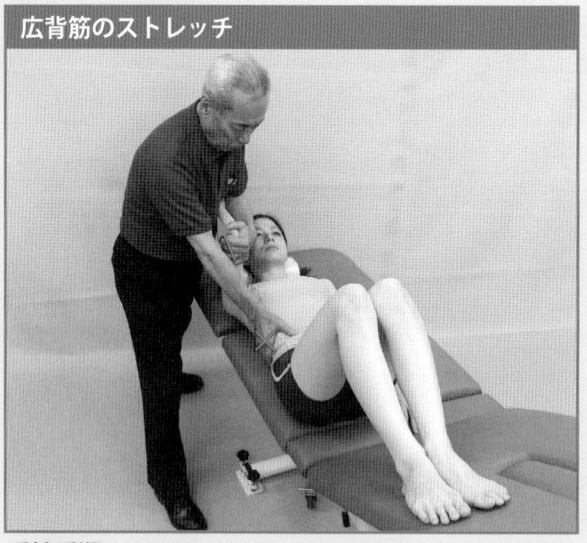

図 5-1-71b　最終肢位
広背筋のストレッチ

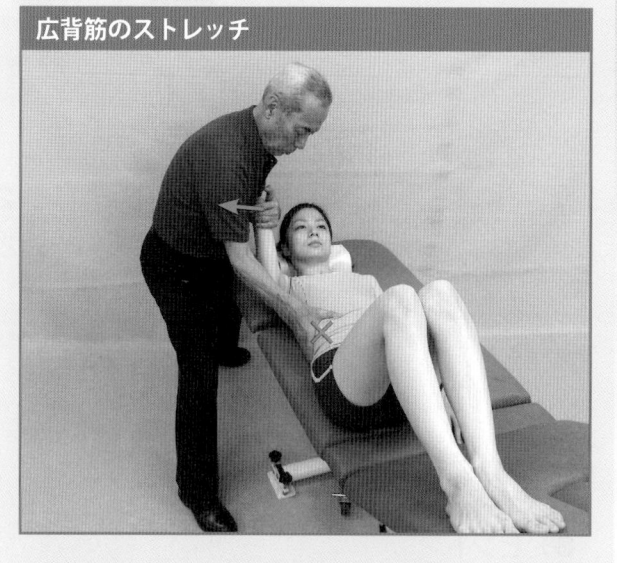

手技手順

① **開始肢位**：患者は背臥位．腰・胸椎部の固定と腰椎前弯を防ぐため，股と膝を屈曲させる．ロールタオルを肩甲骨の間に置くと，肩を最大限に動かしやすい．
② **固定**：股と胸郭をベルトで固定し，頸椎を保護するために顎を引く．セラピストは，患者の右斜め頭側に立つ．セラピストは，左前腕を患者の右前腕に沿わせて把持し，右手は患者の右下部胸郭を固定する．
③ **操作**：セラピストは，患者の肩関節を外旋位に保持した状態で，肩を徐々に最大に屈曲していく．

④ **等尺性収縮・弛緩**：患者は肩関節を伸展・内旋（収縮）させ，弛緩したときに，セラピストは肩を屈曲・外旋させる．そして筋収縮と弛緩を繰り返して徐々に運動の最終位置へと動かす．伸張の途中で疼痛を訴えたなら，外旋を加えて頭側方向へ伸張するとよい．
⑤ **最終肢位・拮抗筋の刺激**：最終域では患者の肘を伸展させ，セラピストの肘と身体で患者の腕をはさみつけて，長軸（頭側）方向へ牽引を加える．拮抗筋の収縮は，屈曲・外旋に対して抵抗をかける．
※骨盤を回旋させる方法もある．

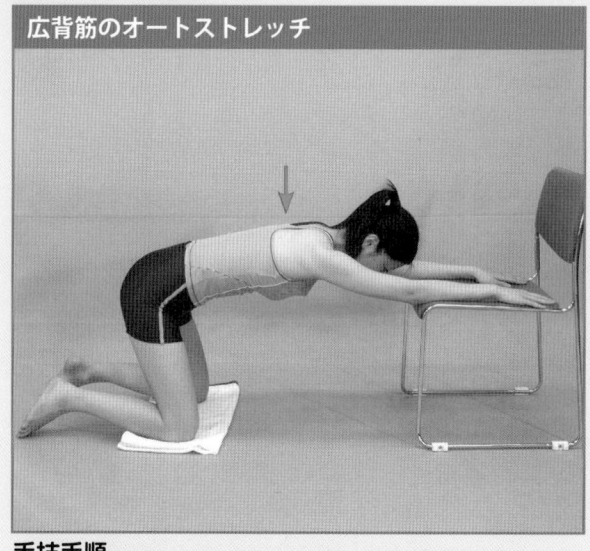

図 5-1-72a　開始肢位
広背筋のオートストレッチ

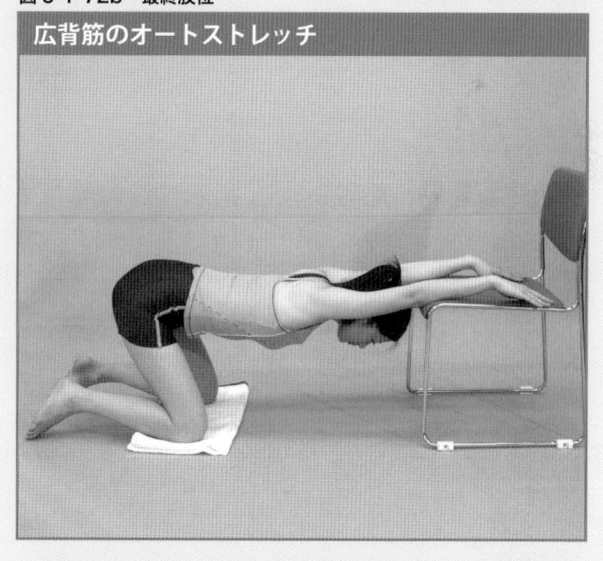

図 5-1-72b　最終肢位
広背筋のオートストレッチ

手技手順

① **開始肢位**：患者は，手掌から前腕を椅子の座面に起き，肘関節を伸ばした膝立ち位．顎を引き，腰椎を後弯に保持させるため，殿筋を少し収縮させて前弯を防ぐ．
② **操作**：掌を椅子の座面にあてがった状態で体を沈めていく．
③ **等尺性収縮・弛緩**：手掌で椅子の座面を押して（伸展・内旋）収縮させ，弛緩したときに胸郭と上半身を沈めていく．
④ **最終肢位・拮抗筋の刺激**：最終肢位は，最大限に胸郭と上半身を沈めた状態で15～60秒間保持する．拮抗筋の刺激は，椅子から掌を離すように上肢を屈曲・外旋させる．
※壁に向かって行う方法もある．

肩甲下筋　　　　　　　　　　　ストレッチ

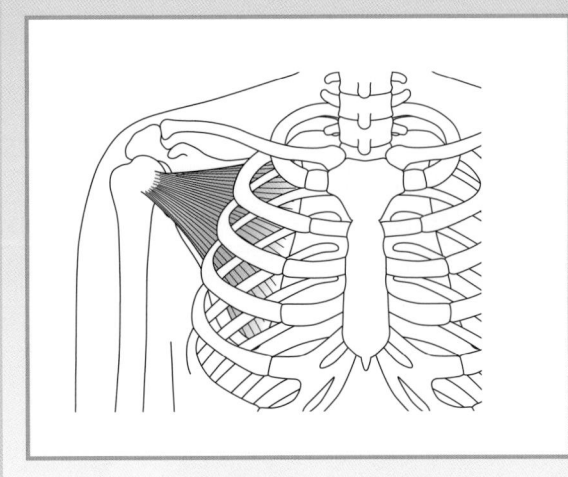

1）解剖
（1）起始：肩甲下窩
（2）停止：上腕骨小結節，小結節稜上端，肩関節包前面
（3）神経支配：肩甲下神経（C5-C6）

2）機能
（1）肩甲上腕関節の内旋，そして前方脱臼に対する上腕骨頭の安定化．
（2）上部線維は，外転（屈曲の要素もある）と同じように上腕骨頭を尾側に引きつけ，結果的に上腕骨頭を軸中心に戻す．下部線維は，外転した上腕を内転させる．
（3）上腕骨を固定すると：肩甲骨の上方回旋．

3）ヒント
（1）肩甲上腕関節の前方不安定性：関節包靱帯のhypermobilityと筋のコントロールが不十分な場合．
（2）肩峰下インピンジメントの問題：上腕骨頭と肩峰/烏口肩峰靱帯の圧迫に伴う疼痛が，とくに外転と水平屈曲時に生じる．
（3）胸椎と頸胸椎移行部のhypomobility：hypomobilityが進むと，肩甲下筋の筋力低下が進行する．

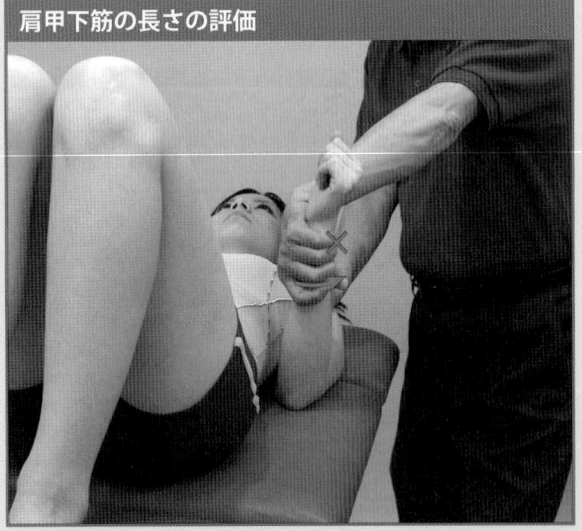

図 5-1-73a　開始肢位
肩甲下筋の長さの評価

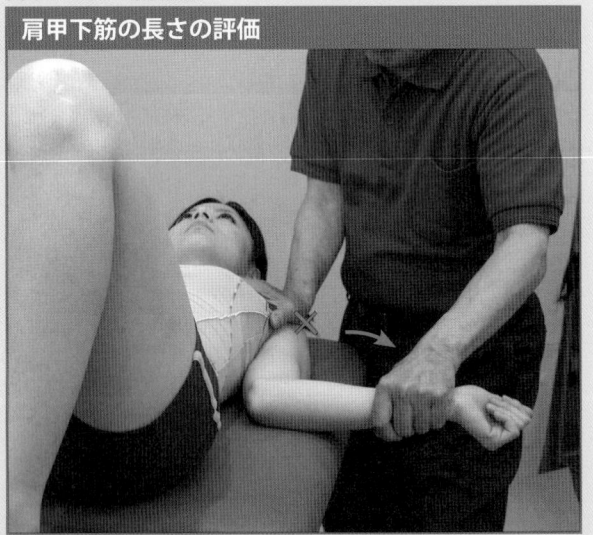

図 5-1-73b　最終肢位
肩甲下筋の長さの評価

手技手順
①**開始肢位**：患者は背臥位
②**固定**：セラピストは，患者の前腕遠位を左手で把持する．右手で，運動を阻害しないように肩甲上腕関節を前方から固定する．
※下部線維の長さのテストは，肩甲上腕関節を90°外転させ，肩甲骨を固定して行う．頸椎の動きや検査によって手にしびれなどが生じる場合は，神経系の問題が考えられる．
③**操作**：セラピストは，患者の上腕を最大外旋させる．もし動きが制限されていて，less softもしくはmore elasticなend feelであれば，肩甲下筋の短縮が疑われ，筋の走行に沿って伸張された感覚が生じる．
※検査時に肘関節周囲に疼痛が生じる場合は，上腕骨遠位部を把持して外旋するとよい．
患者の姿勢や胸椎・頸胸椎移行部の屈曲姿勢によっては，筋の長さの評価が陽性になることがある．したがって，胸椎・頸胸椎移行部の伸展可動域をチェックする必要がある．

肩甲下筋　　　　ストレッチ

図 5-1-74a　開始肢位
肩甲下筋のストレッチ

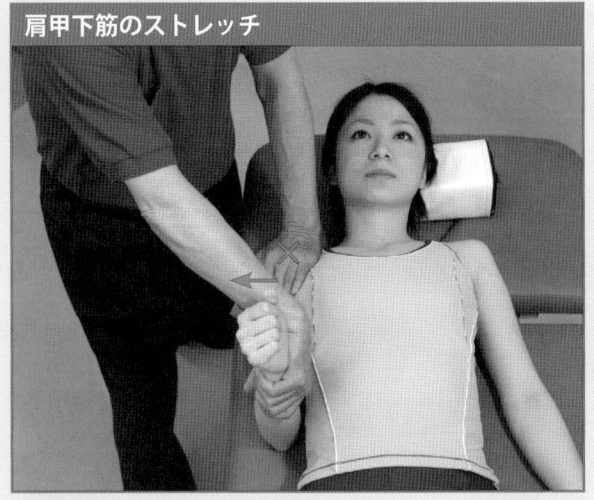

図 5-1-74b　最終肢位
肩甲下筋のストレッチ

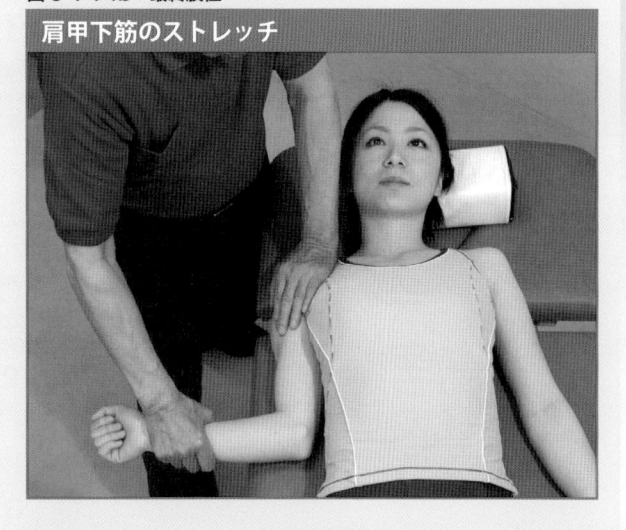

手技手順
① **開始肢位**：患者は背臥位．大胸筋をゆるめるため，肩甲骨の下にタオルを敷き，肩関節を外転（さまざまな角度で行う）させる．
② **固定**：セラピストは，右手で患者の右前腕遠位部か右肘周囲を把持し，お互いの前腕を沿わせる．左手で患者の肩周囲（肩甲帯）を固定する．
※肩甲下筋は広く大きい筋なので，より外旋させたいときは肘から先をベッドから出して行うとよい．

③ **操作**：セラピストは，患者の肩甲帯を固定した状態で肩関節を外旋する．
④ **等尺性収縮・弛緩**：患者は肩関節を内旋（収縮）させ，弛緩したときに，セラピストは，患者の肩関節を外旋させる．そして筋収縮と弛緩を繰り返して徐々に運動の最終位置へと動かす．
⑤ **最終肢位・拮抗筋の刺激**：拮抗筋の収縮では，セラピストは肩関節をさらに外旋させる．

図 5-1-75a　開始肢位
肩甲下筋のオートストレッチ

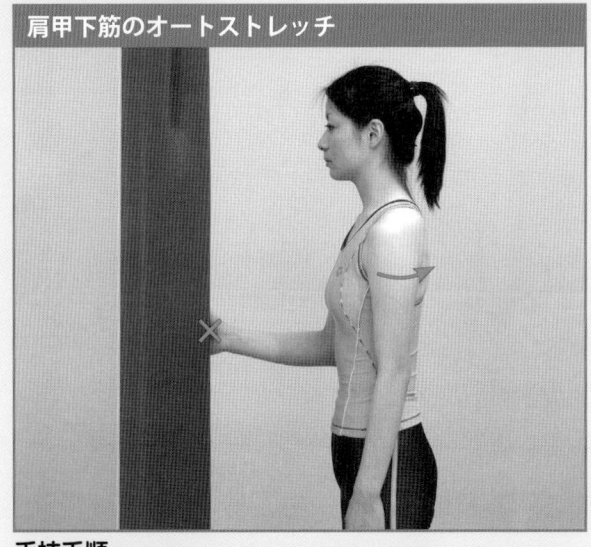

図 5-1-75b　最終肢位
肩甲下筋のオートストレッチ

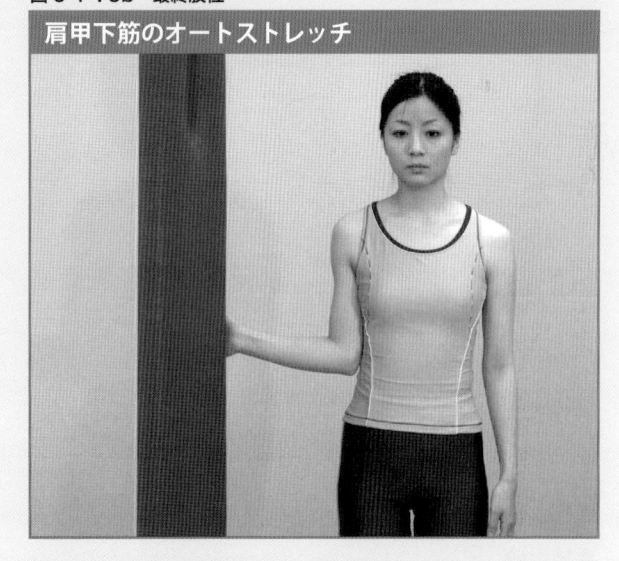

手技手順
① **開始肢位**：患者は，ドアか柱に斜めに面した立位．右上腕を体幹に接し，肘関節を約90°屈曲させ，手関節をドアか柱にあてがう．
② **固定**：必要なら左手で右上腕を固定する．
③ **操作**：右手関節をドアか柱にあてがった状態で体幹を左に回旋させる．
④ **等尺性収縮・弛緩**：患者は肩関節を内旋（収縮）させ，弛緩したと

きに体幹を左に回旋させる（右肩関節外旋）．徐々に最大限に行う．顎を引き，身体を真っ直ぐにしたままで行う．
⑤ **最終肢位・拮抗筋の刺激**：最大限に外旋した状態を，15～60秒以上保持する．拮抗筋の収縮は，状態を動かさずに右肩関節を外旋させる．

上腕三頭筋　ストレッチ

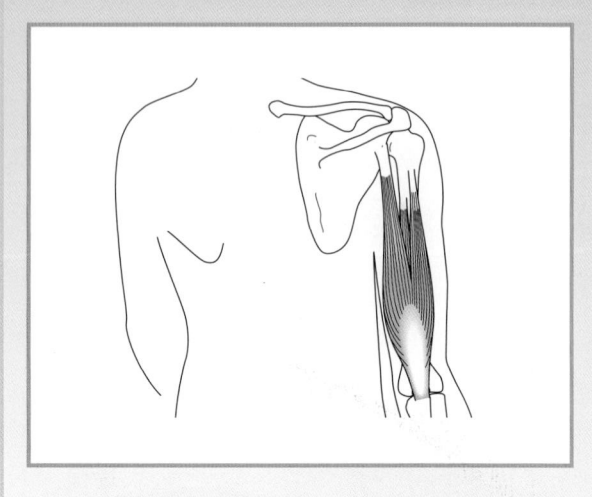

1）解剖
（1）起始：長頭；肩甲骨関節下結節
　　　　　内側頭；上腕骨の後面で橈骨神経溝の内側，筋間中隔
　　　　　外側頭；上腕骨の後面で橈骨神経溝の近位・外側
（2）停止：尺骨肘頭近位面後部，後部関節包
（3）神経支配：橈骨神経（C6-C8）

2）機能
（1）長頭：肩甲上腕関節の伸展・内転．
（2）すべて：肘関節の伸展．

3）ヒント
肩峰下インピンジメントの問題：上腕三頭筋長頭の機能低下により肩峰下領域は狭くなり，肩峰下インピンジメントが生じやすくなる．

図 5-1-76a　開始肢位
上腕三頭筋の長さの評価

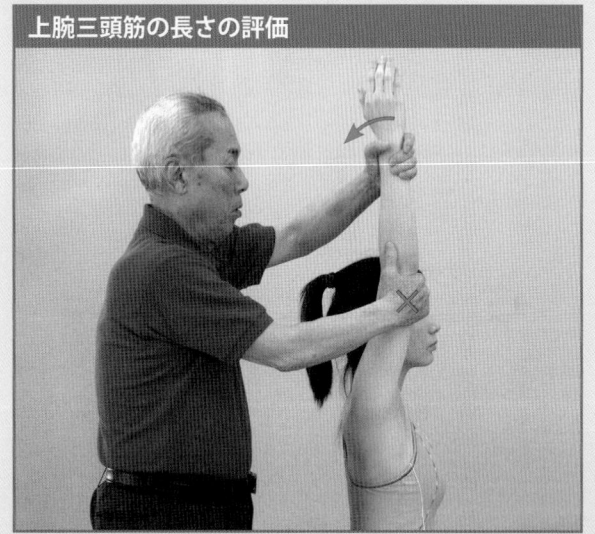

図 5-1-76b　最終肢位
上腕三頭筋の長さの評価

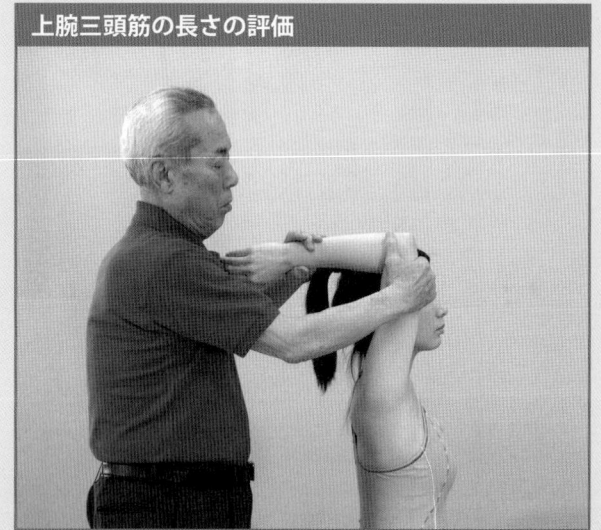

手技手順
① **開始肢位**：患者は座位
② **固定**：セラピストは，右手で患者の上腕を把持し，左手で患者の前腕を把持する．セラピストは患者の肩関節を最大限屈曲・外転させ，その位置を保持する．
※頸椎の動きや検査によって手にしびれなどが生じる場合は，神経系の問題が考えられる．

③ **操作**：セラピストは，肘関節を最大限屈曲させる．肩関節をしっかりと保持した状態で，肘関節の屈曲が制限され，less soft もしくは more elastic な end feel であれば，上腕三頭筋長頭の短縮が疑われ，筋の走行に沿って伸張された感覚が生じる．
※肘関節屈曲と関係なく，肩関節の屈曲・外転の可動域が制限されているなら，原因は，大円筋，広背筋，肩甲下筋ならびに大・小胸筋にあると考えられる．

上腕三頭筋　　ストレッチ

図 5-1-77a　開始肢位
上腕三頭筋のストレッチ

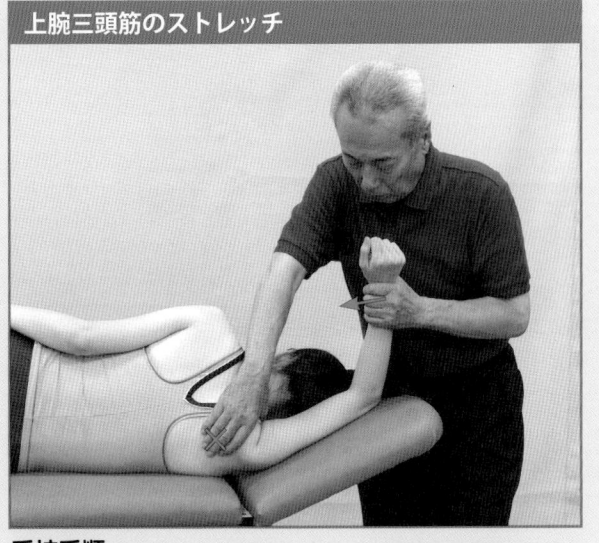

図 5-1-77b　最終肢位
上腕三頭筋のストレッチ

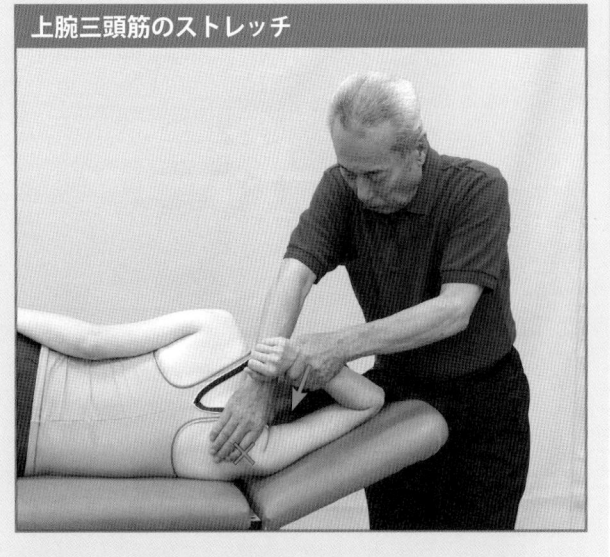

手技手順
① **開始肢位**：患者は側臥位．まず，どの程度内転できるかを確認する．頭部が挙上可能なベッドなら，そのヒンジの部分に肩関節を置く．患者の右上肢を最大屈曲・内転（頭部は前・側屈）させ，頭部の後ろに位置する．
② **固定**：セラピストは右手で，患者の右肩関節（肩甲帯）が挙上しないように固定し，左手で患者の右手首のすぐ近位を把持する．
③ **操作**：患者の肘関節を屈曲する．

④ **等尺性収縮・弛緩**：セラピストは，患者の肘関節を屈曲させる．そして筋収縮と弛緩を使って徐々に運動の最終位置へと動かす．
⑤ **最終肢位・拮抗筋の刺激**：患者の肘関節が最大限に屈曲したあとで，拮抗筋の収縮はさらに肘関節を屈曲させる．
※患者の体幹が，開始肢位では一直線上になっていることを確認する．ストレッチが進むにつれてベッドの挙上角度を上げていくとよい．

図 5-1-78a　開始肢位
上腕三頭筋のオートストレッチ

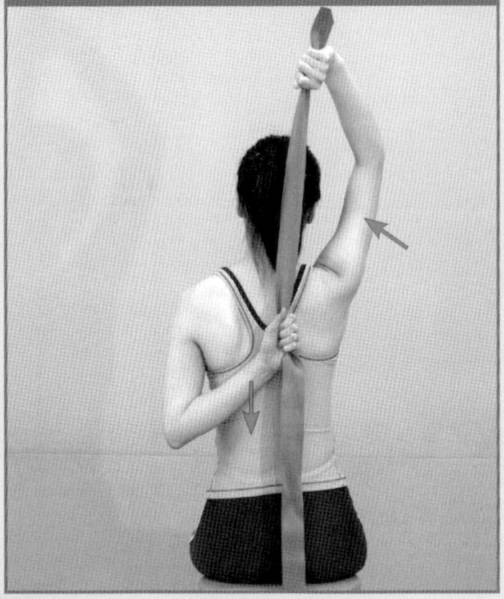

図 5-1-78b　最終肢位
上腕三頭筋のオートストレッチ

手技手順
① **開始肢位**：患者は座位．ただ，座位よりも立位のほうがよいかもしれない．右上腕を最大屈曲させ，体幹と一直線上になるようにし，肘関節を軽度屈曲させてベルトを把持する．左手は背部にあるベルトのもう一方を把持する．
② **操作**：左肘を伸展し右肘関節を最大限に屈曲させる．

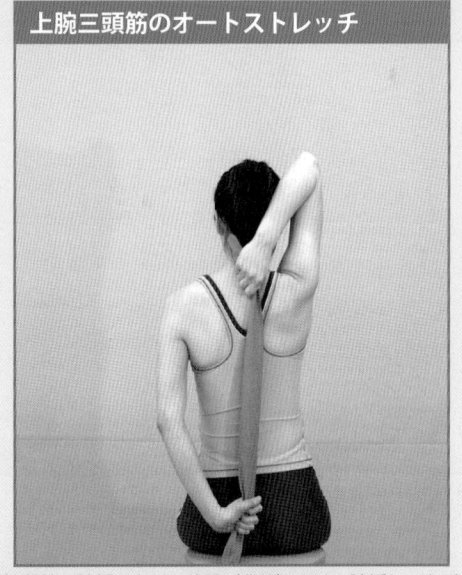

③ **等尺性収縮・弛緩**：右肘を伸展（収縮）させ，弛緩して左手を尾側方向に引き下げ，右肘関節を徐々に最大限に屈曲させていく．
④ **最終肢位・拮抗筋の刺激**：右肘関節を，最大限に屈曲させたら，その状態を15〜60秒以上保持する．拮抗筋の収縮には，ベルトを離し，左手で右手首を持ち，肘関節を最大限に屈曲させる．
※頭部は軽度屈曲させ，右上腕が耳に当たらないようにするとよい．

棘上筋・肩甲下筋・棘下筋・上腕二頭筋腱　マッサージ

図 5-1-79　棘上筋付着部の深部横断マッサージ

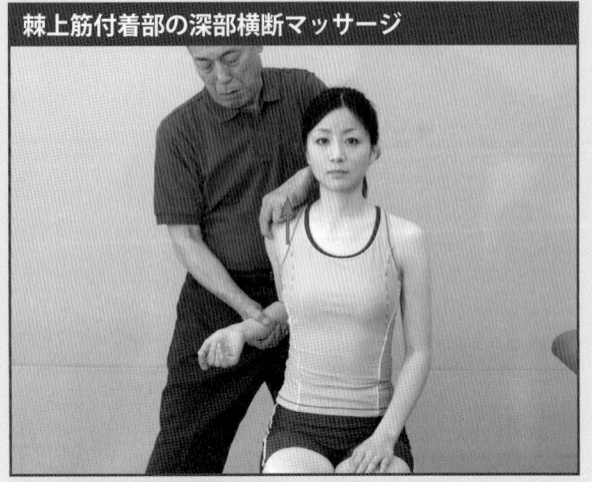

開始肢位および手技手順

① 開始肢位：患者は座位．肩関節を軽度伸展・内転・外旋させ，肘関節は軽度屈曲させる．棘上筋腱の付着部に炎症が生じていて上記の開始肢位がとれない（患者が手を後ろに置けない）場合は，できるだけ開始肢位に近い肢位が推奨される．セラピストは患者の後方に立つ．右手で患者の上肢を上記の開始肢位に保持する．

② 手技手順：棘上筋の付着部を，大結節の上方の大結節の腹側に，示指を付着部に接触させ，示指の背側に中指を重ねて触知する．接触した示指は，皮膚を滑らせることなく，棘上筋腱の付着部の組織に直行するように圧を加えて，腹・内側から背・外側に動かす．そして圧を抜いて開始肢位に戻り，繰り返す．

図 5-1-80　肩甲下筋付着部の深部横断マッサージ

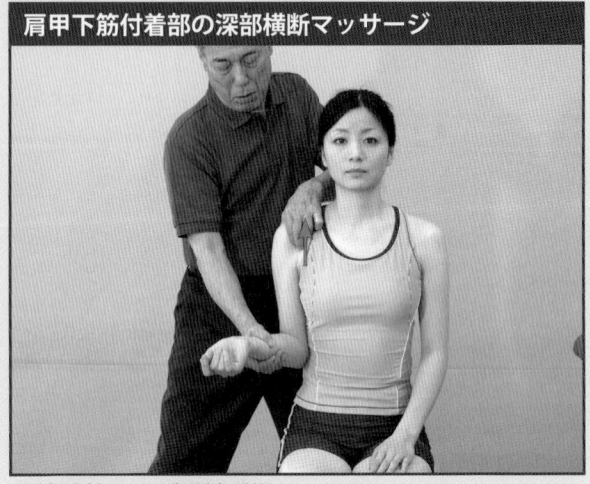

開始肢位および手技手順

① 開始肢位：患者は座位．上肢を体幹に垂らし，肩関節を軽度外旋させ，肘関節は 90°屈曲させる．セラピストは患者の後方に立つ．患者の上肢を上記の開始肢位に保持する．

② 手技手順：小結節の付着部に示指の指先を接触させ，示指の背側に中指を重ねて触知する．接触した示指は，皮膚を滑らせることなく肩甲下筋腱の付着部の組織に直行するように圧を加え，尾側から頭側に動かす．そして圧を抜いて開始肢位に戻り，繰り返す．

図 5-1-81　開始肢位　棘下筋付着部の深部横断マッサージ

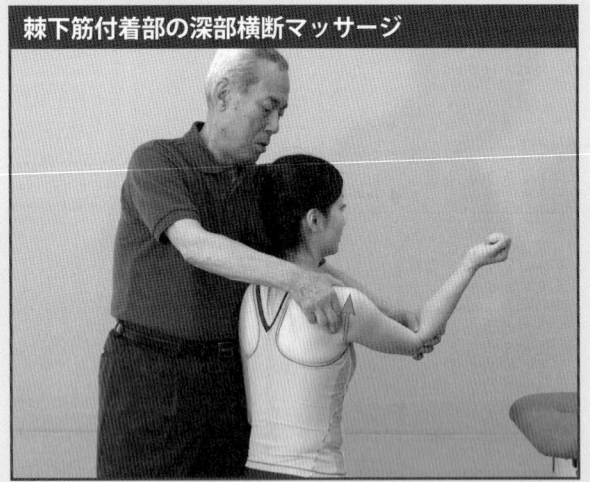

開始肢位および手技手順

① 開始肢位：患者は座位．肩関節を 45°程度屈曲させ，軽度の内転と外旋を加える．肘関節は 90°屈曲させる．セラピストは患者の非治療側の肩の外後方に立つ．患者の上肢を，上記の肩関節屈曲 45°，軽度の内転と外旋，肘関節 90°屈曲位に保持する．

② 手技手順：大結節の中央部分の棘下筋の付着部に，示指の指先をあてがい触知し，中指を示指の上に重ねて置く．皮膚の上で滑らせるのではなく，棘下筋腱の付着部とその上部にある軟部組織も一緒に動く程度の圧を加えて腹尾側から背頭側に動かす．そして圧をゆるめて元の位置に戻す．この動作を繰り返す．

図 5-1-82a　開始肢位　　図 5-1-82b　最終肢位　上腕二頭筋腱の結節間溝での深部横断マッサージ

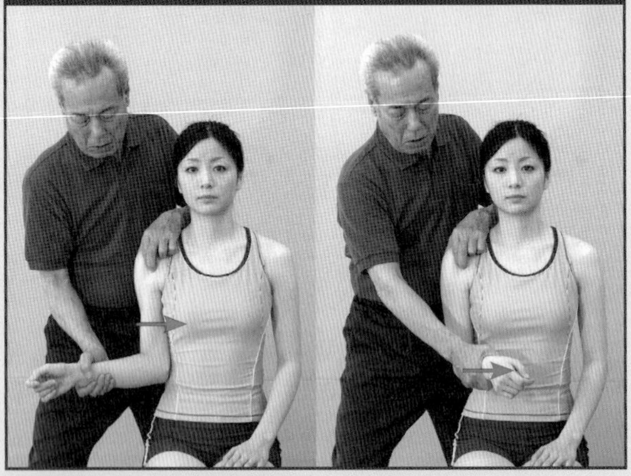

開始肢位および手技手順

① 開始肢位：患者は座位．腕を垂らして外旋し，肘関節は 90°程度屈曲させる．セラピストは治療する肩関節の後方に立つ．セラピストは，患者の上腕を，上記の腕を垂らした外旋，肘関節 90°程度屈曲に保持する．

② 手技手順：セラピストの示指の橈側と指先を接触させ，中指を示指に重ねて補強する．そして，結節間溝に対して，示指を平たくして圧を加える．患者の右手を他動的に内側に動かし，肩関節に対して上腕骨を内旋させている間，接触している指の圧力を強める．この手技で治療される組織は，指で接触し動かされることでのみ治療される．指の圧力をゆるめて上腕骨を外旋させて元の位置に戻し，同じことを繰り返す．

上腕二頭筋・棘上筋　マッサージ

図 5-1-83a　開始肢位
上腕二頭筋の機能的マッサージ

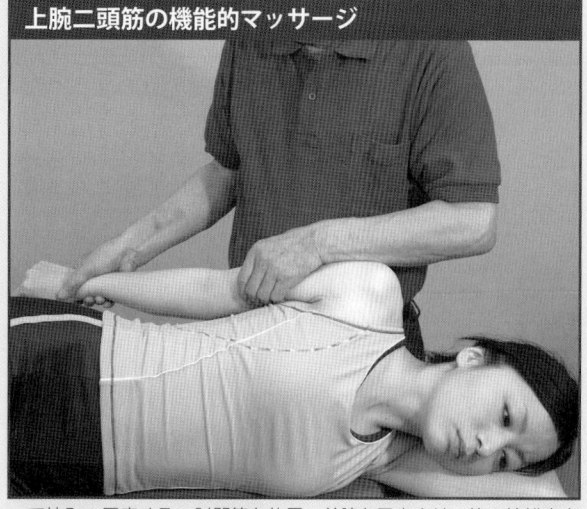

肘関節の伸展と前腕を回内することで筋を伸張させる．
関節の最終肢位まで筋を伸ばす必要はないため，筋がどの程度まで伸張できるか検査して，肩関節の開始肢位を決定する．

開始肢位および手技手順
① **開始肢位**：患者は側臥位．患者の肩関節を伸展・内転・軽度外旋させ，肘関節を屈曲させ，前腕を回外に置く．セラピストは患者の後方に立ち，右手で患者の手首近位の前腕を把持し，左手で上腕二頭筋の筋腹を把持する．
② **手技手順**：セラピストは患者の上腕を強く把持し，自分の大腿部と

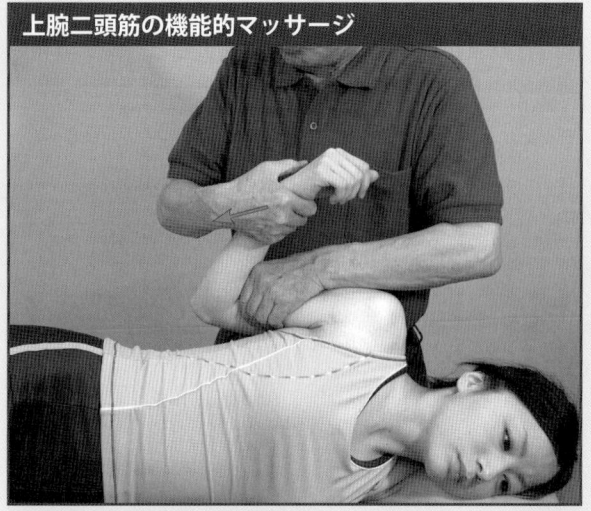

図 5-1-83b　最終肢位
上腕二頭筋の機能的マッサージ

で挟み，固定する．肘関節を伸展，前腕を回内させ，筋の線維方向と平行に，上腕二頭筋を伸長する．上腕二頭筋を伸張しているあいだ，同時に左手で筋腹を圧迫する．
③ **最終肢位**：患者の肩関節を伸展・内転・軽度外旋させ，肘関節を伸展，前腕を回内させる．セラピストは，患者の肘関節の伸展と前腕の回内を保持する．
④ **開始肢位への返還**：筋を伸張させたあとで，セラピストは筋腹を把持していた圧迫をゆるめる．それから，肘関節を屈曲させ，前腕を回外位に戻す．

図 5-1-84a　開始肢位
棘上筋の機能的マッサージ

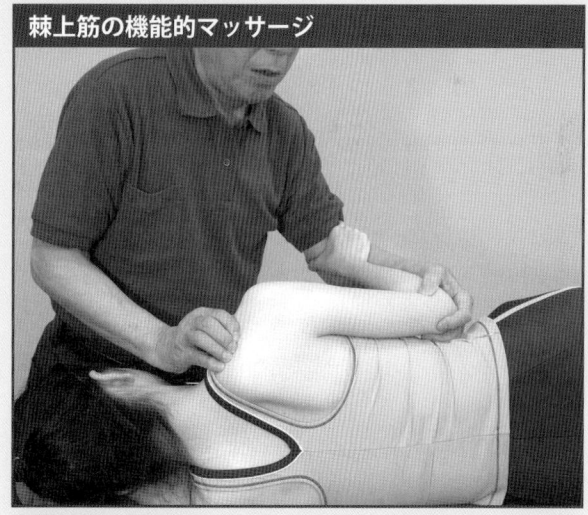

肩関節を内転することで筋を伸張させる．
筋を最大伸張させるために，上腕骨を体幹に沿わすか体幹より少し内側へ動かす．
肩関節の内転時には，内旋位でも外旋位でも行うことができる．

開始肢位および手技手順
① **開始肢位**：患者は側臥位で，肩関節を90°外転位に，肘関節を90°屈曲位に置く．セラピストは患者に向かって立ち，左手を患者の右前腕と組み合わせ，お互いの肘周囲を把持する．そして，右指先を，棘上窩上の棘上筋の上に置く．

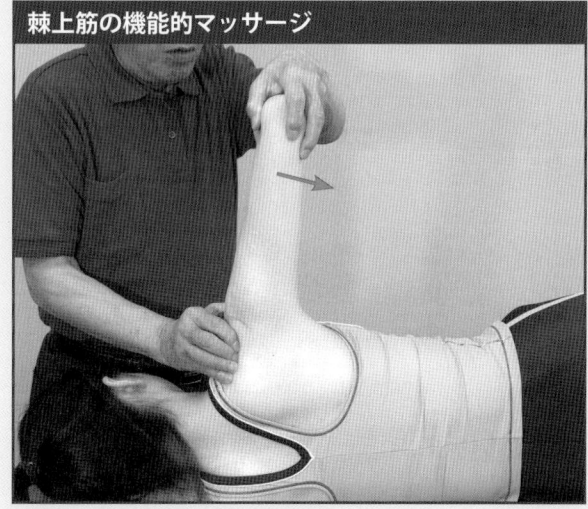

図 5-1-84b　最終肢位
棘上筋の機能的マッサージ

② **手技手順**：肩関節を内転させ，棘上筋を，筋の線維方向と平行に，外側から内側に動かして伸張させる．同時に棘上筋を左手で圧迫する．
③ **最終肢位**：患者の肩関節を内転位に，肘関節を90°屈曲位に置く．セラピストは患者に向かって立ち，前腕を組み合わせてお互いの肘周囲を把持する．患者の上腕は自分の胸郭に接触させる．
④ **開始肢位への返還**：棘上筋を伸張させたあとで，筋腹を把持していた圧迫をゆるめる．それからセラピストは，患者の肩関節を他動的に外転位に戻す．

棘下筋　　　マッサージ

図 5-1-85a　開始肢位

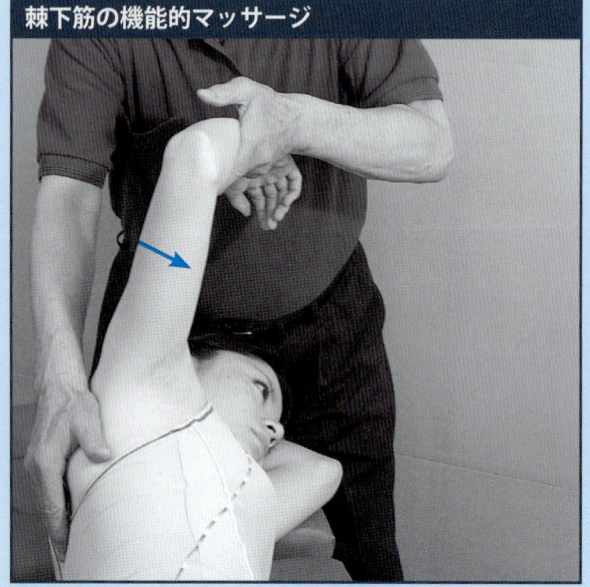

棘下筋の機能的マッサージ

肩関節を内旋・水平内転させることで筋を伸張させる．

開始肢位および手技手順
① **開始肢位**：患者は側臥位で，肩関節を90°外転位と外旋位に，肘関節を90°屈曲位に置く．セラピストは患者の頭側に立ち，左手で患者の前腕遠位部を把持する．右手母指球を，患者の棘下筋の上に置く．
② **手技手順**：肩関節を内転と水平内転させ，棘下筋の線維方向と平行

図 5-1-85b　最終肢位

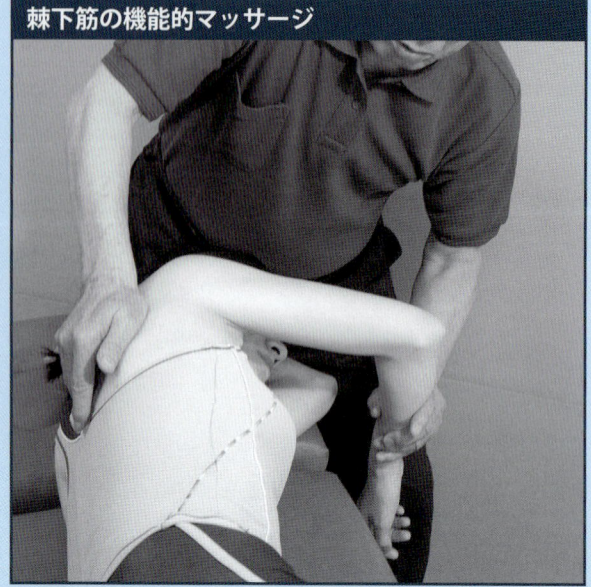

棘下筋の機能的マッサージ

に，頭外側から尾内側に動かす．棘下筋を伸張しているあいだ，同時に棘下筋腹を右手で圧迫する．
③ **最終肢位**：患者は側臥位で，肩関節を内転位と水平内転位に，肘関節を90°屈曲位に置く．セラピストは患者の頭側に立ち，患者の前腕遠位部を把持し，肩関節を内転位と水平内転位に保持する．
④ **開始肢位への返還**：棘下筋を伸張させたあとで，筋腹を把持していた圧迫をゆるめる．それからセラピストは，患者の肩関節を他動的に水平外転位と外旋位に戻す．

肩関節

トレーニング

■ 肩関節周囲のトレーニング（スタビライゼーション）

1）トレーニング概要

　肩関節周囲のスタビライゼーションの基本は，まず肩甲上腕関節の上腕骨頭を中心に戻し，安定筋であるローテーターカフを強化することである．次に，肩鎖関節・胸鎖関節・肘関節などの周囲の関節との協調した動きが行えるように進める．最終的には，投球動作に代表されるように，全身運動のなかで当該関節が安定して働けるようになることが大切である．

　肩関節のスタビライゼーションは，安静肢位で上腕骨頭を関節の中心に戻し，上腕骨に軽い牽引をかけた状態でのローテーターカフの等尺性運動から開始する．そして安静肢位からさまざまな肢位へ，静的な収縮から動的な収縮へ，open kinetic chain から closed kinetic chain へと段階的に運動形態・負荷量を増やしていく．肩関節の不安定性を有している患者は，ローテーターカフのなかでも，とくに肩甲下筋に問題を抱えている場合が多い．スタビライゼーションは，治療効果がみられるまでに3～6カ月の期間を要することが少なくない．しかも適切なステップアップが重要になるため，患者によく説明し，フォローアップしていく必要がある．

2）トレーニング構成

スリングを使った自動介助運動

図 5-1-86　屈曲－伸展

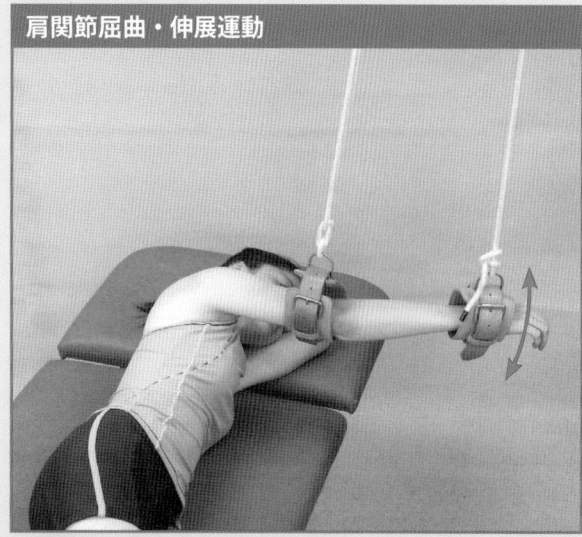

肩関節屈曲・伸展運動

① 開始肢位：患者は側臥位．上腕と前腕の遠位部にスイングベルトを装着する．
② 操作：上肢をスリングで支えて自重を排除し，骨頭を中心に戻すように意識して屈曲・伸展運動を行う．
③ 収縮様式：求心性収縮・遠心性収縮・等尺性収縮

図 5-1-87　内転－外転

肩関節内転・外転運動

① 開始肢位：患者は背臥位．上腕と前腕の遠位部にスイングベルトを装着する．
② 操作：上肢をスリングで支えて自重を排除し，骨頭を中心に戻すように意識して内転・外転運動を行う．
③ 収縮様式：求心性収縮・遠心性収縮・等尺性収縮

図 5-1-88　内旋－外旋

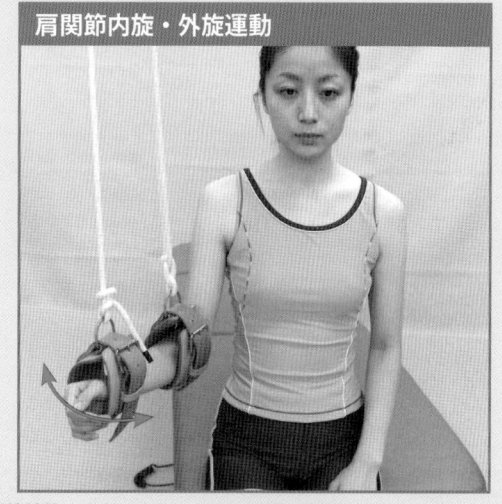

肩関節内旋・外旋運動

① 開始肢位：患者は座位．上腕と前腕の遠位部にスイングベルトを装着する．
② 操作：上肢をスリングで支えて自重を排除し，骨頭を中心に戻すように意識して内旋・外旋運動を行う．
③ 収縮様式：求心性収縮・遠心性収縮・等尺性収縮
　上腕骨頭が前方へ変位しないように注意して行う．

肩関節　　　トレーニング

安静肢位でセラピストが行うスタビライゼーション

図 5-1-89　牽引

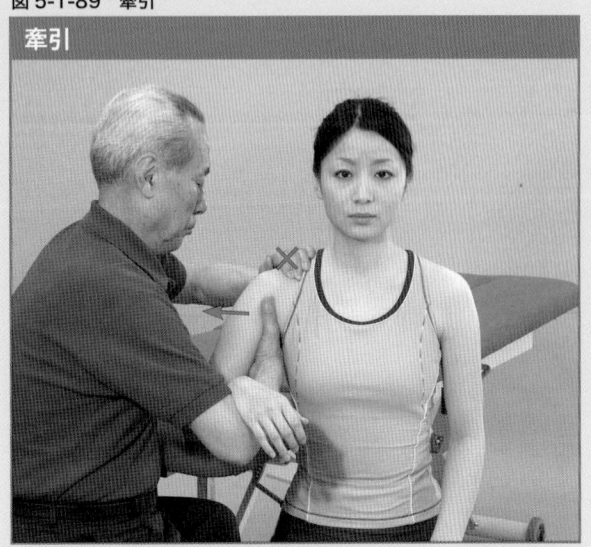

牽引

①**開始肢位**：患者は座位．肩関節は安静肢位で，セラピストの左手で肩甲帯を固定し，右手で上腕骨近位部を把持する．
②**操作**：セラピストは，上腕骨頭を関節の中心に戻し，軽い牽引を加える．患者は，関節の動きを伴わない程度に軽くローテーターカフを収縮させる．収縮時間は 5 〜 10 秒程度．三角筋や大胸筋などの外在筋を収縮させないように注意する．
③**収縮様式**：求心性収縮・遠心性収縮・等尺性収縮

図 5-1-90　背側への滑り

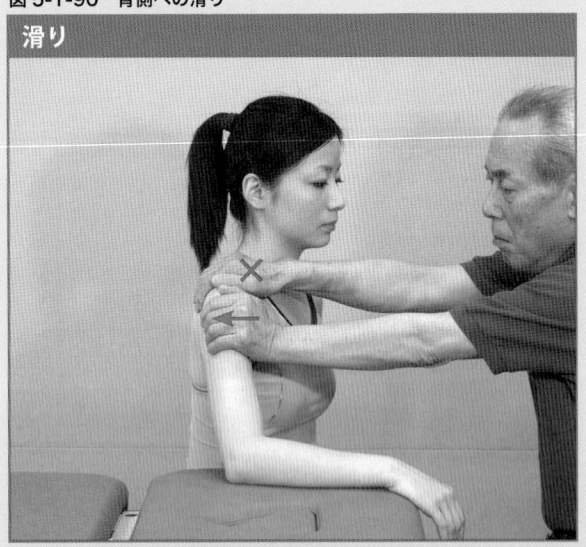

滑り

①**開始肢位**：患者は座位．セラピストは右手で肩甲骨を固定し，左手で上腕骨近位部を把持する．
②**操作**：背側への滑りは，セラピストが患者の腹側に立って加える（図 5-1-90）．患者は，関節の動きを伴わない程度に軽くローテーターカフを収縮させる．収縮時間は 5 〜 10 秒程度．三角筋や大

図 5-1-91　腹側への滑り

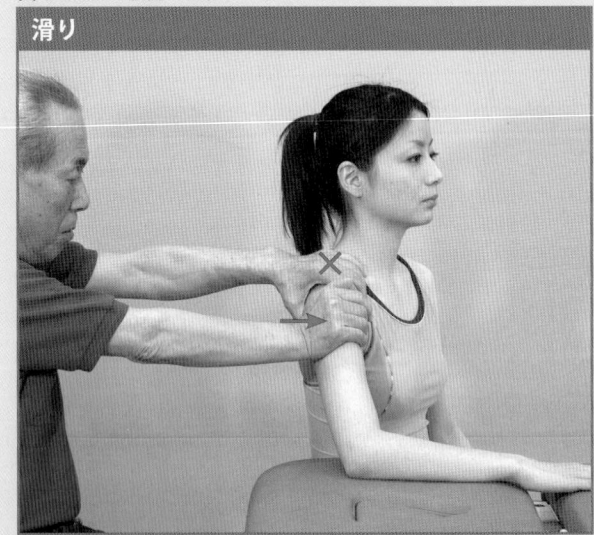

滑り

胸筋などの外在筋を収縮させないように注意する．腹側への滑りは，セラピストが患者の背側に立って加える（図 5-1-91）．
③**収縮様式**：求心性収縮・遠心性収縮・等尺性収縮

肩関節 — トレーニング

外転・外旋位でセラピストが行うスタビライゼーション

図 5-1-92 牽引

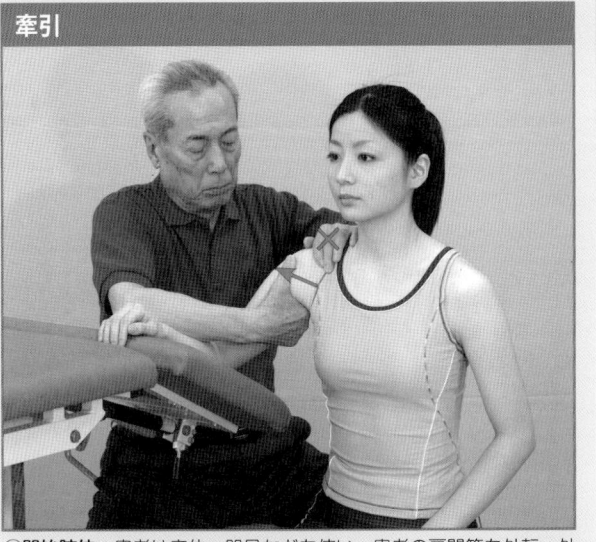

牽引

① **開始肢位**：患者は座位．器具などを使い，患者の肩関節を外転・外旋位に保持する．セラピストは左手で肩甲帯を固定し，右手で上腕骨近位部を把持する．
② **操作**：セラピストは上腕骨頭を関節の中心に戻し，軽い牽引を加える．患者は，関節の動きを伴わない程度に軽くローテーターカフを収縮させる．収縮時間は 5〜10 秒程度．三角筋や大胸筋などの外在筋を収縮させないように注意する．
③ **収縮様式**：求心性収縮・遠心性収縮・等尺性収縮

図 5-1-93 背側への滑り

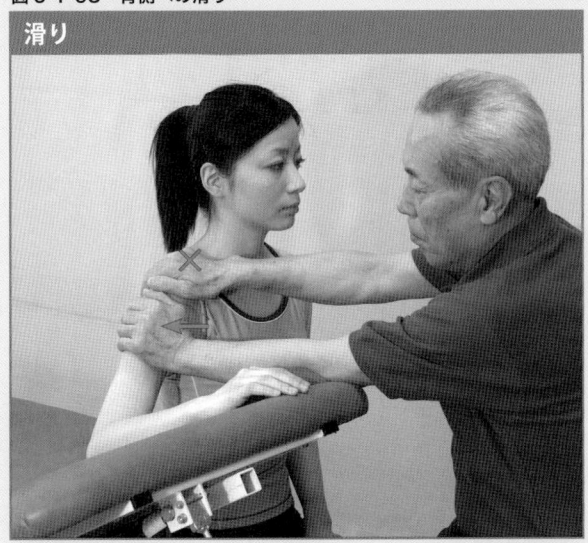

滑り

① **開始肢位**：患者は座位．器具などを使い，患者の肩関節を外転・外旋位に保持する．セラピストは右手で肩甲骨を固定し，左手で上腕骨近位部を把持する．
② **操作**：背側への滑りは，セラピストが患者の腹側に立って加える（図 5-1-93）．患者は，関節の動きを伴わない程度に軽くローテー

図 5-1-94 腹側への滑り

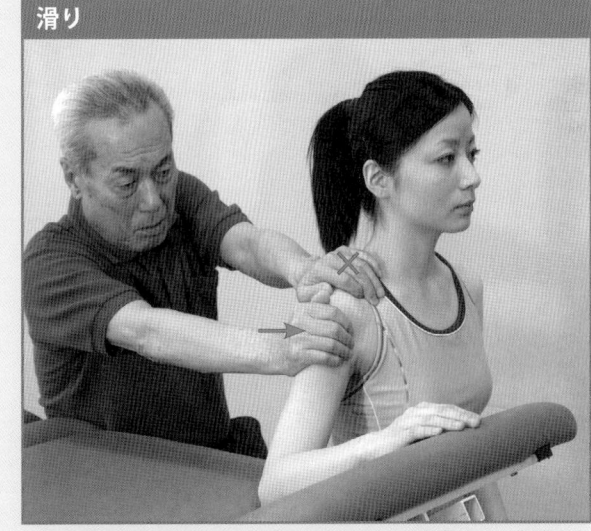

滑り

ターカフを収縮させる．収縮時間は 5〜10 秒程度．三角筋や大胸筋などの外在筋を収縮させないように注意する．腹側への滑りは，セラピストが背側に立って加える（図 5-1-94）．
③ **収縮様式**：求心性収縮・遠心性収縮・等尺性収縮

肩関節　トレーニング

内転・内旋位でセラピストが行うスタビライゼーション

図 5-1-95　牽引

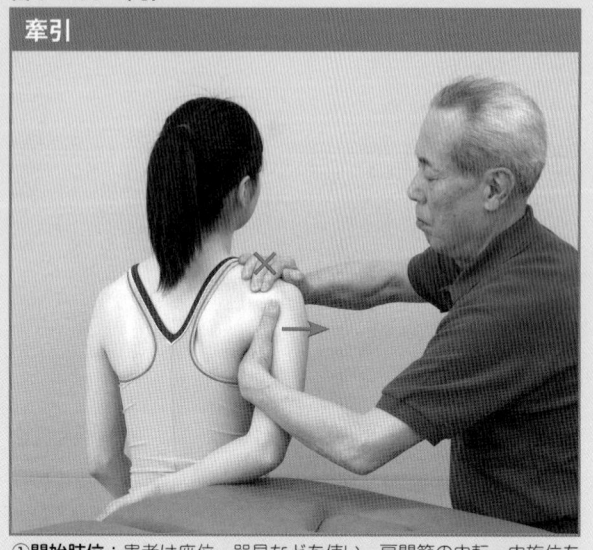

牽引

① **開始肢位**：患者は座位．器具などを使い，肩関節の内転・内旋位を保持する．セラピストは右手で肩甲帯を固定し，左手で上腕骨近位部を把持する．
② **操作**：セラピストは，上腕骨頭を関節の中心に戻し，軽い牽引を加える．患者は，関節の動きを伴わない程度に軽くローテーターカフを収縮させる．収縮時間は 5 〜 10 秒程度．三角筋や大胸筋などの外在筋を収縮させないように注意する．
③ **収縮様式**：求心性収縮・遠心性収縮・等尺性収縮

図 5-1-96　背側への滑り

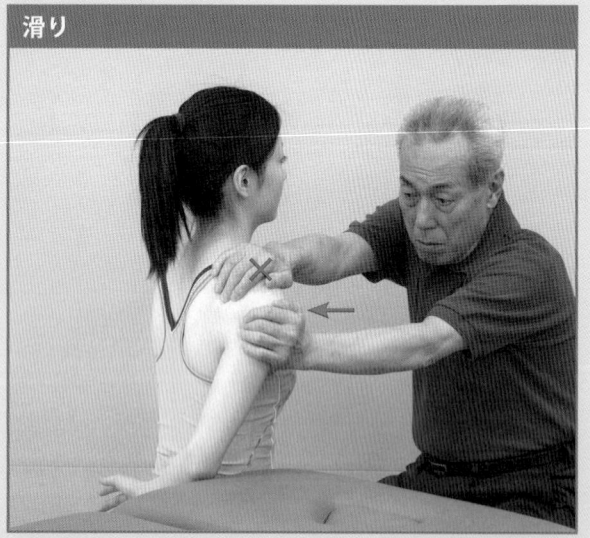

滑り

① **開始肢位**：患者は座位．器具などを使い，内転・内旋位を保持する．セラピストは右手で肩甲骨を固定し，左手で上腕骨近位部を把持する．
② **操作**：背側への滑りは，セラピストが患者の腹側に立って加える（図 5-1-96）．患者は，関節の動きを伴わない程度に軽くローテー

図 5-1-97　腹側への滑り

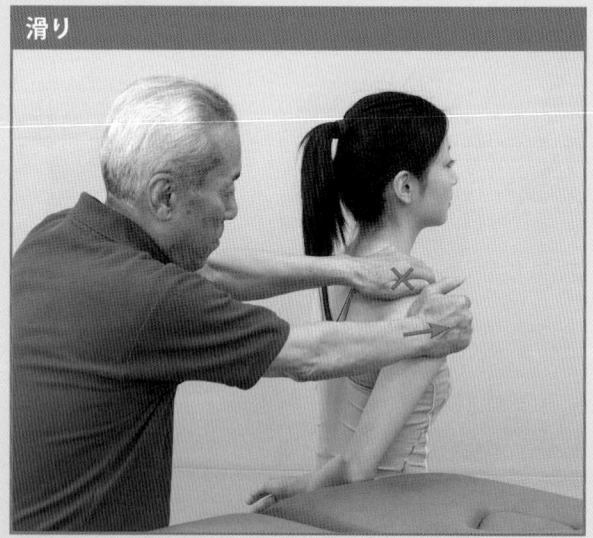

滑り

ターカフを収縮させる．収縮時間は 5 〜 10 秒程度．三角筋や大胸筋などの外在筋を収縮させないように注意する．腹側への滑りは，セラピストが背側に立って加える（図 5-1-97）．
③ **収縮様式**：求心性収縮・遠心性収縮・等尺性収縮

肩関節 — トレーニング

外旋・内旋を加えたさまざまな肢位でセラピストが行うスタビライゼーション

図 5-1-98　外旋位での方法

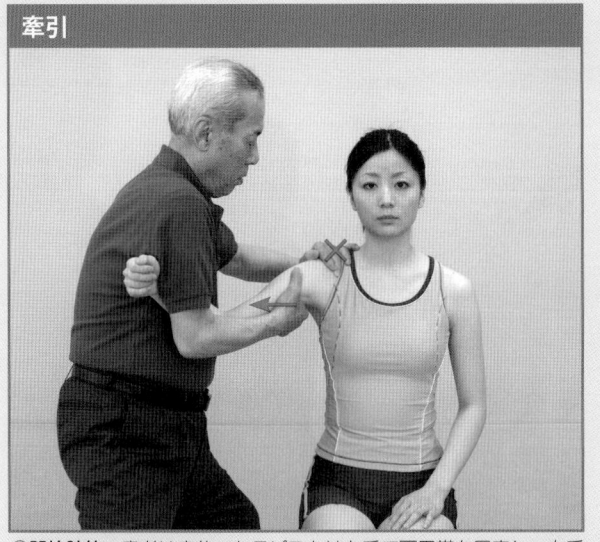

牽引

①**開始肢位**：患者は座位．セラピストは左手で肩甲帯を固定し，右手で上腕骨近位部を把持し，前腕を用いて患者の肩関節を外旋・内旋位に保持する．
②**操作**：患者の上腕骨頭が中心にあることを確認し，外転・外旋位や

図 5-1-99　内旋位での方法

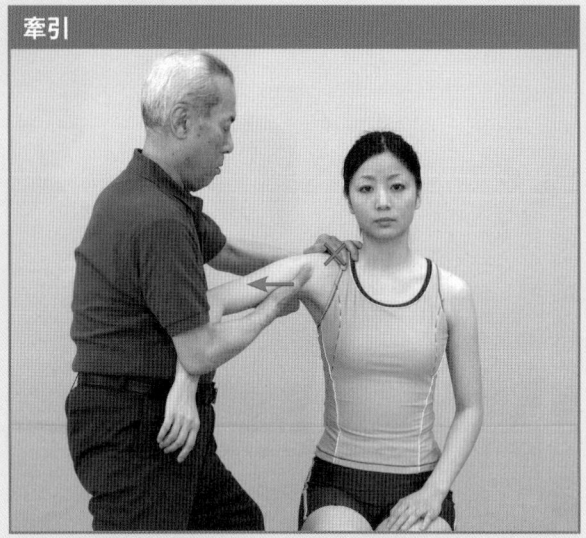

牽引

内転・内旋位で行うスタビライゼーションと同じように，牽引・腹側への滑り・背側への滑りを加える．このとき，肩甲帯のインピンジメントや代償運動が生じていないことを確認する．
③**収縮様式**：求心性収縮・遠心性収縮・等尺性収縮

同時収縮

①**開始肢位**：患者は座位．セラピストは，患者の肩関節を，真の安静肢位，安静肢位，その他さまざまな角度に保持する（図 5-1-98，99 と同じ方法で行う）．また症状の改善にあわせて，脱臼の危険性のある肢位でも行う．

②**操作**：セラピストは，患者に肩関節周囲筋の同時収縮を促す．また症状の改善にあわせて，脱臼の危険性のある肢位でも行う．
③**収縮様式**：同時収縮

肋木での運動　—両手から片手へ—

図 5-1-100　バーを把持し関節窩に上腕骨頭を引きつける

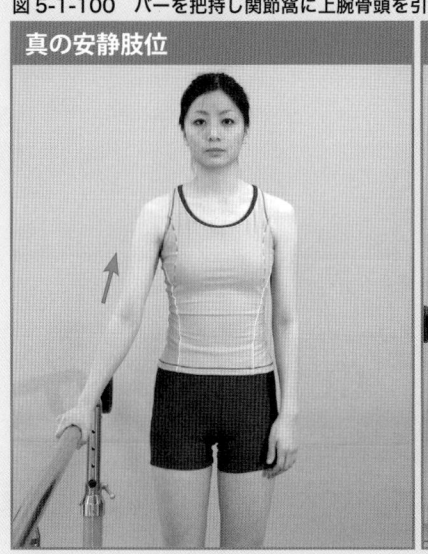

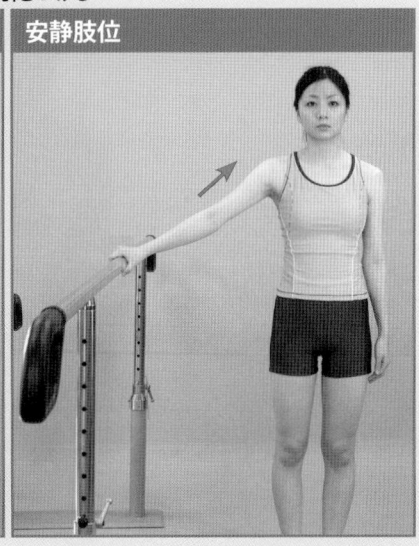

真の安静肢位　　**安静肢位**

①**開始肢位**：患者は立位．肋木やバーを把持し，肩関節を真の安静肢位，安静肢位，その他さまざまな角度に保持する．症状の改善にあわせて，脱臼の危険性のある肢位，座位，つま先立ちなどさまざまな肢位でも行う．
②**操作**：セラピストは，患者に肩関節周囲筋を同時収縮させ，関節窩の軸中心に上腕骨頭を引きつけて軸方向への圧迫を加える．最初は両手で始め，片手へ移行していく．症状の改善にあわせて脱臼の危険性のある肢位でも行う．
③**収縮様式**：同時収縮

肩関節　トレーニング

open kinetic chain から closed kinetic chain へ　―上腕骨頭を関節窩に引きつける―

図 5-1-101　掌を壁につけて行う方法
負荷をかけないで

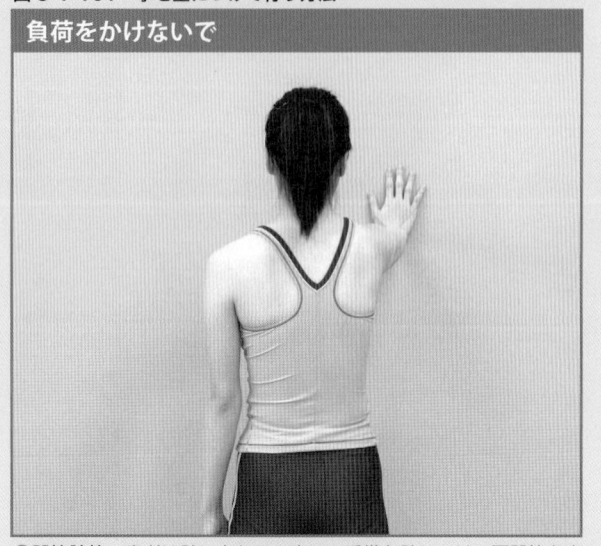

①開始肢位：患者は壁に向かって立つ．手掌を壁につけ，肩関節を真の安静肢位，他の安静肢位に保持する．
②操作：肩関節をさまざまな角度に保持し，肩関節周囲筋を同時収縮させ，関節窩の中心に上腕骨頭を引きつけ軸方向への圧迫を加える（図5-1-101）．脱臼の危険性のある肢位でも行う．セラピストが

図 5-1-102　セラピストが反対側の肩に抵抗をかけて行う方法
負荷をかけて

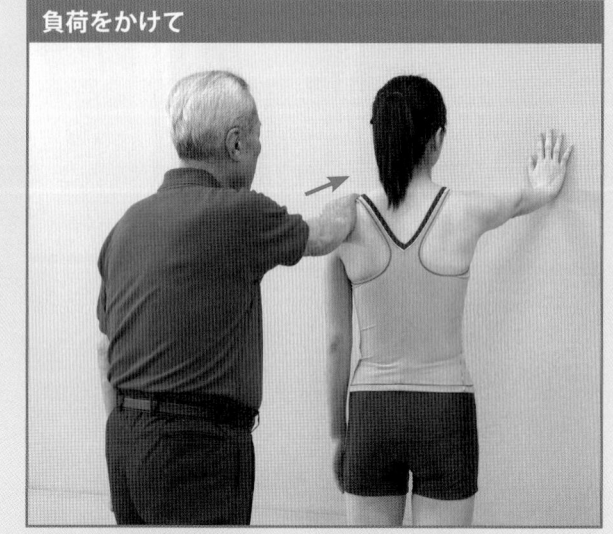

反対側の肩に抵抗をかけて，負荷量を増加して行うことも可能（図5-1-102）．また，壁からの距離を変えることでも，関節窩にかかる負荷を調整できる．
③収縮様式：同時収縮

ダイナミックな運動

図 5-1-103　外旋位でのダイナミックな運動
セラピストによる軽い抵抗

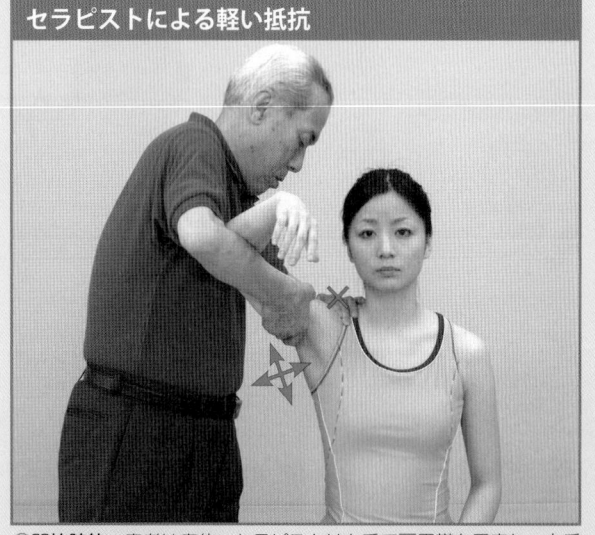

①開始肢位：患者は座位．セラピストは左手で肩甲帯を固定し，右手で上腕骨近位部を把持し，前腕を用いて患者の肩関節を保持する．
②操作：セラピストは，患者の肩関節に短い振幅の遅い運動速度から開始し，次第に運動の振幅を拡大しながら運動速度を速くしていく．患者はそれに抵抗するように肩関節を収縮させる．肢位は，真の安静肢位から徐々にさまざまな角度で行い，安定性の向上を目指す．脱臼の危険性のある肢位でも行う．
③収縮様式：同時収縮

図 5-1-104　レバーアームを長くした運動
レバーアームを長くして行う

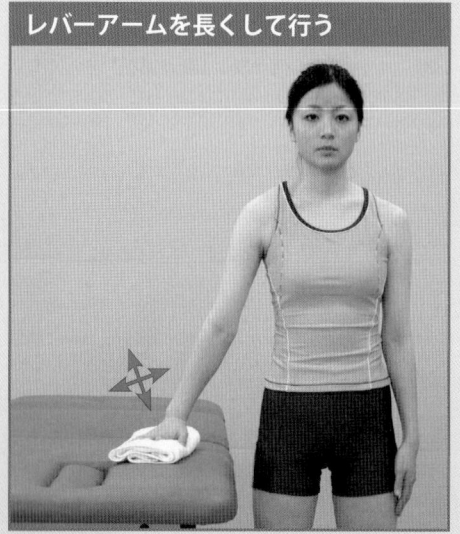

①開始肢位：患者は立位
②操作：肘関節を伸展させ，レバーアームを長くして，雑巾がけをするように手を滑らせて，肩関節の屈曲・伸展・外転・内転運動を行う．
③収縮様式：同時収縮

肩関節　トレーニング

ボール，重りを用いた四つ這い位での運動

図 5-1-105 ボールを用いて行う

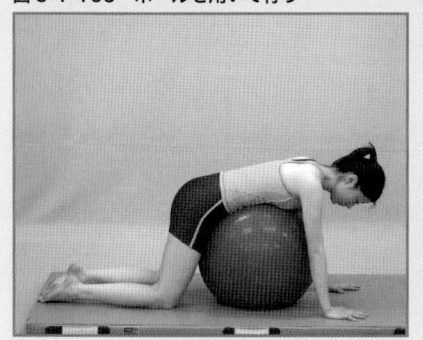

図 5-1-106 ボールを用いて上・下肢を挙上

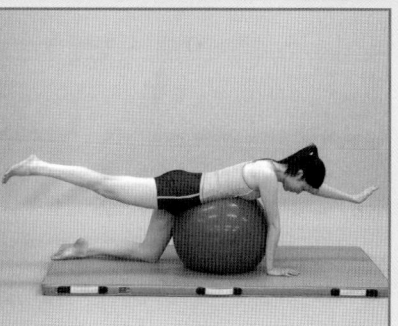

図 5-1-107 ボールなしで行う

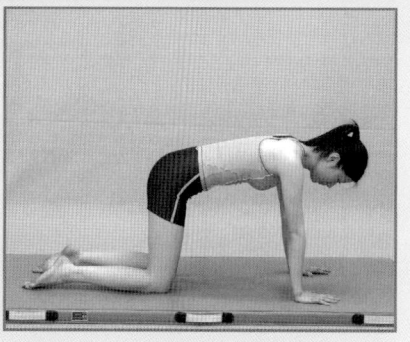

図 5-1-108 検者が負荷をかけて行う

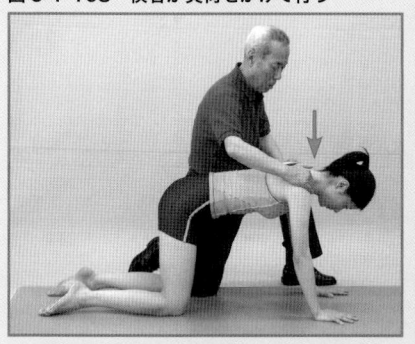

図 5-1-109 上・下肢を挙上する

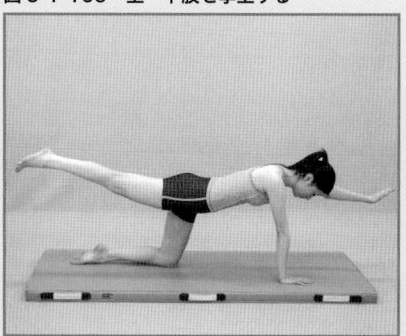

図 5-1-110 重りを持って多方向へ動かす

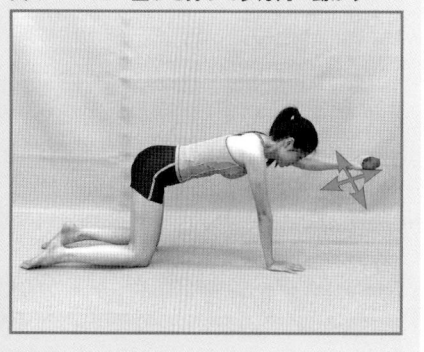

図 5-1-111 滑車を使って負荷量を増やす

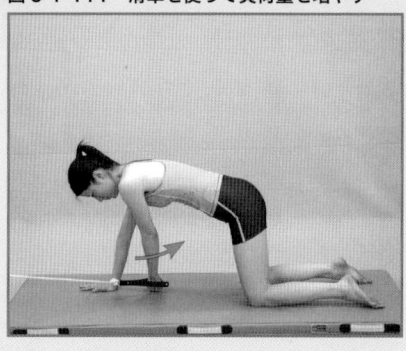

図 5-1-112 バランスボード上で行う

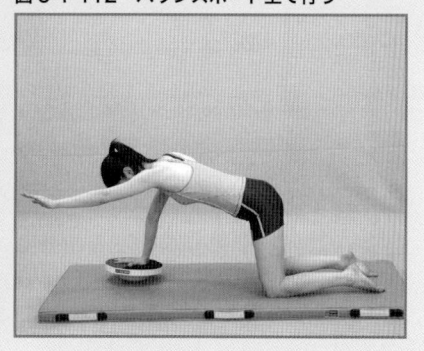

①**開始肢位**：患者は四つ這い
②**操作**：荷重量を減らすため，ボールの上に四つ這い位となり（図5-1-105），頭側・尾側・内側・外側に動くことで，肩周囲の筋の収縮を促し，安定性を向上させる．最初は短い振幅の遅い運動速度から開始し，次第に運動の振幅を拡大しながら運動速度を速くしていく．さらに，一方の上・下肢を挙上し，負荷量を増やして同じことを行う（図5-1-106）．

次いで，同じことをボールなしで行う（図5-1-107）．またセラピストが肩関節に負荷をかけたり（図5-1-108），上肢・下肢を挙上したり（図5-1-109），健側に重り負荷をかけて（図5-1-110，111）重心を移動させたりして安定性を向上させる．バランスボードを用いてもよい（図5-1-112）．
③**収縮様式**：同時収縮

肩関節

トレーニング

器具を用いた運動

座位で骨頭を引きつける

図5-1-113　屈曲位で骨頭を引きつける
図5-1-114　外転位で骨頭を引きつける
図5-1-115　伸展位で骨頭を引きつける

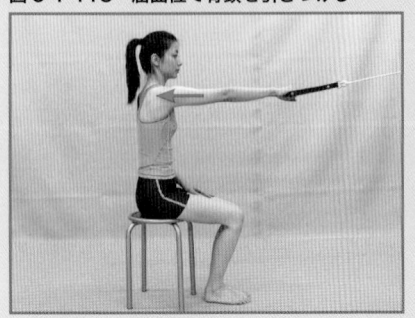

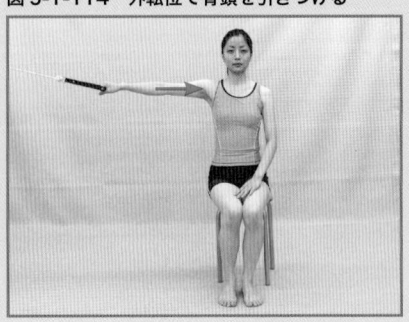

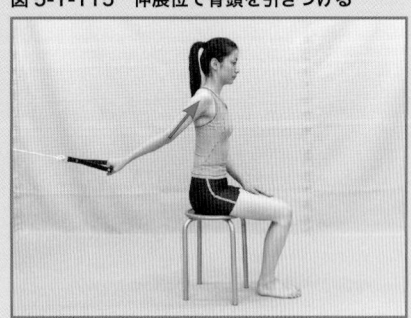

①開始肢位：患者は座位
②操作：滑車を用いて、肩関節を、屈曲位（図5-1-113），外転位（図5-1-114），伸展位（5-1-115）で骨頭を引きつける．軽い抵抗から始め，少しずつ負荷を増やしていく．
③収縮様式：同時収縮

回旋運動

図5-1-116　腹臥位で内旋運動 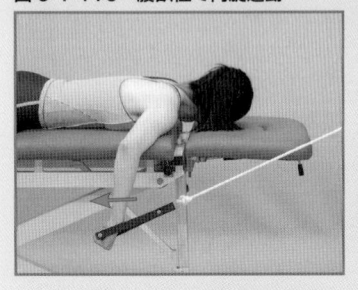
図5-1-117　腹臥位で外旋運動 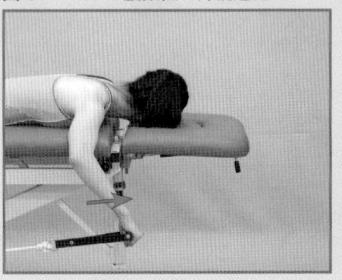
図5-1-118　座位で内旋運動 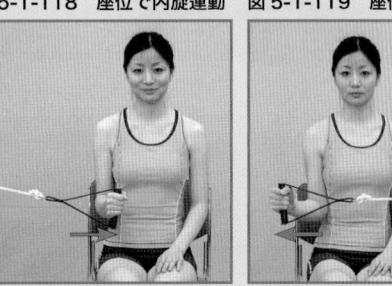
図5-1-119　座位で外旋運動

図5-1-120　立位で内転運動
図5-1-121　立位で内旋運動
図5-1-122　立位で外旋運動

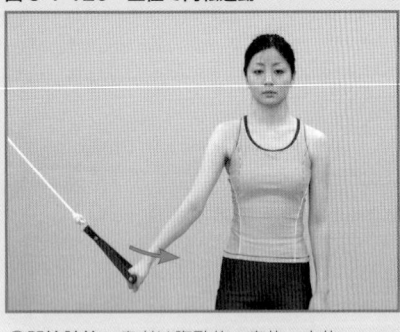

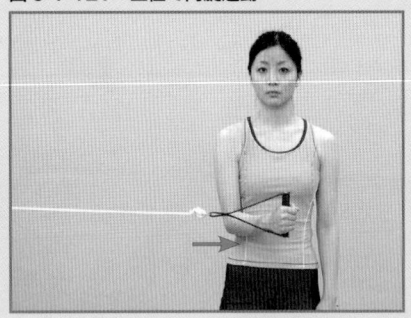

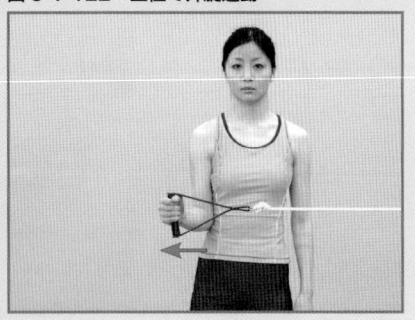

①開始肢位：患者は腹臥位・座位・立位
②操作：腹臥位で上腕骨頭を引きつけた状態で，肩関節の内旋（図5-1-116）・外旋（図5-1-117）を行う．次いで座位（図5-1-118，119）・立位（図5-1-120，121，122）で同じことを行う．臥位では肩関節周囲筋の協調した動き，座位では上肢から体幹の強調した動き，立位では上肢から体幹・下肢にかけての協調した動きが獲得できる．
③収縮様式：同時収縮

3）筋力トレーニング

肩関節周囲の安定性が向上し，協調した動きが獲得できれば，以下のトレーニングに移行していく．

・等尺性運動
・動的運動
・筋容積トレーニング
・持久力トレーニング
・最大筋力トレーニング
・瞬発的筋力トレーニング
・爆発的筋力トレーニング

（山内　正雄）

肘関節

■ 機能解剖と運動

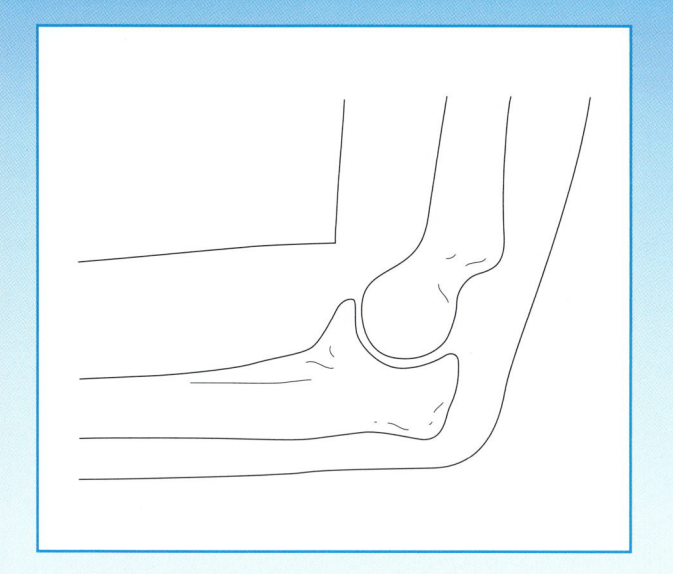

1）関節構造

肘関節は，近位橈尺関節，腕橈関節，腕尺関節の3つの関節からなる複合関節であるが，これらは1つの関節腔の中に入っている．

a．腕尺関節

腕尺関節は2軸関節である．近位の厚い，レンチ形態の凹面の尺骨滑車切痕は上腕滑車上を動く．

2）モビライゼーションの治療面と滑りの法則

肘関節屈曲伸展の治療では，腕尺関節と腕橈関節が凹の法則に従って滑る．

3）骨の運動と運動軸・機能検査に用いる参考可動域

肘関節では，上腕骨滑車と上腕骨小頭の2つの関節面があり，両者を通る軸を顆間軸とよび，肘関節の屈曲-伸展運動の軸に相当する．この軸は，上腕骨長軸と直行せず，やや外方に傾いているため，上腕骨長軸に対して前腕骨長軸は160〜170°の外反角を有している．

肘関節の屈曲は145°，伸展は0〜15°であり，子どもと多くの女性は肘頭がやや小さいため過伸展することが多い．腕尺関節は鞍関節であり，屈曲位で軽度の外転（外反）と内転（内反）が尺骨の近位を通り過ぎる背腹側軸で可能である．外転と内転は，他動運動においてのみ可能である．

4）関節運動

a．肘屈曲

尺骨滑車切痕は上腕骨滑車を腹側に滑る．

b．肘伸展

尺骨滑車切痕は上腕骨滑車を背側に滑る．

5）関節肢位と靱帯

(1) ゼロ肢位：上腕と前腕の両方が，前腕回外・肘伸展位で前額面上にある．

(2) 安静肢位：腕尺関節では肘関節屈曲約70°，前腕回外約10°．腕橈関節では肘伸展，前腕最大回外である．

(3) 閉肢位：腕尺関節では肘関節伸展，前腕回外．腕橈関節では肘関節屈曲約90°，前腕回外約5°である．

(4) 関節包パターン：これらの制限の割合は，屈曲90°の制限で伸展の制限は10°である．

(5) 肘の外反ストレスに対する安定性保持に重要なのは前斜走線維であるが，肘関節の屈曲角が増大していくと後斜走線維の緊張が大きくなる．

(6) 肘の内反ストレスに対しては，外側側副靱帯が屈曲・伸展ともに緊張する．

6）end feel

a．肘屈曲

hard．屈曲は，尺骨の鉤状突起が上腕骨鉤状窩に接触したとき，骨と骨が接触して制限される（自動運動での屈曲は，上腕骨と前腕の腹側の軟部組織が接近することで停止される）．

b．肘伸展

hard．肘頭と上腕骨の肘頭窩が接触する．

肘関節

■ 検査手順

1）機能テスト

（1）自動と他動運動・安定性のテストと end feel を含む．

（2）並進の joint play，end feel を含む．
- 牽引と圧迫
- 滑り（掌側-背側）（橈側-尺側）

（3）抵抗運動テスト

抵抗運動テストでは以下の筋を評価する．

抵抗方向	主要な筋	その他の機能
屈曲	上腕二頭筋	肩関節外転，前腕回外
	上腕筋	
	腕橈骨筋	前腕回内，回外
	円回内筋	前腕回内
伸展	上腕三頭筋	肩関節伸展
	肘筋	

肘関節 — 関節モビライゼーション

図 5-2-1a 牽引

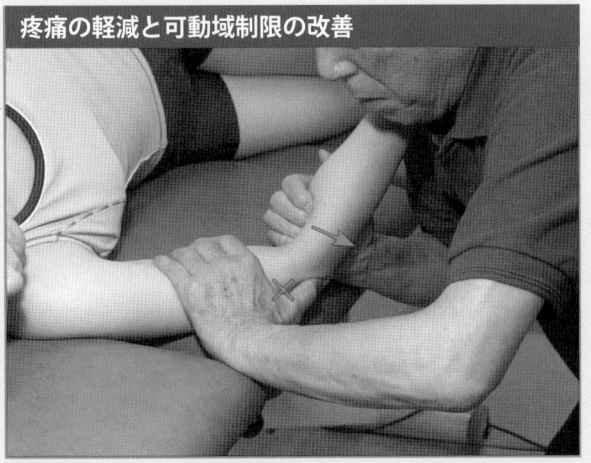

疼痛の軽減と可動域制限の改善

目的
- 後方への牽引の joint play の質と量および end feel の評価
- 腕尺関節の疼痛の軽減あるいは可動域の改善

開始肢位および手技手順
① 開始肢位：患者は側臥位．患者の上腕後面をベッドに置く．
② 固定：患者の遠位上腕を前方から左手で把持する．そしてベッドに向かって固定する．セラピストの触診する手を腕尺関節裂隙に置く．
③ 操作：患者の遠位上腕を横側から左手で保持する．患者の近位尺骨の周りを把持し，前腕にほぼ直角にて尺骨に牽引を加える．
④ 手技強度：Grade Ⅰ, Ⅱ, Ⅲ

図 5-2-1b 牽引（別法）

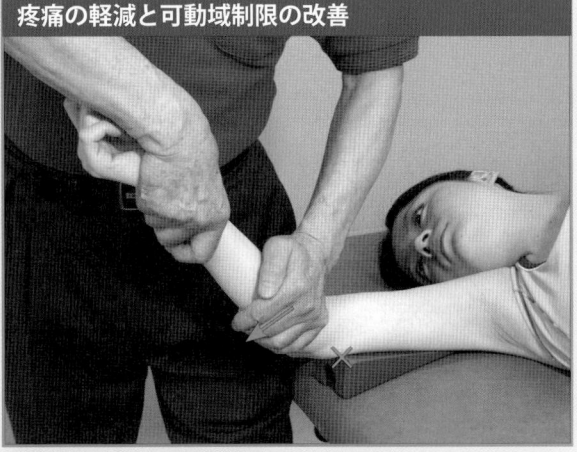

疼痛の軽減と可動域制限の改善

開始肢位および手技手順
① 開始肢位：患者は側臥位．患者の上腕背面をベッドに置く．
② 固定：上腕の下の楔の使用と，側臥位あるいはベルトの使用により上腕の固定を増す．
③ 操作：セラピストの左小指球を関節裂隙遠位に置き，両手で患者の前腕を尺側から把持する．患者の前腕をセラピストの身体に向けて保持する．セラピストの両膝を曲げ尺骨に牽引を加える．
④ 手技強度：Grade Ⅲ

図 5-2-1c 牽引（屈曲位）

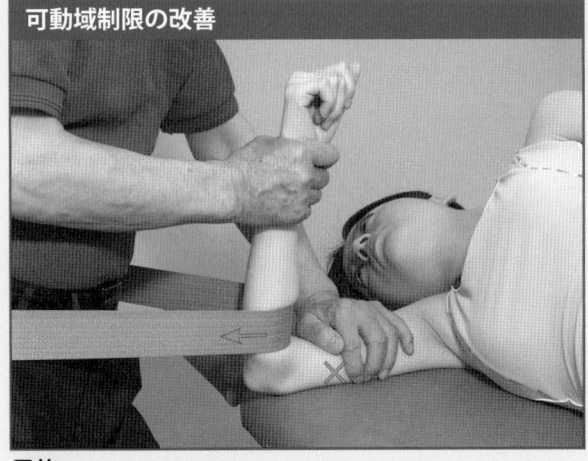

可動域制限の改善

目的
- 腕尺関節における屈曲の可動域の改善

開始肢位および手技手順
① 開始肢位：患者は側臥位．患者の上腕後面をベッドに置く．
② 固定：患者の上腕をベッドに向かって固定する．
③ 操作：関節裂隙遠位の前腕近位とセラピストの身体の周りにベルトを巻く．セラピストの手で患者の遠位前腕を把持し，セラピストの身体を後ろに移動させ，セラピストの右手を一体に動かすことにより，前腕をほぼ直角にて，尺骨に後方かつ遠位への牽引を加える．
④ 手技強度：Grade Ⅰ, Ⅱ, Ⅲ

図 5-2-1d 牽引（伸展位）

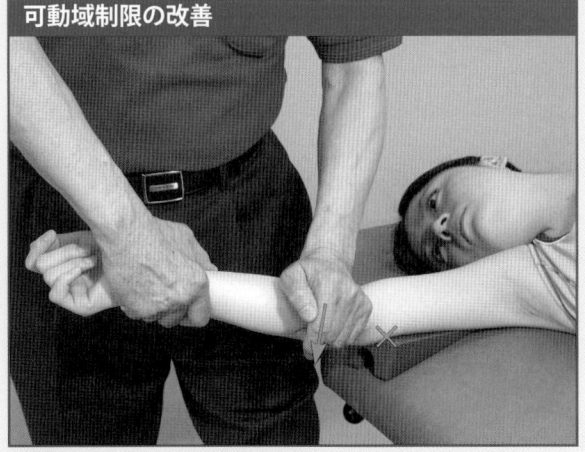

可動域制限の改善

目的
- 腕尺関節における伸展の可動域の改善

開始肢位および手技手順
① 開始肢位：患者は側臥位．患者の上腕背面をベッドに置く．関節を伸展の最終域近くの肢位にする．
② 固定：楔に上腕を乗せ固定する．上腕の下の楔の使用と側臥位，あるいはベルトの使用により上腕の固定を増す．
③ 操作：セラピストの小指球を関節裂隙遠位に置き，両手で患者の前腕を尺側から把持する．患者の前腕をセラピストの身体に向けて把持しながらセラピストの両膝を曲げ，伸ばした左腕を通して傾くことにより後方への牽引を加える．
④ 手技強度：Grade Ⅲ

肘関節　　　　　関節モビライゼーション

図 5-2-2　橈側への滑り

可動域制限の改善

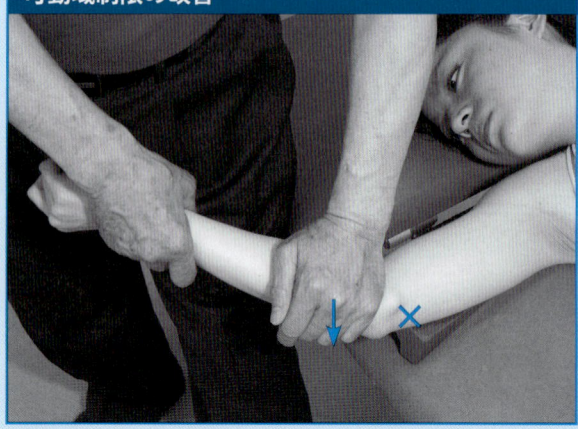

目的
- 腕尺関節における橈側への滑りの joint play の質と量および end feel の評価
- 肘関節の屈曲と伸展の可動域の改善

開始肢位および手技手順
① **開始肢位**：患者は側臥位．患者の上腕外側面をベッドあるいは楔に置く．
② **固定**：上腕をベッドに向かって固定する．
③ **操作**：患者の前腕をセラピストの体で保持する．セラピストの左小指球を関節裂隙の遠位に置き，患者の前腕を尺側から把持しながらセラピストの両膝を曲げ，伸ばした左腕を通して傾くことにより橈側への滑りを加える．
④ **手技強度**：Grade Ⅱあるいは Ⅲ
※屈曲と伸展の漸増：屈曲あるいは伸展の最終域近くの肢位にし，尺骨に Grade Ⅲ の橈側への滑り運動を加える．

図 5-2-3　尺側への滑り

可動域制限の改善

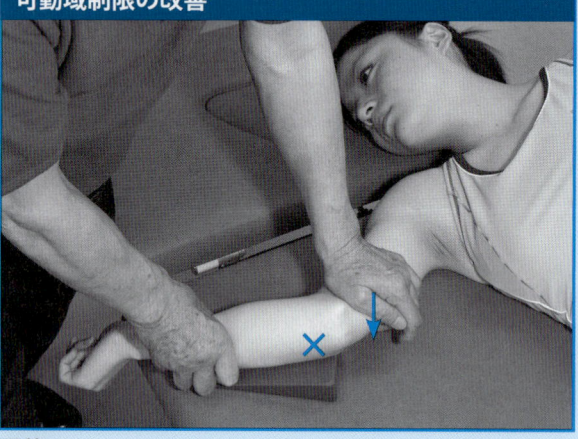

目的
- 腕尺関節における尺側への滑りの joint play の質と量および end feel の評価
- 肘関節の屈曲と伸展の可動域の改善

開始肢位および手技手順
① **開始肢位**：患者は側臥位．患者の近位前腕を楔に置く．
② **固定**：尺骨をベッドに向かって固定する．肢位を補助するために，患者の遠位前腕を保持する．
③ **操作**：セラピストの左母指球を関節裂隙の遠位に置き，患者の遠位上腕の周りを内側から把持する．橈側方向に遠位上腕が動くことにより，結果として尺側への滑りが加わる．
④ **手技強度**：Grade Ⅱあるいは Ⅲ
※屈曲と伸展の漸増：屈曲あるいは伸展の最終域近くの肢位にし，上腕に Grade Ⅲ の橈側への滑り運動を加える．

前腕

■ 機能解剖と運動

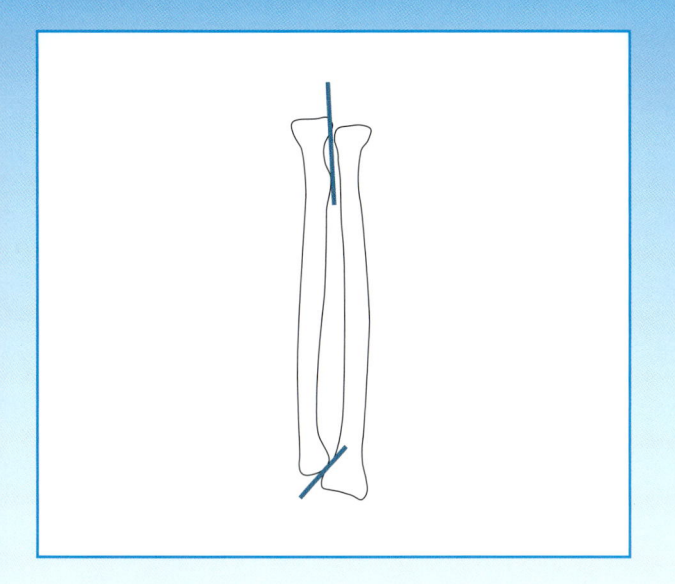

1）関節構造

前腕は，前腕骨間膜を伴う橈骨と尺骨からなり，遠位橈尺関節，近位橈尺関節を形成する．橈骨遠位の広い部分は，手根骨の近位とのあいだに主接点をもち，尺骨近位では上腕骨と主連結をもつ．

a．遠位橈尺関節

遠位橈尺関節は，解剖学的かつ機械的に2軸関節（車軸，卵形の変化したもの）である．尺骨頭は，橈骨遠位端上の切痕の中を動く．

b．近位橈尺関節

近位橈尺関節は，解剖学的に肘関節の一部である．これは，2軸の車軸関節（車軸，卵形の変化したもの）である．橈骨頭は，尺骨の橈骨切痕の中を動く．

c．腕橈関節

腕橈関節は，解剖学的には肘関節の一部であるが，機能的には前腕の一部である．そのため，本節に記述した．腕橈関節は，3軸関節（球形，変形していない卵形）である．屈曲伸展のあいだ，橈骨上の浅い凹面は，上腕骨頭の凸面上を動く．運動は，前腕の回内と回外の間にも生じる．

2）モビライゼーションの治療面と滑りの法則

前腕回内・回外運動の治療において，遠位橈尺関節と腕橈関節では凹の法則，近位橈尺関節では凸の法則に従って滑りを行う．

3）骨の運動と運動軸・機能検査に用いる参考可動域

前腕回内・回外では，橈骨は尺骨の周囲を回旋する．そして，前腕のねじりを引き起こす．運動軸は，橈骨頭と尺骨頭を通り過ぎる前腕の中に斜めに位置する．回内運動の可動域は約90°，回外運動の可動域は80°である．

4）関節運動

a．前腕回内

近位橈尺関節において橈骨頭の関節環状面は，尺骨の橈骨切痕を背側に滑る．遠位橈尺関節では，橈骨の尺骨切痕は，尺骨頭の関節環状面を掌側に滑る．

b．前腕回外

近位橈尺関節において橈骨頭の関節環状面は，尺骨の橈骨切痕を掌側に滑る．遠位橈尺関節では，橈骨の尺骨切痕は，尺骨頭の関節環状面を掌側に滑る．

5）前腕，肘関節肢位と靱帯

（1）ゼロ肢位：遠位・近位橈尺関節肘を直角，手関節はゼロ肢位，手は矢状面に沿わし，上腕を体幹に平行にした状態である．腕橈関節は，前腕を最大回外し，肘関節を伸展した状態で，上腕と前腕は前額面においた状態である．

（2）安静肢位：前腕のすべての関節を同時に安静肢位にすることはできない．

- 遠位橈尺関節：前腕約10°回外
- 近位橈尺関節：前腕約35°回外，肘関節約70°屈曲
- 腕橈関節：前腕最大回外，肘関節最大伸展

（3）CPPは，前腕最大回内あるいは回外．

（4）関節包パターンは，回内と回外は同じに制限される．肘関節の屈曲と伸展の著しい制限があるときのみ生じる．

6）end feel

（1）前腕回内はhard end feel．橈骨が尺骨と接触するとき，hard end feelを引き起こす．

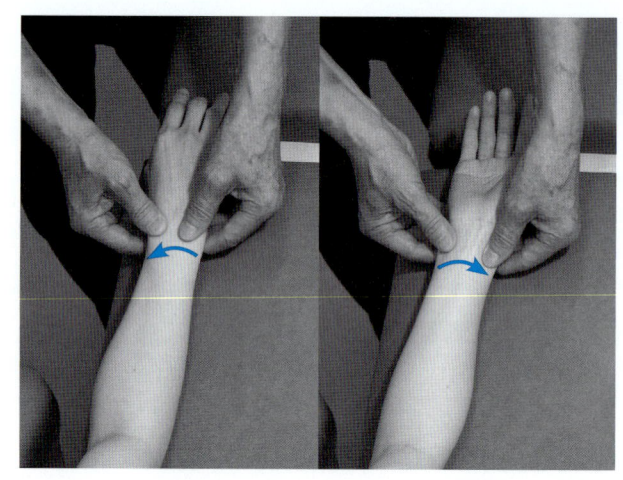

前腕

(2) 前腕回外は firm end feel. 骨間膜や方形靱帯, 三角靱帯が伸張され始めたことにより制限される.

7) 触診部位と触診

a. 腹側:
- 骨指標:上腕骨, 尺骨の鉤状突起, 橈骨頭, 橈骨粗面
- 靱帯・神経:上腕動脈, 正中神経
- 筋:上腕筋, 上腕二頭筋, 上腕二頭筋腱, 上腕二頭筋腱膜, 円回内筋, 橈側手根屈筋, 長掌筋, 浅指屈筋, 尺側手根屈筋

b. 背側
- 骨指標:上腕骨, 肘頭窩, 肘頭, 尺骨
- 靱帯・神経:肘頭関節包, 尺骨神経
- 筋:上腕三頭筋腱と付着部, 肘筋

c. 内側
- 骨指標:上腕骨, 上腕骨内側上顆稜, 上腕骨内側上顆, 尺骨
- 靱帯・神経:内側側副靱帯, 上腕動脈, 正中神経, 尺骨神経
- 筋:上腕三頭筋内側頭, 円回内筋 橈骨手根屈筋 長掌筋 浅指屈筋 尺側手根屈筋

d. 外側
- 骨指標:上腕骨, 上腕骨外側上顆稜, 上腕骨外側上顆, 上腕骨小頭, 腕橈関節裂隙, 橈骨頭, 橈骨
- 靱帯・神経:外側側副靱帯, 橈骨神経, 上腕二頭筋と腕橈骨筋の間を通る橈骨神経浅枝
- 筋:腕橈骨筋, 長橈側手根伸筋, 短橈側手根伸筋, (総)指伸筋, 小指伸筋, 尺側手根伸筋, 回外筋

■ 検査手順

1) 機能テスト

(1) 自動運動と他動運動, 安定性と end feel を含む.
　前腕回外　80°
　前腕回内　90°
　肘屈曲　　145°
　肘伸展　　5°

a 回内　　　　b 回外

図 5-2-4　遠位橈尺関節の自動・他動運動

前腕

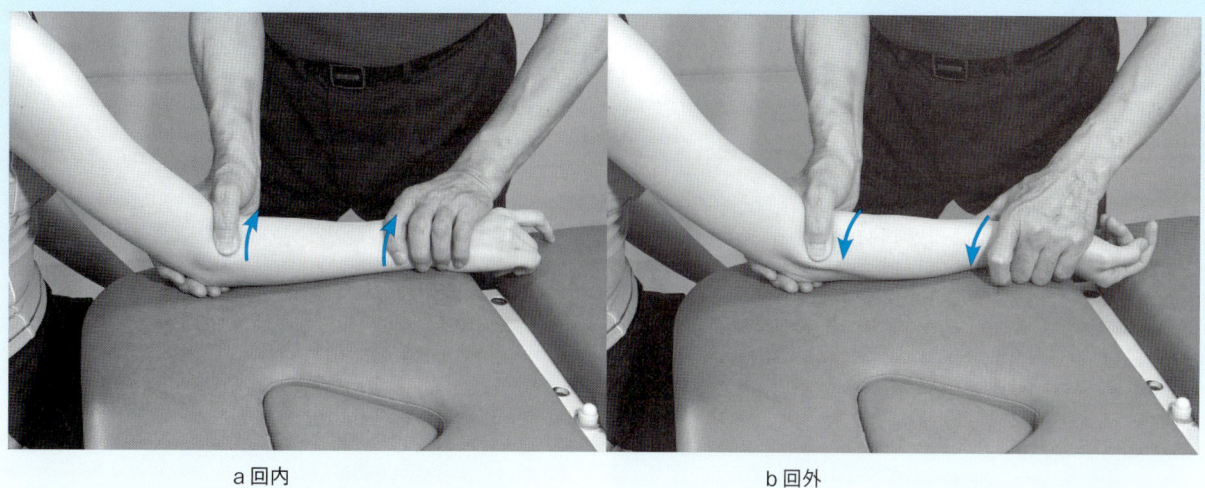

a 回内　　　　　　　　　　　　　　b 回外
図 5-2-5　近位橈尺関節の自動・他動運動

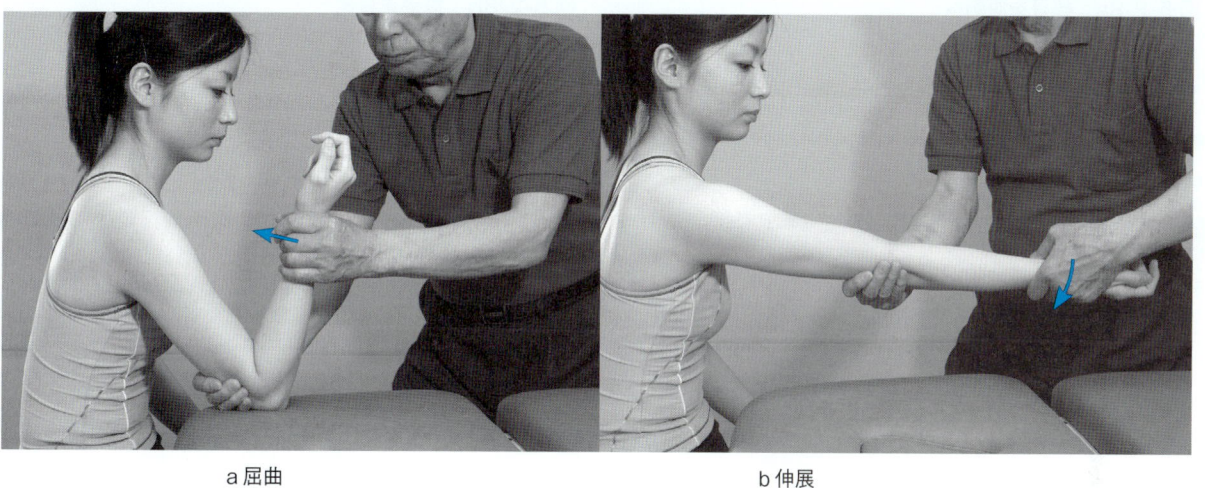

a 屈曲　　　　　　　　　　　　　　b 伸展
図 5-2-6　腕橈関節の自動・他動運動

（2）並進の joint play, end feel を含む．
　①遠位橈尺関節
　● 腹側
　● 背側

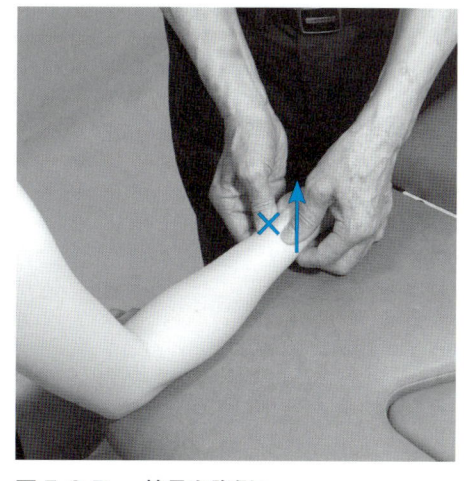

図 5-2-7a　橈骨を腹側へ　　　　　　図 5-2-7b　橈骨を背側へ

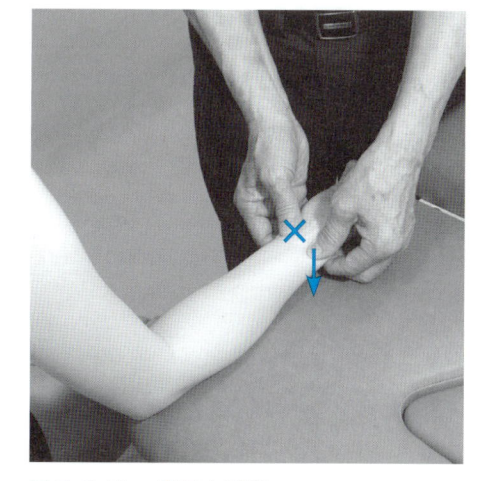

前腕

②近位橈尺関節
- 腹側
- 背側

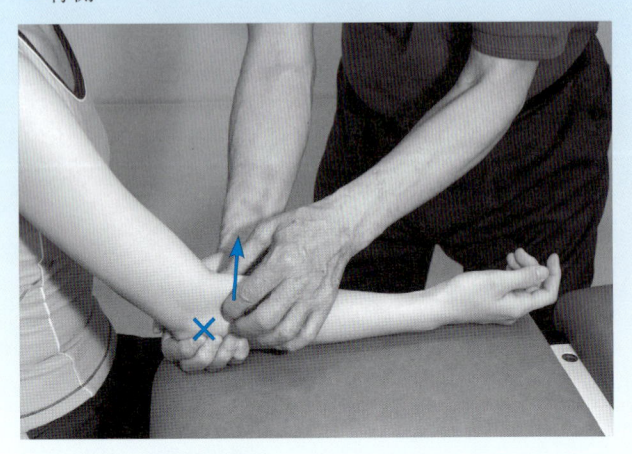

図 5-2-8a　橈骨を腹側へ

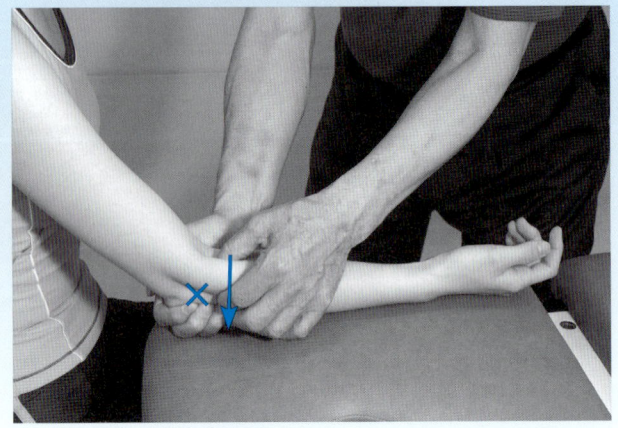

図 5-2-8b　橈骨を背側へ

③腕橈関節
- 腹側
- 背側

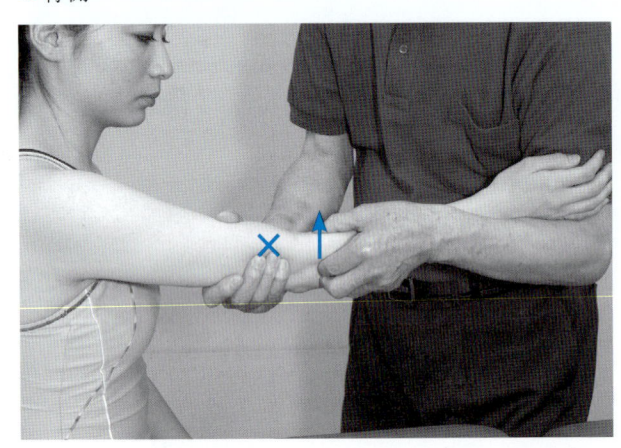

図 5-2-9a　橈骨を腹側へ

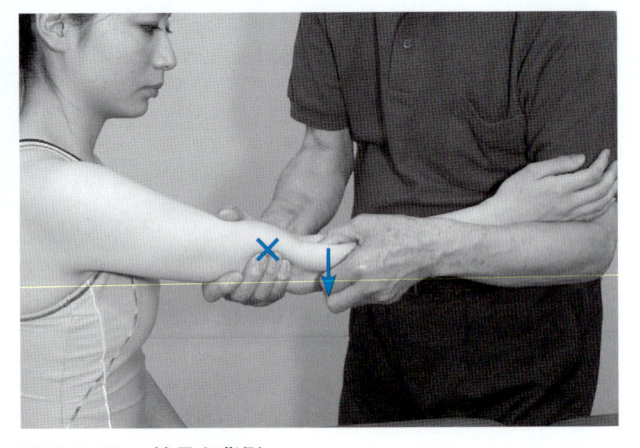

図 5-2-9b　橈骨を背側へ

（3）抵抗運動テスト

抵抗運動テストでは以下の筋を評価する．

抵抗方向	主要な筋	その他の機能
回内	円回内筋	屈曲
	方形回内筋	
	腕橈骨筋	屈曲
回外	回外筋	伸展
	上腕二頭筋	屈曲
	腕橈骨筋	屈曲

遠位橈尺関節 — 関節モビライゼーション

図 5-2-10a　腹側への滑り
回内制限の評価と改善

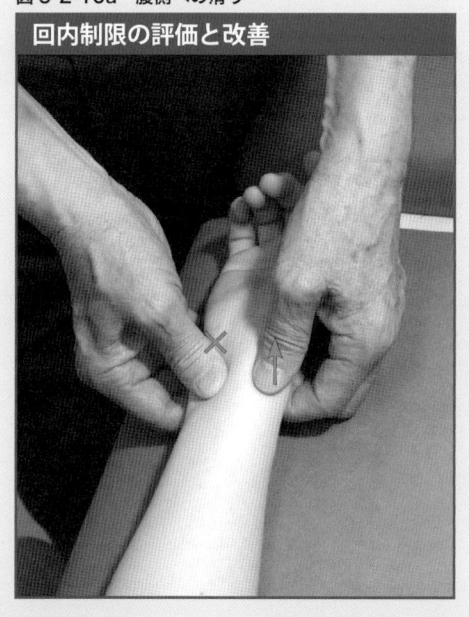

目的
- 橈尺関節における腹側方向への joint play の質と量および end feel の評価
- 前腕回内の可動域の改善

開始肢位および手技手順
①**開始肢位**：肘を軽度屈曲し，患者の前腕後面をベッドに置く．安静肢位に関節を置く．
②**固定**：関節裂隙近くの患者の遠位尺骨を尺側から右手で把持する．
③**操作**：関節裂隙近くの患者の遠位橈骨を橈側から左手で把持し，腹側への滑りを加える．
④**手技強度**：橈骨に Grade Ⅱ あるいは Ⅲ

図 5-2-10b　腹側への滑り
回内制限の改善

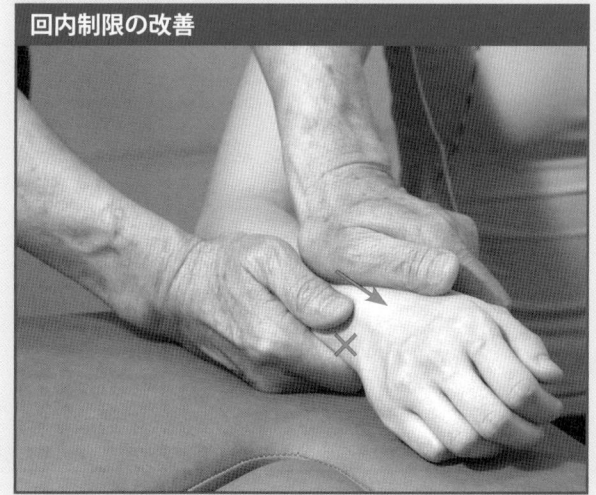

開始肢位および手技手順
①**開始肢位**：肘を軽度屈曲させ，患者の前腕の尺側をベッドの上に置く．
②**固定**：セラピストの前腕をベッドに置き，尺骨頭の周りをセラピストの右母指と指で把持する．

図 5-2-10c　腹側への滑り（回内位）
回内制限の改善

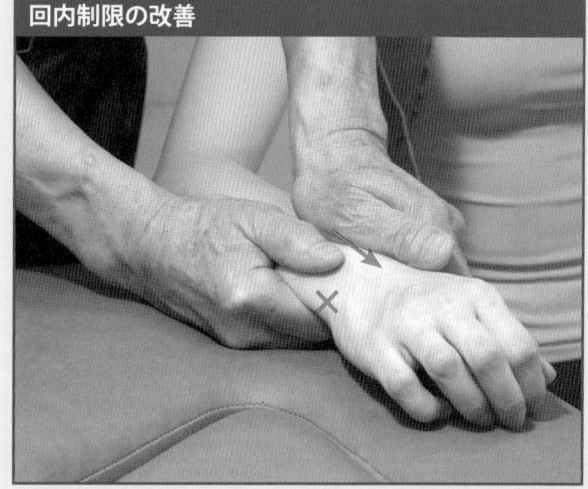

③**操作**：関節裂隙近くの遠位橈骨周囲をセラピストの左母指球で把持し，腹側への滑りを加える．
④**手技強度**：Grade Ⅲ．さらに前腕回内最終可動域から少し戻し，Grade Ⅲ の腹側への滑りを加える．

遠位橈尺関節　関節モビライゼーション

図 5-2-11a　背側への滑り

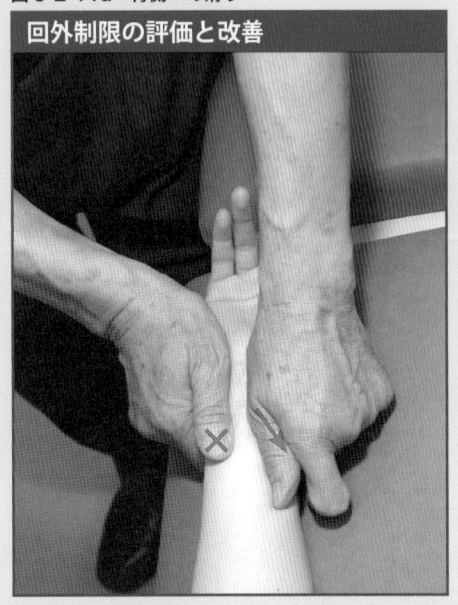

回外制限の評価と改善

目的
- 橈尺関節における背側への joint play の質と量および end feel の評価
- 前腕回外の可動域の改善

開始肢位および手技手順
①**開始肢位**：肘を軽度屈曲させ，患者の前腕後面をベッドに置く．
②**固定**：関節裂隙近くの患者の遠位尺骨周りを尺側から右手で把持する．
③**操作**：関節裂隙近くの患者の遠位橈骨周り橈側から左手で把持する．
④**手技強度**：橈骨に Grade Ⅱ あるいは Ⅲ

図 5-2-11b　背側への滑り

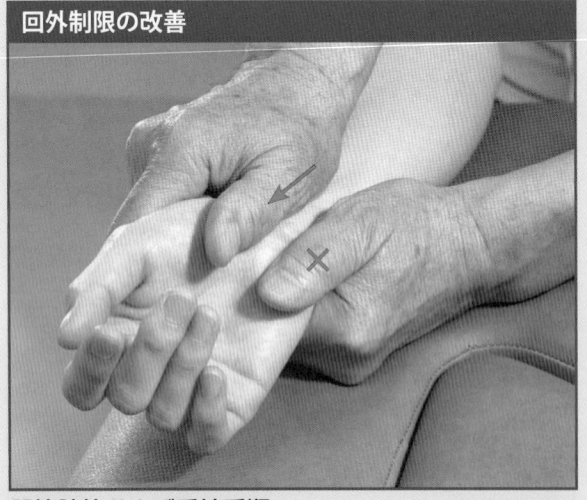

回外制限の改善

開始肢位および手技手順
①**開始肢位**：肘を軽度屈曲させ，患者の前腕の尺側をベッドの上に置く．
②**固定**：セラピストの前腕をベッドに置き，尺骨頭の周りを左母指と指で把持する．

図 5-2-11c　背側への滑り（回外位）

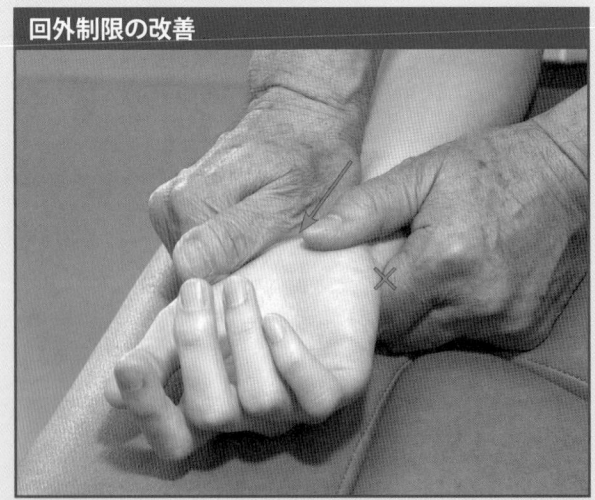

回外制限の改善

③**操作**：セラピストの前腕を治療面に沿わせ，関節裂隙近くの遠位橈骨周囲をセラピストの右母指球で把持し，背側への滑りを加える．
④**手技強度**：Grade Ⅲ．前腕回外最終可動域から少し戻し，Grade Ⅲ の背側への滑り運動を加える．

148　第5章　整形徒手理学療法の手技

近位橈尺関節　関節モビライゼーション

図 5-2-12a　腹側への滑り
回外制限の評価と改善

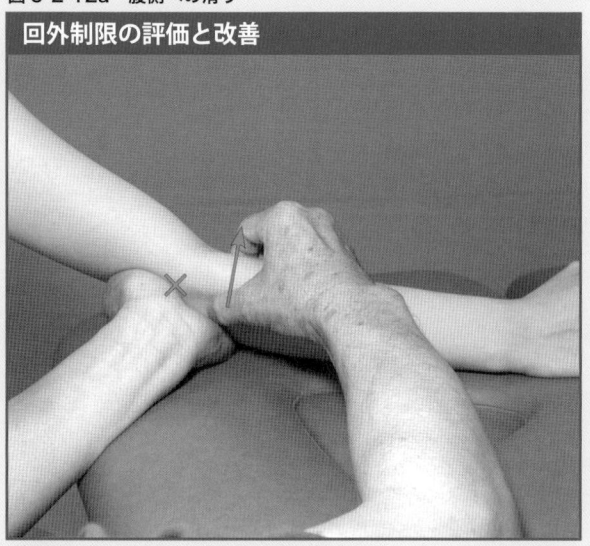

目的
- 近位橈尺関節における腹側への joint play の質と量および end feel の評価
- 前腕回外の可動域の改善

開始肢位および手技手順
① **開始肢位**：肩外転位で肘を軽度屈曲させ，患者の前腕尺側をベッドに置く．
② **固定**：関節裂隙を左母指で触診しながら，患者の近位尺骨周りを把持する．
③ **操作**：関節裂隙近くから近位橈骨周りを右母指と示指で把持し，腹側への滑りを加える．
④ **手技強度**：橈骨に Grade Ⅱあるいは Ⅲ

図 5-2-12b　腹側への滑り
回外制限の改善

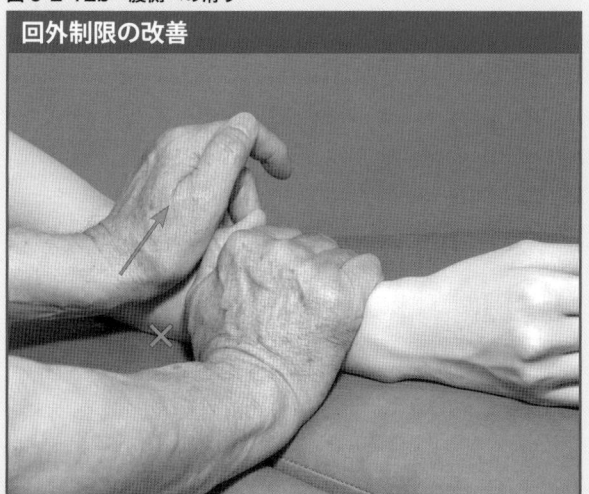

目的
- 前腕回外の可動域の改善

開始肢位および手技手順
① **開始肢位**：肩外転位で肘を軽度屈曲させ，患者の前腕の尺側をベッドの上に置く．
② **固定**：患者の前腕をベッドに向かって固定し，前腕を橈側から保持

図 5-2-12c　腹側への滑り
回外制限の改善

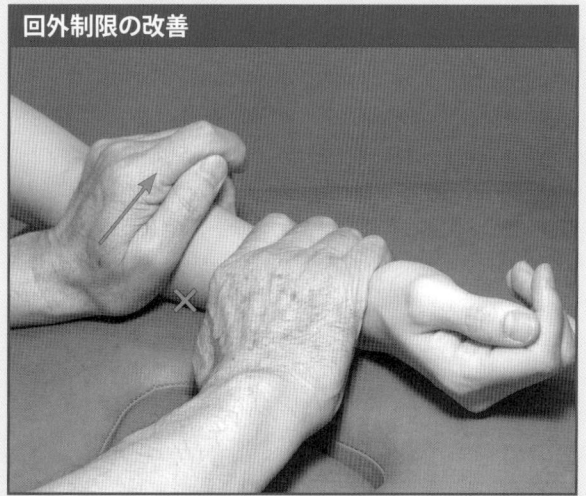

する．
③ **操作**：セラピストの前腕を治療面に沿わせ，左母指球を関節裂隙の近くに置いて手と指で患者の近位橈骨を把持し，腹側に滑らせる．セラピストが前腕を治療面に沿わせず下方に押すと，近位橈尺関節を圧迫する．
④ **手技強度**：近位橈骨に Grade Ⅲ．前腕回外最終可動域から少し戻し，Grade Ⅲの腹側への滑り運動を加える．

近位橈尺関節　関節モビライゼーション

図 5-2-13a　背側への滑り
回内制限の評価と改善

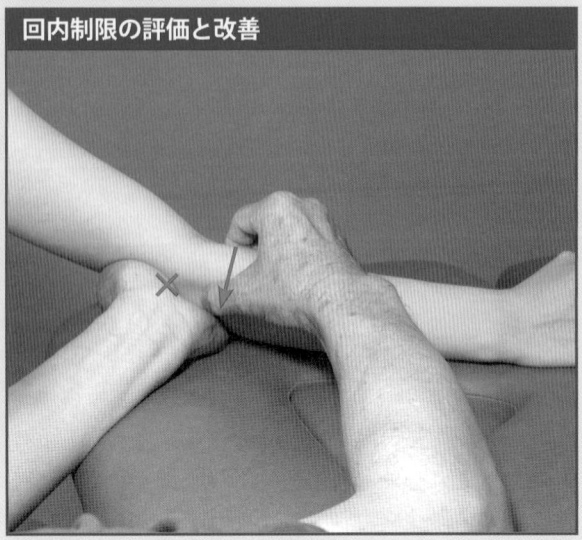

目的
- 近位橈尺関節における背側への joint play の質と量および end feel の評価
- 前腕回内の可動域の改善

開始肢位および手技手順
① **開始肢位**：肩外転位で肘を軽度屈曲させ，患者の前腕尺側をベッドに置く．
② **固定**：関節裂隙を左母指で触診しながら，患者の近位尺骨周りを把持する．
③ **操作**：関節裂隙近くの患者の近位橈骨周りを右母指と示指で把持し，背側への滑りを加える．
④ **手技強度**：橈骨に Grade Ⅱ あるいは Ⅲ

図 5-2-13b　背側への滑り
回内制限の改善

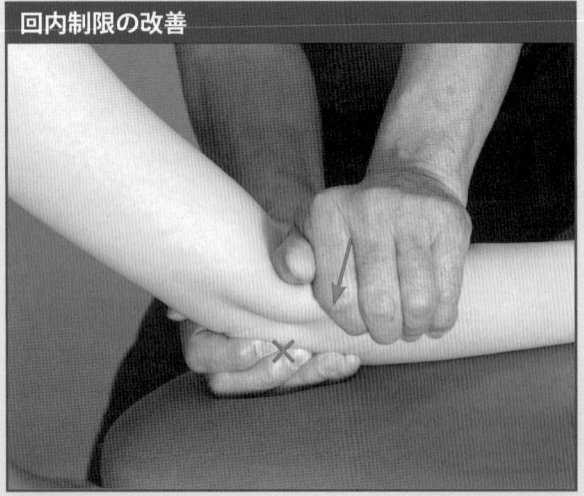

目的
- 前腕回内の可動域の増大

開始肢位および手技手順
① **開始肢位**：患者の上腕後面と近位尺骨をベッドの上に置く．
② **固定**：尺骨をベッドに向かって固定する．

図 5-2-13c　背側への滑り（回内位）
回内制限の改善

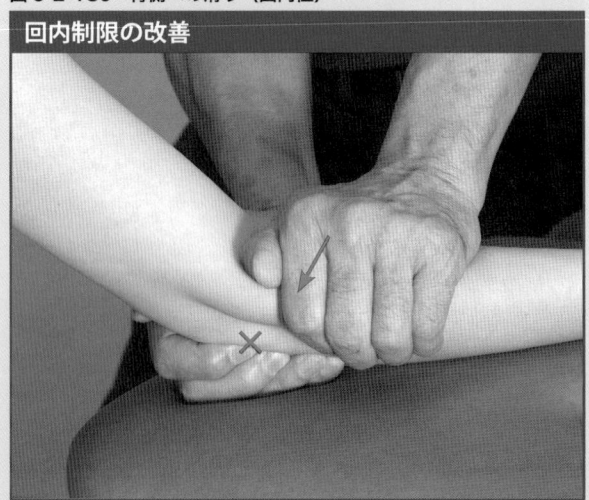

③ **操作**：セラピストの右前腕を治療面に沿わせ，患者の橈骨を両手で把持する．セラピストの左母指球は関節裂隙の近くを把持し，背側への滑りを加える．
④ **手技強度**：Grade Ⅲ．前腕回内最終可動域から少し戻し，Grade Ⅲ の滑りを加える．

腕橈関節　関節モビライゼーション

図 5-2-14a　腕橈関節のテスト

腕橈関節の評価と改善

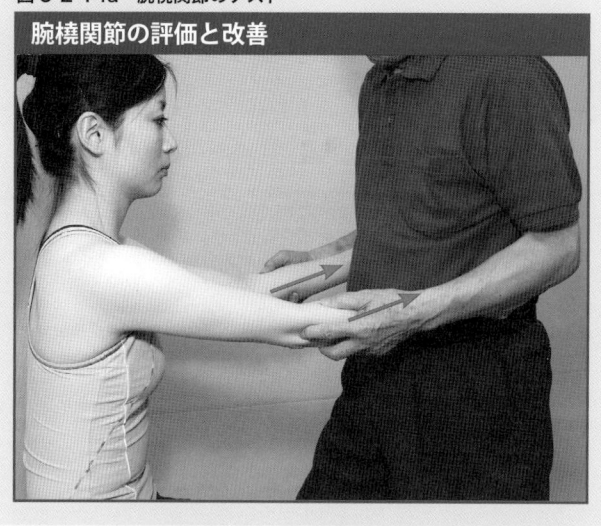

図 5-2-14b　腕橈関節のテスト（屈曲位）

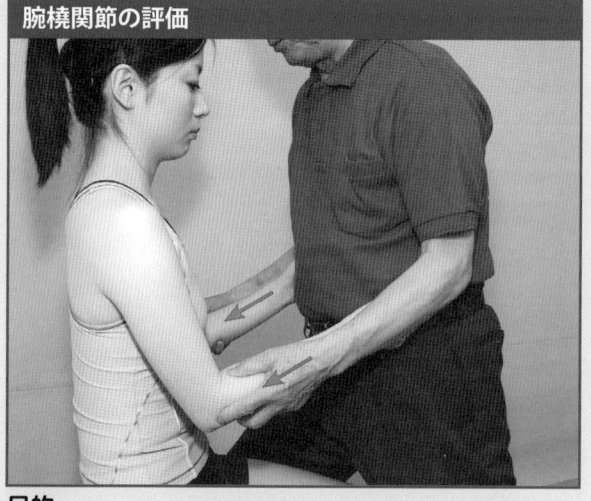

腕橈関節の評価

目的
・上腕骨小頭に対する橈骨頭の位置と腕橈関節の可動性テスト

開始肢位および手技手順
① **開始肢位**：患者は両腕を前方に伸ばす．
② **固定**：患者の前腕をセラピストの前腕で身体に向けて保持する．患者はリラックスした状態を維持する．

図 5-2-14c　腕橈関節のテスト（伸展位）

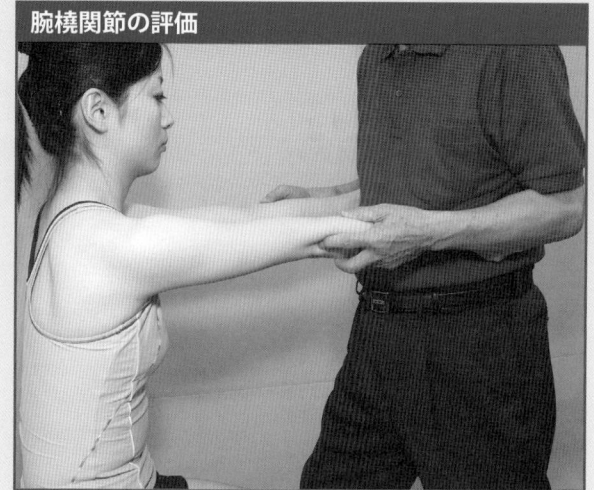

腕橈関節の評価

③ **操作**：腕橈関節をセラピストの示指で触診しながら患者の近位前腕を橈側から把持する．

※位置テストでは，上腕頭と橈骨頭間の距離を触診する．後面，外側面，腹側面のすべての側面から触診する．可動性テストでは，セラピストが関節裂隙を触診し，患者の肘を屈曲，伸展，外転，内転させる．

腕橈関節・橈尺関節　関節モビライゼーション

図 5-2-15　腕橈関節の背側への滑り
肘関節伸展制限の評価と改善

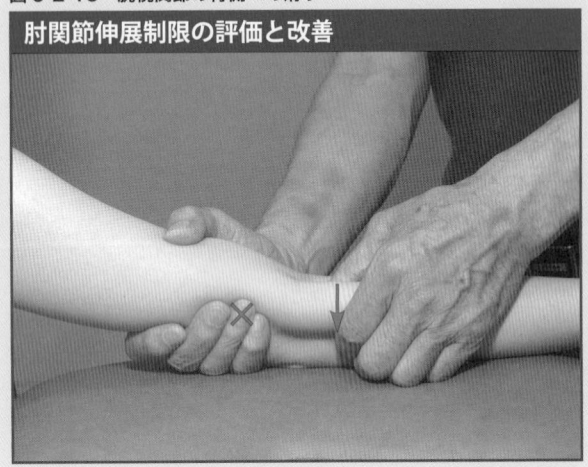

目的
- 腕橈関節における背側への joint play の質と量および end feel の評価
- 腕橈関節の背側への滑りによる肘伸展可動域の改善

開始肢位および手技手順
① 開始肢位：患者の上腕と前腕の後面はベッドに置く．肘は可能なかぎり伸展させる．
② 固定：右手で上腕骨をベッドに向かって固定し，上腕遠位を把持する．
③ 操作：セラピストの左母指と指で橈骨頭の周りを把持し，背側への滑りを加える．
④ 手技強度：Grade ⅡあるいはⅢ．肘を伸展の最終域近くの肢位にし，Grade Ⅲの背側への滑りを加える．

※近位橈骨に Grade Ⅲの腹側への滑り運動を加えることで肘の屈曲を増大させることも可能である．

図 5-2-16　橈尺関節の遠位への滑り
可動域制限の改善

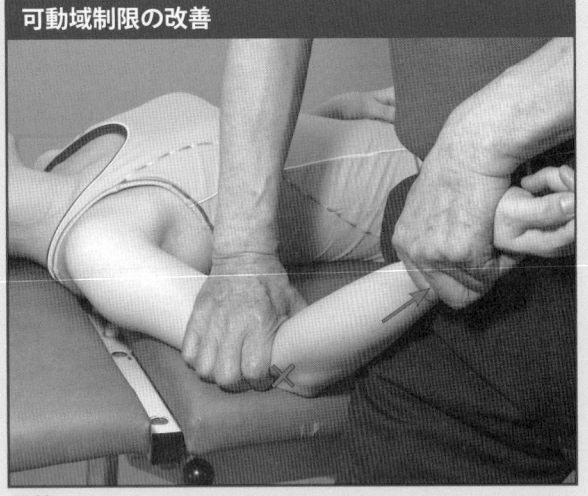

目的
- 橈骨の遠位への滑りを用いて，骨間膜を伸張させることによる，肘の屈曲と伸展および前腕の回内と回外の可動域の改善
- 橈骨が遠位に動くことによる，上腕骨に対する橈骨の位置の誤りの遠位への修正

開始肢位および手技手順
① 開始肢位：患者は背臥位．肘を屈曲させ，患者の上腕の後面と尺骨の近位をベッドに置く．
② 固定：右手で患者の遠位上腕を前方から把持し，ベッドに向かって固定する．橈尺関節裂隙にセラピストの触診する指を置く．
③ 操作：左手で患者の遠位橈骨の周りを把持し，セラピストはやや身体を傾け前腕を引き，遠位への滑りを加える．
④ 手技強度：Grade Ⅲ．肘関節を屈曲あるいは伸展，回内，回外の最終可動域から少し戻した肢位で行うことでより効果があがる．

図 5-2-17　橈尺関節の近位への滑り
可動域制限の改善

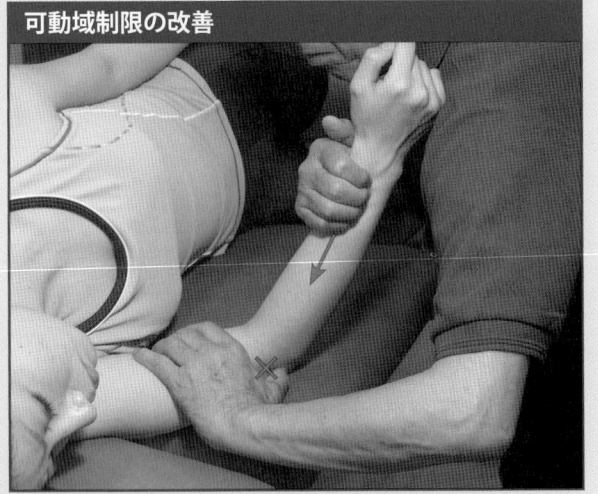

目的
- 肘の屈曲と伸展および前腕の回内と回外の可動域の改善．橈骨が近位に動くことによる，上腕骨に対する橈骨の位置の誤りの近位への修正

開始肢位および手技手順
① 開始肢位：患者は側臥位．肘を屈曲させ，患者の上腕の後面と尺骨の近位をベッドに置く．
② 固定：橈尺関節裂隙にセラピストの触診する母指を置き，患者の遠位上腕を左手で前方から把持し，ベッドに向かって固定する．
③ 操作：患者の遠位橈骨の周りを右手で把持し，橈骨の長軸に沿って押すことで近位への滑りを加える．
④ 手技強度：Grade Ⅲ．肘関節を屈曲あるいは伸展，回内，回外の最終域可動域から少し戻した肢位で行うことでより効果があがる．

※子どもの橈骨の亜脱臼を元に直すのにこの手技が適応する．子どもの手関節と前腕を把持し，前腕を回外あるいは回内しながら橈骨を近位へ動かすことも可能である．

Coffee Break

Kaltenborn-Evjenth International (KE-I)による整形徒手理学療法国際認定講習会 テーマと講習日数

基礎コース

1. 徒手療法の歴史と概要，基礎理論，四肢の触診と軟部組織への治療（5日）
2. 下肢の評価と治療（6日）
3. 上肢の評価と治療（6日）
4. 脊柱の治療理論，体幹の触診と軟部組織への治療（5日）
5. 下部体幹の評価と治療（6日）
6. 上部体幹の評価と治療（6日）
7. OMT-1 下肢と下部体幹のアドバンスコース（6日）KE-I 招聘講師
8. OMT-2 上肢と上部体幹のアドバンスコース（6日）KE-I 招聘講師
9. MTT　リハビリテーショントレーニングコース（4日）KE-I 招聘講師

上級コース

10. OMT-3, 4 仙腸関節，腰椎のマニプレーション（4日）KE-I 招聘講師
11. OMT-5 胸椎，肋骨のマニプレーション（4日）KE-I 招聘講師
12. OMT-6 頸椎のマニプレーション（4日）KE-I 招聘講師
13. OMT-7, 8 研究法と X-P 読影（2日）
14. Supervision I 臨床実習（3日×3）
15. Supervision I 臨床実習（5日）KE-I 招聘講師
16. Supervision II 臨床実習（3日×3）
17. Supervision II 臨床実習（5日）KE-I 招聘講師
18. Diploma Test（2日）KE-I 招聘講師　筆記4時間，実技3時間

KE-I による整形徒手理学療法国際認定講習会の概要については p115 を参照

長橈側手根伸筋　　　　　ストレッチ

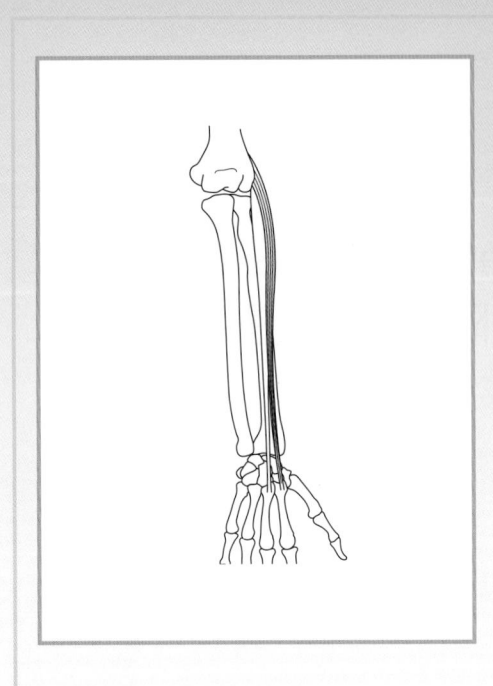

1) 解剖
(1) 起始：上腕骨外側縁，上腕骨外側上顆，外側上腕筋間中隔
(2) 停止：第二中手骨底の背面橈側
(3) 神経支配：橈骨神経の深枝（C6，C7）

2) 機能
手関節の背屈と橈屈を行う．また，肘の弱い屈筋でもあり，肘屈曲位では回内筋，肘伸展位では回外筋でもある．

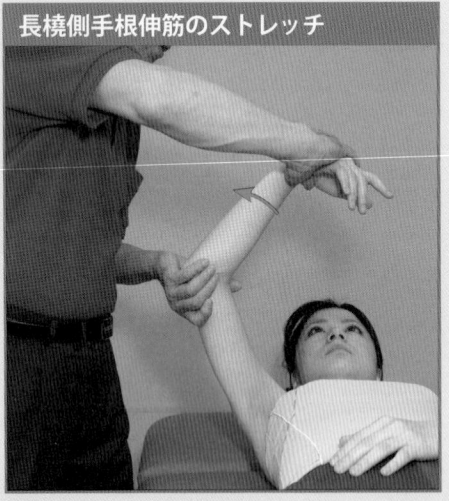

図5-2-18a　開始肢位　**長橈側手根伸筋のストレッチ**

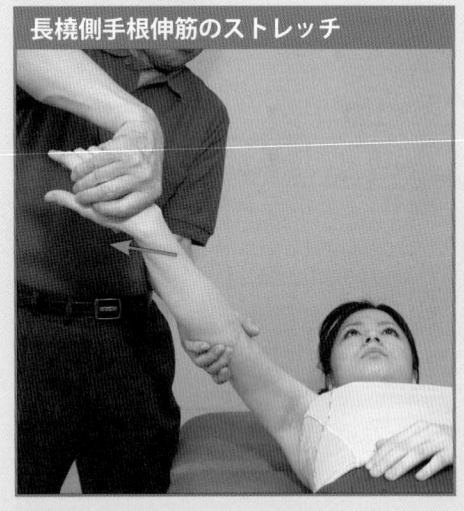

図5-2-18b　最終肢位　**長橈側手根伸筋のストレッチ**

手技手順
①**開始肢位**：患者は背臥位で，肩関節約90°屈曲位で十分に内旋（橈骨神経をゆるめるため）させ，肘関節を屈曲させ，前腕を十分に回内させ，手関節を十分に掌屈・尺屈させる．
②**固定**：セラピストの左手は，患者の肘に対して近位の上腕背側を固定する．
③**操作**：セラピストは右手で患者の前腕を十分に回内させ，手関節を十分に掌屈，尺屈に固定し，患者の手を背側から近位部を把持する．
④**等尺性収縮・弛緩**：患者はセラピストの抵抗に抗して手関節背屈と肘屈曲を行う．
⑤**最終肢位・拮抗筋の刺激**：セラピストの母指をうまく使って尺屈を入れる．橈・尺骨の茎状突起をうまく把持し，掌屈・回内を入れる．そして，内反ストレスを加え，腕橈関節を開くように牽引する．拮抗筋の刺激は，最終肢位で手関節掌屈と肘伸展させる．

短橈側手根伸筋　　　　ストレッチ

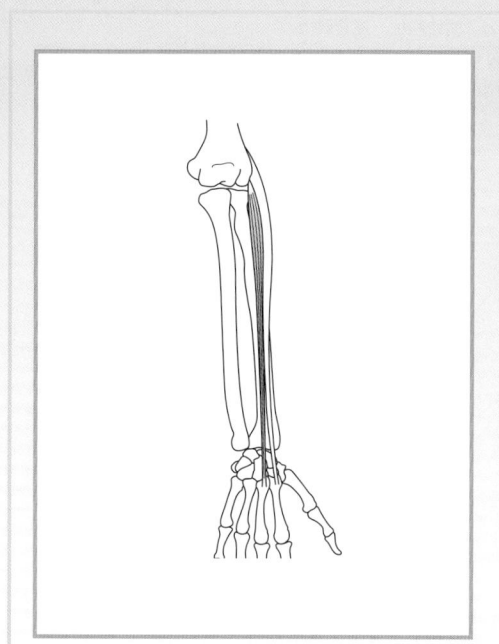

1）解剖
（1）起始：上腕骨外側上顆，外側側副靱帯，橈骨輪状靱帯，（総）指伸筋との間の腱膜
（2）停止：第三中手骨底
（3）神経支配：橈骨神経の深枝（C7）

2）機能
手関節の背屈と尺屈から中間位に戻す．また，肘の弱い屈筋でもある．

3）ヒント
過使用により骨付着部の外側上顆に炎症が生じる．

図 5-2-19a　開始肢位　　　　　　　　図 5-2-19b　最終肢位
短橈側手根伸筋のストレッチ　　　　**短橈側手根伸筋のストレッチ**

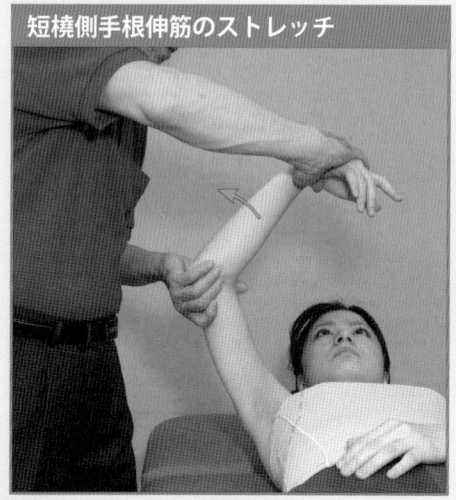

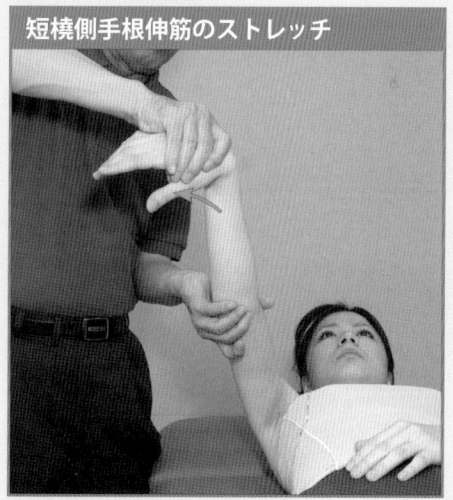

手技手順
①**開始肢位**：患者は背臥位で，肩関節を約 90°屈曲させ，十分に内旋（橈骨神経をゆるめるため）させる．肘関節を屈曲させ，前腕を十分に回内させ，手関節を十分に掌屈させる．
②**固定**：セラピストの左手は，患者の肘に対して近位の上腕背側を固定する．
③**操作**：セラピストは右手で，患者の手関節と前腕を十分に回内させ，手関節を十分に掌屈させる．患者の手を背側から近位部を把持する．橈・尺骨の茎状突起をうまく把持し，掌屈を入れる．
④**等尺性収縮・弛緩**：患者は，セラピストの抵抗に抗して手関節を背屈させ肘を屈曲させる．
⑤**最終肢位・拮抗筋の刺激**：最後にバウストリングテクニックを使って，腕橈関節を開くように牽引する．拮抗筋の刺激は，最終肢位で手関節掌屈と肘伸展する．

長短橈側手根伸筋・尺側手根伸筋　ストレッチ

図 5-2-20a, b　開始肢位，最終肢位

オートストレッチ：長短橈側手根伸筋・尺側手根伸筋

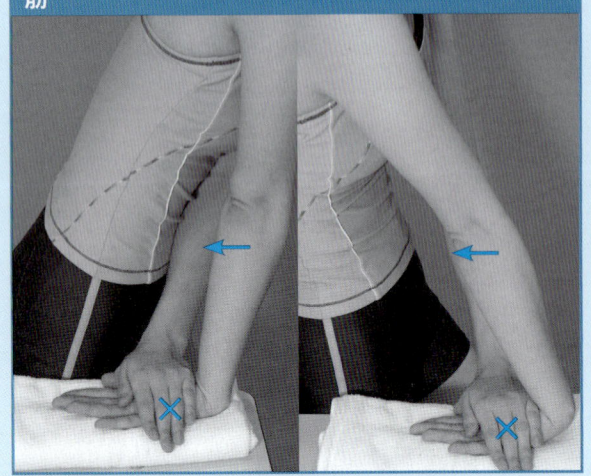

手技手順
① **開始肢位**：適度な高さの台の端にパッドとなるタオル等を置き，その上に右手背側を下にして置く．
② **固定**：左手で右手の掌側からタオル等に押さえるように固定する．
③ **操作**：体重を後方に移動するようにし，十分に手関節を掌屈させる．

図 5-2-20c, d　開始肢位，最終肢位

オートストレッチ：長短橈側手根伸筋・尺側手根伸筋

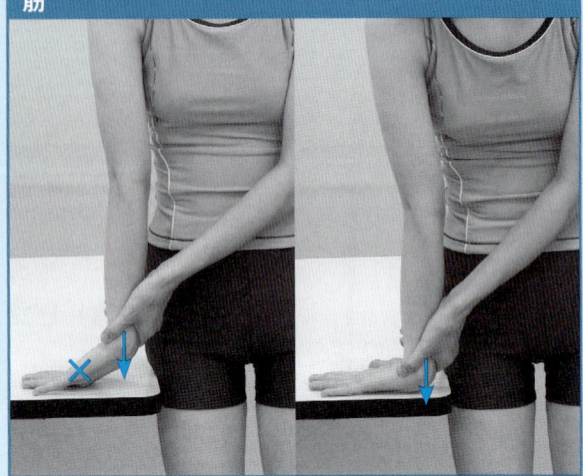

④ **等尺性収縮・弛緩**：右肘関節は伸展のまま手関節背屈の最大収縮を行う．その後，さらに体重を後方に移動し，手関節を掌屈させる．
⑤ **最終肢位・拮抗筋の刺激**：最終域から手関節掌屈を行う．
※長橈側手根伸筋をおもに行う場合は，前腕を回内位にして行うとよい．

（総）指伸筋　　　　ストレッチ

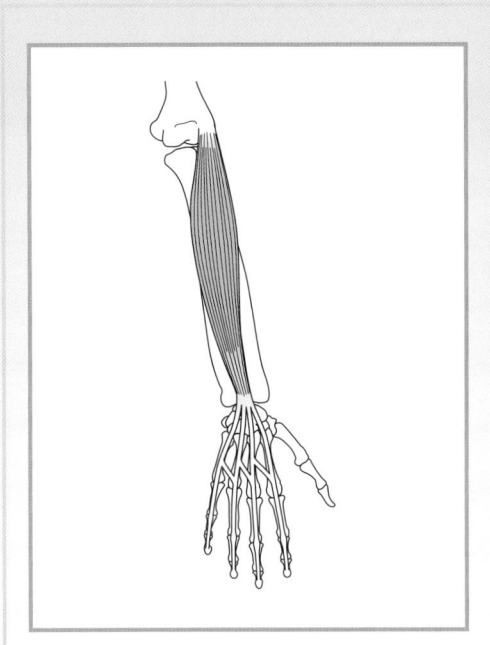

1）解剖
（1）起始：上腕骨外側上顆，外側側副靱帯，橈骨輪状靱帯，前腕筋膜
（2）停止：第二～五指の中節骨底，第二～五指の末節骨底
（3）神経支配：橈骨神経深枝（C6-C8）

2）機能
手関節の背屈と尺屈，手指伸展を行う．

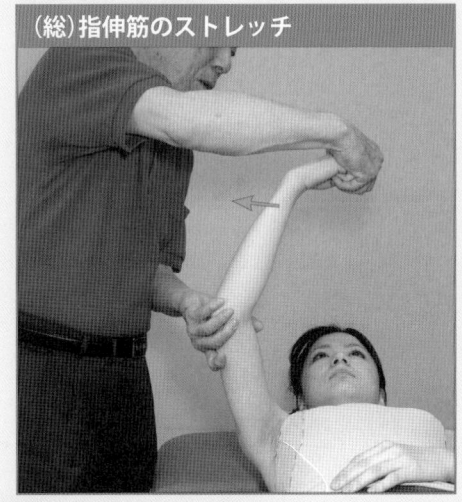

図 5-2-21a　開始肢位　（総）指伸筋のストレッチ

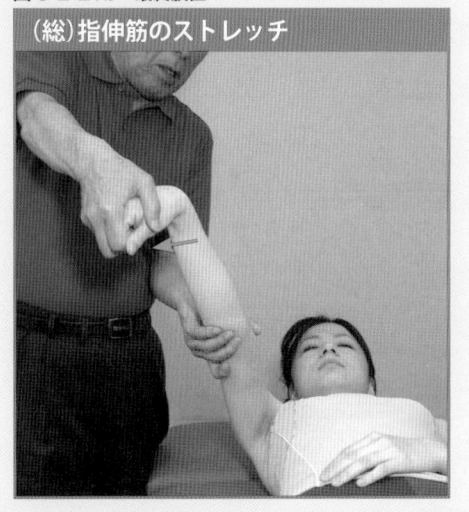

図 5-2-21b　最終肢位　（総）指伸筋のストレッチ

手技手順
① **開始肢位**：患者は背臥位．肩を約 90°屈曲させ，最大に内旋させる．前腕を屈曲させ，最大に回内させる．手関節を最大に掌屈させ，指はすべての関節で最大屈曲させる．
② **固定**：セラピストの左手は，患者の上腕を背側で固定する．
③ **操作**：セラピストは右手で患者の指の背側から把持する（すべての指の関節は最大屈曲で維持）．患者の手関節は最大掌屈位に保持．そして前腕は最大に回内させる．この状態で，患者の肘を徐々にそして最大に伸展させる．
④ **等尺性収縮・弛緩**：患者はセラピストの抵抗に抗して手関節を背屈させ，手指を伸展させる．
⑤ **最終肢位・拮抗筋の刺激**：さらに前腕を尺側に引く．拮抗筋の刺激は，セラピストの右手を持ち替え，左手は患者の肘の腹内側把持に入れ替える．そして患者に肘伸展，前腕回内，手関節掌屈，指屈曲を行わせる．

示指伸筋　　　ストレッチ

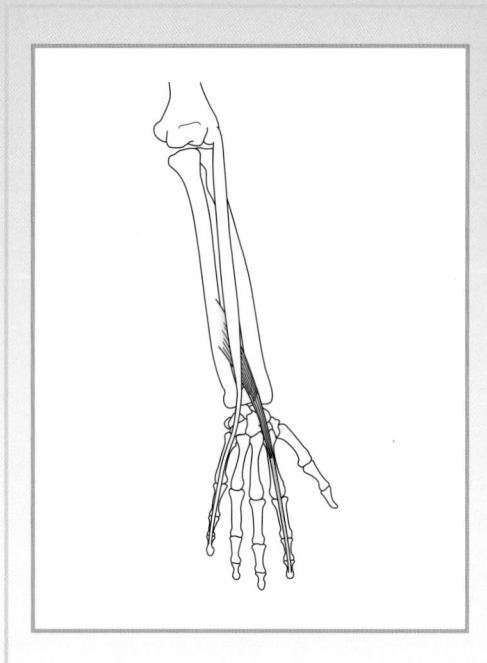

1) 解剖
(1) 起始：尺骨後面下部，前腕骨間膜の背面
(2) 停止：示指の指背腱膜
(3) 神経支配：橈骨神経の深枝（C6-C8）

2) 機能
示指の伸展を行う．手関節では共同して背屈に働く．

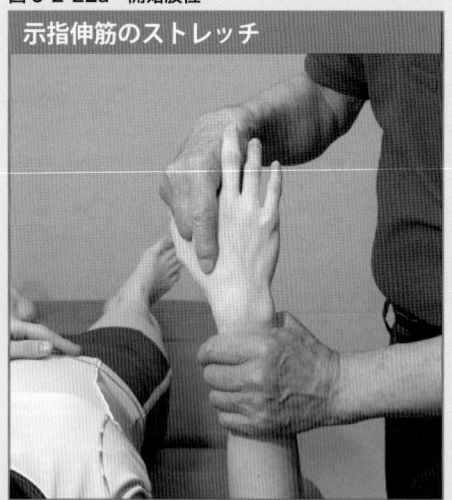

図 5-2-22a　開始肢位
示指伸筋のストレッチ

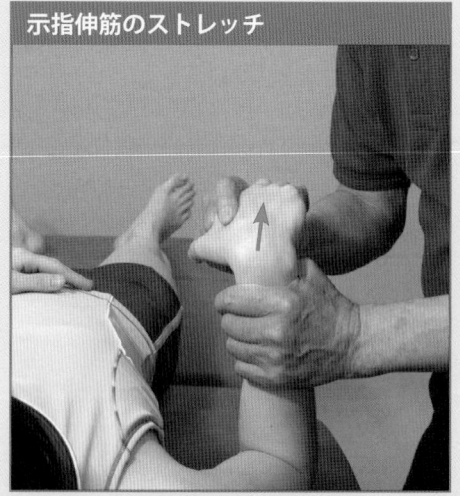

図 5-2-22b　最終肢位
示指伸筋のストレッチ

手技手順
①**開始肢位**：患者は背臥位．前腕を屈曲させ，最大に回内させる．示指はすべての指の関節で最大に屈曲させる．そして MP 関節で十分橈屈させる．
②**固定**：前腕の手関節近位を把持する．
③**操作**：セラピストは右手で患者の示指の背側を把持し，手関節を徐々にそして十分に掌屈させる（患者の前腕が最大回内されているあいだ，示指の最大屈曲位は維持される）．
④**等尺性収縮・弛緩**：患者はセラピストの抵抗に抗して手関節を背屈させ，示指を伸展させる．
⑤**最終肢位・拮抗筋の刺激**：把持を持ち替え，患者に示指屈曲を行わせる．

（総）指伸筋・示指伸筋・小指伸筋　　　ストレッチ

図 5-2-23a, b　開始肢位, 最終肢位

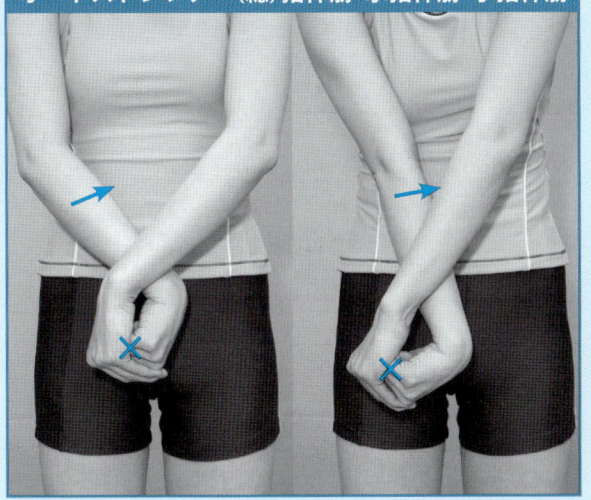

オートストレッチ：（総）指伸筋・示指伸筋・小指伸筋

図 5-2-23c, d　開始肢位, 最終肢位

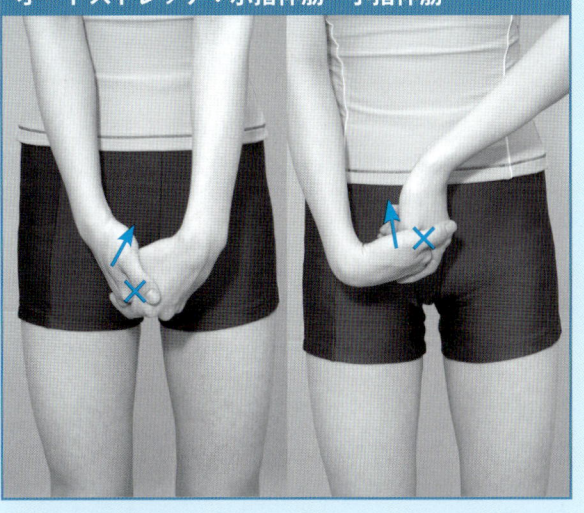

オートストレッチ：示指伸筋・小指伸筋

手技手順
① **開始肢位**：座位もしくは立位
② **固定**：右前腕を回内させ，手指を最大に屈曲させ，左手で手指を固定する．
③ **操作**：左手でその状態を保持し，右肘を伸ばしていく．

④ **等尺性収縮・弛緩**：右手指伸展と手関節背屈の最大収縮を行い，その後，手関節掌屈を行う．
⑤ **最終肢位・拮抗筋の刺激**：手指屈曲と手関節掌屈を行う．
※示指伸筋や小指伸筋をおもに行う場合は，回内せずに行ってもよい．

回外筋　　　　　　　　　　　ストレッチ

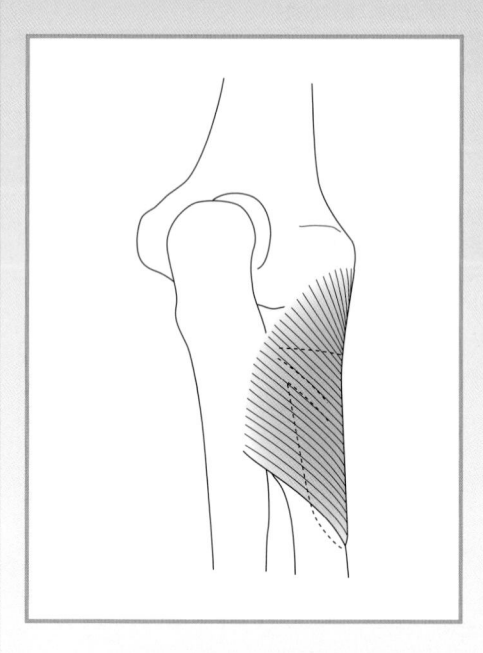

1) 解剖
(1) 起始：上腕骨外側上顆，尺骨の回外筋稜，肘関節包後面，橈骨輪状靱帯
(2) 停止：橈骨粗面と回内筋の停止とのあいだの橈骨
(3) 神経支配：橈骨神経の深枝（C5, C6）

2) 機能
肘関節の屈曲・伸展問わず，さまざまな肢位で前腕を回外させる．

図 5-2-24a　開始肢位　　回外筋のストレッチ

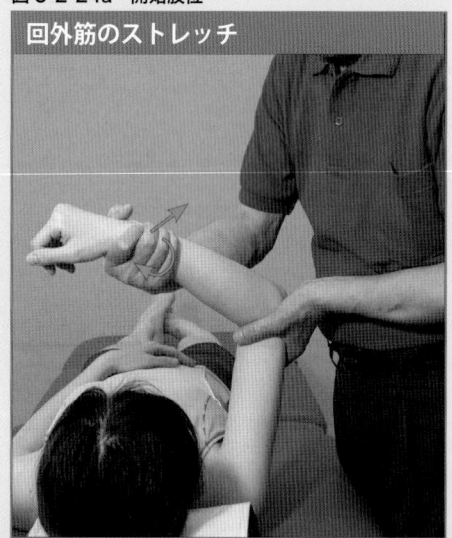

図 5-2-24b　最終肢位　　回外筋のストレッチ

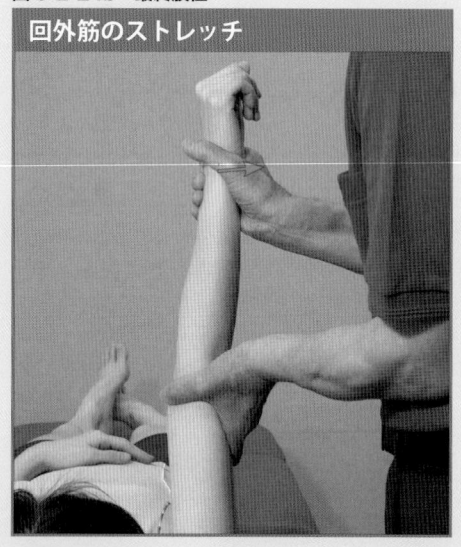

手技手順
① **開始肢位**：患者は背臥位．肩を約90°屈曲させ，最大に内旋させる．肘関節を屈曲（約90°）させ，十分に回内させる．
② **固定**：患者の肘近位の上腕背側を固定する．
③ **操作**：セラピストは右手で，患者の手関節近位の前腕背側を把持し，この状態で，セラピストは左手で患者の肘を徐々にそして最大に伸展させる．そして同時に前腕を尺側に引く．
④ **等尺性収縮・弛緩**：患者はセラピストの抵抗に抗して前腕を回外させる．
⑤ **最終肢位・拮抗筋の刺激**：把持を持ち替え，患者に前腕回内を行わせる．

腕橈骨筋・回外筋・上腕筋　　ストレッチ

図 5-2-25a 開始肢位

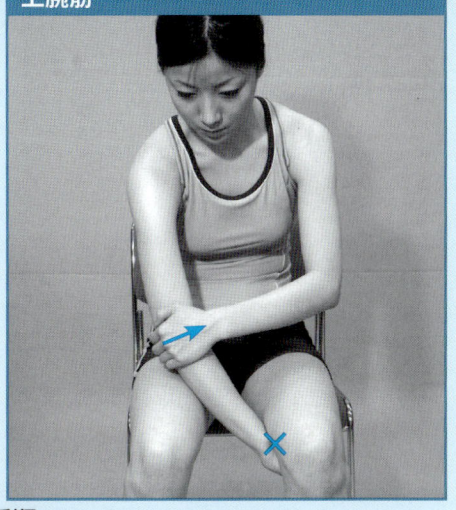

オートストレッチ：腕橈骨筋・回外筋・上腕筋

図 5-2-25b 最終肢位

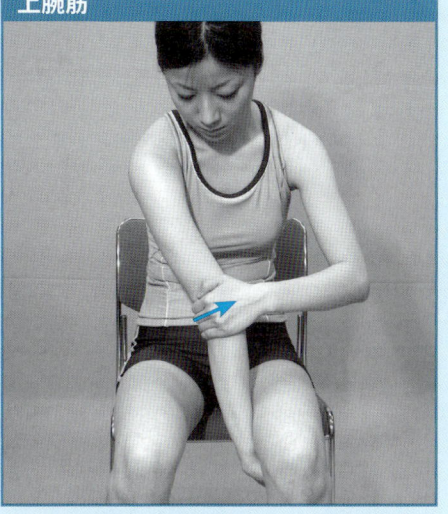

オートストレッチ：腕橈骨筋・回外筋・上腕筋

手技手順
①**開始肢位**：両足を開いた座位にて右前腕を最大に回内させ，手背と手関節の背部を左大腿の下に置く．
②**固定**：左手で右肘背部を把持する．
③**操作**：左手でその状態を保持し，右肘を伸ばしていく．
④**等尺性収縮・弛緩**：右肘関節を屈曲させ，大腿に押しつける．その後，左手で右肘を伸展させる．
⑤**最終肢位・拮抗筋の刺激**：肘関節伸展を行う．

浅指屈筋　　ストレッチ

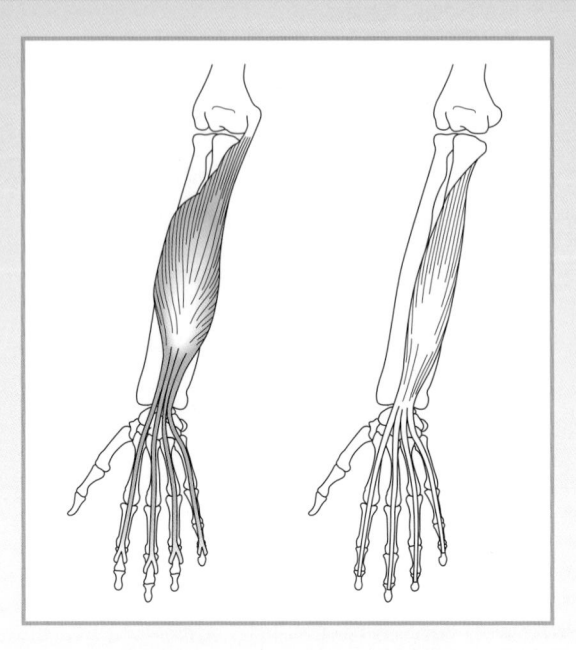

1) 解剖
(1) 起始：上腕頭；上腕骨鉤内側上顆
　　　　尺骨頭；尺骨鉤状突起
　　　　橈骨頭；橈骨前面の上1/2
(2) 停止：第二〜五指の中節骨底（停止部で腱は2つに分かれる）
(3) 神経支配：正中神経（C7-T1）

2) 機能
手関節掌屈と近位の手指屈曲，肘関節の弱い屈曲を行う．

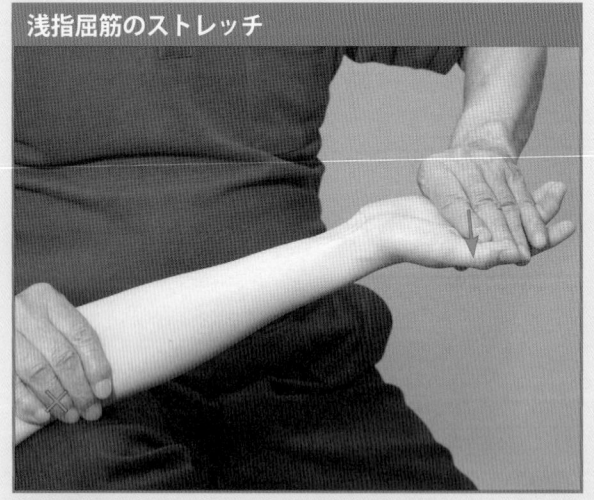

図 5-2-26a　開始肢位
浅指屈筋のストレッチ

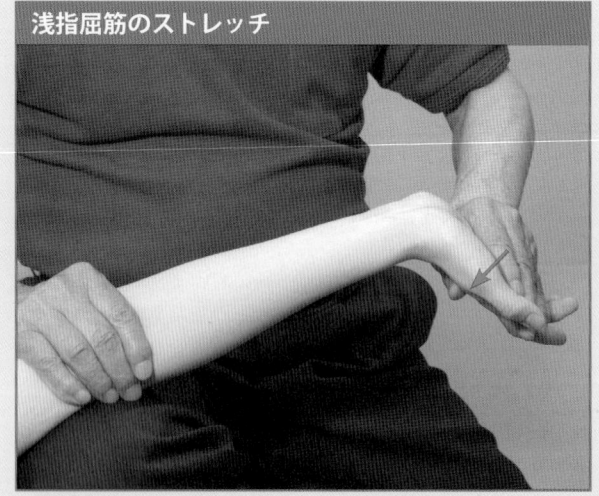

図 5-2-26b　最終肢位
浅指屈筋のストレッチ

手技手順
①**開始肢位**：患者は背臥位．肩を外転させ，最大に外旋させる．肘を屈曲させ，前腕は最大に回外させる．手関節は最大に背屈させる．手指は PIP と MP 関節を最大に伸展させる．
②**固定**：右手は患者の肘上の上腕内側を固定する．
③**操作**：セラピストは左手で患者の手掌を把持（DIP 関節は屈曲させない）する．この状態でセラピストは患者の肘を徐々にそして最大に伸展させる．そして同時に前腕を尺側方向に引く．
④**等尺性収縮・弛緩**：患者はセラピストの抵抗に抗して手関節を掌屈させる．
⑤**最終肢位・拮抗筋の刺激**：把持を持ち替え，手関節背屈と指伸展を行わせる．

深指屈筋・浅指屈筋・長掌筋　　ストレッチ

図 5-2-27a, b　開始肢位，最終肢位

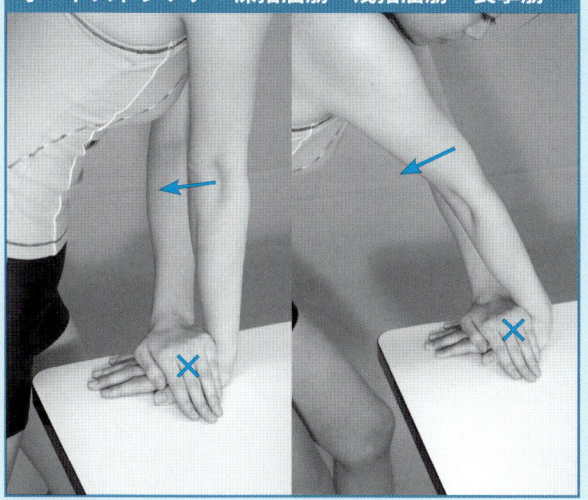

オートストレッチ：深指屈筋・浅指屈筋・長掌筋

図 5-2-27c, d　開始肢位，最終肢位

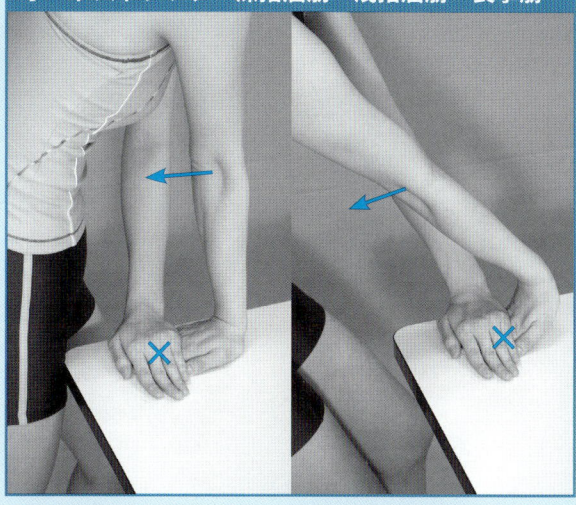

オートストレッチ：深指屈筋・浅指屈筋・長掌筋

手技手順
① **開始肢位**：適度な高さの台の端に，右手掌側を下にして置く．
② **固定**：左手で，右手の背側から押さえるように固定する．
③ **操作**：体重を後方に移動させるようにし，十分に手関節を背屈させる．

④ **等尺性収縮・弛緩**：右肘関節は伸展のまま手関節掌屈の最大収縮を行う．その後，さらに体重を後方に移動させ，手関節を背屈させる．
⑤ **最終肢位・拮抗筋の刺激**：最終域から手関節背屈を行う．
※手指屈筋をおもに行う場合は，固定を右手背側でなく手指の背側にする．

円回内筋　ストレッチ

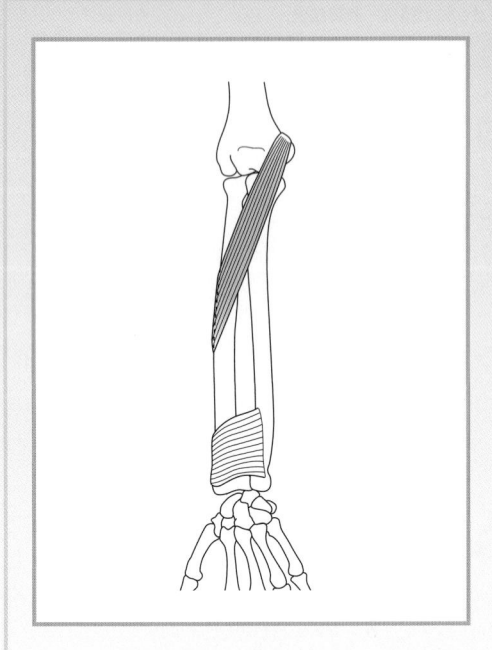

1) 解剖
(1) 起始：上腕頭；上腕骨内側上顆と内側筋間中隔
(2) 停止：橈骨外側面の中央部の粗面
(3) 神経支配：正中神経（C6, C7）

2) 機能
方形回内筋とともに前腕を回内させ，肘関節を屈曲させる．

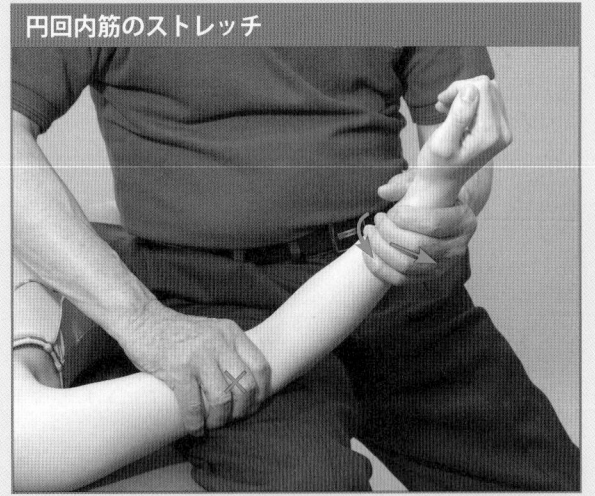

図 5-2-28a　開始肢位
円回内筋のストレッチ

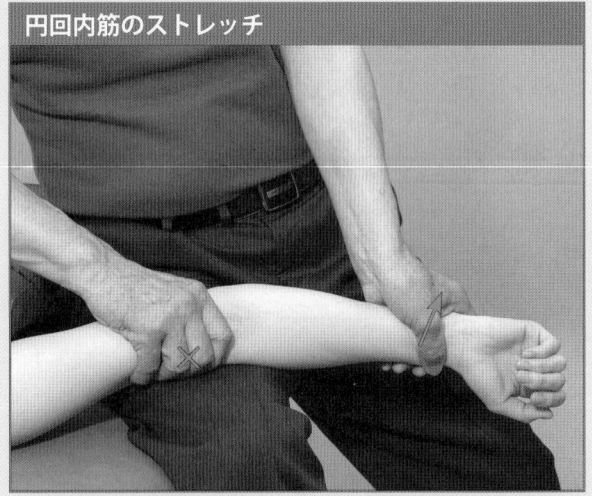

図 5-2-28b　最終肢位
円回内筋のストレッチ

手技手順
① **開始肢位**：患者は背臥位．上腕を約90°外転させ，十分に外旋させる．前腕を屈曲させ，十分に回外させる．
② **固定**：患者の肘近位の上腕腹側を固定する．
③ **操作**：セラピストは左手で，患者の手関節近位の前腕背側を把持する．右手で，この状態から患者の肘を徐々にそして最大に伸展させる．そして同時に前腕を尺側方向に最大に引く（回外させると，上腕に付着している筋がストレッチされる前に，尺側頭が橈側に移動する．そこで移動した尺骨頭を戻すために尺側に引く）．
④ **等尺性収縮・弛緩**：患者は，セラピストの抵抗に抗して肘の屈曲と前腕の回内を行う．
⑤ **最終肢位・拮抗筋の刺激**：肘関節に伸展と回外を行わせる．

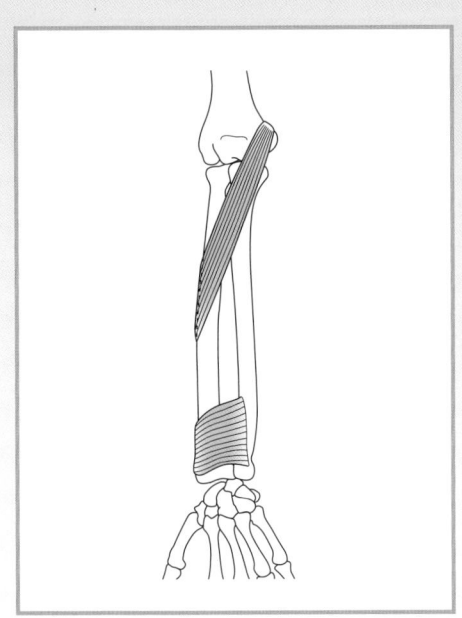

円回内筋尺骨頭・方形回内筋　ストレッチ

1）解剖

円回内筋尺骨頭
（1）起始：尺骨鉤状突起

方形回内筋
（1）起始：尺骨掌側下部1/4
（2）停止：橈骨掌側下部1/4
（3）神経支配：正中神経から出る前骨間神経（C8，T1）

2）機能

円回内筋とともに前腕を回内させる

図5-2-29a　開始肢位
円回内筋尺骨頭と方形回内筋のストレッチ

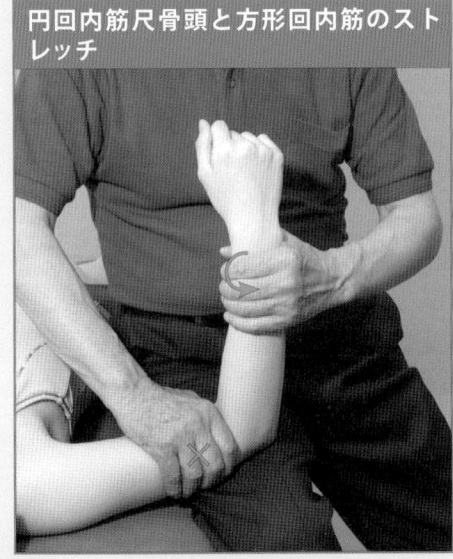

図5-2-29b　最終肢位
円回内筋尺骨頭と方形回内筋のストレッチ

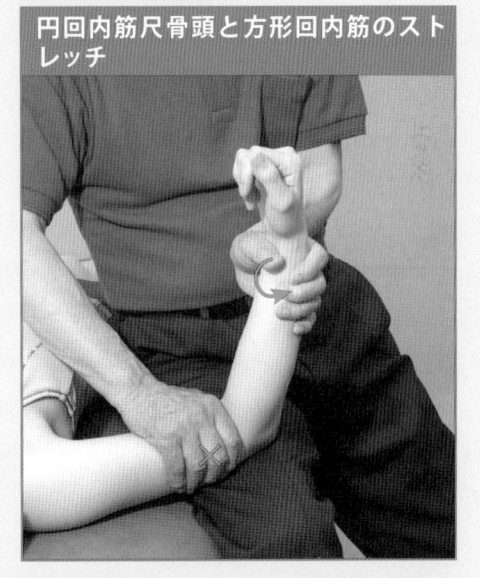

手技手順

①開始肢位：患者は背臥位．肘関節を90°屈曲させる．
②固定：セラピストは左手で，患者の手関節近位の前腕背側を把持する．右手で患者の肘近位の上腕内側を固定する．
③操作：セラピストは患者の前腕を徐々にそして最大に回外させる．
④等尺性収縮・弛緩：患者は，セラピストの抵抗に抗して前腕回内させる．
⑤最終肢位・拮抗筋の刺激：最終域にて前腕回外を行わせる．

円回内筋尺骨頭・方形回内筋　ストレッチ

図 5-2-30a　開始肢位

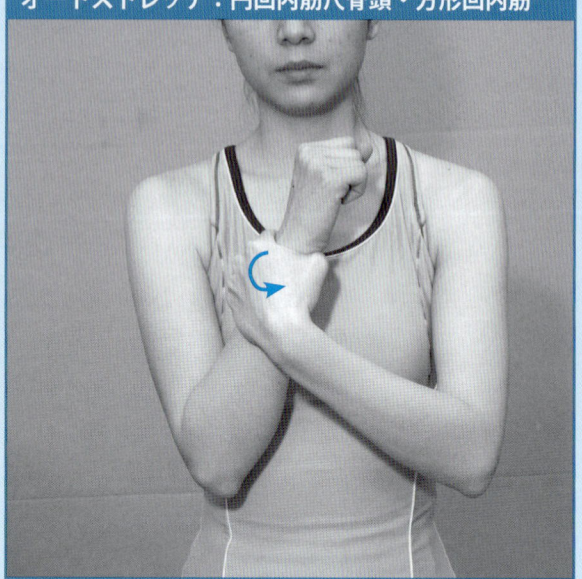

オートストレッチ：円回内筋尺骨頭・方形回内筋

図 5-2-30b　最終肢位

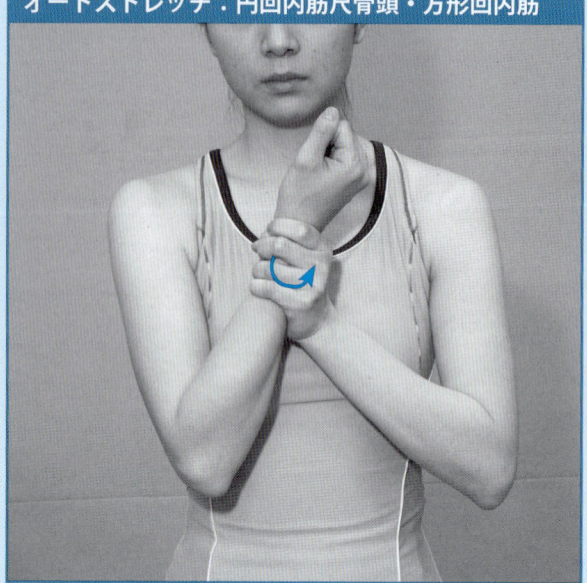

オートストレッチ：円回内筋尺骨頭・方形回内筋

手技手順
①**開始肢位**：座位もしくは立位にて右肘屈曲位とする．
②**固定**：左手で右前腕遠位を背側から把持する．
③**操作**：左手で回外させる．
④**等尺性収縮・弛緩**：左手で回内に対して抵抗をかけ，回内の最大収縮を行う．その後，さらに回外させていく．
⑤**最終肢位・拮抗筋の刺激**：最終域から前腕回外を行う．

手指・手関節伸筋群　マッサージ

図 5-2-31a　開始肢位

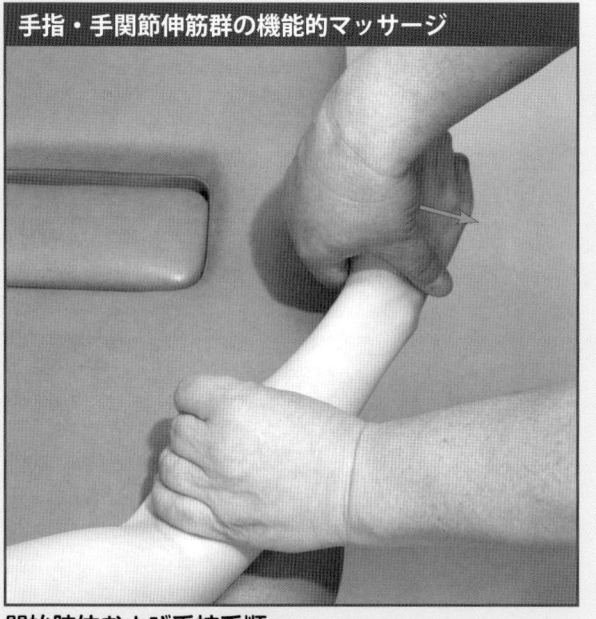

手指・手関節伸筋群の機能的マッサージ

開始肢位および手技手順
① **開始肢位**：患者は座位にて前腕をベッドに置く．
② **手技手順**：セラピストは皮膚をゆるめるように，左手の母指もしくは小指球を患者の前腕を背側に置き，圧迫する．その後，軽度回内

図 5-2-31b　最終肢位

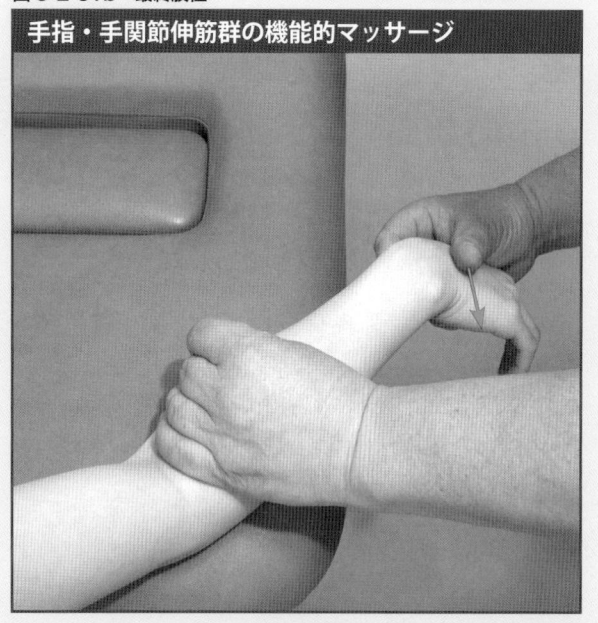

手指・手関節伸筋群の機能的マッサージ

させ，手関節を背屈させた状態から，前腕回内と手関節掌屈を行う．これを繰り返し行う．また肘を，屈曲から伸展まで角度を変えて行うとよい．

図 5-2-32　深部横断マッサージ

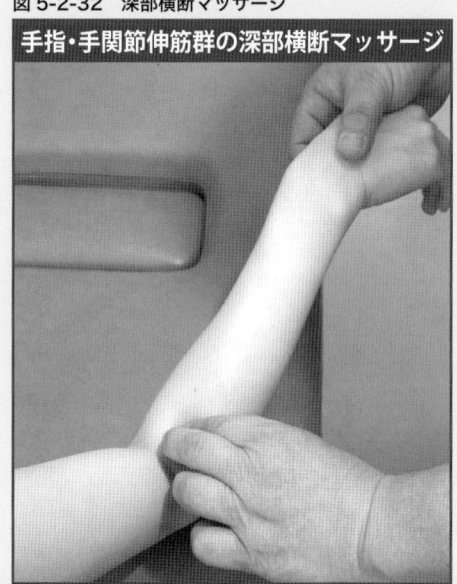

手指・手関節伸筋群の深部横断マッサージ

開始肢位および手技手順
① **開始肢位**：患者は座位にて前腕をベッドに置く．前腕を軽度回内させた状態でセラピストは示指と中指を重ね，前腕伸筋群の起始部を圧迫するように置き，前腕を把持する．
② **手技手順**：母指を支点として手前に引く際に圧迫し，筋を横断するように行う．肘の屈曲角度を変えて行うとよい．

手指・手関節屈筋群　マッサージ

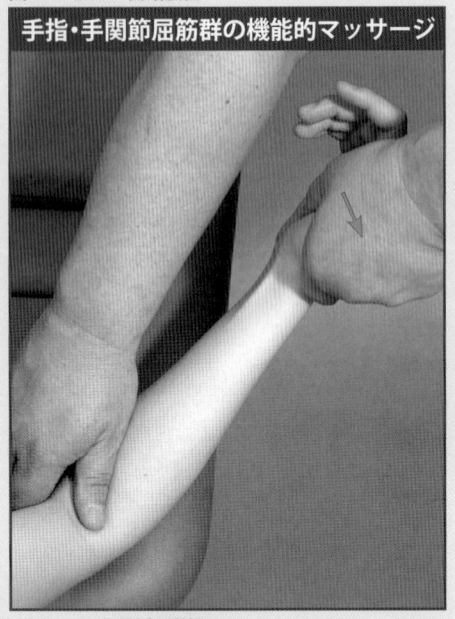

図 5-2-33a　開始肢位
手指・手関節屈筋群の機能的マッサージ

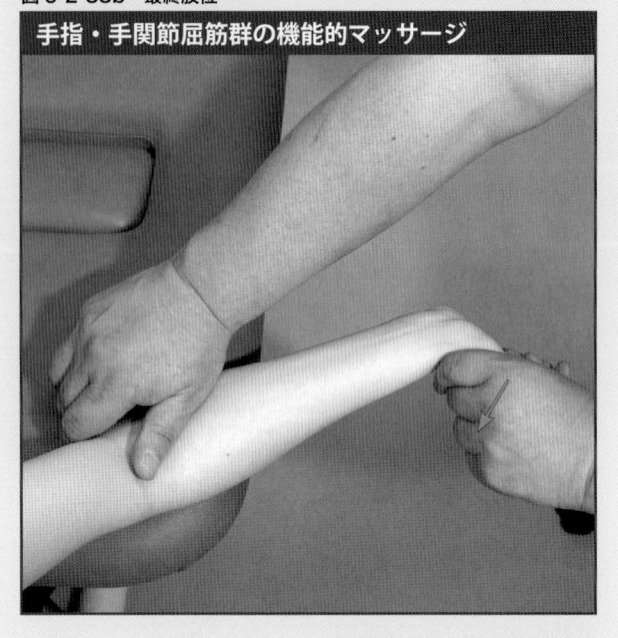

図 5-2-33b　最終肢位
手指・手関節屈筋群の機能的マッサージ

開始肢位および手技手順
① **開始肢位**：患者は座位にて前腕をベッドに置く．
② **手技手順**：セラピストは皮膚をゆるめるように，右手の母指球を患者の前腕の腹側に置き圧迫する．その後，軽度回外させ，手関節を掌屈させた状態から，前腕回外と手関節背屈を行う．これを繰り返し行う．また肘を，屈曲から伸展まで角度を変えて行うとよい．

図 5-2-34　深部横断マッサージ
手指・手関節屈筋群の深部横断マッサージ

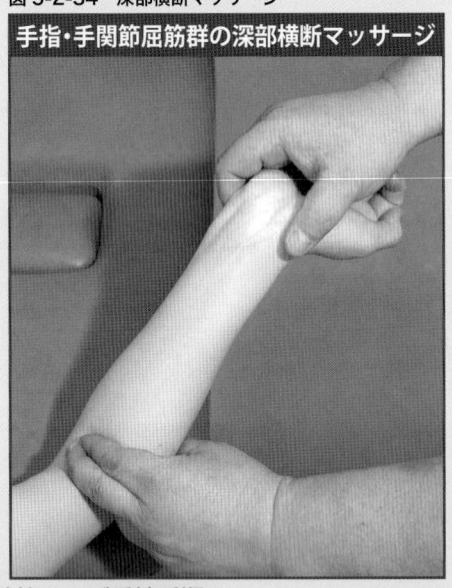

開始肢位および手技手順
① **開始肢位**：患者は座位にて前腕をベッドに置く．前腕を軽度回外させた状態で，セラピストは示指と中指を重ね，前腕屈筋群の起始部を圧迫するように置き，前腕を把持する．
② **手技手順**：母指を支点として手前に引く際に圧迫し，筋を横断するように行う．肘の屈曲角度を変えて行うとよい．

（宇於崎　孝）

手関節

■ 機能解剖と運動

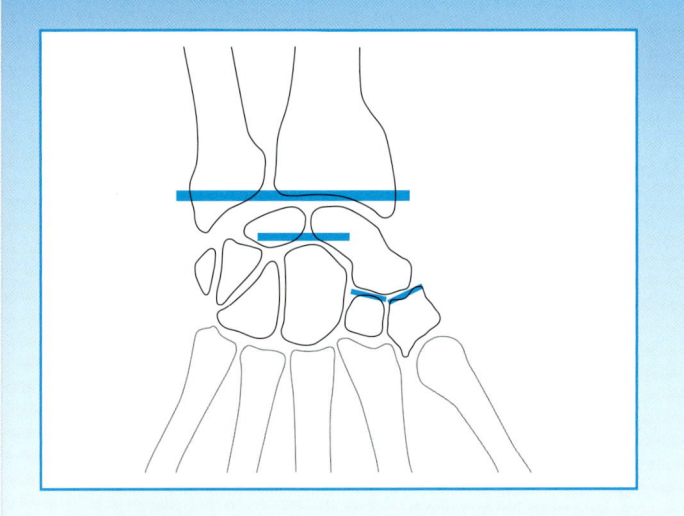

1）関節構造

手関節の複合体は，2列に配置した8つの手根骨，遠位の橈骨と尺骨，関節円板よりなる．

手根骨の近位あるいは最初の列は，橈側から始まる．それは，舟状骨（navicular），月状骨（lunatum），三角骨（cuneiform），豆状骨（pisiform）である．2番目あるいは遠位の列は，橈側から始まる．それは，大菱形骨（trapezium），小菱形骨（trapezoideum），有頭骨（capitatum），有鉤骨（hamatum）である．

関節円板は橈骨と尺骨の遠位端を一緒に結びつける．そして，それは橈骨手根関節を形成する下端の表面部分である．関節円板は前腕の回内と回外に加えて橈骨手根関節すべての運動に関与する．手根の主要な関節は大きな可動範囲をもつ橈骨手根関節と手根中央関節である．隣接する手根骨の間に存在する手根間関節は小さな滑り運動によって手根骨の運動に役立っている．

手関節は以下の3つの関節に分類される．

橈骨手根関節

橈骨手根関節，"真の"手関節は，解剖学的と機械的に2軸関節（楕円形，修正されて卵形）である．

この関節の近位構成要素は，橈骨の凹面および隣接する関節円板である．遠位構成要素は凸の関節面である舟状骨，月状骨，三角骨であり，さらにはそれらのしばしば骨化された骨間靱帯で構成される．そのため，これらの3つの骨は，1つの関節面として作用することになる．舟状骨と月状骨の橈骨部分は，橈骨と関節でつながる．

月状骨の尺骨部分は，関節円板と関節でつながり，凹面は，橈骨と関節円板で形成される．

手根中央関節

手根中央関節は解剖学的に単純で機械的に近位と遠位手根骨列間の複合関節である．舟状骨は遠位に凸面を持ち，一緒に凹面をもっているとみなされる2つの菱形骨と関節でつながる．舟状骨の尺側面，月状骨，三角骨は，有頭骨と有鉤骨により形成される凸面と関節でつながる凹面を形成する．

豆状骨関節

豆状骨関節は解剖学的に単純で機械的に平面で滑る複合関節である．豆状骨は尺側手根屈筋腱の中の種子骨である．近位への滑りは豆状有鉤靱帯と豆状中手靱帯により防げられる．小指外転筋は豆状骨から起始する．したがって，豆状骨は小指外転筋と尺側手根屈筋両方の収縮の間固定される．

2）骨の運動と運動軸・機能検査に用いる参考可動域

背屈（伸展）と掌屈（屈曲）運動は月状骨を通る横軸の橈骨手根関節に始まり，有頭骨を通る横軸の手根間関節に引き継ぐ．手関節の背屈と掌屈の可動域の約半分は手根間関節で起こり，他の半分は橈骨手根関節で起こる．背屈のあいだ，有頭骨の近位部は，月状骨に相対して掌側方向に動く．橈骨に相対して月状骨は同様に運動が生じる．舟状骨の近位部も橈骨に相対して掌側に動く．舟状骨の遠位部は，菱形骨に相対して掌側に動く．なぜなら菱形骨は，舟状骨上を背側に滑るからである．掌屈のあいだこれらの運動は，逆になる．

尺屈（尺側変位，内転）は有頭骨の頭を通る背側から掌側軸を通る橈骨手根関節でおもに生じる．近位の手根骨列は，橈骨に相対して橈側に滑る．この滑りは橈側の関節上の靱帯におけるゆるみにより生じる．

橈屈（橈側変位）は尺屈と同様の軸で生じる．近位の手根骨列は，橈骨に相対して尺側方向に滑る．しかし，ぴんと張った靱帯により，橈屈（尺側滑り）は，尺屈（橈側滑り）より少ない．最大の橈屈は，舟状骨の背側上で2つの菱形骨が滑ることを必要とする．これは，菱

手関節

形骨と橈骨が接近する動きであり，手関節の伸展によって生じる運動と同様である．

- 掌屈：90°
- 背屈：80°
- 橈屈：20°
- 尺屈：30°

3）関節運動

例外を除いて，すべての手関節に対しては，骨と反対方向に滑る．

大菱形骨/小菱形骨-舟状骨関節に対しては，骨と同じ方向に滑る．

4）モビライゼーションの治療面と滑りの法則

手関節の治療面は相対する骨の凹面側である．滑りは手関節においては通常凸の法則である．しかし，唯一の例外として大菱形骨/小菱形骨-舟状骨関節に対しては，凹の法則が適応される．

5）手関節の肢位と靱帯

（1）ゼロ肢位：橈骨と第三中手骨を通る直線からの長軸である．

（2）安静肢位：軽度掌屈と軽度尺屈（最大橈屈と尺屈の中間）

（3）閂肢位：手関節最大伸展

（4）関節包パターン：どの方向にも同じに制限される．

手根間靱帯：背側，掌側，骨間

橈骨手根靱帯：橈有頭靱帯・橈月状靱帯・橈舟状月状靱帯

橈側側副靱帯・尺側側副靱帯

掌側尺骨手根靱帯

豆状有鉤と豆状中手靱帯

6）end feel

firm

7）触診部位と触診手順

舟状骨，月状骨，三角骨，豆状骨，橈骨

尺骨と関節円板

橈骨-手根と尺骨-手根関節裂隙

近位手根列間の関節

大菱形骨，小菱形骨，有頭骨，有鉤骨鉤とともに

近位手根列と遠位手根列間の関節裂隙

遠位手根骨列間の関節

■ 検査手順

1）機能テスト

（1）自動運動と他動運動，安定性テストと end feel を含む．

（2）並進の joint play・end feel を含む．
- 牽引-圧迫
- 滑り（掌側-背側）（橈側-尺側）手根骨

（3）抵抗運動テスト

抵抗運動テストでは以下の筋を評価する．

抵抗方向	主要な筋	制限が生じる方向	その他の制限方向
屈曲（掌屈）	橈側手根屈筋	背屈・尺屈	肘伸展・回外
	尺側手根屈筋	背屈・橈屈	肘伸展・回外
	長掌筋	背屈	肘伸展・回外
伸展（背屈）	長橈側手根伸筋	掌屈・尺屈	肘伸展・回内
	短橈側手根伸筋	掌屈	肘伸展・回内
	尺側手根伸筋	掌屈・橈屈	肘伸展・回内
橈屈	橈側手根屈筋	背屈・尺屈	肘伸展・回外
	橈側手根伸筋	掌屈・尺屈	肘伸展・回内
尺屈	尺側手根屈筋	背屈・橈屈	肘伸展・回外
	尺側手根伸筋	掌屈・橈屈	肘伸展・回内

手関節　関節モビライゼーション

図 5-3-1　手関節の牽引（安静肢位）
疼痛の軽減と可動域制限の評価と改善

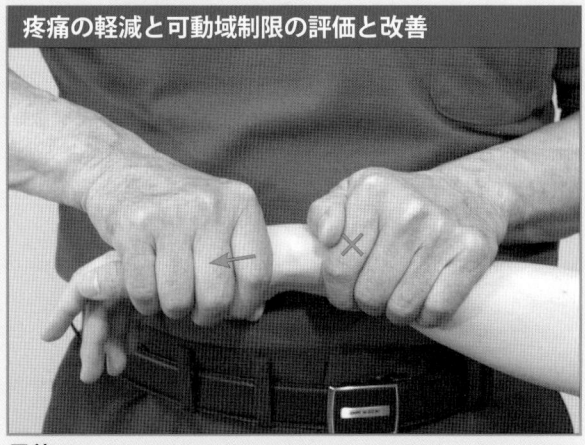

目的
- 手関節の牽引による joint play の質と量および end feel の評価
- 手関節における疼痛の軽減あるいは可動域の改善

開始肢位および手技手順
① 開始肢位：患者の手掌を下に向け，関節を安静肢位にする．
② 固定：左手は患者の手関節近位の前腕を握り，患者の前腕をセラピストの身体に向けて固定する．
③ 操作：動かす手（右手）で患者の手関節の遠位を握り，遠位の関節パートナーに牽引を加える．
④ 手技強度：評価，疼痛の軽減；Grade Ⅰあるいは Ⅱ．可動域の改善；Grade Ⅲ
※ 橈骨と手根骨の近位列のあいだ，あるいは近位と遠位手根骨列のあいだに特殊な牽引を加える場合はセラピストの握りを変更する．

図 5-3-2　手関節の牽引
可動域制限の改善

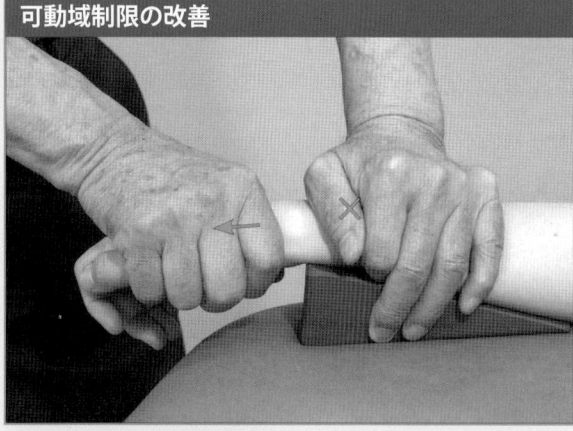

開始肢位および手技手順
① 開始肢位：患者の前腕遠位掌側を楔に向け，関節を安静肢位にする．
② 固定：前腕遠位を背側からセラピストの左手で固定する．
③ 操作：手関節の近位をセラピストの右手母指球で握り，牽引を加える．
④ 手技強度：可動域の改善；Grade Ⅲ

図 5-3-3　手関節の牽引（掌屈位）
可動域制限の改善

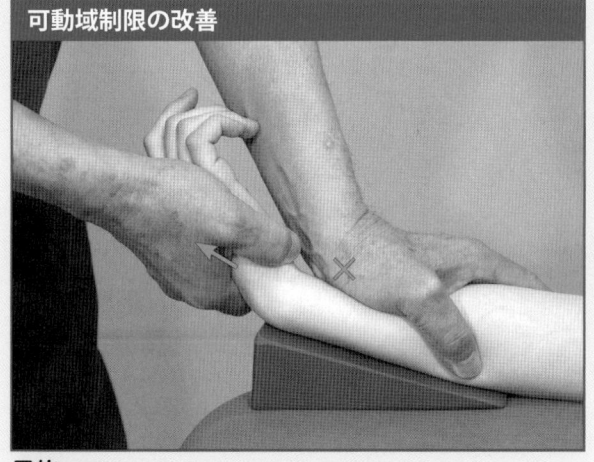

目的
- 手関節の掌屈可動域の改善

開始肢位および手技手順
① 開始肢位：患者の前腕背側を楔の上に置き，関節を掌屈の最終可動域に置く．
② 固定：左手で患者の前腕遠位掌側を楔に向けて固定する．必要なら手根骨の近位列も含める．
③ 操作：右手で患者の手関節の遠位を把持し，掌屈の最終域近くにした手関節に遠位への牽引を加える．
④ 手技強度：Grade Ⅲ
※ 橈骨と手根骨の近位列のあいだ，あるいは近位と遠位手根骨列のあいだに特殊な牽引を加える場合はセラピストの握りを変更する．

図 5-3-4　手関節の牽引（背屈位）
可動域制限の改善

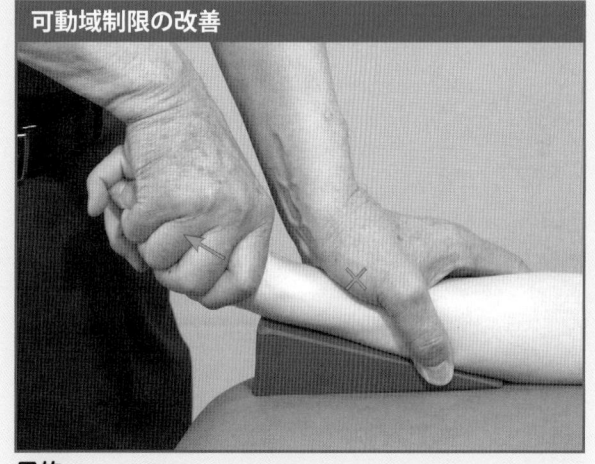

目的
- 手関節の背屈可動域の改善

開始肢位および手技手順
① 開始肢位：患者の遠位前腕の掌側面を楔の上に置き，関節を背屈の最終可動域に置く．
② 固定：左手で前腕遠位を背側から固定する．必要なら手根骨の近位列も含める．
③ 操作：右手で患者の手関節の遠位を把持し，背屈の最終域近くにした手関節に遠位への牽引を加える．
④ 手技強度：Grade Ⅲ
※ 橈骨と手根骨の近位列のあいだ，あるいは近位と遠位手根骨列のあいだに特殊な牽引を加える場合はセラピストの握りを変更する．

手関節　関節モビライゼーション

図 5-3-5　手関節の掌側への滑り
背屈制限の評価と改善

目的
・手関節の掌側滑りによる joint play の質と量および end feel の評価
・手関節における背屈の可動域の改善（凸の法則）

開始肢位および手技手順
① **開始肢位**：患者の前腕遠位の前面を楔に置き，関節を安静肢位にする．
② **固定**：患者の前腕遠位を楔に向けて，手関節の近位に対して，セラピストの母指球（左手）で握り固定する．必要なら手根骨の近位列も含める．
③ **操作**：右手で患者の手関節の遠位を握り，掌側への滑りを加える．
④ **手技強度**：評価，可動域の改善；Grade Ⅱ あるいは Ⅲ
※橈骨と手根骨の近位列のあいだ，あるいは近位と遠位手根骨列のあいだに特殊な牽引を加える場合はセラピストの握りを変更する．

図 5-3-6　手関節の掌側への滑り
背屈制限の改善

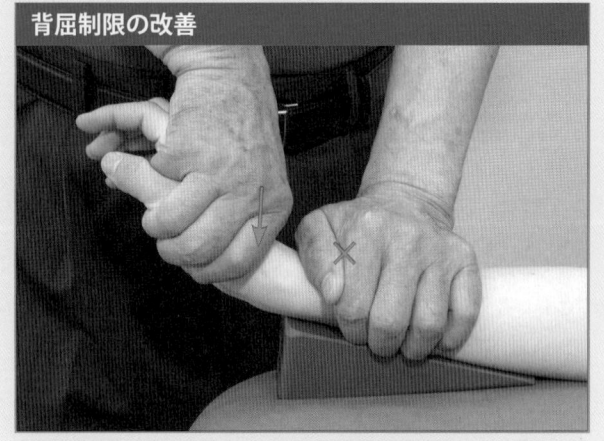

背屈可動域をさらに改善させるため背屈最終可動域から少し戻した肢位に手関節を置き，Grade Ⅲ の掌側への滑りを凸の法則に従って加える．

図 5-3-7　手関節の背側への滑り
掌屈制限の評価と改善

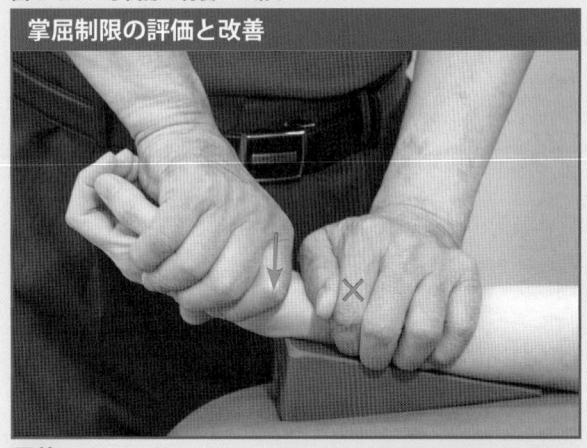

目的
・手関節の背側への滑りによる joint play の質と量および end feel の評価
・手関節における掌屈の可動域の改善（凸の法則）

開始肢位および手技手順
① **開始肢位**：患者の前腕遠位の背面を楔に置き，関節を安静肢位にする．
② **固定**：患者の前腕遠位を楔に向け，手関節の近位に対してセラピストの母指球（左手）で握る．必要なら手根骨の近位列も含める．
③ **操作**：右手は患者の手関節関節の遠位を握り，背側への滑りを加える．
④ **手技強度**：可動域の改善；Grade Ⅱ あるいは Ⅲ
※橈骨と手根骨の近位列のあいだ，あるいは近位と遠位手根骨列のあいだに特殊な牽引を加える場合はセラピストの握りを変更する．

図 5-3-8　手関節の背側への滑り
掌屈制限の改善

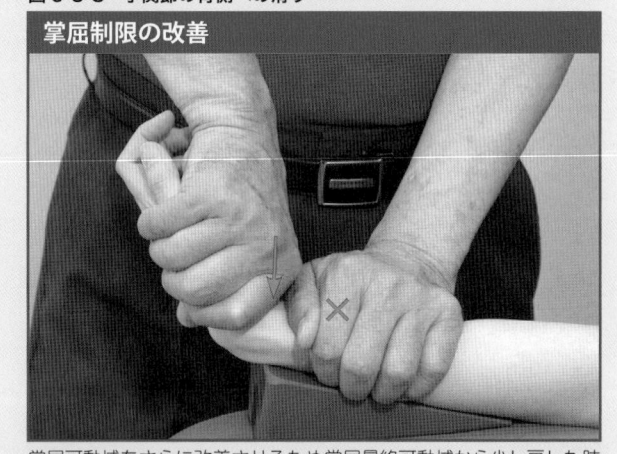

掌屈可動域をさらに改善させるため掌屈最終可動域から少し戻した肢位に手関節を置き，Grade Ⅲ の掌側への滑りを凸の法則に従って加える．

手関節　関節モビライゼーション

図 5-3-9　手関節の橈側への滑り
尺屈制限の評価と改善

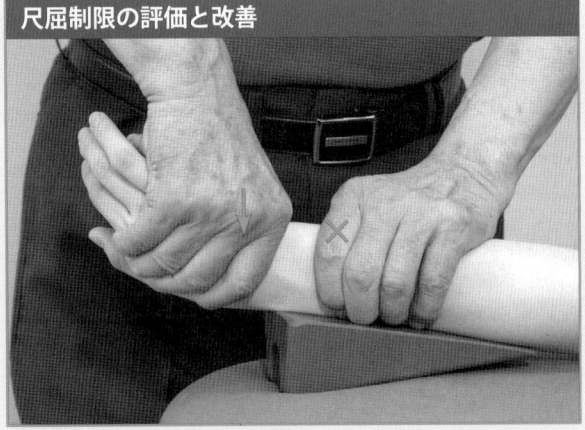

目的
- 手関節の橈側滑りでの joint play の質と量および end feel の評価
- 手関節における尺屈の可動域の改善（凸の法則）

開始肢位および手技手順
①**開始肢位**：患者の前腕遠位の橈側を楔に置き，関節を安静肢位にする．
②**固定**：手関節の近位に対してセラピストの母指球（左手）で握る．もし必要なら手根骨の近位列も含める．
③**操作**：右手で患者の手関節の遠位を握り，橈側への滑りを加える．
④**手技強度**：評価，可動域の改善；Grade ⅡあるいはⅢ

図 5-3-10　手関節の橈側への滑り（尺屈位）
尺屈制限の改善

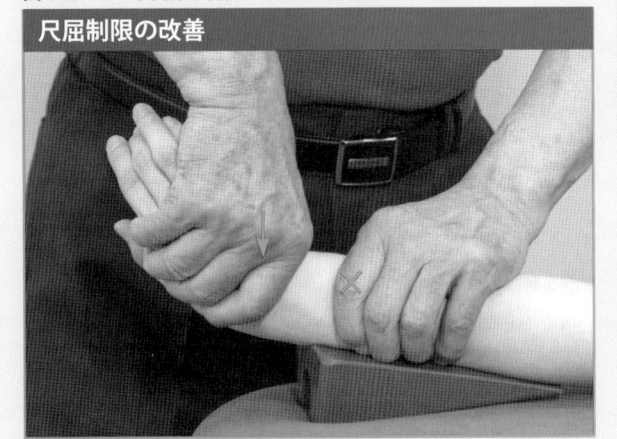

目的
- 手関節の尺屈可動域の改善

開始肢位および手技手順
①**開始肢位**：患者の前腕遠位の橈側を楔に置き，尺屈最終可動域から少し戻す．
②**固定**：手関節の近位を楔とともにセラピストの母指球（左手）で握る．
③**操作**：右手で患者の手関節の遠位を握り，橈側への滑りを加える．
④**手技強度**：Grade Ⅲ

図 5-3-11　手関節の尺側への滑り
橈屈制限の評価と改善

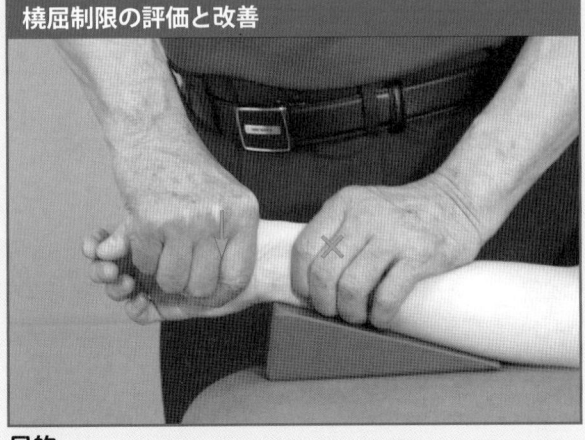

目的
- 手関節の尺側滑りでの joint play の質と量および end feel の評価
- 手関節における橈屈の可動域の改善（凸の法則）

開始肢位および手技手順
①**開始肢位**：患者の前腕遠位の尺側を楔に置き，関節を安静肢位にする．
②**固定**：患者の前腕遠位尺側を楔に向けて固定し，手関節の近位に対してセラピストの母指球（左手）で握る．必要なら手根骨の近位列も含める．
③**操作**：右手で患者の手関節の遠位を握り，尺側への滑りを加える．
④**手技強度**：可動域の改善；Grade ⅡあるいはⅢ

図 5-3-12　手関節の尺側への滑り（橈屈位）
橈屈制限の改善

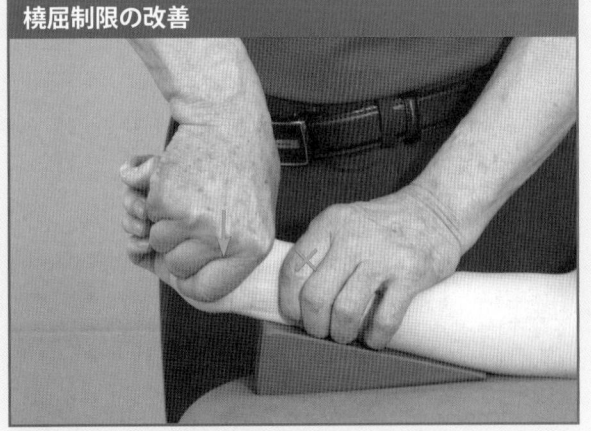

目的
- 手関節の橈屈可動域の改善

開始肢位および手技手順
①**開始肢位**：患者の前腕遠位の尺側を楔に置き，手関節を橈屈最終可動域から少し戻す．
②**固定**：患者の前腕遠位尺側を楔に向けて固定し，セラピストの母指球（左手）で握る．
③**操作**：右手で患者の手関節の遠位を握り，尺側への滑りを加える．
④**手技強度**：Grade Ⅲ

手関節（手根骨）

関節モビライゼーション

■ 手関節滑りテスト

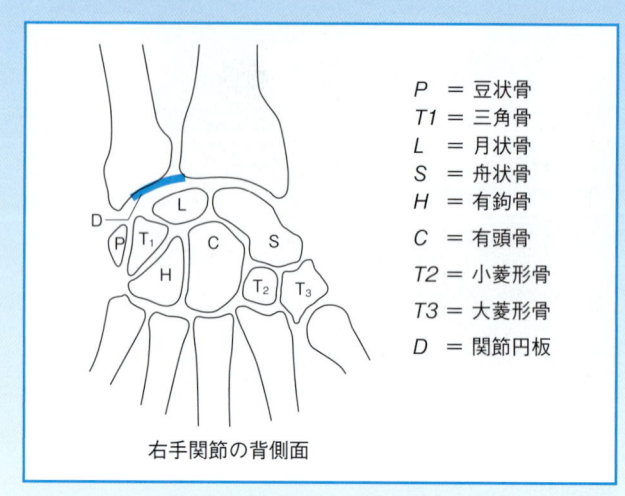

```
P  = 豆状骨
T1 = 三角骨
L  = 月状骨
S  = 舟状骨
H  = 有鉤骨
C  = 有頭骨
T2 = 小菱形骨
T3 = 大菱形骨
D  = 関節円板
```

右手関節の背側面

以下は，推薦される手関節に対する滑りテストの手順である（固定に一方の手を使い，他方の手を動かす）．

（1）有頭骨の周りの運動
①有頭骨を固定して以下を動かす．
- 小菱形骨
- 舟状骨
- 月状骨

②有頭骨を固定して以下を動かす．
- 有鉤骨

（2）手関節の橈側を動かす．
①舟状骨を固定して以下を動かす．
- 大小菱形骨

（3）橈骨手根関節を動かす
①橈骨を固定して以下を動かす．
- 舟状骨
- 月状骨

②関節円板を含めて尺骨を固定し以下を動かす．
- 三角骨

（4）手関節の尺側を動かす
①三角骨を固定して以下を動かす．
- 有鉤骨
- 豆状骨（掌屈状態での患者の手の肢位）

三角骨と月状骨のあいだ，月状骨と舟状骨のあいだ，菱形骨間もテストすることが可能である．

図5-3-13 特定の手関節テスト

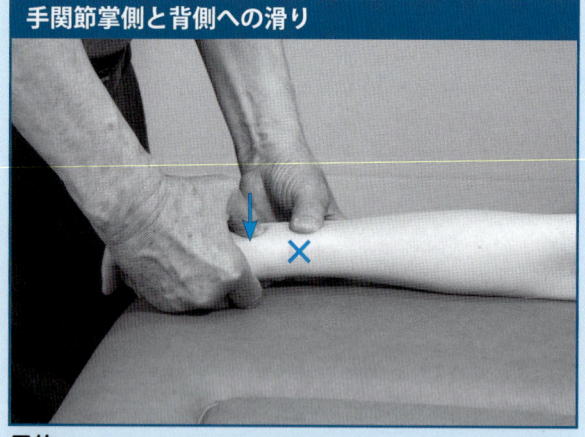

手関節掌側と背側への滑り

目的
・手関節における特定の関節の掌側と背側への滑りに関する，end feel を含む joint play による質と量の評価

開始肢位および手技手順
①開始肢位：ベッドに患者の前腕の掌側を置き関節を安静肢位にする．
②固定：セラピストの左手で近位の関節パートナーを握り，セラピストの手を固定する．
③操作：動かす右手は患者の指を握り，ターゲットの関節裂隙の遠位を指で握り，掌側あるいは背側への滑りを加える．
④手技強度：関節面相互の圧迫を防ぐため Grade Ⅰの牽引を同時に使用し，Grade Ⅱの滑りを用いる．

安静肢位での遠位あるいは外側固定

8つの手根骨の間の関節は，近位，遠位，外側固定の使用で同様にテストすることが可能である．

1つの手根骨を固定し，隣接の手根骨を背側あるいは掌側方向に動かす．

手関節（手根骨） 関節モビライゼーション

図 5-3-14　有頭骨-月状骨の掌側への滑り
背屈制限の評価と改善

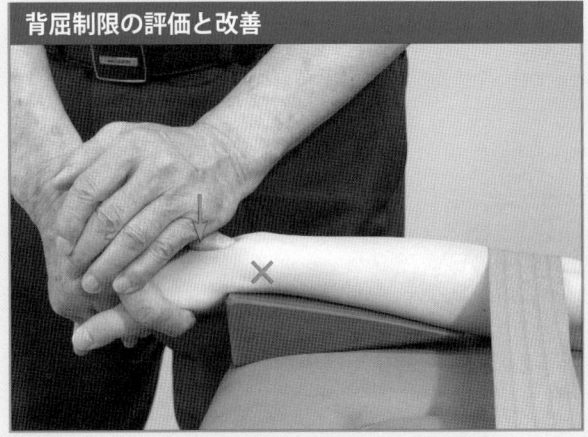

目的
- 手関節背屈の可動域の改善（凸の法則）

開始肢位および手技手順
① **開始肢位**：月状骨を含めて，患者の前腕遠位前面を楔に置き，関節を安静肢位にする．
② **固定**：月状骨は楔で固定し，ベルトで前腕近位を固定する．
③ **操作**：有頭骨の上に置いたセラピストの右手の母指とともに手で患者の手と母指を支持する．そしてセラピストの握りを補助するために左手を使い，掌側への滑りを加える．
④ **手技強度**：有頭骨に Grade Ⅱ あるいは Ⅲ

図 5-3-15　有頭骨-月状骨の掌側への滑り（背屈位）
背屈制限の改善

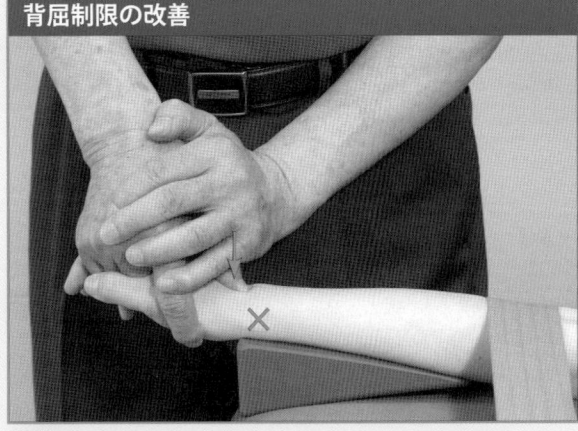

目的
- 背屈の可動域の改善

開始肢位および手技手順
① **開始肢位**：関節を背屈最終可動域から少し戻す．
② **固定**：月状骨は楔で固定し，ベルトで前腕近位を固定する．
③ **操作**：有頭骨の上に置いたセラピストの右手の母指とともに手で患者の手と母指を支持する．そしてセラピストの握りを補助するために左手を使い，凸の法則に従って掌側への滑りを加える．
④ **手技強度**：有頭骨に Grade Ⅲ

月状骨-橈骨モビライゼーション
橈骨を固定し，月状骨に Grade Ⅲ の掌側への滑りを凸の法則に従って加える．

図 5-3-16　有頭骨-月状骨の背側への滑り
掌屈制限の評価と改善

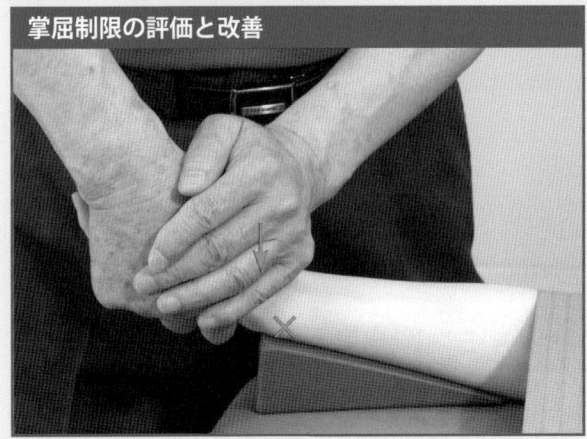

目的
- 手関節掌屈の可動域の改善（凸の法則）

開始肢位および手技手順
① **開始肢位**：月状骨を含めて，患者の前腕遠位後面を楔に置き，関節を安静肢位にする．
② **固定**：月状骨は楔で固定し，ベルトで前腕近位を固定する．
③ **操作**：有頭骨の上に置いたセラピストの右手母指とともに患者の手と母指を支持する．さらにセラピストの握りを補助するためにセラピストの左手を使い，有頭骨に背側への滑りを加える．
④ **手技強度**：有頭骨に Grade Ⅱ あるいは Ⅲ

図 5-3-17　有頭骨-月状骨の背側への滑り（掌屈位）
掌屈制限の改善

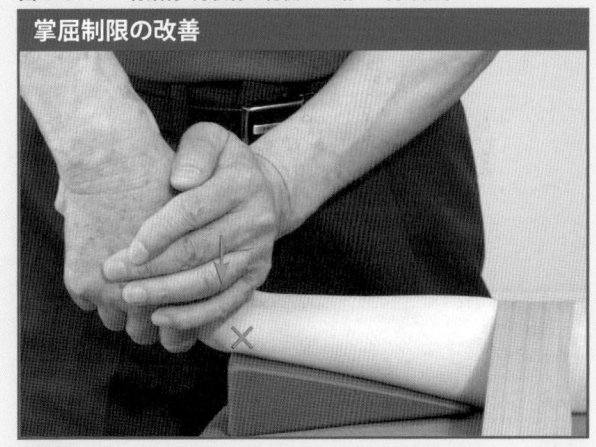

目的
- 掌屈の可動域の改善（凸の法則）

開始肢位および手技手順
① **開始肢位**：手関節を掌屈最終可動域から少し戻す．
② **固定**：月状骨は楔で固定し，ベルトで前腕近位を固定する．
③ **操作**：有頭骨の上に置いたセラピストの右手母指とともに患者の手と母指を支持する．さらにセラピストの握りを補助するためにセラピストの左手を使い，有頭骨に背側への滑りを加える．
④ **手技強度**：有頭骨に Grade Ⅲ

月状骨-橈骨モビライゼーション
橈骨を固定し月状骨に Grade Ⅲ の背側への滑りを凸の法則に従って加える．

手関節（手根骨） 関節モビライゼーション

図5-3-18 舟状骨-橈骨の掌側への滑り
背屈と橈屈制限の評価と改善

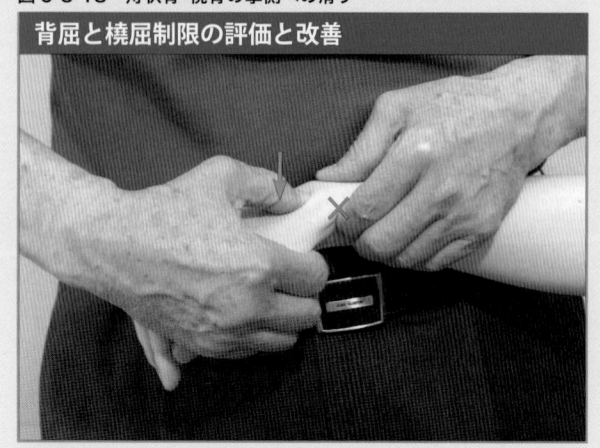

目的
- 橈骨に対する舟状骨の掌側滑りに関する，end feelを含むjoint playによる質と量の評価
- 手関節の背屈と橈屈の可動域の改善（凸の法則）

開始肢位および手技手順
①開始肢位：患者の前腕前面を下に向け，関節を安静肢位に置く．
②固定：患者の前腕遠位をセラピストの体に向けて左手で握って固定し，舟状骨と橈骨の関節裂隙の近位をセラピストの右手で握る．
③操作：セラピストの右手で患者の手を支持し，舟状骨の周囲をセラピストの右手の母指と示指で把持し，舟状骨に掌側への滑りを加える．
④手技強度：背屈の可動域の改善；GradeⅡあるいはⅢ

図5-3-19 舟状骨-橈骨の掌側への滑り
背屈と橈屈制限の改善

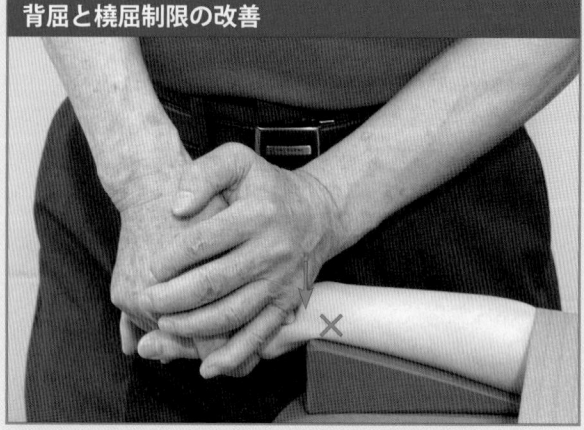

目的
- 手関節の背屈と橈屈の可動域の改善（凸の法則）

開始肢位および手技手順
①開始肢位：患者の遠位前腕前面を楔に置き，手関節を安静肢位に置く．
②固定：患者の前腕近位をベルトで固定し，橈骨の遠位は楔で保持する．
③操作：セラピストの右手母指を舟状骨に置きセラピストの他の手指で患者の手と母指を支持する．セラピストの左手で握りを補助し，舟状骨に掌側への滑りを加える．
④手技強度：背屈の可動域改善；GradeⅢ

掌屈制限に対する舟状骨-橈骨背側への滑り
橈骨を固定し，舟状骨にGradeⅢの背側への滑りを凸の法則に従って加えることで掌屈の可動域を改善させる．

図5-3-20 菱形骨-舟状骨の背側への滑り
背屈制限の評価と改善

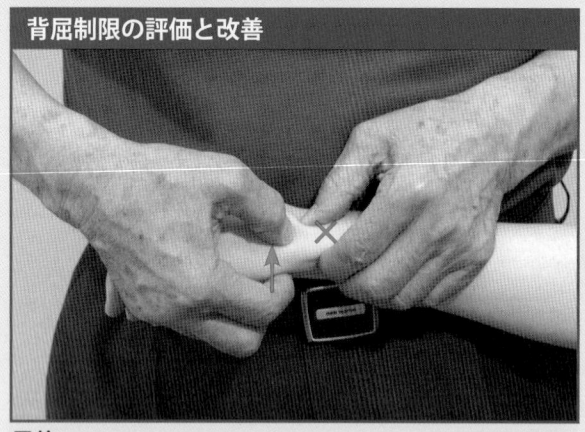

目的
- 舟状骨に対する菱形骨の背側滑りに関する，end feelを含むjoint playによる質と量の評価
- 手関節の背屈の可動域の改善（凹の法則）

開始肢位および手技手順
①開始肢位：患者の前腕前面を下に向け，関節を安静肢位に置く．
②固定：患者の前腕遠位をセラピストの身体に向け，舟状骨の周囲とともにセラピストの左の指で握る．
③操作：セラピストの右手で患者の手を支持し，菱形骨の周囲を母指と示指で把持して菱形骨に掌側への滑りを加える．
④手技強度：背屈の可動域改善；GradeⅡあるいはⅢ

図5-3-21 菱形骨-舟状骨の背側への滑り
背屈制限の改善

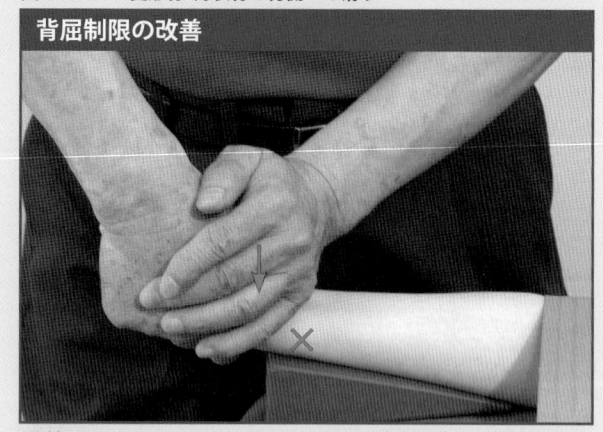

目的
- 手関節の背屈の可動域の改善（凹の法則）

開始肢位および手技手順
①開始肢位：舟状骨を含む患者の遠位前腕後面を楔に向け，関節を安静肢位に置く．
②固定：前腕近位はベルトで，橈骨の遠位は楔で固定する．
③操作：セラピストの左手母指を菱形骨に置いた状態で，セラピストの左手で患者の手と母指を支持する．セラピストの右手で握りを補助し，菱形骨に背側への滑りを加える．
④手技強度：GradeⅢ

掌屈制限に対する菱形骨-舟状骨掌側への滑り
舟状骨を固定し，菱形骨にGradeⅢの掌側への滑りを凹の法則に従って加えることで，掌屈の可動域を改善する．

手関節（手根骨） 関節モビライゼーション

図 5-3-22　三角骨−尺骨の掌側への滑り

背屈制限の評価と改善

目的
- 尺骨に対する三角骨の掌側への滑りに関する，end feel を含む joint play による質と量の評価
- 三角骨と尺骨間の固定された関節円板の開放
  （固定された関節円板は，前腕の回内と回外とすべての手関節の運動を制限する可能性がある）
- 手関節の背屈の可動域の改善（凸の法則）

開始肢位および手技手順
①**開始肢位**：患者の手の掌側面を下に向け，関節を安静肢位に置く．
②**固定**：患者の前腕遠位をセラピストの身体に向けて保持し，尺骨頭の周囲をセラピストの左手で握る．
③**操作**：セラピストの右手で患者の手を支持し，三角骨の周囲をセラピストの左母指と示指で把持して三角骨の掌側への滑りを加える．
④**手技強度**：背屈の可動域改善；Grade Ⅱ あるいは Ⅲ

図 5-3-23　三角骨−尺骨の掌側への滑り

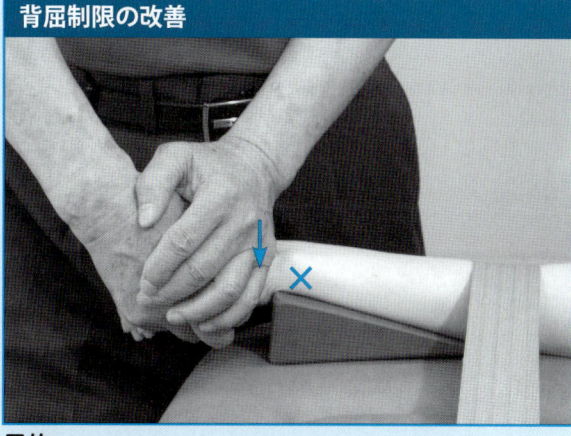

背屈制限の改善

目的
- 三角骨と尺骨間の固定された関節円板の開放
- 手関節の背屈の可動域の改善（凸の法則）

開始肢位および手技手順
①**開始肢位**：患者の手の掌側面を下に向け，関節を安静肢位に置く．
②**固定**：前腕近位はベルトで，橈骨の遠位は楔を用い固定し，セラピストの右手で患者の手を支持する．
③**操作**：セラピストの第二 MCP 関節部を三角骨に置いた状態で掌側への滑りを加える．
④**手技強度**：背屈の可動域改善；Grade Ⅲ

有鈎骨−三角骨掌側への滑り
三角骨を固定し，手関節の背屈の可動域を凸の法則に従って，有鈎骨に Grade Ⅲ の掌側への滑りを加える．

有鈎骨−三角骨背側への滑り
患者の前腕を回外させて三角骨を固定し，手関節の掌屈の可動域を凸の法則に従って，有鈎骨に Grade Ⅲ の背側への滑りを加える．

第一手根中手関節

■ 機能解剖と運動

1）関節構造

第一中手骨基部と大菱形骨が形成する第一手根中手関節は，解剖学的，機械的に2軸関節であるが，これは鞍関節として治療されるべきである．しかし，関節包がゆるいことから，機能的には3軸の球関節である．関節全周にわたり関節包に取り囲まれ，対立を含め大きな可動性をもつ．

2）モビライゼーションの治療面と滑りの法則

屈曲-伸展：中手骨底の凹の関節面上にある（凹の法則）．
外転-内転：大菱形骨の凹の関節面上にある（凸の法則）．

3）骨の運動と運動軸・機能検査に用いる参考可動域

大菱形骨の関節面は，他の遠位手根骨の関節面に平行でない．なぜなら，大菱形骨は，手掌に向かって90°回旋されているからである．したがって第一手根中手関節の運動が記載されるときは，軸も90°回旋されていることを覚えておくべきである．

外転-内転：第一中手骨底を通る橈側-尺側軸周りの凸の関節面とともに第一中手骨底が動く．
屈曲-伸展：大菱形骨を通る背側-掌側軸周りの凹面の第一中手骨底とともに第一中手骨底が動く．
回旋：軸は中手骨を通る長軸を通り過ぎる．回旋は，他動で行われるときのみ可能である．

対立-リポジション：対立は，外転した母指が屈曲されるとき起こる．リポジションは，内転した母指が伸展されるとき起こる．
第一CM関節　屈曲-伸展　全体で50°
　　　　　　　外転-内転　全体で40°

4）関節運動

屈曲-伸展では骨と同方向に動く．
外転-内転では骨と反対方向に動く．

5）第一手根中手関節の肢位と靱帯

掌側手根中手靱帯に連続する尺側靱帯（ビーク靱帯）
外側靱帯
背側靱帯

（1）ゼロ肢位：0からの第一中手骨最大外転-内転と屈曲-伸展の間の中間位
（2）安静肢位：第一中手骨外転-内転と屈曲-伸展の間の中間
（3）閂肢位：最大対立位
（4）関節包パターン：外転-伸展

6）end feel

firm

7）骨の触診部位と触診手順

第二～五中手骨
手根骨の遠位の並び（菱形骨，有頭骨，有鉤骨）
第二～五手根中手関節裂隙

■ 検査手順

1）機能テスト

（1）自動運動と他動運動，安定性とend feelを含む．
（2）並進のjoint play，end feelを含む．
- 牽引-圧迫　第一～五CM関節
- 滑り　第一CM関節（橈側-尺側）（掌側-背側）
　　　　第二～五CM関節（掌側-背側）
　　　　第二～五のICM関節

第一手根中手関節

（3）抵抗運動テスト

抵抗運動テストでは以下の筋を評価する．

抵抗方向	主要な筋	作用する関節	制限が生じる方向	その他の制限方向
第一CM関節				
屈曲：	長母指屈筋	MCP・IP	CM・MCP・IP伸展	背屈・回外，母指反対立
	短母指屈筋	MCP	CM伸展・内転，MP伸展	背屈，母指反対立
伸展：	長母指伸筋	MCP・IP	IP・MCP屈曲，母指対立	掌屈・尺屈・回内
	短母指伸筋	MCP	MCP屈曲，対立	掌屈
外転：	長母指外転筋		CM内転・対立	背屈・尺屈
	短母指外転筋		CM伸展・内転	
内転：	母指内転筋		CM伸展・外転	
対立：	母指対立筋		CM伸展・外転	反対立
	短母指屈筋		MCP伸展，CM伸展・内転	反対立
第五CM関節				
対立：	小指対立筋		反対立	

手根中手関節　関節モビライゼーション

図 5-3-24　手根中手関節の牽引
疼痛の軽減と可動域制限の評価と改善

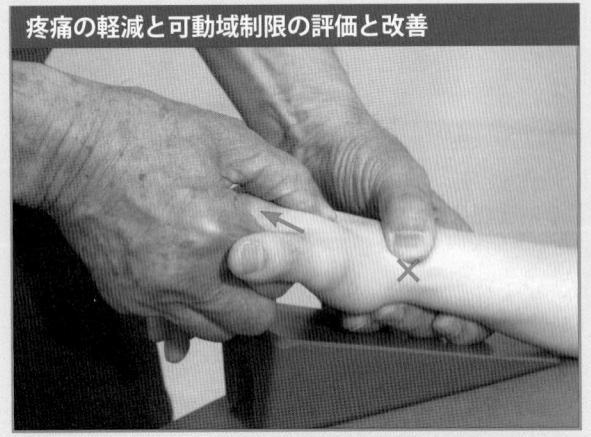

目的
- 手根中手関節の牽引による joint play の質と量および end feel の評価
- 手根中手骨関節の疼痛の軽減と可動域の改善

開始肢位および手技手順
① **開始肢位**：患者の手掌を下に向けて手をベッドに置き関節を安静肢位に位置させる．
② **固定**：左手は第二中手骨の手根関節裂隙の近位を固定（ここでは菱形骨を示す）し，動かす手（右手）は関節裂隙の中手骨遠位（第二中手骨を示す）を握る．
③ **操作**：セラピストの母指で関節裂隙を触診して牽引を加える．
④ **手技強度**：評価，疼痛の軽減；Grade Ⅰあるいは Ⅱ．可動域の改善；Grade Ⅲ

図 5-3-25　手根中手関節の牽引
可動域制限の改善

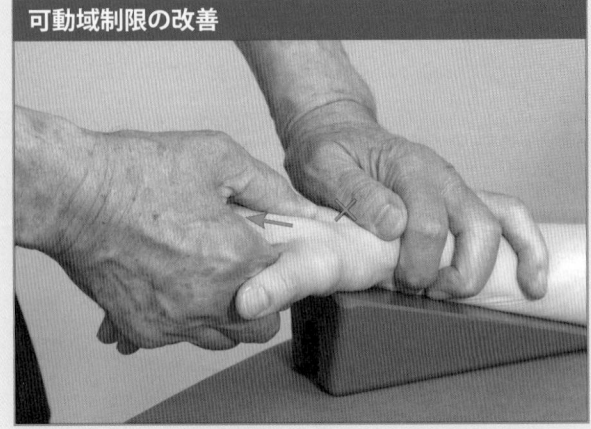

開始肢位および手技手順
① **開始肢位**：患者の手根骨をベッドあるいは楔に置き，関節を安静肢位に位置させる．
② **固定**：セラピストの左母指球で手根骨（菱形骨）を固定する．
③ **操作**：母指と示指で中手骨（第二中手骨を示す）を握り，遠位への牽引を加える．
④ **手技強度**：可動性の改善；Grade Ⅲ

図 5-3-26　母指手根中手関節の牽引
疼痛の軽減と可動域制限の評価と改善

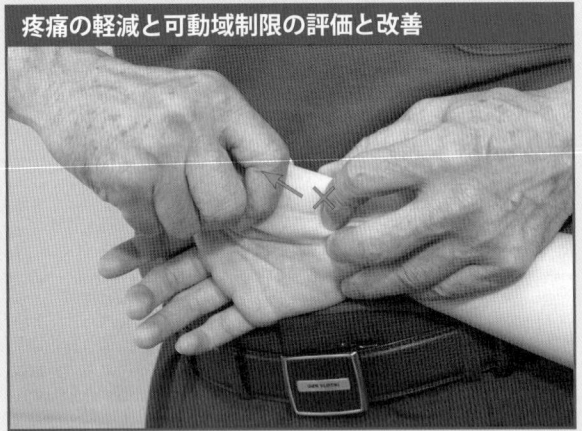

目的
- 第一手根中手関節の牽引による joint play の質と量および end feel の評価
- 手根中手骨関節の疼痛の軽減と可動域の改善

開始肢位および手技手順
① **開始肢位**：患者の手の尺側を下に向け関節を安静肢位に置く．
② **固定**：セラピストの手（左手）で患者の前腕遠位と関節裂隙の近位の手根骨周りを握り，患者の手をセラピストの身体に向けて固定する．
③ **操作**：動かす手（右手）は第一中手骨の近位を握り，遠位への牽引を加える．
④ **手技強度**：評価，疼痛の軽減；Grade Ⅰあるいは Ⅱ．可動域の改善；Grade Ⅲ

図 5-3-27　母指手根中手関節の牽引
可動域制限の改善

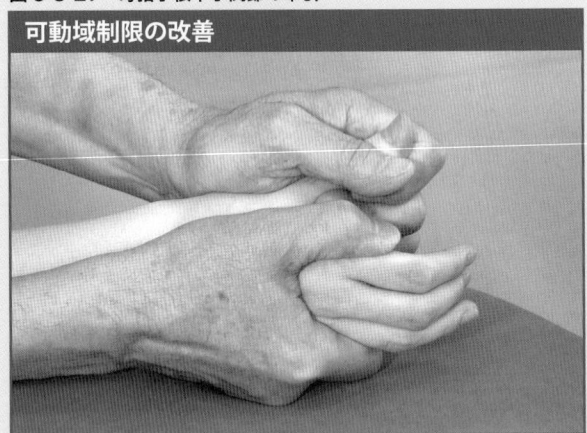

開始肢位および手技手順
① **開始肢位**：患者の手の尺側をベッドの上に置く．
② **固定**：セラピストの右手は，患者の大菱形骨を固定する．
③ **操作**：セラピストの左手は，セラピストの母指球と指で第一中手骨の周りを握り，遠位への牽引を加える．
④ **手技強度**：可動性の改善；Grade Ⅲ

手根中手関節　　関節モビライゼーション

図 5-3-28　母指中手骨-手根骨間の尺側への滑り
屈曲制限の評価と改善

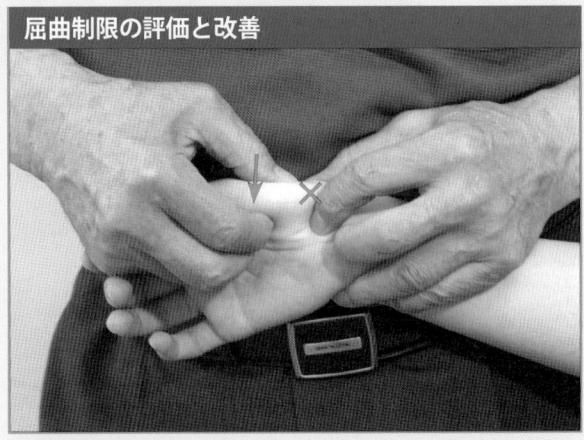

目的
- 第一手根中手関節の尺側滑りによる joint play の質と量および end feel の評価
- 第一手根中手関節における母指の屈曲の可動域の改善（凹の法則）

開始肢位および手技手順
① **開始肢位**：患者の手の尺側を下に向け安静肢位に関節を置く．
② **固定**：セラピストの手（左手）で患者の前腕遠位と関節裂隙近位の大菱形骨の周りを握り，患者の手をセラピストの身体に向けて固定する．
③ **操作**：動かす手（右手）は患者の関節裂隙の第一中手骨近位を握り，尺側への滑りを加える．
④ **手技強度**：評価，可動域の改善；Grade Ⅱ あるいは Ⅲ

図 5-3-29　母指中手骨-手根骨間の尺側への滑り
屈曲制限の改善

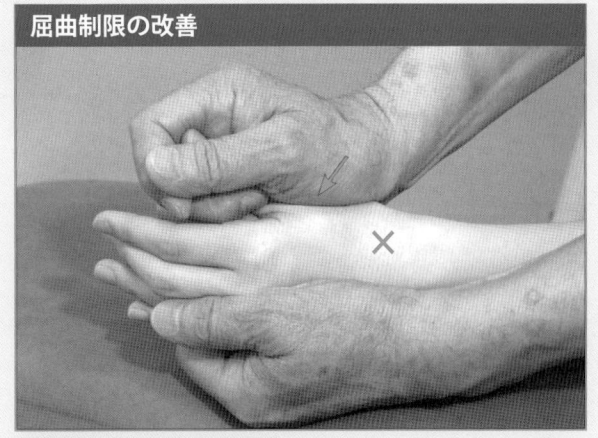

開始肢位および手技手順
① **開始肢位**：患者の手の尺側をベッドの上に置く．
② **固定**：セラピストの左手は，患者の大菱形骨を固定する．
③ **操作**：動かす手（右手）は，セラピストの母指球と指で第一中手骨の周りを握り，尺骨への滑りを加える．
④ **手技強度**：可動域の改善；Grade Ⅲ．さらに屈曲可動域を増やすために第一手根中手関節を屈曲最終域から少し戻した肢位に置く．

図 5-3-30　母指中手骨-手根骨間の橈側への滑り
伸展制限の評価と改善

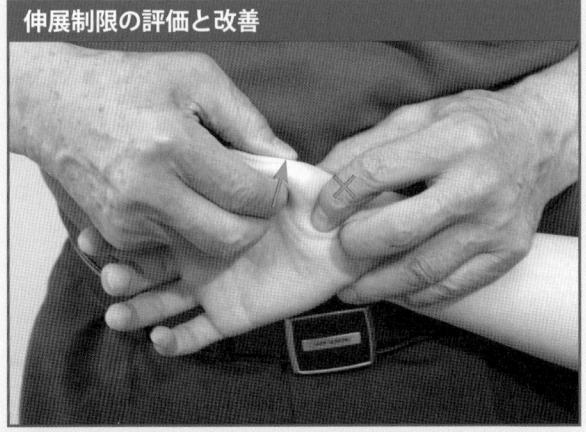

目的
- 第一手根中手関節の尺側滑りによる joint play の質と量および end feel の評価
- 第一手根中手関節における母指の伸展の可動域の改善（凹の法則）

開始肢位および手技手順
① **開始肢位**：患者の手の尺側を下に向け安静肢位に関節を置く．
② **固定**：セラピストの手（左手）で患者の前腕遠位と関節裂隙近位の大菱形骨の周りを握り，患者の手をセラピストの身体に向けて固定する．
③ **操作**：動かす手（右手）は患者の関節裂隙の第一中手骨近位を握り，橈側への滑りを加える．
④ **手技強度**：評価，可動域の改善；Grade Ⅱ あるいは Ⅲ

図 5-3-31　母指中手骨-手根骨間の橈側への滑り
伸展制限の改善

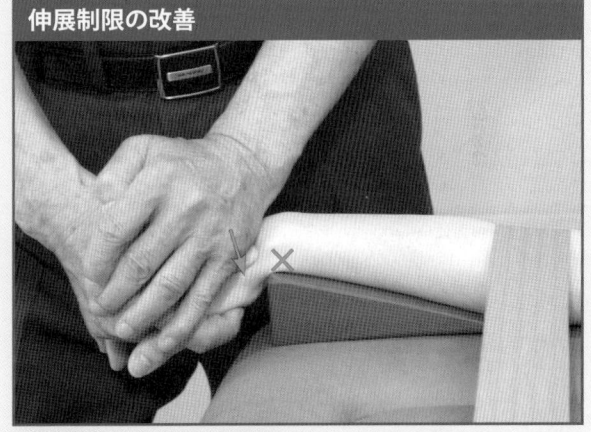

開始肢位および手技手順
① **開始肢位**：患者は背臥位になる．患者の手（右手）の橈側は，ベッドの端からはみ出して楔の上に置く．
② **固定**：近位の前腕をベルトで固定する（楔は前腕遠位の固定をもたらす）．
③ **操作**：セラピストの右母指と指で第一中手骨の周りを握り，セラピストの左手で握りを補強し，セラピストの伸ばした腕を通して橈側への滑りを加える．
④ **手技強度**：可動域の改善；Grade Ⅲ．さらに伸展可動域を増やすために第一手根中手関節を伸展最終可動域から少し戻した肢位に置く．

手根中手関節　関節モビライゼーション

図 5-3-32　母指中手骨-手根骨間の掌側への滑り
内転制限の評価と改善

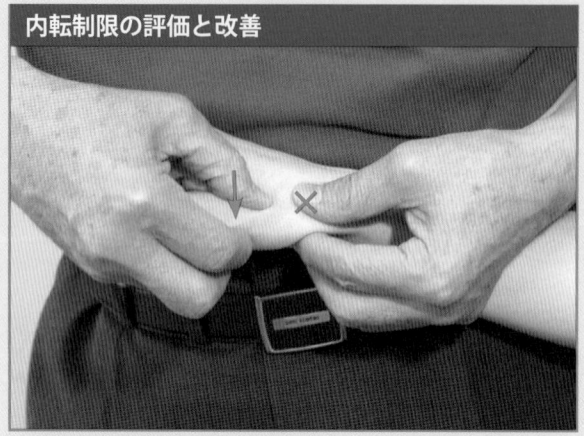

目的
- 第一手根中手関節の掌側への滑りによる joint play の質と量および end feel の検査
- 第一手根中手関節における母指の内転の可動域の改善（凸の法則）

開始肢位および手技手順
① **開始肢位**：患者の手の掌側を下に向け、安静肢位に関節を置く。
② **固定**：セラピストの手（左手）で患者の前腕遠位と関節裂隙近位の大菱形骨の周りを握り、患者の手をセラピストの身体に向けて固定する。
③ **操作**：セラピストの動かす手（右手）で患者の関節裂隙の第一中手骨近位を握り、掌側への滑りを加える。
④ **手技強度**：評価，可動制限；Grade Ⅱあるいは Ⅲ

図 5-3-33　母指中手骨-手根骨間の掌側への滑り
内転制限の改善

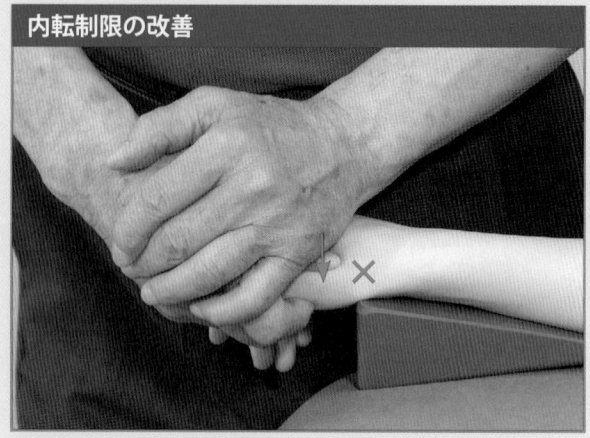

開始肢位および手技手順
① **開始肢位**：菱形骨を含む患者の手の掌側を、楔の上に置く。近位の前腕をベルトで固定する。
② **固定**：セラピストの右母指と指で第一中手骨の周りを握り、セラピストの左手で握りを補強する。
③ **操作**：セラピストの伸ばした腕を通してセラピストの身体を寄りかからせ、中手骨に掌側への滑りを加える。
④ **手技強度**：母指内転の可動域の改善；Grade Ⅲ。さらに可動域を増大させるために、第一手根中手関節を内転最終可動域から少し戻した肢位に置く。
※関節が外転された肢位にとどまっているかもしれない過度の hypomobility のケースに注意をする。

図 5-3-34　母指中手骨-手根骨間の背側への滑り
外転制限の評価と改善

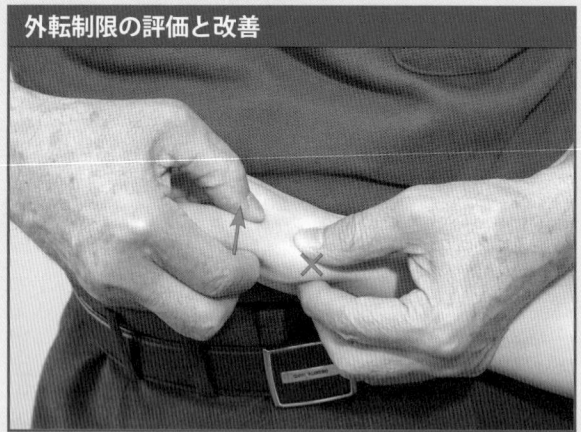

目的
- 第一手根中手関節の end feel を含め、背側への滑りでの joint play の質と量の評価
- 第一手根中手関節における母指の外転可動域の改善（凸の法則）

開始肢位および手技手順
① **開始肢位**：患者の手の掌側を下に向け、安静肢位に関節を置く。
② **固定**：セラピストの手（左手）で患者の前腕遠位と関節裂隙近位の大菱形骨の周りを握り、患者の手をセラピストの身体に向けて固定する。
③ **操作**：動かす手（右手）は患者の関節裂隙の第一中手骨近位を握り、背側への滑りを加える。
④ **手技強度**：評価，可動域の改善；Grade Ⅱあるいは Ⅲ

図 5-3-35　母指中手骨-手根骨間の背側への滑り
外転制限の改善

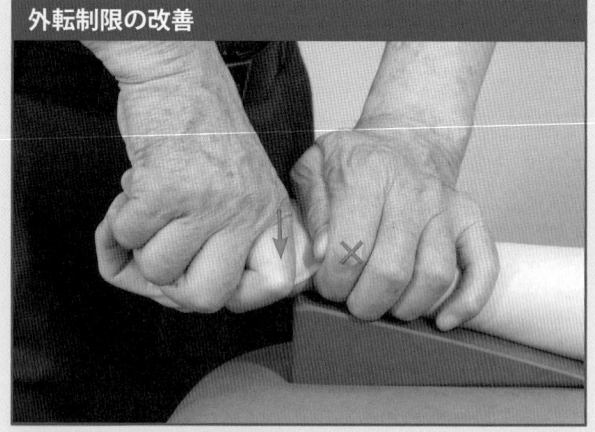

開始肢位および手技手順
① **開始肢位**：患者の手の背側をベッドの上に置く。
② **固定**：セラピストの左手示指で関節裂隙近位の大菱形骨の周りを握り固定する。右手で第一中手骨の周りを握り、セラピストの第二中手骨-基節骨関節を関節裂隙の遠位に置く。
③ **操作**：セラピストの伸ばした腕を通してセラピストの身体を寄りかからせ、背側への滑りを加える。
④ **手技強度**：可動域の改善；Grade Ⅲ。さらに外転の可動域改善のため、第一手根中手関節を外転最終可動域から少し戻した肢位に置く。

手指

■ 機能解剖と運動

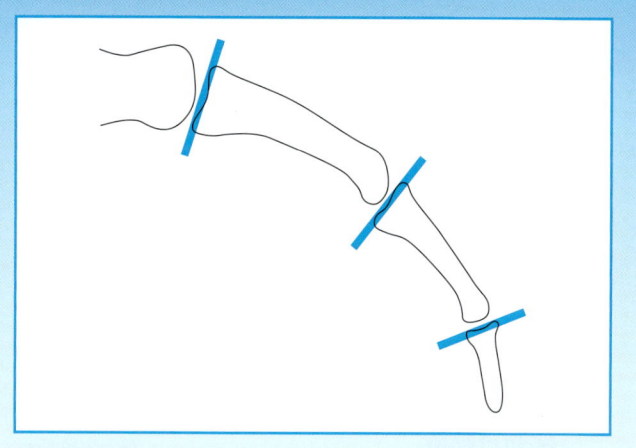

近位指節間（proximal interphalangeal：PIP）関節（joint）
遠位指節間（distal interphalangeal：DIP）関節（joint）

1）関節構造

指の関節は，解剖学的かつ運動学的に 1 軸の蝶番関節（変形した鞍関節）である．それぞれの指節は，凸面を伴う頭部あるいは遠位，体部，凹面を伴う底部あるいは近位をもつ．指節の頭部の滑車は浅い溝をもつ．指の底部の中央隆起は，頭部によりもたらされる滑車の誘導に適合するよう 2 つの浅い凹面になっている．

2）モビライゼーションの治療面と滑りの法則

指節間関節の治療面は指節骨の底部で凹の関節面上にある（凹の法則）．

3）骨の運動と運動軸・機能検査に用いる参考可動域

近位と遠位の指節間関節：屈曲-伸展運動が指の頭部を通る横断（橈側-尺側）軸の周りで行われる．

関節可動範囲：
屈曲　DIP　45〜60°
　　　PIP　100°

4）関節運動（滑り）

指節骨の頭部に対し指節骨の底部は骨の運動方向と同方向に滑る．

5）近位と遠位の指節間関節の肢位と靱帯（側副靱帯・手掌靱帯）

側副靱帯は屈曲で緊張し，索状部は外転と内転を強く制限する．手掌靱帯は伸展で緊張する．
(1) ゼロ肢位：中手骨を通る長軸と指節骨が形成する直線が一致する．
(2) 安静肢位：すべての関節で軽度屈曲位
(3) 閂肢位：最大伸展
(4) 関節包パターン：屈曲でわずかに多く制限を伴うが，すべての方向で制限される．

6）end feel

firm

7）触診部位と触診手順

(1) 指の骨
(2) DIP と PIP の関節裂隙
(3) 第一 IP 関節上の 1 つの種子骨

第二〜五中手指節（metacarpophalangeal：MCP）関節（joint）

1）関節構造

第二〜五指の"ナックル"関節は，解剖学的かつ運動学的に 2 軸である（楕円，変形した卵形）．中手骨の遠位部，骨頭部の凸の関節面は，基節骨近位底の凹の関節面に適合する．手で拳を作ったとき，MCP 関節は，ナックルに対して約 1cm 遠位に位置する．それらは，中手骨の頭部の溝が誘導することで，指が個々に屈曲されるとき，それぞれの指先は中指に向かって動くことになる．

2）モビライゼーションの治療面と滑りの法則

中手指節関節での治療面は基節骨の底部で凹の関節面上にある（凹の法則）．

手指

3）骨の運動と運動軸・機能検査に用いる参考可動域

（1）第二～五中手指節間関節：屈曲-伸展：中手骨骨頭を通る横断（橈側-尺側）軸の周り．
（2）橈屈-尺屈（外転-内転）：中手骨頭を通る垂直軸（背側-掌側）の周りで第3指から離れる運動と向かう運動である．
（3）背側-掌側軸での周りの中指の運動は，橈側と尺側変位とよばれている．
（4）他動での回旋：指節骨を通る長軸の周りで生じる．
　第二～五 MCP 関節　90°
　ゼロ肢位からの伸展　第二～四 MCP 関節　10～30°
　　　　外転　第二～四 MCP 関節　合計 90°

4）関節運動

中手骨の頭部に対し基節骨の底部は骨の運動方向と同方向に滑る．

5）中手指節関節の肢位と靱帯（側副靱帯・手掌靱帯）

側副靱帯は屈曲で緊張し，手掌靱帯は伸展で緊張する．
（1）ゼロ肢位：中手骨を通る長軸と指節骨が形成する直線が一致する．
（2）安静肢位：軽度屈曲，尺側屈曲位
（3）閂肢位：最大屈曲位
（4）関節包パターン：屈曲でわずかに多く制限を伴うが，すべての方向で制限される．

6）end feel

firm

7）触診部位と触診手順

（1）第二～五近位基節骨
（2）第二～五中手骨
（3）第二～五の MCP 関節裂隙
（4）第二 MCP 関節と第五 MCP 関節上の1つの種子骨

母指の中手指節（metacarpophalangeal：MCP）関節（joint）

1）関節構造

母指の中手指節は，解剖学的，運動学的に非常にゆるい関節包をもつ1軸関節（蝶番関節，鞍関節の変形したもの）である．

2）モビライゼーションの治療面と滑りの法則

第一基節骨底の凹面上にある（凹の法則）．

3）骨の運動と運動軸・機能検査に用いる関節可動域

屈曲-伸展：第一中手骨頭を通る横軸（橈骨-尺骨）の周り．
　第一 MCP 関節　屈曲　90°

4）関節運動

凹面は，基節骨の近位端上，凸面は中手骨の遠位端上である．
中手骨の頭部に対し基節骨の底部は骨の運動方向と同方向に滑る．

5）母指の中手指節関節の肢位と靱帯（側副靱帯）

側副靱帯は屈曲で緊張する．
（1）ゼロ肢位：中手骨を通る長軸と指節骨が形成する直線が一致する．
（2）安静肢位：軽度屈曲位
（3）閂肢位：最大伸展位
（4）関節包パターン：屈曲でわずかに多く制限を伴うが，すべての方向で制限される．

6）end feel

firm

7）触診部位と触診手順

（1）第一基節骨
（2）第一 MCP の関節裂隙
（3）第一 MCP 関節の2つの種子骨

手指

■ 検査手順

1）機能テスト

（1）自動と他動運動・安定性のテストと end feel を含む.

（2）並進の joint play・end feel を含む.
- 牽引と圧迫
- 滑り（掌側-背側）（橈側-尺側）

（3）抵抗運動テスト

抵抗運動テストでは以下の筋を評価する.

抵抗方向	主要な筋	作用する関節	制限が生じる方向
屈曲	浅指屈筋	RIP	MCP・IP 伸展
	深指屈筋	DIP	MCP・IP 伸展
	虫様筋	MCP	MCP 伸展，IP 屈曲
	短母指屈筋	MCP	CM 伸展，内転，MCP 伸展
	長母指屈筋	IP	CM 伸展，MCP・IP 伸展
伸展	虫様筋	DIP, PIP	MCP 伸展，IP 屈曲
	指伸筋	DIP, PIP	MCP・IP 屈曲
	小指伸筋	DIP, PIP	IP 屈曲，CM 屈曲，MCP 屈曲
	示指伸筋	DIP, PIP	MCP 屈曲，IP 屈曲
	短母指伸筋	MCP	MCP 屈曲，対立
	長母指伸筋	IP	IP 屈曲，MCP 屈曲，対立
外転	背側骨間筋	MCP	MCP 伸展・内転，IP 屈曲
	小指外転筋	MCP	（CM MCP） 内転・対立　伸展
内転	掌側骨間筋	MCP	第一のみ，CM 外転・伸展， MCP 伸展・外転，IP 屈曲

手指　関節モビライゼーション

図 5-3-36　指関節の牽引

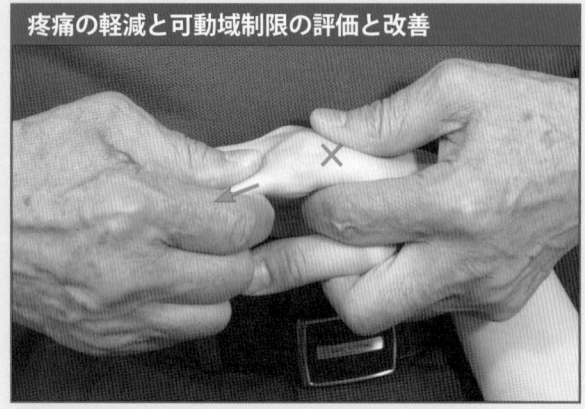

疼痛の軽減と可動域制限の評価と改善

目的
- DIP，PIP あるいは MCP 関節における牽引による joint play と end feel の評価
- DIP，PIP あるいは MCP 関節の疼痛の軽減とすべての方向への可動域の改善

開始肢位および手技手順
① **開始肢位**：患者の手掌を下に向け，評価・治療する関節を安静肢位（軽度屈曲位）にし，患者の手と指をセラピストの手で把持し，身体に向けて安定させる．
② **固定**：左手は，評価・治療する関節の近位の指節骨を関節裂隙の近い部分でセラピストの手により把持する．
③ **操作**：右手で関節の遠位の指節骨を，関節裂隙の近い部分でセラピストの手により把持し，遠位への牽引を加える．
④ **手技強度**：評価，疼痛の軽減；Grade Ⅰ あるいは Ⅱ．可動域の改善；Grade Ⅲ

図 5-3-37　指関節の牽引（別法）

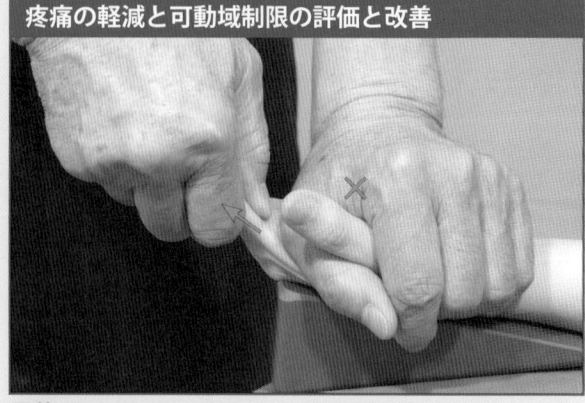

疼痛の軽減と可動域制限の評価と改善

目的
- 固定を確実に行うことが可能であるため牽引が安定する．

開始肢位および手技手順
① **開始肢位**：患者の手背を楔の上に置き，MCP 関節を牽引する．
② **固定**：患者の中手骨を楔に向けてセラピストの手で固定する．
③ **操作**：患者の MCP 関節裂隙近位をセラピストの母指球で握り，遠位への牽引を加える．
④ **手技強度**：評価，疼痛の軽減；Grade Ⅰ あるいは Ⅱ．可動域の改善；Grade Ⅲ

図 5-3-38　指関節の牽引（屈曲位）

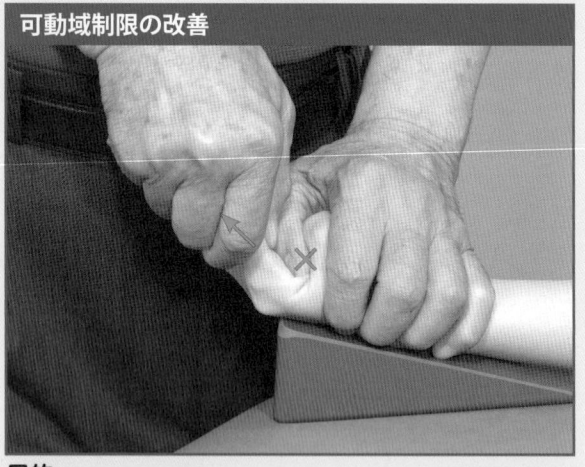

可動域制限の改善

目的
- 屈曲の制限域で牽引することによる，DIP，PIP，あるいは MCP 関節における屈曲可動域の改善

開始肢位および手技手順
① **開始肢位**：楔の上に患者の手背を置き，治療する関節を屈曲の最終可動域に置く．
② **固定**：セラピストの左手で患者の近位の関節パートナーを楔に向かって保持し，関節裂隙の近位をセラピストの母指球で握る．
③ **操作**：遠位の関節パートナーを関節裂隙の近くで右手で握り，遠位への牽引を加える．
④ **手技強度**：可動域の改善；Grade Ⅲ

図 5-3-39　指関節の牽引（伸展位）

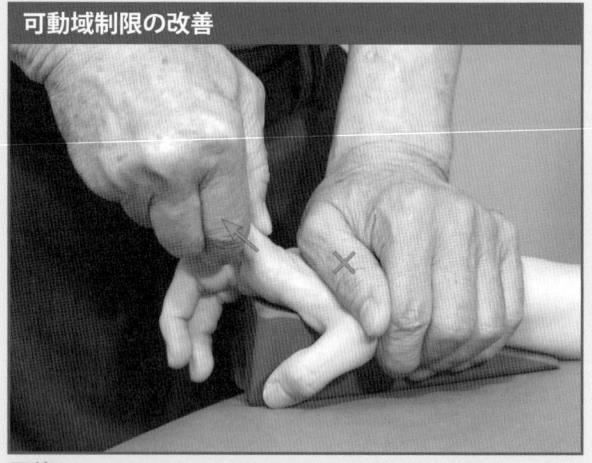

可動域制限の改善

目的
- 伸展の制限域で牽引することによる，DIP，PIP，あるいは MCP 関節における伸展可動域の改善

開始肢位および手技手順
① **開始肢位**：楔の上に患者の手掌を置き，治療する関節を伸展の最終可動域に置く．
② **固定**：セラピストの左手で患者の近位の関節パートナーを楔に向かって保持し，関節裂隙の近位をセラピストの母指球で握る．
③ **操作**：遠位の関節パートナーを関節裂隙の近くで右手で握り，遠位への牽引を加える．
④ **手技強度**：可動域の改善；Grade Ⅲ

関節モビライゼーション

手指

図 5-3-40 掌側への滑り
屈曲制限の評価と改善

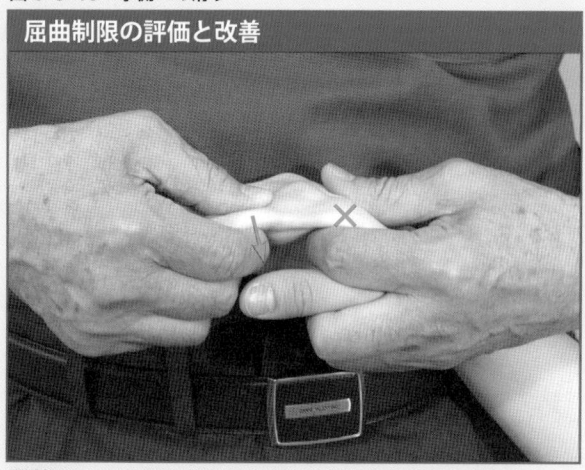

目的
- DIP，PIP あるいは MCP 関節における掌側方向への joint play と end feel の評価
- DIP，PIP あるいは MCP 関節における屈曲の可動域の改善（凹の法則）

開始肢位および手技手順
① **開始肢位**：患者の手掌を下に向け，評価・治療する関節を安静肢位（軽度屈曲位）にし，患者の手と指をセラピストの手で把持し，身体に向けて安定させる．
② **固定**：セラピストの左手で，近位の指節骨を関節裂隙の近い部分で把持する．
③ **操作**：右手は，評価・治療する関節の遠位の指節骨を，関節裂隙の近い部分でセラピストの手により把持し，掌側への滑りを加える．
④ **手技強度**：評価；Grade Ⅱ．可動域の改善；Grade Ⅲ

図 5-3-41 掌側への滑り
屈曲制限の評価と改善

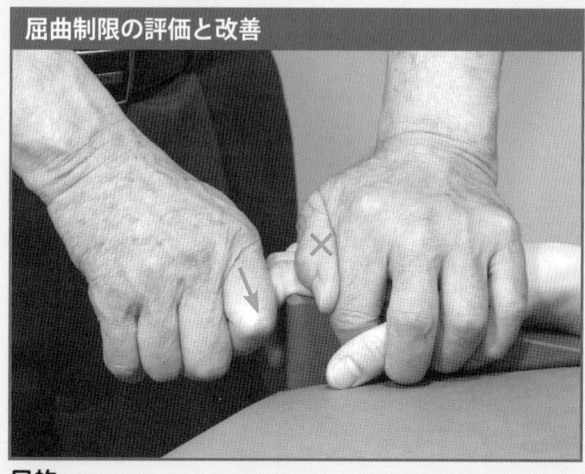

目的
- DIP，PIP あるいは MCP 関節における屈曲の可動域の改善（凹の法則）

開始肢位および手技手順
① **開始肢位**：治療する関節を安静肢位（図 5-3-41）あるいは屈曲最終可動域から少し戻す（図 5-3-42）．

図 5-3-42 掌側への滑り
屈曲制限の改善

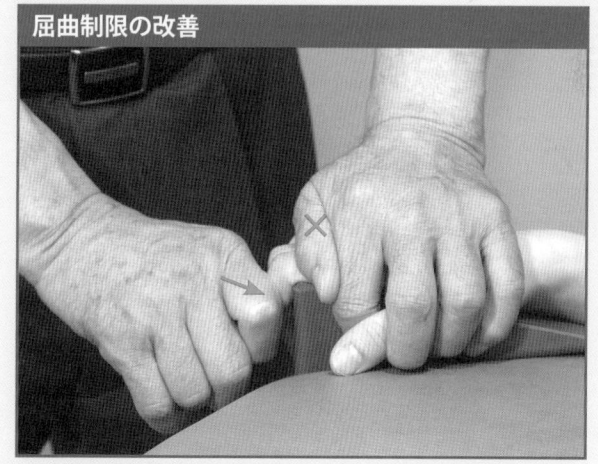

② **固定**：患者の手掌を下に向け，治療する関節の近位の指節骨をセラピストの手と楔で固定する．
③ **操作**：右手は，治療する関節の遠位の指節骨を，関節裂隙の近い部分でセラピストの手により把持し，掌側への滑りを加える．
④ **手技強度**：可動域の改善；Grade Ⅲ

手指 — 関節モビライゼーション

図5-3-43 背側への滑り
伸展制限の評価と改善

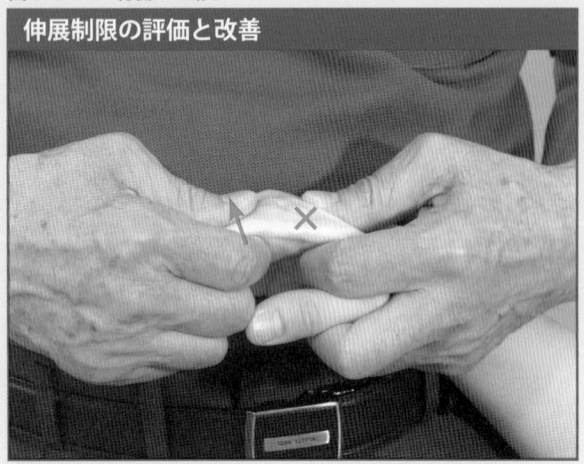

目的
- DIP，PIP あるいは MCP 関節における背側方向への joint play と end feel の評価
- DIP，PIP あるいは MCP 関節における伸展の可動域の改善（凹の法則）

開始肢位および手技手順
① **開始肢位**：患者の手掌を下に向け，評価・治療する関節を安静肢位（軽度屈曲位）にし，患者の手と指をセラピストの手で把持し，身体に向けて安定させる．
② **固定**：セラピストの左手で，近位の指節骨を関節裂隙の近い部分で把持する．
③ **操作**：右手で，評価・治療する関節の遠位の指節骨を，関節裂隙の近い部分でセラピストの手により把持し，背側への滑りを加える．
④ **手技強度**：評価；Grade Ⅱ．可動域の改善；Grade Ⅲ

図5-3-44 背側への滑り
伸展制限の改善

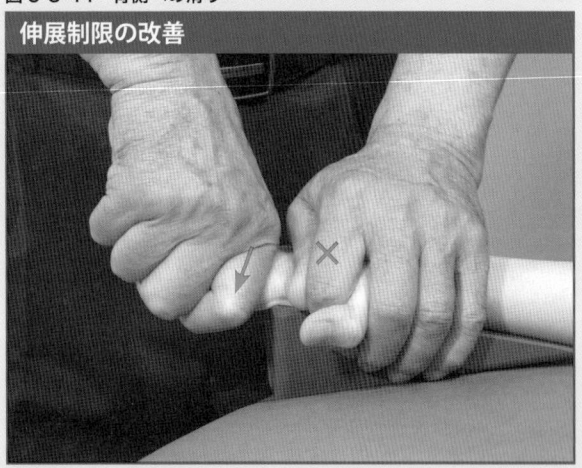

目的
- DIP，PIP あるいは MCP 関節における伸展の可動域の改善（凹の法則）

開始肢位および手技手順
① **開始肢位**：治療する関節を安静肢位（図5-3-44）あるいは伸展最終可動域から少し戻す（図5-3-45）．

図5-3-45 背側への滑り（伸展位）
伸展制限の改善

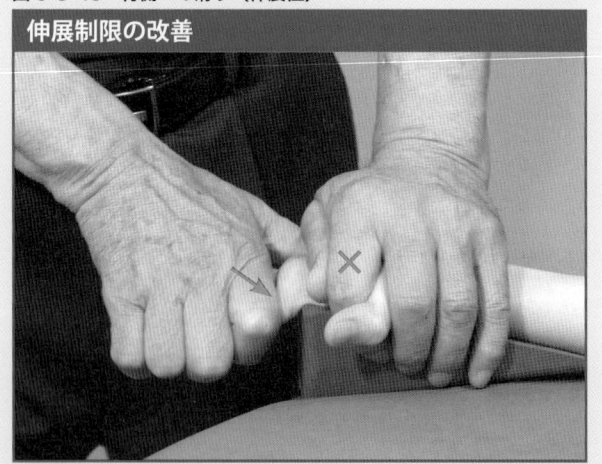

② **固定**：患者の手掌を上に向け，治療する関節の近位の指節骨をセラピストの手と楔で固定する．
③ **操作**：右手で，治療する関節の遠位の指節骨を，関節裂隙の近い部分でセラピストの手により把持し，背側への滑りを加える．
④ **手技強度**：可動域の改善；Grade Ⅲ

手指 — 関節モビライゼーション

図 5-3-46　橈側への滑り

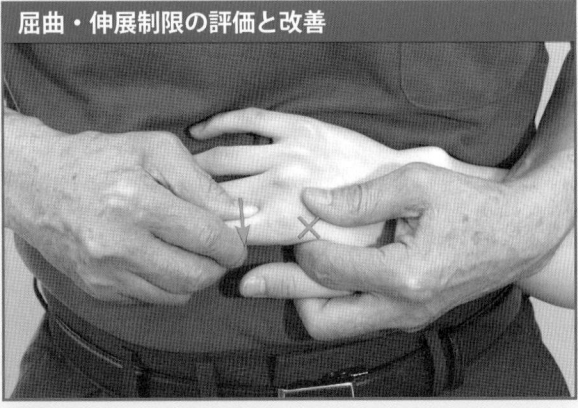

屈曲・伸展制限の評価と改善

目的
- DIP，PIP あるいは MCP 関節における橈側滑りの質と量および end feel の評価
- DIP，PIP あるいは MCP 関節における屈曲と伸展の可動域の改善（凹の法則）

開始肢位および手技手順
①開始肢位：患者の手掌をセラピストの身体に向け，評価・治療する関節を安静肢位（軽度屈曲位）にし，患者の手と指をセラピストの手で把持して身体に向けて安定させる．
②固定：セラピストの左手で，評価・治療する関節の近位の指節骨を，関節裂隙の近い部分で把持する．
③操作：右手で，評価・治療する関節の遠位の指節骨を，関節裂隙の近い部分でセラピストの手により把持し，橈側への滑りを加える．
④手技強度：評価；Grade Ⅱ．可動域の改善；Grade Ⅲ

図 5-3-47　橈側への滑り

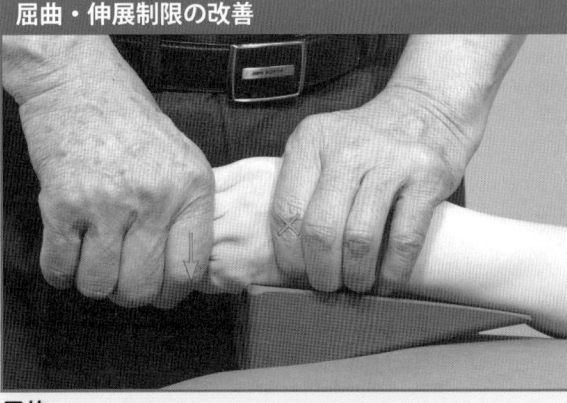

屈曲・伸展制限の改善

目的
- MCP 関節を安静肢位あるいは，屈曲，伸展と橈屈の最終可動域の手前までもっていって橈側への滑りを引き起こすことによる関節可動域の改善（凹の法則）

開始肢位および手技手順
①開始肢位：治療する関節を安静肢位（軽度屈曲位）にし，患者の手と指をセラピストの手で把持する．
②固定：患者の中手骨の橈側を楔に置き，セラピストの手で中手骨全体を把持し，楔に向けて固定する．
③操作：右手で，治療する遠位の指節骨を，MCP 関節裂隙の近位で握り，橈側への滑りを加える．
④手技強度：可動域の改善；Grade Ⅲ

図 5-3-48　尺側への滑り

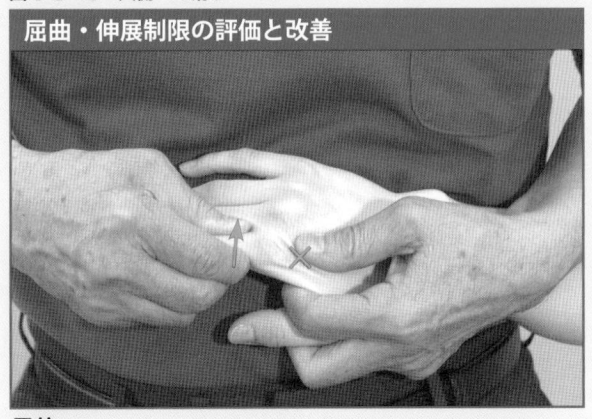

屈曲・伸展制限の評価と改善

目的
- DIP，PIP あるいは MCP 関節における尺側滑りの質と量および end feel の評価
- DIP，PIP あるいは MCP 関節における屈曲と伸展の可動域の改善（凹の法則）

開始肢位および手技手順
①開始肢位：患者の手掌をセラピストの身体に向け，評価・治療する関節を安静肢位（軽度屈曲位）にし，患者の手と指をセラピストの手で把持し身体に向けて安定させる．
②固定：セラピストの左手で，評価・治療する関節の近位の指節骨を，関節裂隙の近い部分で把持する．
③操作：右手で，評価・治療する関節の遠位の指節骨を，関節裂隙の近い部分で把持し，尺側への滑りを加える．
④手技強度：評価；Grade Ⅱ．可動域の改善；Grade Ⅲ

図 5-3-49　尺側への滑り

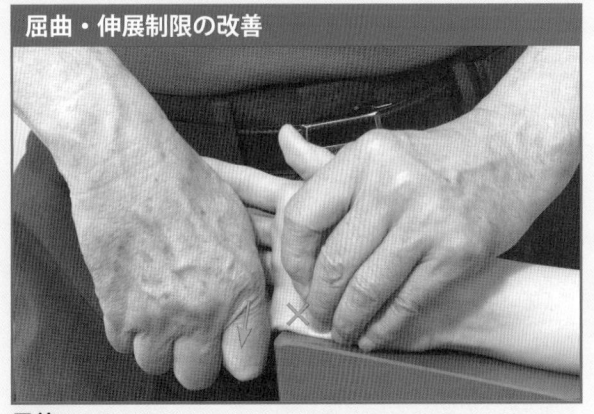

屈曲・伸展制限の改善

目的
- MCP 関節を安静肢位，あるいは屈曲，伸展と尺屈の最終可動域の手前までもっていき尺側への滑りを引き起こすことによる関節可動域の改善（凹の法則）

開始肢位および手技手順
①開始肢位：治療する関節を安静肢位（軽度屈曲位）にし，患者の手と指をセラピストの手で把持する．
②固定：患者の中手骨の尺側を楔に置き，セラピストの手で中手骨全体を把持し，楔に向けて固定する．
③操作：右手で，治療する遠位の指節骨を，MCP 関節裂隙の近位で握り，尺側への滑りを加える．
④手技強度：可動域の改善；Grade Ⅲ

中手骨

■ 機能解剖と運動

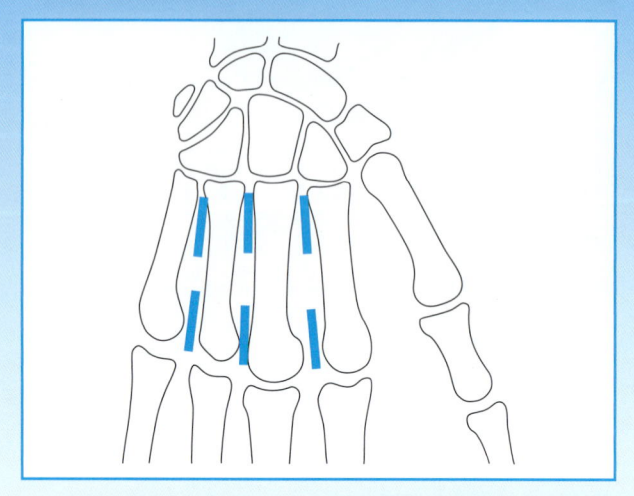

手に運動制限があるときは，最初，中手骨を，そしてあとで指の治療に進む．

1）関節構造

中手は，5つの指に一致する5つの中手骨で構成されている．それぞれの中手骨は頭部あるいは凸面の遠位端，体，底部あるいは凹面の近位端をもつ．中手骨の頭部は隣接する中手骨に対して関節をもたない．しかし，深横中手靱帯によりそれぞれ接続されている．

第二〜五中手骨底と隣接の並んでいる手根骨間の関節を手根中手（carpometacarpal：CM）関節といい，中手骨底間の関節を中手骨間（intermetacarpal：IM）関節という．両関節は平面あるいは平面に近い．しかしながら，これらの個々の関節は解剖学的に単純で機械的に複合面の半関節である．すべてのこれらの"平面"関節は小さい弯曲をもつ．しかし，これらの関節は牽引と背側−掌側滑りテクニックのみ使用されるので，これは治療をしているあいだ，考慮に取り入れる必要がない．手の中手骨間関節は，第一〜五手根中手関節とともに1つの空洞複合体に分ける．したがって，これらすべての互いの関節は，しばしば"大きな手根中手関節"とよばれる．手の背側凸のアーチは，すべての指の運動で形が変化する．

2）モビライゼーションの治療面と滑りの法則

遠位と近位の中手骨間二〜五の治療面は，中手骨間で垂直に位置する（凹の法則）．

手根中手の治療面は，中手骨底の凹の関節面上にある（凹の法則）．

3）骨の運動と運動軸・機能検査に用いる参考可動域

尺側の中手骨関節のほうが橈側の中手骨関節より相対的に運動が大きい．たとえば，鞍関節の第五中手骨−有鉤骨関節は，屈曲−伸展，橈屈−尺屈，と対立の能力もある．

中手骨間関節：これらの関節で起こる小さい運動に対する軸は明らかでない．

手根中手関節：

屈曲−伸展：手根骨を通る横軸（橈側−尺側）の周りで行われる．

橈屈−尺屈：手根骨を通る矢状軸（背側−掌側）の周りで行われる．

関節可動範囲：

第二〜五CM関節　屈曲−伸展　わずかな運動
　　　　　　　　　外転−伸展

第五CM関節　　　対立

4）関節運動

中手骨の横アーチが増大するとき，中手骨は第三中手骨に相対して掌側に動く．

中手骨の横アーチが減少するとき，中手骨は第三中手骨に相対して背側に動く．

中手骨間関節，手根中手関節ともに骨の運動とともに同方向に滑る．

5）中手骨の肢位と靱帯（側副靱帯）

背側骨間靱帯
掌側中手靱帯
背側と掌側手根中手靱帯

（1）ゼロ肢位：第二〜五CM関節：（不明）
（2）安静肢位：第二〜五CM関節：（不明）
（3）閂肢位：（不明）
（4）関節包パターン：第二〜五CM関節：すべての方向に同じに制限される．

中手骨

6）end feel

firm

7）触診部位と触診手順

第二〜五中手骨
手根骨の遠位の並び（菱形骨，有頭骨，有鉤骨）
第二〜五手根中手関節裂隙

中手骨　関節モビライゼーション

図 5-3-50　中手骨のアーチ

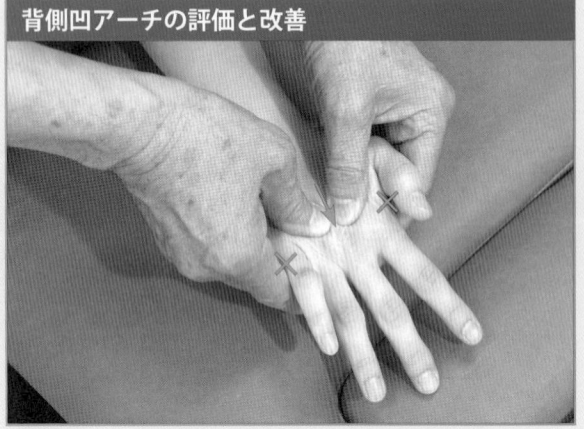

背側凹アーチの評価と改善

目的
- 中手骨アーチの可動性の質と量および end feel の評価
- 中手骨のアーチの可動性の改善，遠位の靱帯結合の伸張

開始肢位および手技手順
① 開始肢位：患者の手掌をベッドに置く．
② 固定：患者の手の掌側からセラピストの示指で第二と第五指を固定し，両母指を運動を加えるのに第三中手骨の背側に置く．
③ 操作：患者の中手骨アーチを背側凹の方向にセラピストの両母指で圧迫する．
④ 手技強度：評価；Grade Ⅱ．可動域の改善；Grade Ⅲ

図 5-3-51　中手骨のアーチ

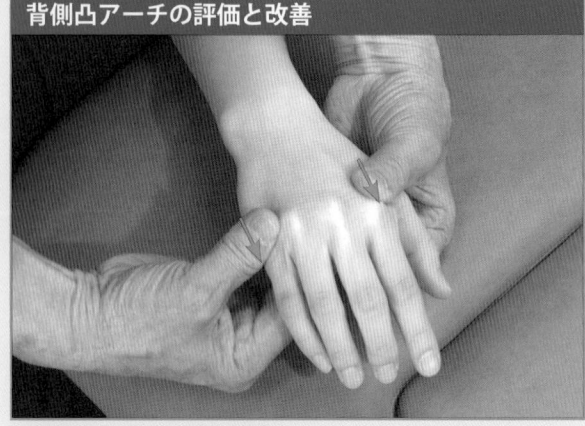

背側凸アーチの評価と改善

開始肢位および手技手順
① 開始肢位：セラピストの指を患者の手掌面に置く．
② 固定：第三中手骨を手掌側から固定する．
③ 操作：セラピストの両母指で第二と四および五中手骨を手掌側に押す．
④ 手技強度：評価；Grade Ⅱ．可動域の改善；Grade Ⅲ

図 5-3-52　近位中手骨間関節の掌側への滑り

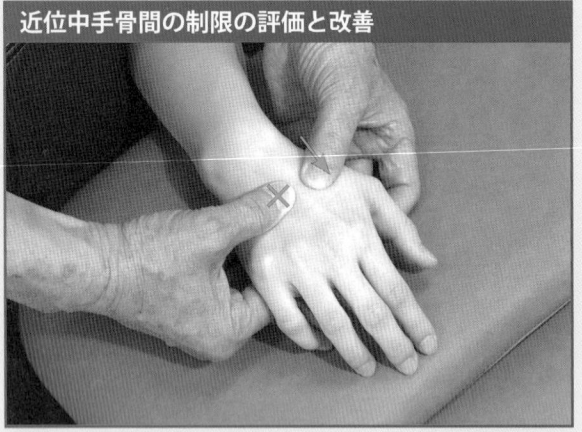

近位中手骨間の制限の評価と改善

目的
- 中手骨の掌側滑りの joint play の質と量および end feel の評価
- 中手骨間の可動性の改善

開始肢位および手技手順
① 開始肢位：患者の手掌をベッドに置く．
② 固定：患者の手を，尺側からセラピストの母指と指（右手）で第三中手骨底の周りを握り，左手で患者の手を橈側から把持する．セラピストの母指と指（左手）で，第二中手骨底の周りを把持する．
③ 操作：セラピストの左手により掌側への滑りを加える．
④ 手技強度：評価；Grade Ⅱ．可動域の改善；Grade Ⅲ

図 5-3-53　近位中手骨間関節の掌側への滑り

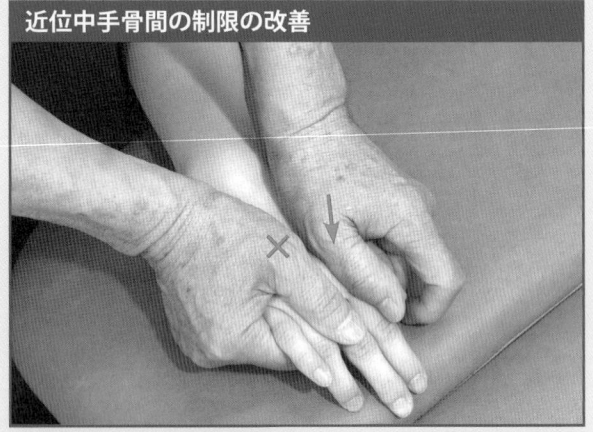

近位中手骨間の制限の改善

開始肢位および手技手順
① 開始肢位：患者の手掌をベッドに置く．
② 固定：セラピストの母指球と母指で固定（右手）し，左手で動かす中手骨を把持する．
③ 操作：セラピストの左手により中手骨に掌側への滑りを加える．
④ 手技強度：可動域の改善；Grade Ⅲ

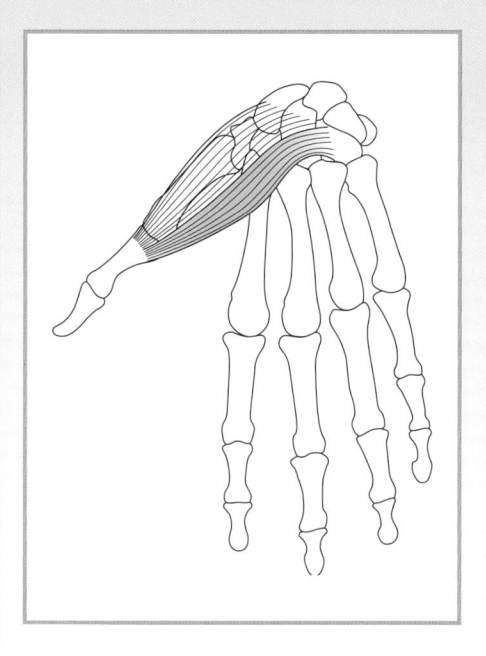

短母指屈筋　　　ストレッチ

1）解剖
（1）起始：2つの筋頭を有し，筋の大部分を占める浅頭は横手根靱帯遠位部と大菱形骨結節から起始する．母指内転筋の斜走線維の一部としてしばしば記述されている小さな線維からなる深頭は小菱形骨，有頭骨の掌側面から起始する．

（2）停止：MCP関節橈側掌側面で共同腱を作り末梢へ向かい母指基節骨基部尺側と尺側種子骨，一部は母指背側腱膜に停止する．

（3）神経支配：浅頭は正中神経，深頭は尺骨神経支配（C8，T1）

2）機能
おもな作用は母指MCP関節の屈曲と回内，母指CM関節の屈曲と回内で対立の補助作用がある．その他母指CM関節の伸展にも関与している．

図 5-3-54　短母指屈筋のストレッチ

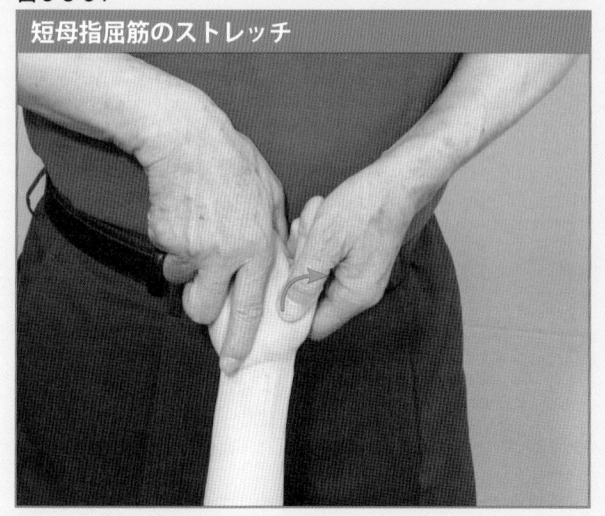

手技手順

①**開始肢位**：背臥位あるいは座位

②**固定**：肘は約90°屈曲しベッドで固定する．前腕は十分回外し，手関節は中間位，母指は伸展させておく．
セラピストの左手で患者の近位指節骨を把持し，右手で患者の手を掌側から固定する．

③**操作**：この握りによって，患者の母指を徐々にそして十分伸展させる．

④**等尺性収縮と弛緩**：そして，その位置を保った状態で患者はセラピストの抵抗に抗して，母指を屈曲方向へ等尺性収縮させる．

⑤**最終肢位・拮抗筋の刺激**
- 筋の緊張が低下したあとで，セラピストはさらに母指を伸展方向に動かす．
- 最終可動域になったところでセラピストは握る手を持ち替え，患者にストレッチの方向にさらに動かすように求める．そして患者の拮抗筋を刺激するためその動きに抵抗を加える．

※伸展がこの肢位で強く制限されているとき，この手順のあいだ，患者の手関節を十分背屈させることでストレッチが可能である．
第一背側骨間筋もこの手順でストレッチされる．

長母指屈筋　　　ストレッチ

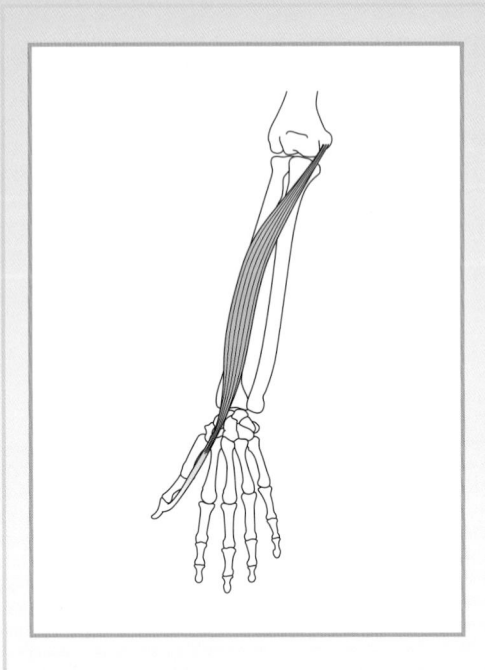

1) 解剖
前腕中央部尺側から徐々に腱成分が形成され、手関節近位部で筋成分はなくなる。尺側に正中神経が走行する。手根管の中では浅および長指屈筋腱の橈側で、橈側手根屈筋腱より尺側に存在する。母指に向かって斜めに走り、短母指屈筋の浅頭と深頭の間を通り抜ける。

(1) 起始：橈骨中央の1/2部掌側と骨間膜の一部。
(2) 停止：母指末節骨の掌側。
(3) 神経支配：前骨間神経（正中神経）、正中神経（C7-T1）。

2) 機能
おもな作用は母指IP関節の屈曲、母指MP関節の屈曲にも関与している。
その他、母指CM関節の屈曲、対立、母指内転の補助作用もある。

図 5-3-55a　開始肢位　長母指屈筋のストレッチ

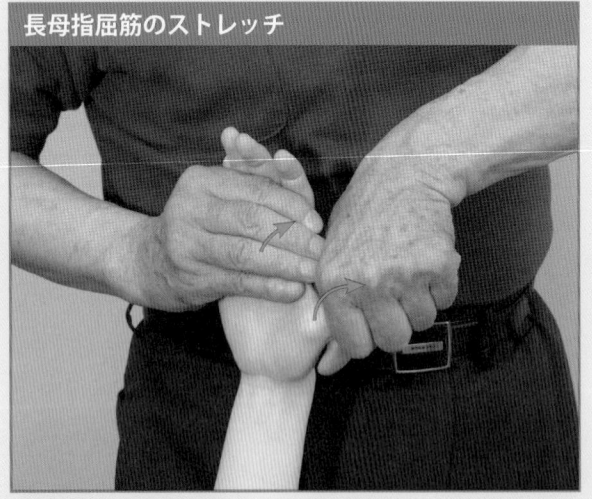

図 5-3-55b　最終肢位　長母指屈筋のストレッチ

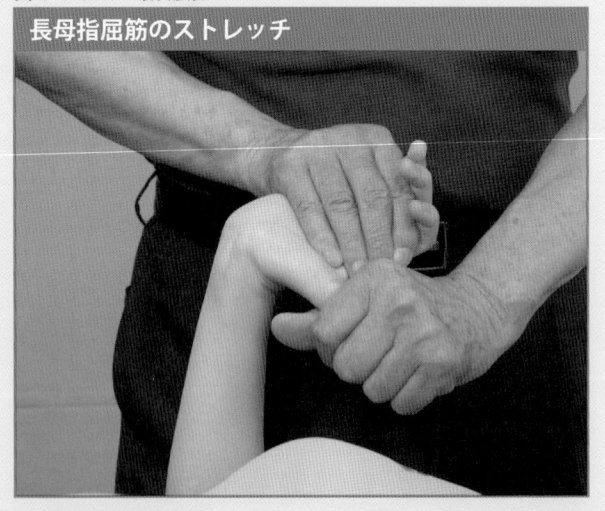

手技手順
① 開始肢位：背臥位
② 固定：上腕と肘はベッドに置き、セラピストの腹部か大腿に沿って位置させる。肘を約90°屈曲させ、前腕は最大回外位、手関節は中間位を保ち、母指を十分に伸展する。
③ 操作：セラピストは患者に向かって右側に立って患者の母指全体を掌側から把持し、母指を最大に伸展する。セラピストの右手は、患者の手の尺側掌側から、示指と中指は手の橈側に回すことで前腕の回外と手関節を背屈させる。
④ 等尺性収縮・弛緩：患者はセラピストの抵抗に抗して母指を屈曲方向へ等尺性収縮させる。

⑤ 最終肢位・拮抗筋の刺激
・筋の緊張が低下したあとで、さらに手関節を背屈、母指を伸展方向に動かす。
・その後、拮抗筋を刺激するために手の握りを持ち替え、患者にストレッチの方向にさらに動かすように求め、その動きに抵抗を加える。
※上腕骨の内側上顆からも起始する長母指屈筋の破格例について、最大のストレッチを達成するために患者の肘を十分伸展することも必要である。その場合、患者の母指の伸展は、肘が屈曲されたときよりもより制限される。

第5章　整形徒手理学療法の手技

長母指屈筋・短母指屈筋・母指対立筋・母指内転筋　　ストレッチ

図 5-3-56a　開始肢位

オートストレッチ（長母指屈筋・短母指屈筋および母指対立筋・母指内転筋）

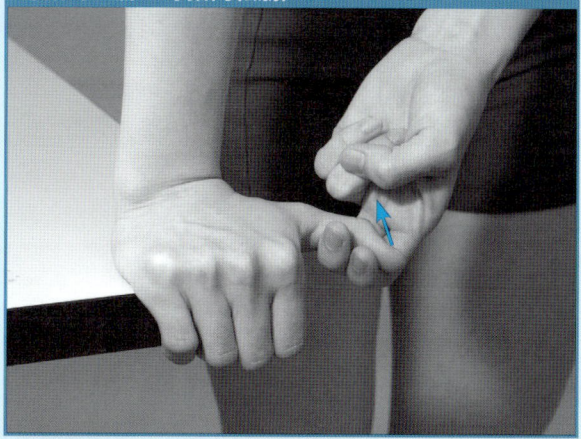

図 5-3-56b　最終肢位

オートストレッチ（長母指屈筋・短母指屈筋および母指対立筋・母指内転筋）

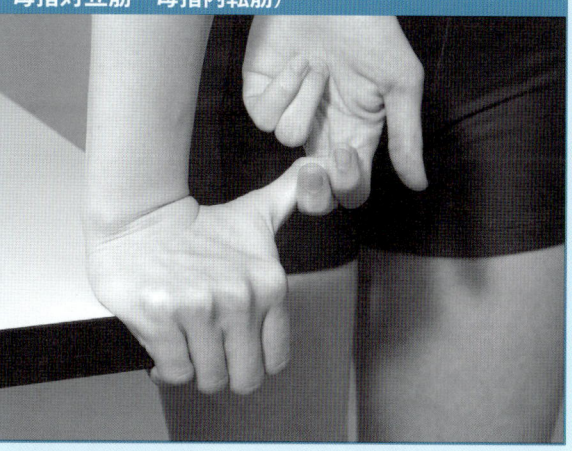

手技手順
① 開始肢位：テーブルに向って立つ．
② 固定：ストレッチする手の手掌をテーブルに置き，母指を除く四指で端を握る．
③ 操作：左手で母指を掌側から掴み，前腕，手関節，母指の内側に沿って持ち上げるように伸展する．
④ 等尺性収縮・弛緩：MCP と IP を制限域まで伸展した肢位で 5 秒間，屈曲方向に左手で抵抗を加え等尺性収縮させる．
※開始肢位のとき，肘を外側に回すことで長母指屈筋がさらにスト

レッチされる．
⑤ 最終肢位・拮抗筋の刺激
・その後，弛緩させ，左手を用いて右母指（MCP，IP）を制限域まで伸展する．筋の伸張感が感じられないところまで繰り返し行い，最終肢位で 15～60 秒あるいはそれ以上保持する．
・筋の緊張が低下したあとで拮抗筋刺激はさらに最終域から母指を伸展方向に左手で抵抗を加え，数秒間，その肢位を保持する．

長母指伸筋・短母指伸筋・長母指外転筋　　ストレッチ

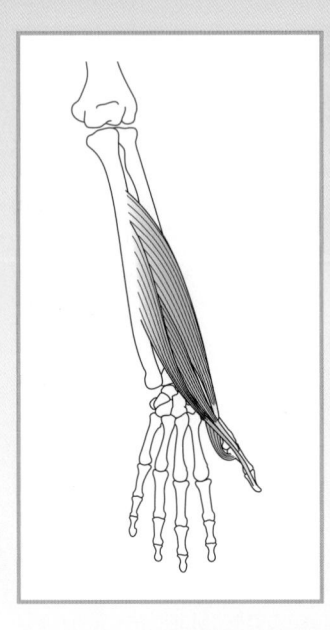

1）解剖

長母指伸筋
（1）起始：尺骨中央1/3後面と骨間膜後面．
（2）停止：前腕遠位部で指伸筋橈側より浅層に出て，固有の腱鞘に入る．そして伸筋支帯の第三区画に入り，リスター結節の尺側を通り橈側末梢へ向かう．その後，第一中手骨背側を通り，MCP関節背側で短母指伸筋腱，母指内転筋，短母指外転筋腱から一部線維を受け取り，母指背側腱膜を形成したあと，母指末節骨基部背側に停止する．

短母指伸筋
（1）起始：橈骨中央，遠位1/3移行部後面，骨間膜後面．
（2）停止：手関節橈側部で長母指外転筋腱と一緒に伸筋支帯の第一区画に入る．その後第一中手骨背側を通って末梢へと走り，母指基節骨基部背側へ停止する．

長母指外転筋
（1）起始：尺骨後面，骨間膜後面，橈骨後面中央1/3を含む広い範囲．
（2）停止：前腕遠位部1/3で指伸筋の深層から短橈側手根伸筋の表面へ出て，短・長橈側手根伸筋の背側を通って橈側末梢へ斜走し，伸筋支帯の第一区画に入る．さらに橈骨動脈の浅層を通って末梢へ向かい，第一中手骨基部の掌側橈側面に停止する．
（3）神経支配：橈骨神経（後骨間神経）（C7，C8）．

2）機能

長母指伸筋のおもな作用は母指IP関節の伸展で，母指MCP関節，CM関節の伸筋にも関与する．
短母指伸筋のおもな作用は母指MCP関節の伸展で，母指CM関節の伸展にも作用する．
長母指外転筋のおもな作用は，母指CM関節における母指の外転と伸展である．また手関節橈屈運動に一部関与している．

図 5-3-57 筋の長さのテスト（短母指伸筋・長母指外転筋）

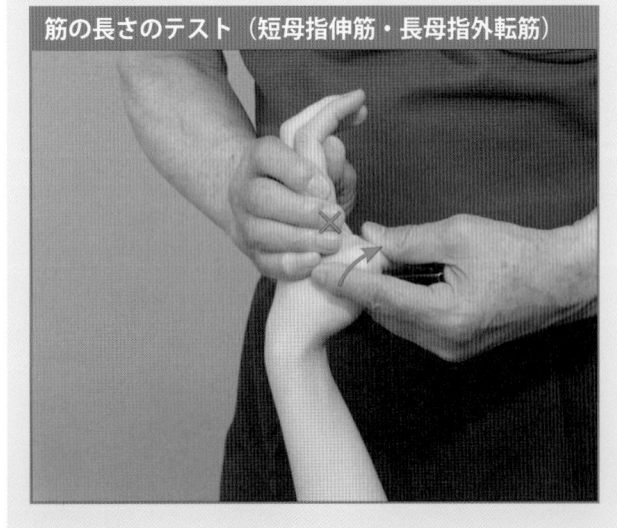

開始肢位
セラピストは患者の前腕を回内位，手関節を楽な背屈位，最大尺屈位にさせる．
※
・頸椎，肩甲帯，肩甲上腕関節，肘関節の可動性に影響があれば神経系の関与が考えられる（とくに橈骨神経）．
・長母指伸筋をテストするためには最大の手関節掌屈位，母指のIPを屈曲位にするとよい．

最終肢位：
・セラピストは第一手根中手関節，MCPを最大に屈曲させる．

長母指伸筋・短母指伸筋・長母指外転筋　　ストレッチ

図 5-3-58a　開始肢位
長母指伸筋・短母指伸筋・長母指外転筋のストレッチ

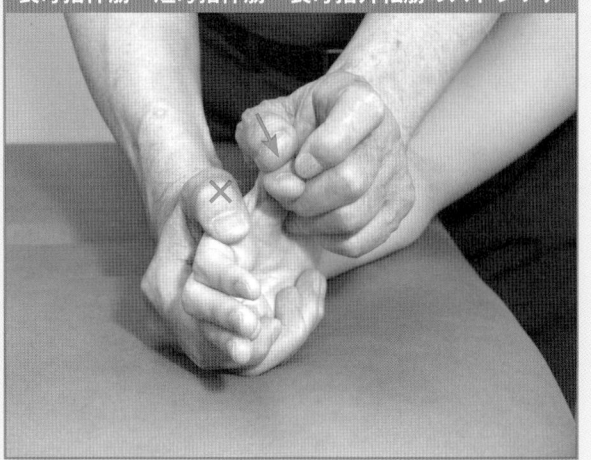

図 5-3-58b　最終肢位
長母指伸筋・短母指伸筋・長母指外転筋のストレッチ

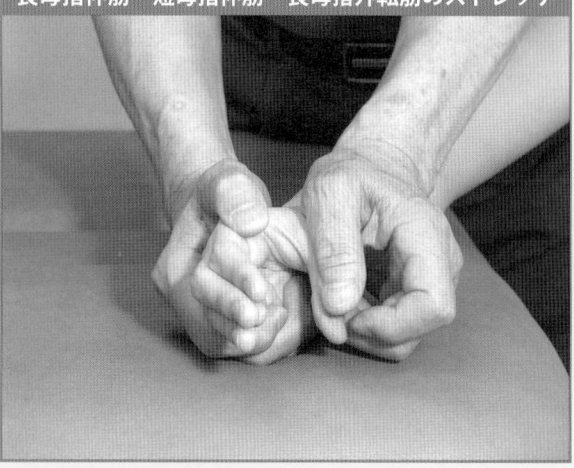

手技手順
① **開始肢位**：背臥位あるいは座位
② **固定**：前腕と手の尺側はベッドで支持する．前腕は手関節を中間位にして十分回内させる．セラピストは患者の右側に左側を向けて立つ．
　セラピストの左手はセラピストの母指球を患者の第一中手骨の背側に向けて患者の母指を把持する．セラピストの右手は患者の手を尺側-背側から固定する．
③ **操作**：この把持を使用して，セラピストは同時に母指の CM 関節に牽引を加えているあいだ，患者の母指を徐々にそして十分対立させる．
④ **等尺性収縮・弛緩**：患者はセラピストの抵抗に抗して，母指を外転伸展方向へ等尺性収縮させる．
⑤ **最終肢位・拮抗筋の刺激**
・筋の緊張が低下したあとで，セラピストはさらに母指を対立方向に動かす．
・最終可動域になったところでセラピストは把持を持ち替え，患者にストレッチの方向にさらに動かすように求め，患者の拮抗筋を刺激するのにその動きに抵抗を加える．

図 5-3-59a　開始肢位
長母指伸筋のストレッチ

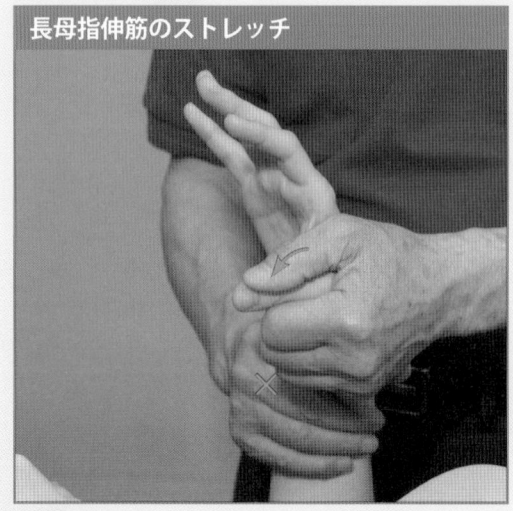

図 5-3-59b　最終肢位
長母指伸筋のストレッチ

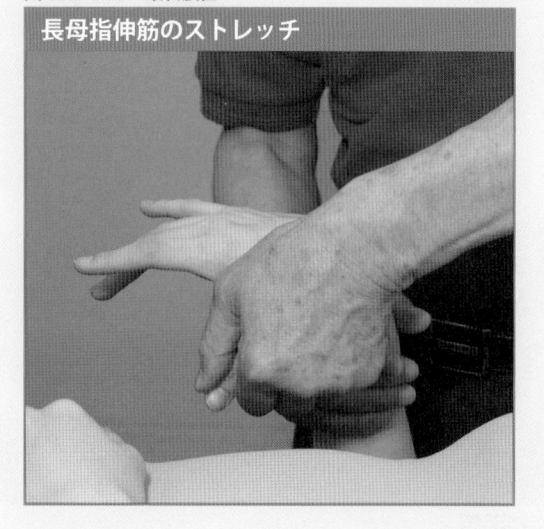

手技手順
① **開始肢位**：背臥位
② **固定**：上腕と肘をベッドに乗せ，肘を約 90°屈曲させる．手関節は中間位で，あらかじめ母指を十分に屈曲と対立にした状態に置く．セラピストは患者の右側に向かって立つ．セラピストの左手は患者の母指の橈側を把持し，母指を十分に屈曲させ，患者の掌側に向かって対立させ固定する．セラピストの右手は，患者の前腕の尺側を固定する．
③ **操作**：この把持を使用して，セラピストは，同時に患者の前腕を回内しているあいだ，患者の手関節を徐々にそして十分に掌側と尺側に屈曲する．
④ **等尺性収縮・弛緩**：患者はセラピストの抵抗に抗して，母指を伸展方向へ等尺性収縮させる．
⑤ **最終肢位・拮抗筋の刺激**
・筋の緊張が低下したあとで，セラピストはさらに母指を屈曲方向に動かす．セラピストは把持を持ち替え，患者にストレッチの方向にさらに動かすように求める．
・そして患者の拮抗筋を刺激するのにその動きに抵抗する．

短母指伸筋・長母指外転筋　ストレッチ

図5-3-60a　開始肢位
短母指伸筋のストレッチ

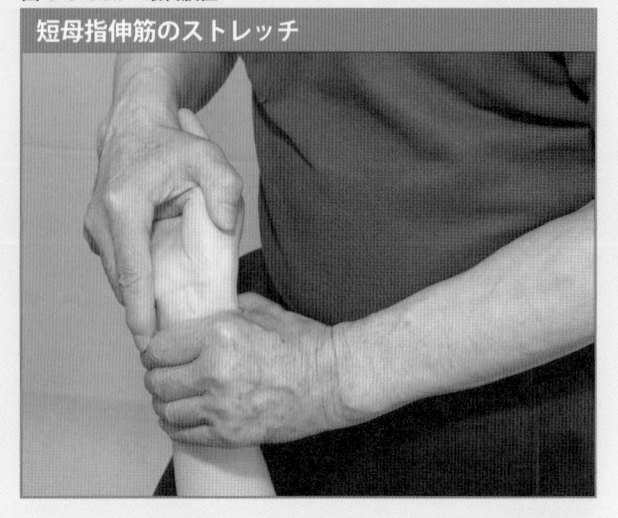

図5-3-60b　最終肢位
短母指伸筋のストレッチ

手技手順
① **開始肢位**：背臥位あるいは座位
② **固定**：肘を約90°屈曲させ，前腕は手関節を中間において十分に回内させる．母指は手掌に向けてすべての関節を十分に対立と屈曲させる．セラピストは患者の右側に向かって立つ．セラピストの右手は，患者の手と母指を掌側から手掌と手掌を合わせ背側から把持する．そして患者の母指は十分に対立させ，すべての関節を屈曲する．セラピストの左手は患者の手関節上の前腕を固定する．
③ **操作**：この把持を使用して，セラピストは患者の前腕を十分に回内させているあいだ，患者の手関節を徐々にそして最大に尺屈と背屈させる．
④ **等尺性収縮・弛緩**：患者は，セラピストの抵抗に抗して，手関節を橈屈・掌屈方向へ等尺性収縮させる．
⑤ **最終肢位・拮抗筋の刺激**
- 筋の緊張が低下したあとで，セラピストはさらに手関節を尺側・背側方向に動かす．セラピストは把持を持ち替え，患者に，ストレッチの方向にさらに動かすように求める．
- そして患者の拮抗筋を刺激するのにその動きに抵抗する．

※もし，最も制限される肢位が手関節掌屈にて達成されるのなら，その肢位は治療するのに必要である．

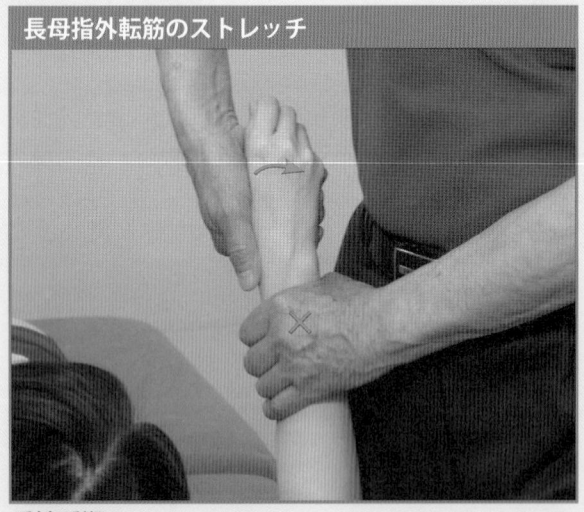

図5-3-61a　開始肢位
長母指外転筋のストレッチ

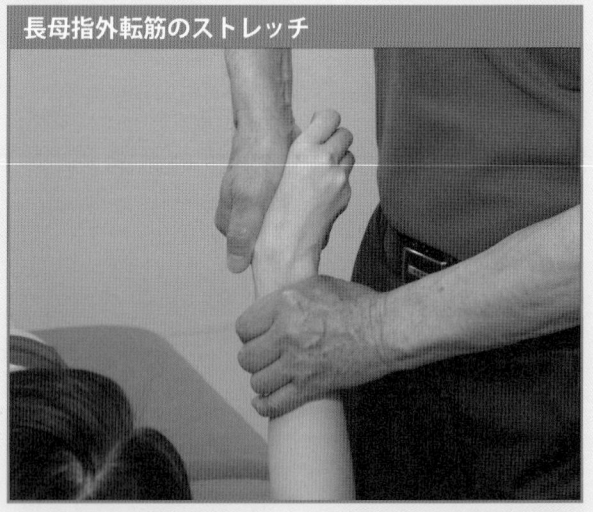

図5-3-61b　最終肢位
長母指外転筋のストレッチ

手技手順
① **開始肢位**：背臥位あるいは座位
② **固定**：肘を約90°に屈曲させ，前腕は十分に回内させ，手関節は中間位に置く．セラピストは，患者の右側に向かって立つ．セラピストは，患者の手の尺側端を指で把持（掌側から）し，母指球を患者の第一中手骨上に置く（背側から）．セラピストの左手は患者の手関節上の前腕を固定する．
③ **操作**：この把持を使用して，セラピストは患者の手関節を最大に尺屈させる．
④ **等尺性収縮・弛緩**：患者は，セラピストの抵抗に抗して手関節を橈側方向へ等尺性収縮させる．
⑤ **最終肢位・拮抗筋の刺激**
- 筋の緊張が低下したあとで，セラピストはさらに手関節を尺側方向に動かす．セラピストは把持を持ち替え，患者にストレッチの方向にさらに動かすように求める．
- そして患者の拮抗筋を刺激するのにその動きに抵抗する．

※この方法にて長母指外転筋を最大にストレッチするために，セラピストは同時に患者の手関節を十分に背屈させる．

長母指伸筋・短母指伸筋・長母指外転筋　ストレッチ

図 5-3-62a　開始肢位
長母指伸筋・短母指伸筋・長母指外転筋のオートストレッチ

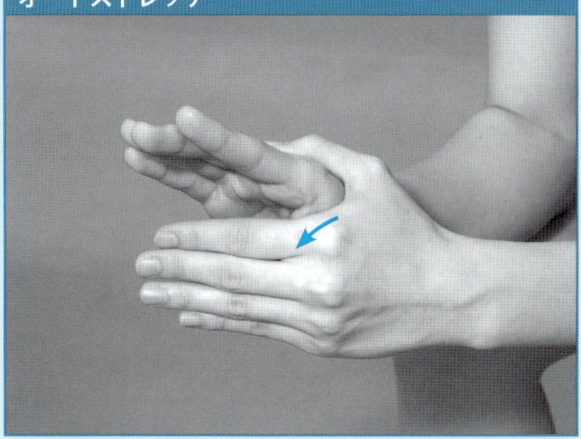

図 5-3-62b　最終肢位
長母指伸筋・短母指伸筋・長母指外転筋のオートストレッチ

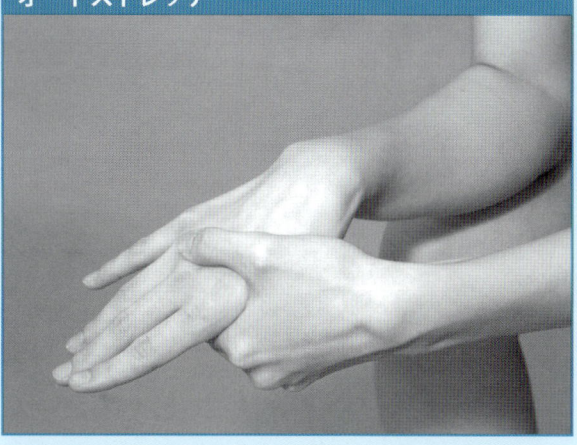

手技手順

① **開始肢位**：右大腿上に右肘を置き，わずかに身体を前に傾けた座位
② **固定**：右手関節を中間位にし，前腕を最大回内位に置く．
　左の小指の基部を用いて右母指のすべての関節を屈曲位にする．
③ **操作**：左母指を手背に置き，他の3指を手掌に回して母指を固定し，左手で右手関節を掌屈，尺屈させる．ストレッチは，前腕内側上，手関節，右母指に感じられる．
④ **等尺性収縮・弛緩**：右母指すべての関節を制限域まで屈曲した肢位で5秒間，伸展方向に左手で抵抗を加え，等尺性収縮させる．
⑤ **最終肢位・拮抗筋の刺激**
・その後，弛緩させ，左手を用いて右母指のすべての関節を制限域まで屈曲させる．筋の伸張感が感じられないところまで繰り返し行い，最終肢位で15～60秒あるいはそれ以上保持する．
・筋の緊張が低下したあとで，拮抗筋刺激はさらに，母指を左手で，最終域から屈曲方向に抵抗を加え，数秒間，その肢位を保持する．

背側骨間筋　　　　　ストレッチ

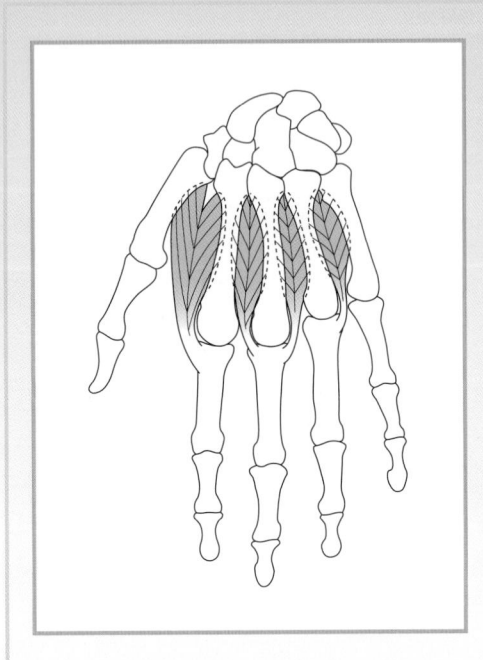

1）解剖
(1) 起始：骨間の背側を占めるこの筋は2頭の形状をもち，2つの中手骨幹部より起始する．
(2) 停止：その後，中手骨間で1つの筋を形成し，それぞれ基節骨基部側方（背側線維），背側腱帽の斜走線維（掌側線維）に停止する．ただし第一背側骨間筋はおもに骨に停止する．
(3) 神経支配：尺骨神経深枝支配であるが第一背側骨間筋の10％は正中神経支配である（C8，T1）

2）機能
収縮距離は短いが収縮力は比較的強く，背側線維は側屈運動，掌側線維はMCP関節の屈曲，DIPとPIP関節の伸展，中指を通る軸線から離れる外転作用がある．

図 5-3-63a　開始肢位
背側骨間筋のストレッチ

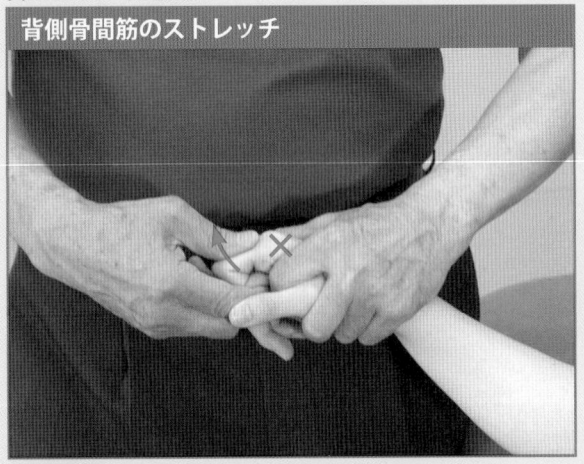

図 5-3-63b　最終肢位
背側骨間筋のストレッチ

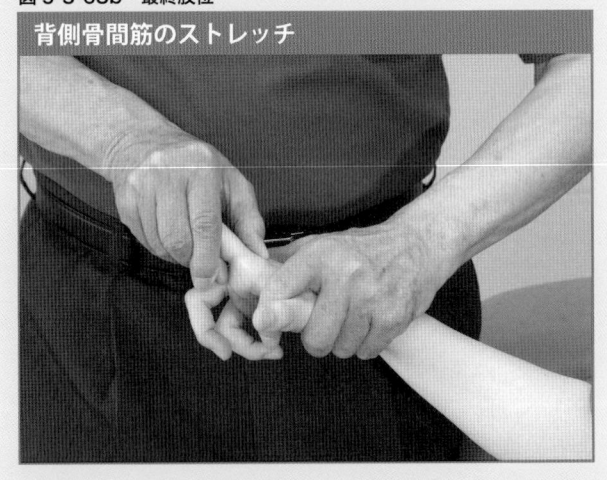

手技手順
① 開始肢位：背臥位あるいは座位
② 固定：肘は約90°屈曲させ，ベッドの上に置く．手関節を中間位にし，MCP関節は軽度屈曲，DIPとPIP関節は屈曲位に置く．セラピストは患者の右側に向かって立ち，母指を背側に置いた右手で患者の示指を保持する．そして，DIPとPIP関節は十分屈曲させ，セラピストの左手で患者の手関節と手を背側で固定する．
③ 操作：この保持を使用して，患者の示指のMCP関節を徐々にそして十分に伸展と内転（尺側方向に）する．
④ 等尺性収縮・弛緩：患者はセラピストの抵抗に抗して，示指を屈曲外転方向へ等尺性収縮させる．
⑤ 最終肢位・拮抗筋の刺激
・筋の緊張が低下したあとで，セラピストはさらにMCPを伸展，内転方向へ動かす．

・最終肢位になったところで，セラピストは把持を持ち替え，患者にストレッチの方向にさらに動かすように求め，患者の拮抗筋を刺激するためにその動きに抵抗する．
※ セラピストは，MCP関節の良好な滑りを確実にするのに軽い牽引を加えるべきである．もしMCP関節の背側滑りが痛いまたは制限されているのなら，セラピストは，確実に背側に滑っているあいだ，軽い牽引を加えるべきである．
他の3本の指に対しては同じ把持と手順で，例外を除いて以下に記述する．
その他の背側骨間筋のストレッチ方法．
　中指：第二背側骨間筋；中指は尺側方向に外転させる．
　環指：第三背側骨間筋；中指は橈側方向に内転させる．
　小指：第四背側骨間筋；環指は橈側方向に内転させる．

背側骨間筋　　ストレッチ

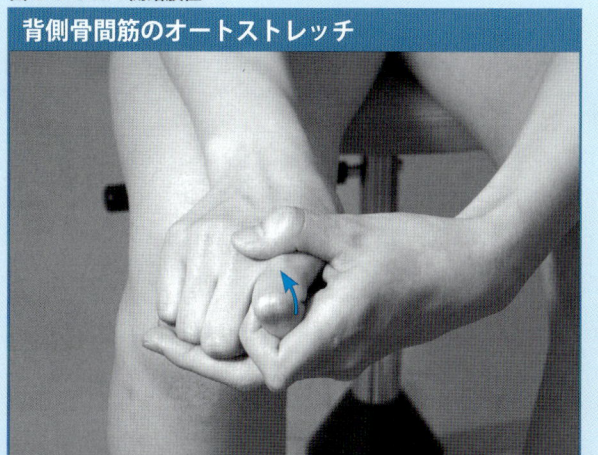

図 5-3-64a　開始肢位
背側骨間筋のオートストレッチ

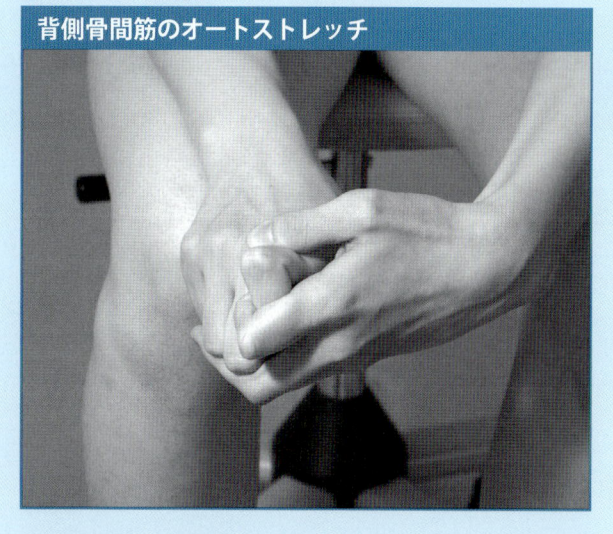

図 5-3-64b　最終肢位
背側骨間筋のオートストレッチ

手技手順
① **開始肢位**：座位
② **固定**：右前腕を右大腿で支持し，手関節をまっすぐにする．示指のDIP，PIP を制限域までもってくる．左の母指と示指の間で右の示指を握る．
③ **操作**：ストレッチは示指の筋に感じられるように小指のほうへ示指を押す．
④ **等尺性収縮・弛緩**：さらにこれらの筋を緊張させるために MCP を伸展し，5 秒間，左手で抵抗を加える．そのあと弛緩し，小指に向かってさらに示指を押す．
⑤ **最終肢位・拮抗筋の刺激**：
・筋の伸張感が感じられないところまで繰り返し行い，最終肢位で 15 〜 60 秒あるいはそれ以上保持する．
・筋の緊張が低下したあとで拮抗筋刺激は，最終肢位からさらに小指に向かって示指を持ち上げるように動かし，左の母指で抵抗を加え，数秒間，その肢位を保持する．

掌側骨間筋　　　　　ストレッチ

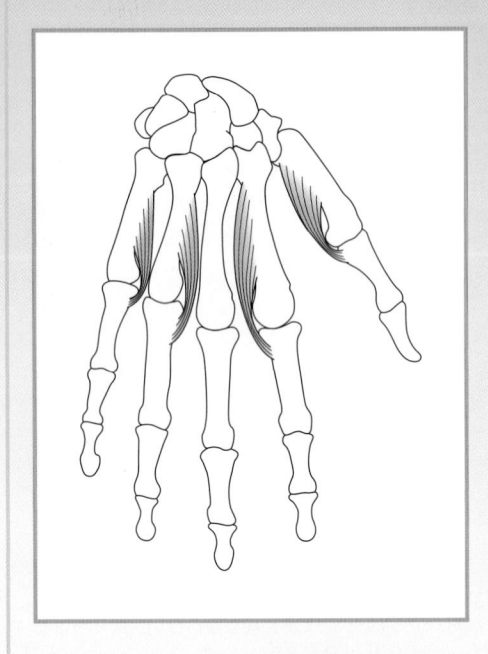

1）解剖
（1）起始：4つの掌側骨間筋は骨間の掌側を占める細長い1頭の筋である．指への3つの掌側骨間筋の起始は，第二，四，五中手骨骨幹部の掌側，側方．母指への掌側骨間筋は掌側の第一骨間を占める．
（2）停止：第二掌側骨間筋は第二と第三中手骨間を通り，第三掌側骨間筋は第三と第四中手骨間，第四掌側骨間筋は第四と第五中手骨間を通る．母指への掌側骨間筋のおもな停止は母指基節骨基部尺側，しばしばMCP関節の種子骨にも停止する．
（3）神経支配：尺骨神経（C8, T1）

2）機能
MCP関節の屈曲，DIPとPIP関節の伸展，中指を通る軸線に向かう内転作用がある．

※背側骨間筋，掌側骨間筋，または虫様筋はDIPとPIP関節において指の屈曲を制限し，そしてMCP関節で伸展を制限する．

図 5-3-65
筋の長さテスト（第四掌側骨間筋）

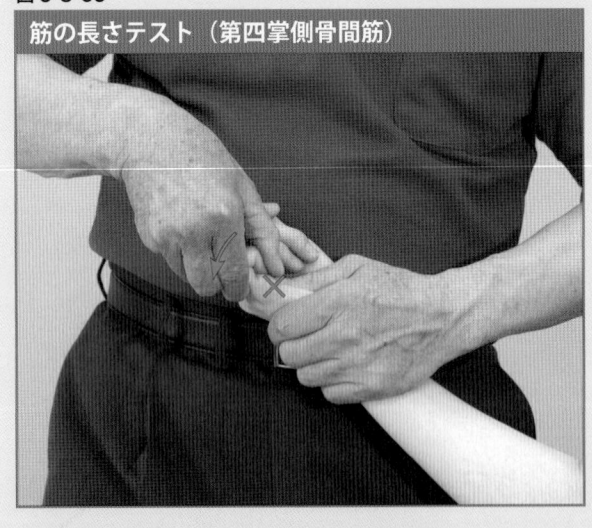

開始肢位
- セラピストは小指のPIP，DIPを最大屈曲，中手指節間関節を最大伸展にする．
- 虫様筋を除外するために，手関節は背屈ではなく中間位にする．

最終肢位
- 小指の中手指節間関節を最大に外転させる．
- 第四掌側骨間筋が短縮している場合，小指はこの肢位を維持できない．
- soft もしくは less elastic な end feel である．

※
- 第一，二掌側骨間筋のテストでは環指を外転位，第三，四掌側骨間筋は小指を外転位にする．
- 背側骨間筋の短縮は中指への内転制限が起こる．
- この筋の過緊張や短縮はおもに細かい手作業をしている人に多い（例　ピアニストやバイオリニスト）．

掌側骨間筋　　　　　ストレッチ

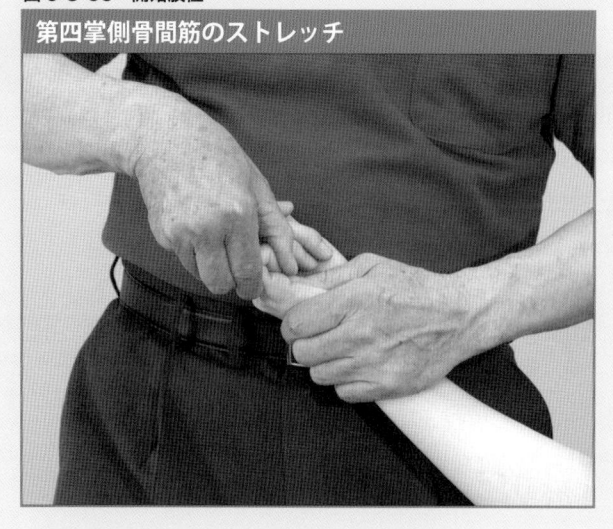

図 5-3-66　開始肢位
第四掌側骨間筋のストレッチ

手技手順
① **開始肢位**：背臥位または座位．セラピストは患者の左側に向かって立つ．
② **固定**：肘を約90°屈曲させ，手関節は中間位に置く．小指のすべての関節は屈曲させる．
　セラピストの右手は患者の小指（あるいは同時にすべての患者の指）を把持する．そしてDIP，PIP，MCP関節は十分屈曲し保持する．セラピストの左手は，患者の手関節を固定する．
③ **操作**：この把持を使用して，セラピストは，患者の小指のMCP関節を徐々に，そして十分に伸展と外転（尺側に）する．
④ **等尺性収縮・弛緩**：患者はセラピストの抵抗に抗して，小指を屈曲内転方向へ等尺性収縮させる．
⑤ **最終肢位・拮抗筋の刺激**

・筋の緊張が低下したあとで，セラピストはさらにMCPを伸展，外転方向に動かす．
・最終肢位になったところで，セラピストは把持を持ち替え，患者にストレッチの方向にさらに動かすように求める．そして患者の拮抗筋を刺激するのにその動きに抵抗する．
※手順の間のMCP関節をさらに伸展している上に，セラピストは背側滑りに伴い牽引を加える．もし関節が痛ければ，1つの筋のみをストレッチすることが望ましい．
　他の3つの指は同じ把持と手順で以下に記述する．
　その他の掌側骨間筋のストレッチ方法．
　　母指：第一掌側骨間筋；母指は橈側方向に外転させる．
　　示指：第二掌側骨間筋；示指は橈側方向に外転させる．
　　環指：第三掌側骨間筋；環指は尺側方向に外転させる．

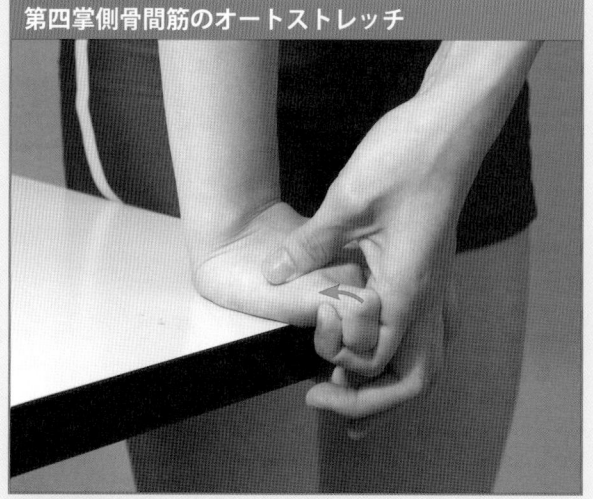

図 5-3-67a　開始肢位
第四掌側骨間筋のオートストレッチ

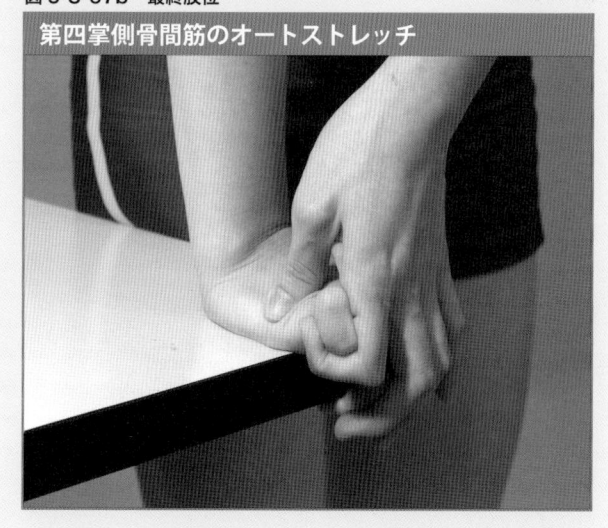

図 5-3-67b　最終肢位
第四掌側骨間筋のオートストレッチ

手技手順
① **開始肢位**：テーブルのコーナーに立つ．
② **固定**：右腕を内側に制限域まで回し，テーブルの前方の角にMCP関節が来るように手掌を置き，指を自由にする．小指のPIP，DIPを制限域まで屈曲しMCPはまっすぐになるよう保持する．左手は左の母指と示指で右の小指を握る．
③ **操作**：ストレッチは，小指の掌側に感じるように，左の示指で右の小指を持ち上げながら外側に曲げる．
④ **等尺性収縮・弛緩**：小指を固めたその肢位で，5秒間，等尺性収縮を掌側方向に曲げるように行い，抵抗を加える．
⑤ **最終肢位・拮抗筋の刺激**

・筋の緊張が低下したあとで小指を持ち上げながら外側方向に伸展する．筋の伸張感が感じられないところまで繰り返し行い，最終肢位で15〜60秒あるいはそれ以上保持する．
・拮抗筋刺激はさらに最終域から小指を外側に持ち上げるようにし，左の母指で抵抗を加え，数秒間，その肢位を保持する．

虫様筋　　　　　　　　　　　ストレッチ

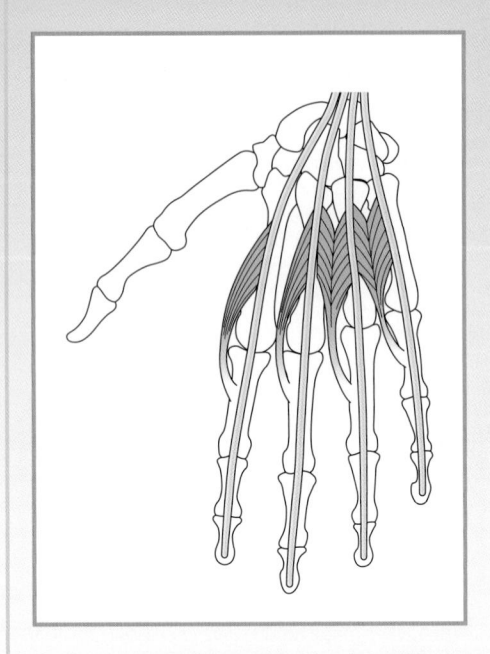

1）解剖
（1）起始：この筋は深指屈筋から起こる4つの細長い筋で，深中手骨間靱帯の掌側を走り，MCP関節の橈側を通る．
（2）停止：遠位では，筋は背側帽の斜走線維に混ざり，その停止は，伸展機構の中央索と側索に至る．それにより筋を引っ張ることを可能にする．
（3）神経支配：示指と中指は正中神経，環指と小指は尺骨神経（C8, T1）．

2）機能
MCP関節の屈曲，DIPとPIP関節の伸展の作用がある．
手内筋のうち，虫様筋の線維が最も長いが，張力は最も小さい．そのため，小さな力を比較的長い距離で働かせることが求められる．

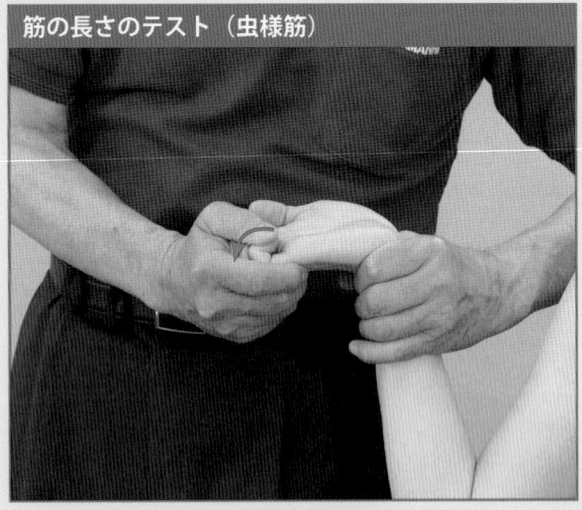

図 5-3-68
筋の長さのテスト（虫様筋）

開始肢位
- 第二〜五指のPIP，DIPを最大屈曲しMCPを最大伸展位にする．
※
- この肢位の保持が手関節の固定位置（掌背屈角）に関係なく一定であれば，おそらく背側・掌側骨間筋の長さが減少していると考えられる．
- この肢位を取ることで，頸椎，肩甲帯，肩甲上腕関節，肘関節の可動性に影響が生じれば神経系の関与が考えられる．

最終肢位
- セラピストは最大限に手関節を背屈させる．
- 虫様筋が短縮している場合，第二〜五指のPIPとDIPの屈曲をさせながらの手関節・MCPの伸展はできない．
- softもしくはless elasticなend feelである．
※
- 指により差がある場合には指を個々にテストする．
- この肢位で肘関節を屈曲すれば浅指屈筋，深指屈筋はゆるむ．

虫様筋　　　ストレッチ

図 5-3-69a　開始肢位
虫様筋のストレッチ

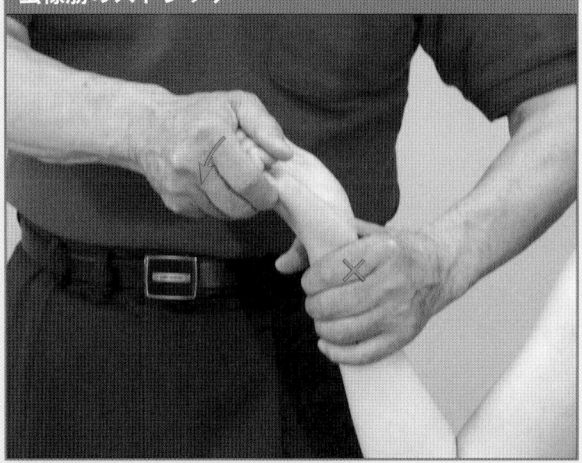

図 5-3-69b　最終肢位
虫様筋のストレッチ

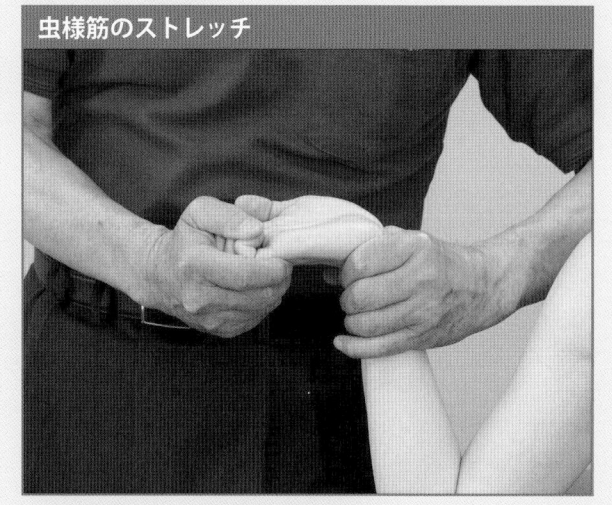

手技手順
① **開始肢位**：背臥位あるいは座位
② **固定**：肘を約90°屈曲し，前腕を十分回外させる．手関節は中間位に置き，MCP関節は完全伸展，DIPとPIP関節は完全屈曲させる．セラピストは患者の右側に左側を向けて立ち，セラピストの右手で患者のすべての指をMCP関節で十分伸展させ，DIP，PIP関節を完全屈曲させた状態で把持する．セラピストの左手は患者の手関節上の前腕を固定する．
③ **操作**：この把持を使用して，患者の手関節を徐々にそして十分に背屈させる．
④ **等尺性収縮・弛緩**：その状態から患者はセラピストの抵抗に抗して，手関節を掌屈方向へ等尺性収縮させる．
⑤ **最終肢位・拮抗筋の刺激**：筋の緊張が低下したあとで，セラピストはさらに手関節を背屈方向に動かす．
最終肢位になったところでセラピストは次に把持を持ち替え，患者にストレッチの方向にさらに動かすように求める．そして患者の拮抗筋を刺激するためにその動きに抵抗を加える．
※患者の屈曲した肘は，セラピストの左手で患者の手の掌側を把持し，ベッドに向かって支持することで最大のストレッチを達成させることが可能となる．
最も効果的なストレッチは1指ずつ行うことである．

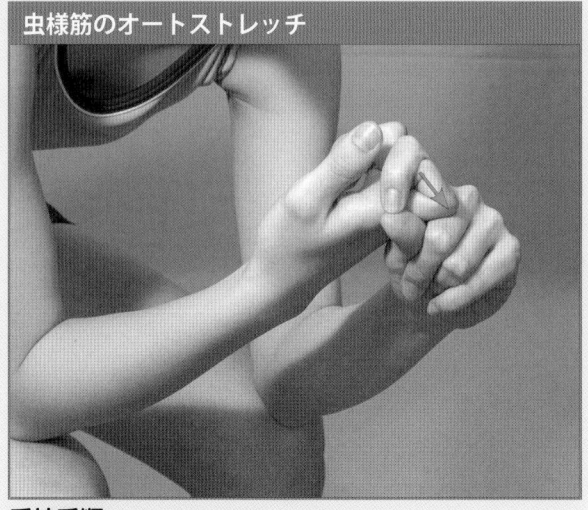

図 5-3-70a　開始肢位
虫様筋のオートストレッチ

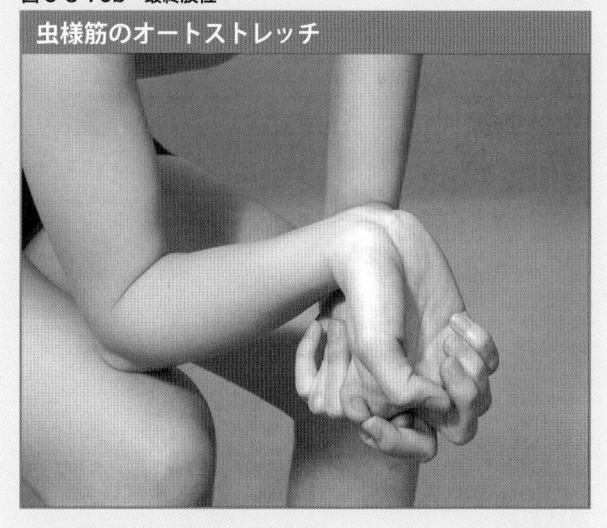

図 5-3-70b　最終肢位
虫様筋のオートストレッチ

手技手順
① **開始肢位**：右腕の脇を閉じた座位
② **固定**：前腕を最大に回外し，肘を屈曲する．手関節をまっすぐにして右の示指のPIP，DIPを左の示指で曲げ，右の示指のMPを左の母指を用いて伸展する．
③ **操作**：ストレッチは掌側で示指の中枢側で感じるように右の手関節と示指を制限域まで曲げる．
④ **等尺性収縮・弛緩**：MCPを制限域まで曲げた肢位で，5秒間，示指を屈曲するように左手で抵抗を加え等尺性収縮させる．
⑤ **最終肢位・拮抗筋の刺激**
・その後，弛緩させ，左手を用いて示指の肢位を保持した状態で右手関節を制限域まで背屈する．筋の伸張感が感じられないところまで繰り返し行い，最終肢位で15～60秒あるいはそれ以上保持する．
・筋の緊張が低下したあとで拮抗筋刺激はさらに最終域から示指を持ち上げる方向に左手で抵抗を加え，数秒間，その肢位を保持する．

短母指外転筋　ストレッチ

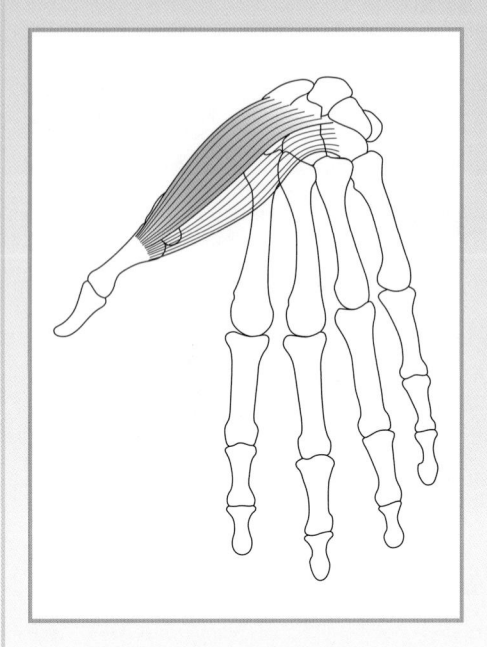

1) 解剖
(1) 起始：横手根靱帯橈側端と一部は大菱形骨と舟状骨から起始する．
(2) 停止：第一中手骨の橈側掌側を末梢に向かって走行し，母指基節骨基部橈側，一部は母指背側腱膜に停止する．
(3) 神経支配：正中神経（C7-T1）

2) 機能
おもな作用は母指CM関節で，母指全体の外転と回内である．また母指IP関節の伸展にも関与する．

図 5-3-71a　開始肢位
短母指外転筋のストレッチ

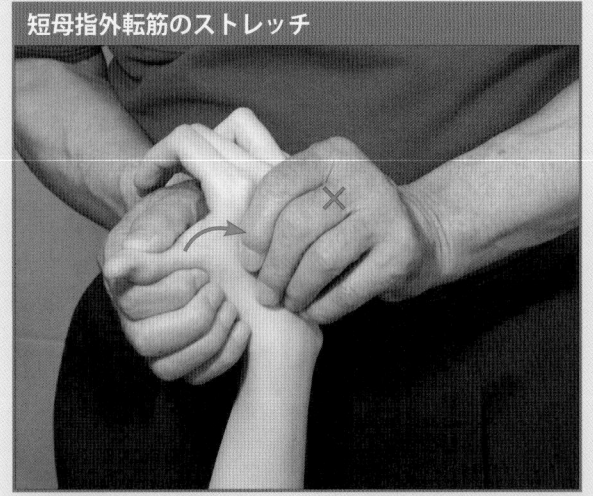

図 5-3-71b　最終肢位
短母指外転筋のストレッチ

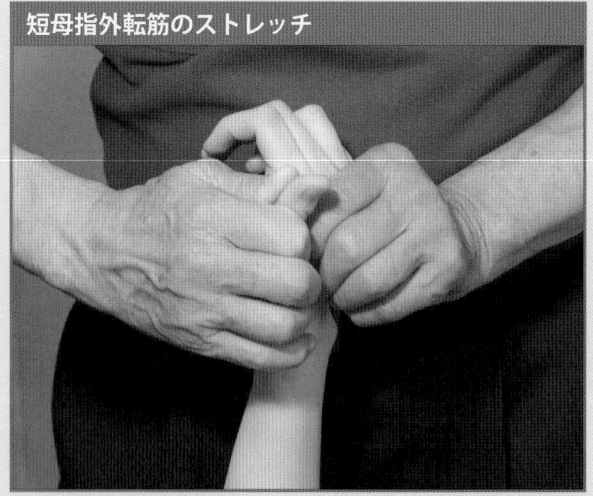

手技手順
① **開始肢位**：背臥位または座位
② **固定**：肘を約90°屈曲させ，ベッドに向かって固定する．前腕は手関節を背屈させて十分に回内させ，母指はMCP関節で十分に伸展させる．セラピストは患者の右側に向かって立つ．セラピストの右手は，第一中手骨と母指球で第一中手骨を固定し，掌側から患者の近位の指節骨を把持する．セラピストの左手は，患者の手を背側から固定する．そして患者の手関節を十分に背側と尺側に屈曲させ保持する．
③ **操作**：この把持を使用して，セラピストは牽引を加え，徐々にそして十分に患者の母指を内転させる．

④ **等尺性収縮・弛緩**：患者はセラピストの抵抗に抗して母指を外転方向へ等尺性収縮させる．
⑤ **最終肢位・拮抗筋の刺激**
・筋の緊張が低下したあとで，セラピストはさらに母指を内転方向に動かす．最終可動域になったところでセラピストは把持を持ち替え，患者にストレッチの方向にさらに動かすよう求める．
・患者の拮抗筋を刺激するためにその動きに抵抗を加える．
※最大のストレッチを達成するために，患者の肘を伸展させ，前腕は十分に回外させる肢位が必要である．

母指内転筋・第一掌側骨間筋　ストレッチ

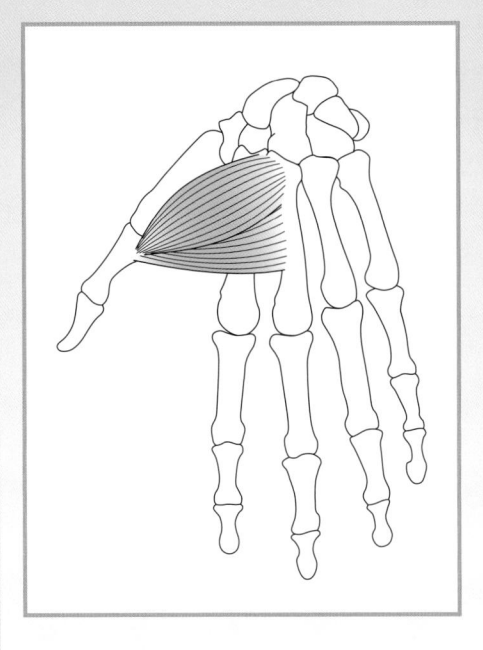

1）解剖
（1）起始：2つの筋頭をもち，横頭は，第三中手骨骨幹部の掌側面全長より起始し，斜頭は，第二，三中手骨基部掌側と小菱形骨および有頭骨掌側面より起始する．

（2）停止：2つの筋頭はMCP関節尺側で1つの腱となり，尺側種子骨に付着したあと母指基節骨基部に停止する．一部は母指背側腱膜に停止する．

（3）神経支配：尺骨神経（C8，T1）．

2）機能
母指全体の内転運動，MCP関節の屈曲，母指IP関節の伸展にも関与する．また，横頭は対立運動も行う．

図5-3-72a　開始肢位
母指内転筋・第一掌側骨間筋のストレッチ

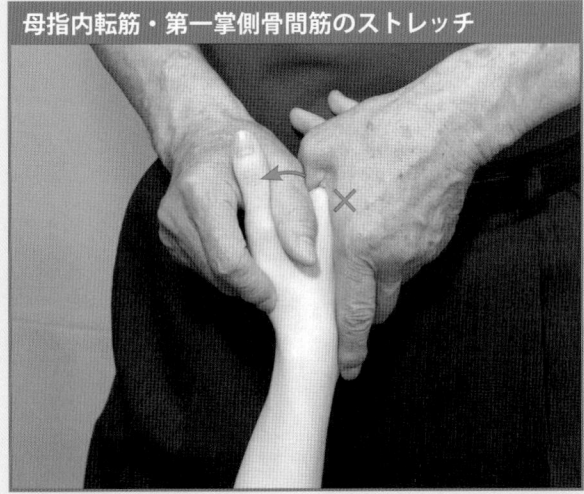

図5-3-72b　最終肢位
母指内転筋・第一掌側骨間筋のストレッチ

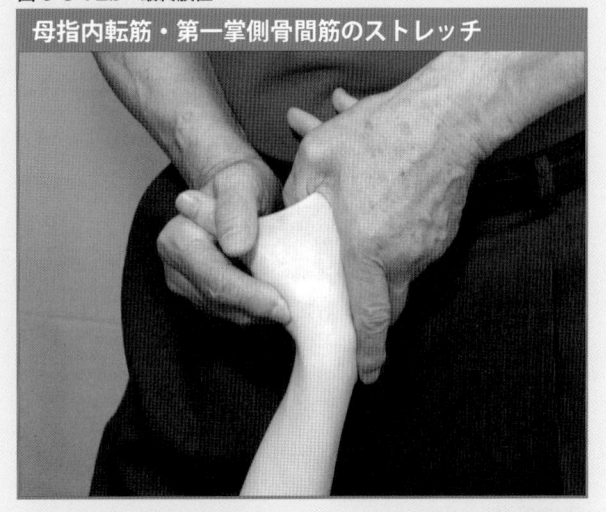

手技手順
①開始肢位：背臥位あるいは座位
②固定：肘を約90°屈曲させ，ベッドに向かって固定する．手関節は中間位に置き，セラピストは患者の右側に向かって立つ．セラピストの右手は，患者の母指の近位指節骨と第一中手骨底を把持する．セラピストの左手は，患者の手掌に，セラピストの母指を向けて背橈側の方向から患者の手を固定する．
③操作：この把持を使用して，セラピストは患者の母指を徐々にそして十分に外転させ，同時に牽引を加える．

④等尺性収縮と弛緩：患者は，セラピストの抵抗に抗して，母指を内転方向へ等尺性収縮させる．
⑤最終肢位・拮抗筋の刺激
・筋の緊張が低下したあとで，セラピストはさらに母指を外転方向に動かす．最終可動域になったところでセラピストは把持を持ち替え，患者にストレッチの方向にさらに動かすように求める．
・患者の拮抗筋を刺激するためにその動きに抵抗を加える．
※最大のストレッチのために患者の母指を内旋させる．

母指対立筋・母指内転筋　ストレッチ

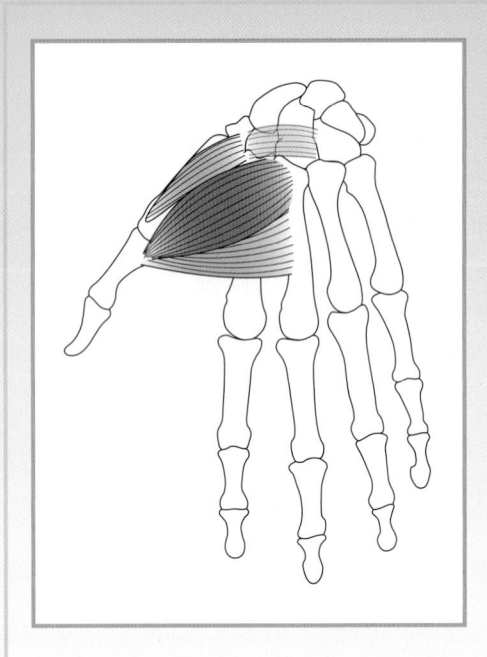

1）解剖
(1) 起始：母指対立筋は，横手根靱帯の橈側縁および橈側末梢部，一部は大菱形骨から起始する．
(2) 停止：短母指外転筋の深層にあり，第一中手骨に沿って橈側末梢に向かい，第一中手骨橈側掌側面の全長に停止する．
(3) 神経支配：正中神経（C8，T1）．

2）機能
母指CM関節で母指全体の外転と回内を行う．また母指IP関節の伸展に関与する．

図 5-3-73a　開始肢位
母指対立筋と母指内転筋横頭のストレッチ

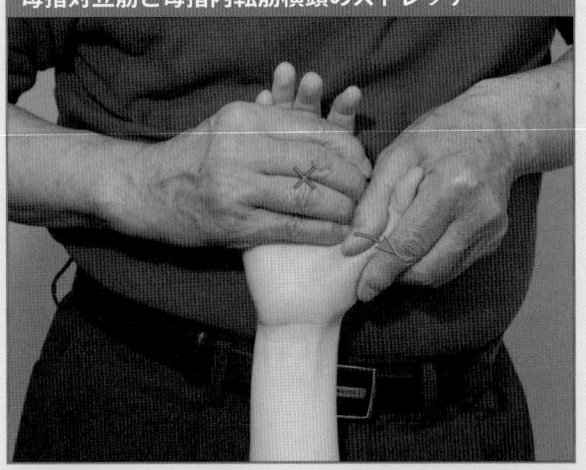

図 5-3-73b　最終肢位
母指対立筋と母指内転筋横頭のストレッチ

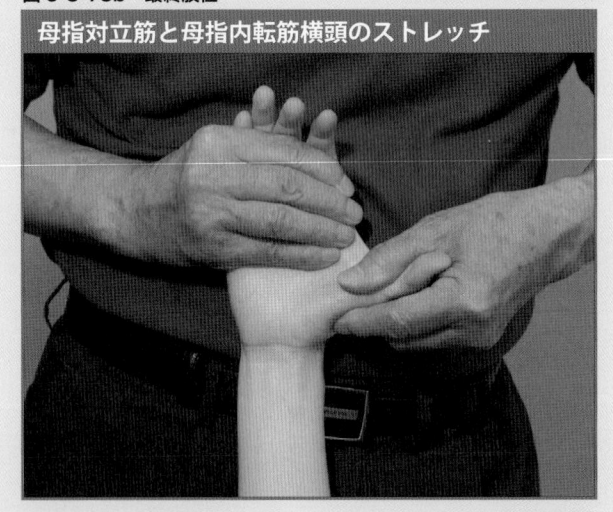

手技手順
① 開始肢位：背臥位または座位
② 固定：セラピストは患者の右側に向かって立つ．肘を約90°屈曲させ，ベッドに置く．手関節は中間位に置き，母指を伸展位にする．セラピストの左手は，患者の母指の近位指節骨と第一中手骨を把持し，セラピストの右手は，患者の手を掌-橈側で固定する．
③ 操作：この把持を使用して，セラピストは，母指のCM関節に牽引を加えているあいだ，徐々にそして十分に伸展させる．

④ 等尺性収縮・弛緩：患者は，セラピストの抵抗に抗して母指を屈曲方向へ等尺性収縮させる．
⑤ 最終肢位・拮抗筋の刺激
- 筋の緊張が低下したあとで，セラピストはさらに母指を伸展方向に動かす．最終可動域になったところでセラピストは把持を持ち替え，患者にストレッチの方向にさらに動かすように求める．
- そして患者の拮抗筋を刺激するためにその動きに抵抗する．

母指内転筋・第一背側骨間筋・母指対立筋　　ストレッチ

図 5-3-74a　開始肢位

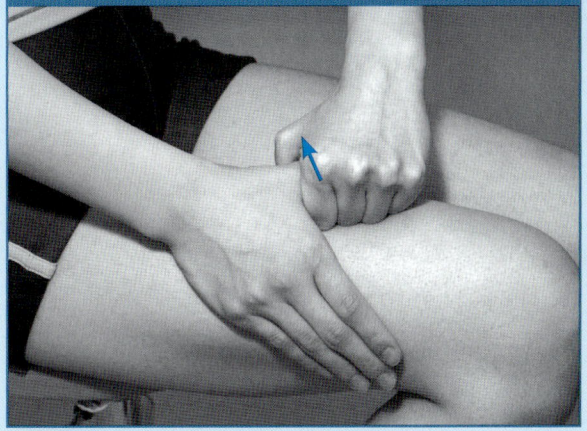

母指内転筋（斜頭，横頭）・第一背側骨間筋・母指対立筋のオートストレッチ

図 5-3-74b　最終肢位

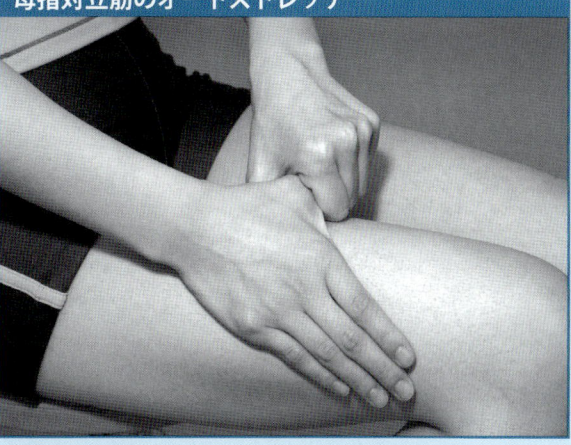

母指内転筋（斜頭，横頭）・第一背側骨間筋・母指対立筋のオートストレッチ

手技手順
①開始肢位：座位
②固定：大腿外側に右の手掌を置き，母指は大腿前面に位置させ，左手で母指を握る．
③操作：ストレッチは，母指と示指のあいだで掌側に感じるように，右手関節の方向に母指を引く．
④等尺性収縮・弛緩：右手関節の方向に母指を引いた肢位で，5秒間，示指に母指が近づくように左手で抵抗を加え，等尺性収縮させる．

⑤最終肢位・拮抗筋の刺激
・その後，弛緩させ，左手を用いて右母指を制限域まで引く．筋の伸張感が感じられないところまで繰り返し行い，最終肢位で15～60秒あるいはそれ以上保持する．
・筋の緊張が低下したあとで握りを保ったまま，拮抗筋刺激はさらに，最終域から母指を持ち上げるのに対し左手で抵抗を加え，数秒間，その肢位を保持する．

小指外転筋　　　　ストレッチ

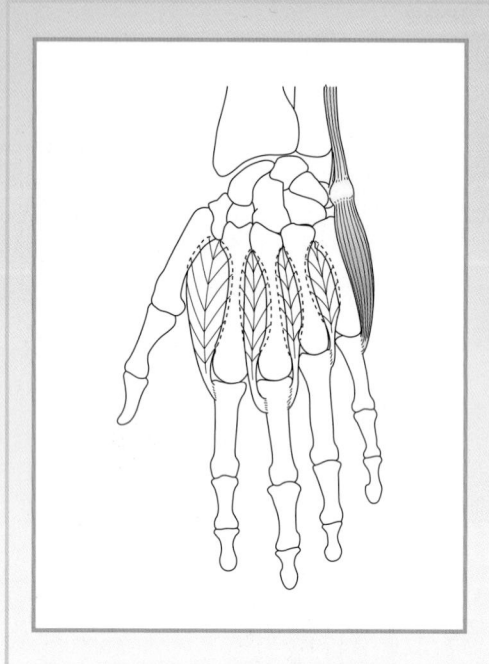

1）解剖
(1) 起始：豆状骨より起始し，第五中手骨尺側を走行し，筋は2つの腱を形成する．
(2) 停止：その後，基節骨と指背腱膜に向かい，小指基節骨基部尺側，小指の指背腱膜に停止する．
(3) 神経支配：尺骨神経（C8，T1）．

2）機能
おもな作用は小指の外転である．小指指背腱膜に向かう腱は，PIP関節を伸展させる．小指MCP関節の屈曲にも関与している．

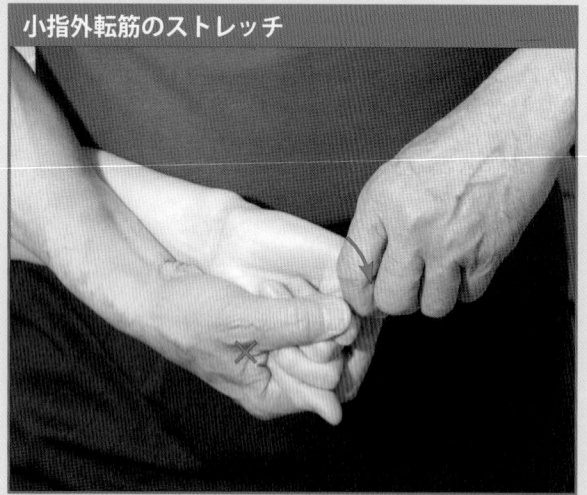

図 5-3-75a　開始肢位　小指外転筋のストレッチ

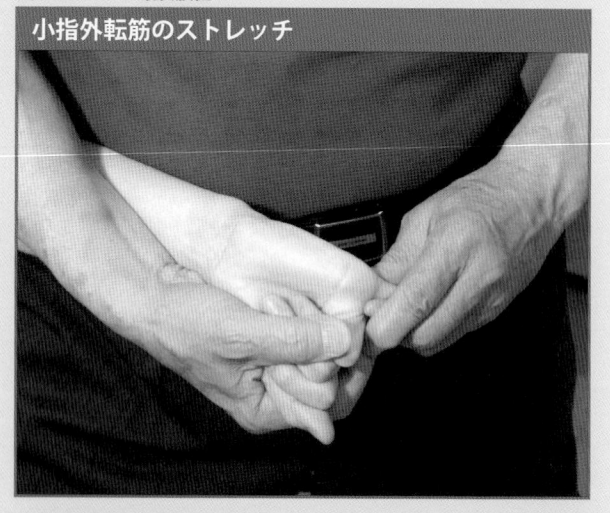

図 5-3-75b　最終肢位　小指外転筋のストレッチ

手技手順
① **開始肢位**：背臥位または座位
② **固定**：セラピストは，患者に対し背中を向けて立つ．肘を伸展させ，前腕は回外させる．手関節は十分に背屈と橈屈をさせ，すべての指を屈曲させる．セラピストの左手は，示指で患者の遠位の指節骨を覆い，セラピストの母指は，患者のMCP関節の背側に置き，患者の屈曲した小指を把持する．
③ **操作**：この把持を使用して，セラピストは患者の小指のMCP関節を徐々にそして十分に伸展させ内転（橈側に）させる．
④ **等尺性収縮・弛緩**：患者は，セラピストの抵抗に抗して，小指を屈曲・外転方向へ等尺性収縮させる．
⑤ **最終肢位・拮抗筋の刺激**
・筋の緊張が低下したあとで，セラピストはさらに小指を伸展・内転方向に動かす．
・最終可動域になったところでセラピストは把持を持ち替え，患者に，ストレッチの方向にさらに動かすように求め，抵抗を加えながら拮抗筋を刺激する．

小指外転筋・第四掌側骨間筋・第四虫様筋　ストレッチ

図 5-3-76a　開始肢位

小指外転筋・第四掌側骨間筋・第四虫様筋のオートストレッチ

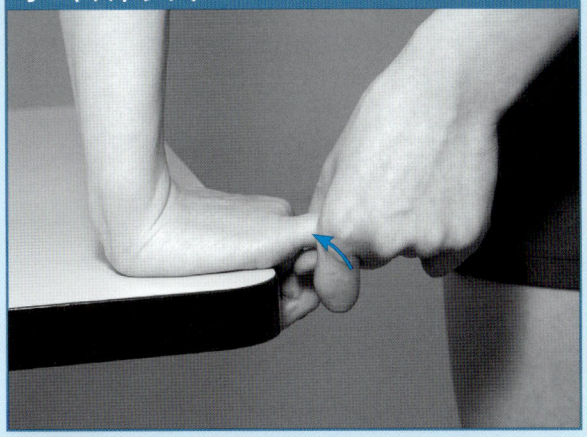

図 5-3-76b　最終肢位

小指外転筋・第四掌側骨間筋・第四虫様筋のオートストレッチ

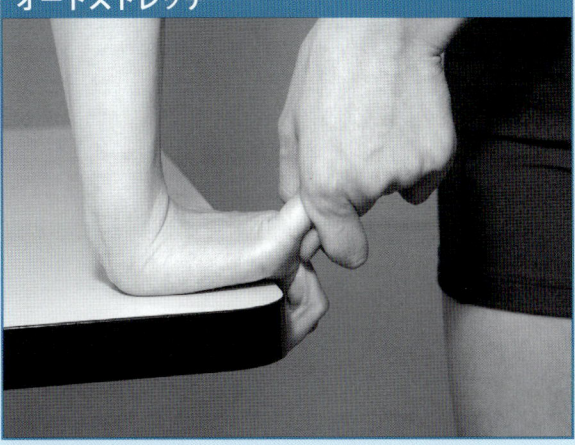

手技手順

① **開始肢位**：テーブルに向かって立つ.
② **固定**：手関節を後方に向けた状態で手掌を最大背屈位にし，手指はテーブルの端に出すように置き，肘関節を制限域まで外側に回す．小指の PIP，DIP 関節が屈曲位になるように，左手の母指と示指で握る．
③ **操作**：左手を用いて，小指を他の指に向かって引くように持ち上げ，伸展内転させる．
④ **等尺性収縮・弛緩**：手掌から小指をきつく握るようにして筋を緊張させた肢位で 5 秒間，左手で抵抗を加える．
⑤ **最終肢位・拮抗筋の刺激**
- その後，弛緩させ，3 指を越えるように小指をさらに引く．筋の伸張感が感じられないところまで繰り返し行い，最終肢位で 15〜60 秒あるいはそれ以上保持する．
- 筋の緊張が低下したあとで握りを保ったまま，拮抗筋刺激は，さらに最終域から小指を持ち上げ，MCP 関節の伸展に左手で抵抗を加え，数秒間，その肢位を保持する．

小指対立筋　　ストレッチ

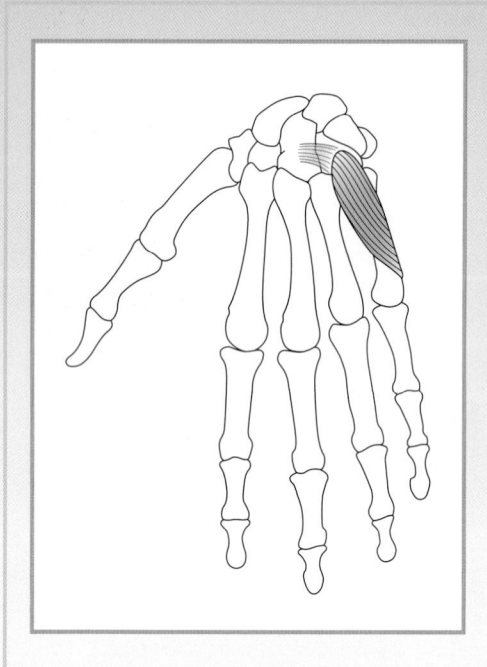

1) 解剖
(1) 起始：有鉤骨鉤，横手根靱帯の尺側遠位．
(2) 停止：筋は尺側末梢に向かって走り，短い腱を形成して第五中手骨遠位3/4の尺側掌側面に停止する．
(3) 神経支配：尺側神経（C8, T1）．

2) 機能
小指のCM関節で第五中手骨の掌屈運動と回旋運動を行う．

図 5-3-77a　開始肢位
小指対立筋のストレッチ

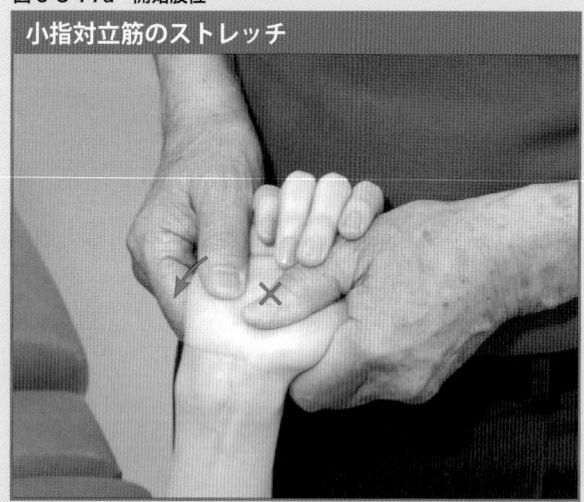

図 5-3-77b　最終肢位
小指対立筋のストレッチ

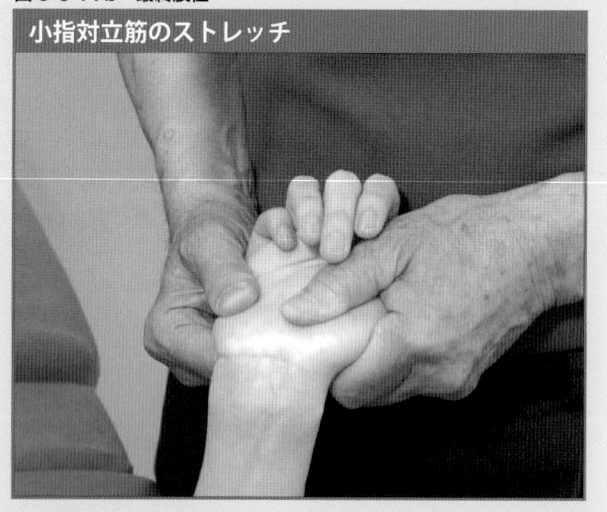

手技手順
① 開始肢位：背臥位あるいは座位
② 固定：セラピストは，患者に左側を向けて立つ．肘を約90°屈曲させ，前腕は手関節を十分に背屈・回外させ，指は屈曲させる．セラピストの右手は，母指の指先を手根骨の有鉤骨に当て，患者の第五中手骨の掌側上に患者の小指を把持する．左手母指は，患者の三角骨と有鉤骨を遠位掌側から支持してもよい．
③ 操作：この把持を使用して，セラピストは，患者の小指CM関節に牽引を加え，徐々にそして十分に伸展・外転させる．
④ 等尺性収縮・弛緩：患者は，セラピストの抵抗に抗して，小指を屈曲・内転方向へ等尺性収縮させる．

⑤ 最終肢位・拮抗筋の刺激
・筋の緊張が低下したあとで，セラピストはさらに小指を伸展・外転方向に動かす．
・最終可動域になったところでセラピストは把持を持ち替え，患者にストレッチの方向にさらに動かすように求める．そして患者の拮抗筋を刺激するのにその動きに抵抗する．
※小指の対立は，患者の肘を伸展させ，前腕を十分に回外させ，手関節を十分に背屈と橈屈させると最大にストレッチされる．しかしながらこのテクニックを実施するのはとても難しい．

小指対立筋　ストレッチ

図 5-3-78a　開始肢位
小指対立筋のオートストレッチ

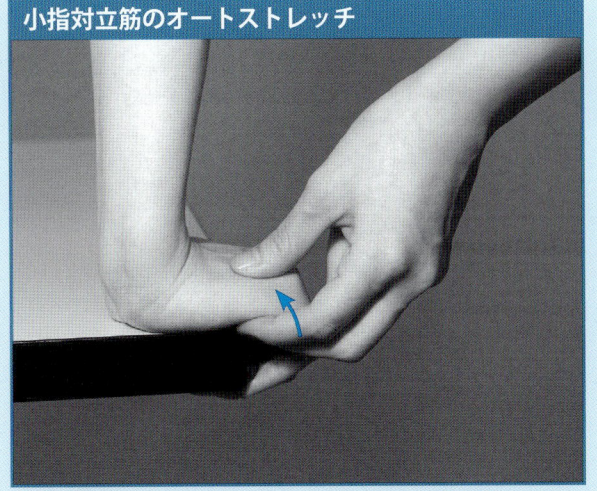

図 5-3-78b　最終肢位
小指対立筋のオートストレッチ

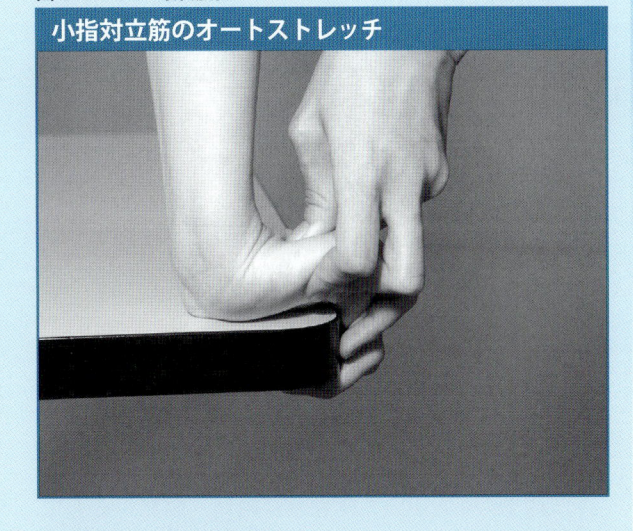

手技手順

①**開始肢位**：テーブルに向かって立つ.
②**固定**：右腕を制限域まで外側に回し，手関節を背屈し，小指のPIP，DIP関節をテーブルの角から出す．小指の掌側にセラピストの示指と中指を置き，3指のMCP関節の上に母指を置く．
③**操作**：ストレッチは，小指の外側に感じるように，左の示指と中指を引き，手掌の外側を，3指を越えるように持ち上げる．
④**等尺性収縮・弛緩**：筋を緊張させ手掌をへこませるように5秒間，左手で抵抗を加え，等尺性収縮させる．

⑤**最終肢位・拮抗筋の刺激**
・その後，弛緩させ，3指を越えるようにさらに小指の圧を制限域まで加える．筋の伸張感が感じられないところまで繰り返し行い，最終肢位で15〜60秒あるいはそれ以上保持する．
・筋の緊張が低下したあとで，拮抗筋刺激は，左手の握りを離して小指を持ち上げ，手掌を浮かすのに対し，左手で抵抗を加え，数秒間，その肢位を保持する．

（近藤　正太）

股関節

■ 機能解剖と運動

1）関節構造

股関節は解剖学的・機械的には単純で，3軸のボールとソケットの関節である（鞍型変化していない）．

(1) 大腿骨頭（図5-4-1①）により，凸の関節面が形成されている．大腿骨頭は大腿骨頸部の球形の約2/3である．

(2) 大腿骨頸部（図5-4-1②）は長さほぼ5cmで，この大腿骨頸部は大腿骨骨幹の長軸となす角（頸体角）約126°，そして前額面とのなす角（前捻角）は約12°である．大腿骨頭は内側，頭側，そしてやや腹側に向いて臼蓋に面している．

(3) 腸骨には，寛骨臼窩（三日月状の凹関節面．図5-4-1③）と空洞の非関節面，寛骨臼窩がある．関節唇は寛骨臼縁と繋がっており，寛骨臼切痕を横断している寛骨臼横靭帯が円を完成している．この靭帯は，血管・神経を大腿骨頭に送りこむ．寛骨臼窩には関節脂肪が詰まっていて，それは圧の変化によって寛骨臼切痕を通って圧迫されたり，吸収されたりしている．

2）モビライゼーションの治療面と滑りの法則

股関節の治療面は寛骨臼側にあり，運動的観点から分別すると2つの治療面をもっている．1つは，荷重面である寛骨臼上面の部分（図5-4-1④）であり，2つ目は，寛骨臼の前外側面（図5-4-1⑤）である．2つの治療面は凹関節面で大腿骨頭と接している．

3）骨の運動と運動軸・機能検査に用いる参考可動域

(1) ゼロ肢位：大腿部が前額面上にあり，両上前腸骨棘を結んだ線と，上前腸骨棘から膝蓋骨中央を結んだ線が直角に交わる肢位である．

(2) 安静肢位：股関節約30°屈曲，約30°外転，軽度外旋した肢位である．

(3) 屈曲-伸展運動軸：矢状面で冠状軸を軸とする，屈曲可動域130°，伸展可動域15°（外転位40°）である．

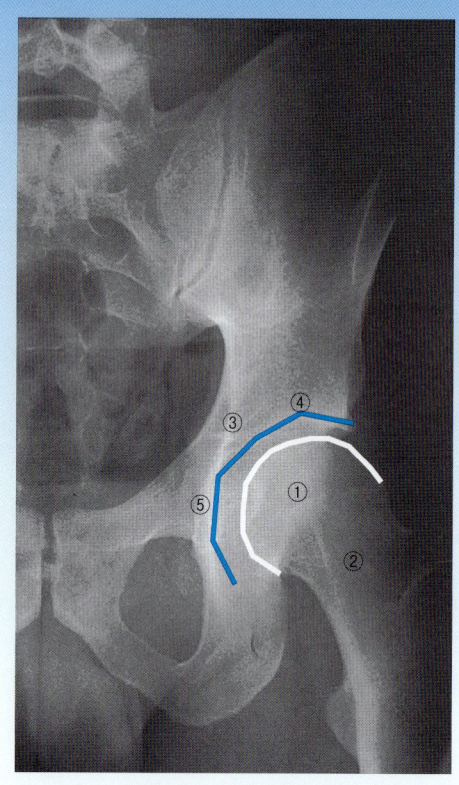

図5-4-1　股関節のX線写真（背臥位）

(4) 外転-内転運動軸：前額面で前後軸を軸とする，大腿骨頭を通る前額軸で，外転可動域45°，内転可動域20°である．

(5) 内旋-外旋運動軸：大腿の骨頭と膝関節を通る長軸で，外旋可動域45°，内旋可動域40°である．

4）関節運動

開放運動連鎖の状態では，大腿骨頭は寛骨臼の関節面上で大腿骨骨幹部の動きとは反対方向に滑る（凸の法則）．

(1) 屈曲：大腿骨頭は寛骨臼面上を後下方に滑る．
(2) 伸展：大腿骨頭は寛骨臼面上を上前方に滑る．
(3) 外転：大腿骨頭は寛骨臼面上を下方に滑る．
(4) 内転：大腿骨頭は寛骨臼面上を上方に滑る．
(5) 外旋：大腿骨頭は寛骨臼面上を前方に滑る．
(6) 内旋：大腿骨頭は寛骨臼面上を後方に滑る．

股関節

5）股関節肢位と靱帯（腹側：腸骨大腿靱帯，尾側：恥骨大腿靱帯，背側/頭部：坐骨大腿靱帯）

(1) ゼロ肢位：股関節に関与するすべての靱帯は中等度緊張している．安静肢位では弛緩している．
(2) CPP：最大伸展・内旋・外転を組み合わせた肢位
(3) 関節包パターン：内旋–伸展–外転–外旋
(4) 屈曲位にて腸骨大腿靱帯・恥骨大腿靱帯・坐骨大腿靱帯は弛緩する．伸展位ではすべての靱帯は緊張し，とくに腸骨大腿靱帯（下方線維束）は最も緊張する．
(5) 外転位にて恥骨大腿靱帯が緊張する．内転位にて腸骨大腿靱帯（上方線維束）が緊張し，腸骨大腿靱帯（下方線維束）大腿骨頭靱帯は軽度緊張する．
(6) 内旋位にて坐骨大腿靱帯が緊張する．外旋位にて腸骨大腿靱帯・恥骨大腿靱帯が緊張する．

6）end feel

安静肢位での尾側方向への牽引と外側方向への牽引で検査される end feel は firm である．

7）触診部位と触診手順

a．腹側
- 骨指標：腸骨稜→上前腸骨棘→下前腸骨棘→恥骨
- 靱帯・神経：鼠径靱帯，恥骨結合，大腿神経
- 筋：腸骨筋，大腿筋膜張筋，縫工筋，大腿直筋，外側広筋

b．内側
- 骨指標：大腿骨，小転子
- 筋：恥骨筋，長内転筋，薄筋，大内転筋

c．外側
- 骨指標：腸骨稜，大転子
- 靱帯・神経：腸脛靱帯
- 筋：大腿筋膜張筋，中殿筋，大殿筋，外側広筋

d．背側
- 骨指標：腸骨稜→上後腸骨棘→下後腸骨棘→坐骨結節→大転子
- 靱帯・神経：仙結節靱帯，後仙腸靱帯，坐骨神経
- 筋：大殿筋，中殿筋，梨状筋，大腿二頭筋，半腱半膜様筋，大内転筋

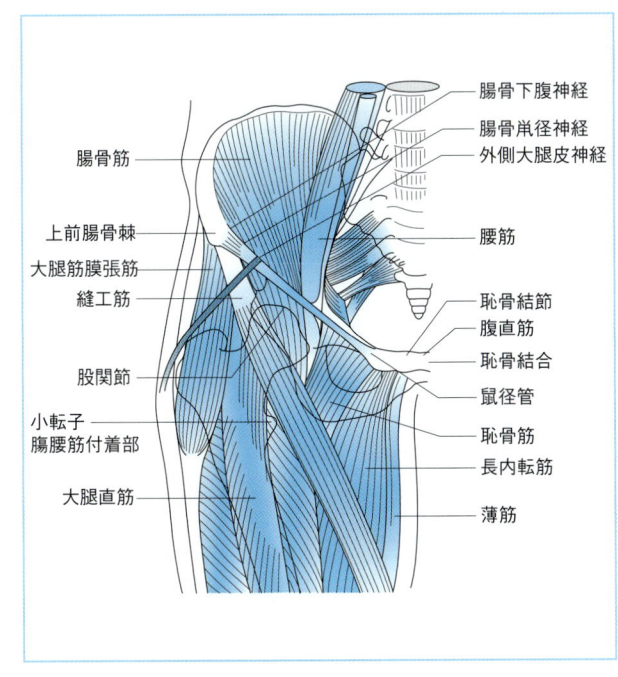

図 5-4-2　股関節周囲（腹側）

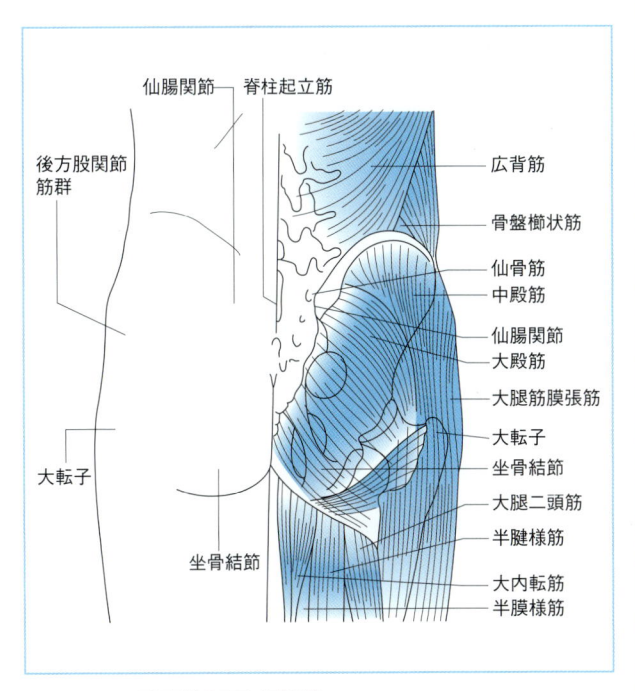

図 5-4-3　股関節周囲（背側）

股関節

■ 検査手順

1）機能テスト

（1）自動運動と他動運動

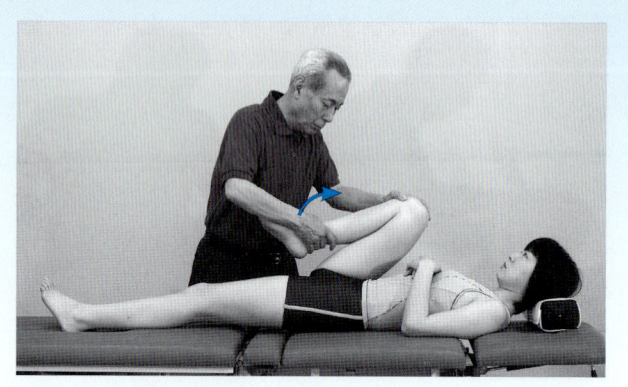

図 5-4-4　屈曲 130°

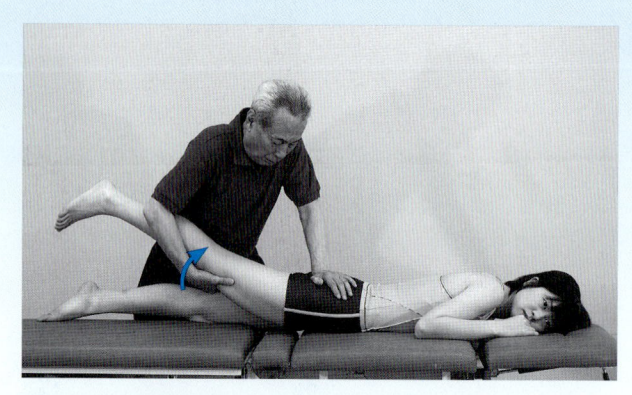

図 5-4-5　伸展 15°

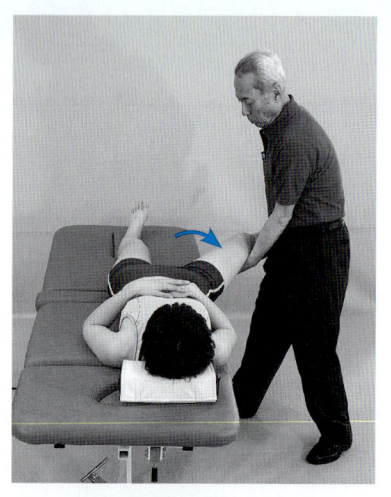

図 5-4-6　外転 45°

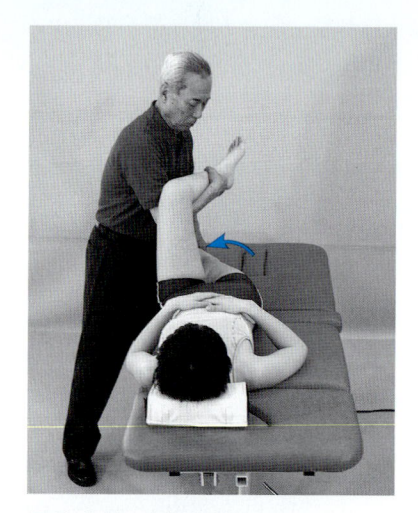

図 5-4-7　内転 20°

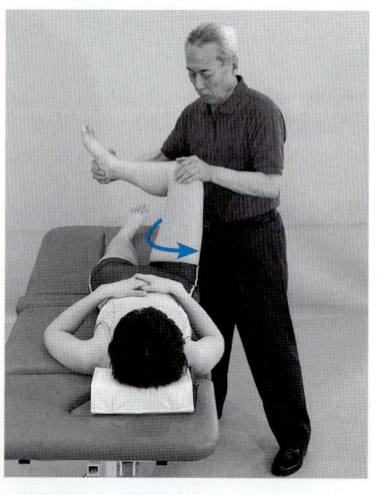

図 5-4-8　外旋 45°

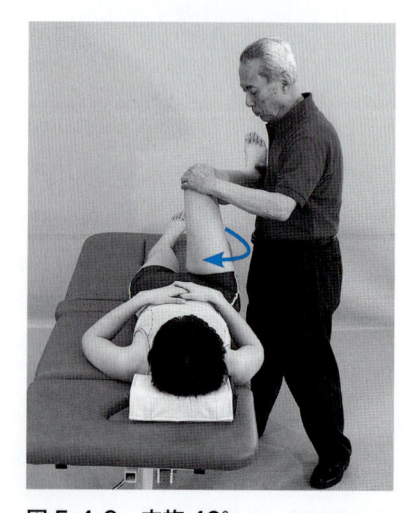

図 5-4-9　内旋 40°

股関節

(2) 並進の joint play テスト（関節の検査）

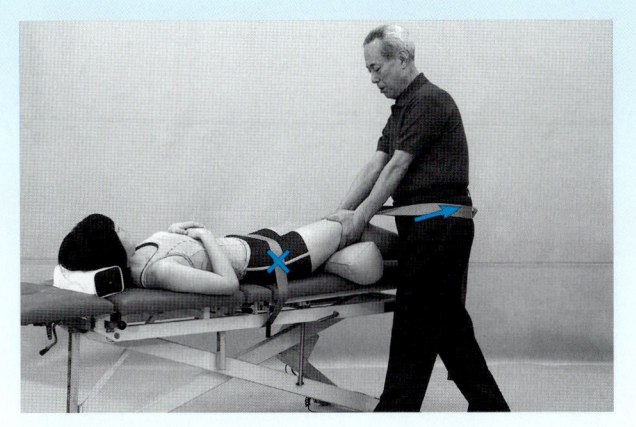

図 5-4-10　牽引―圧迫

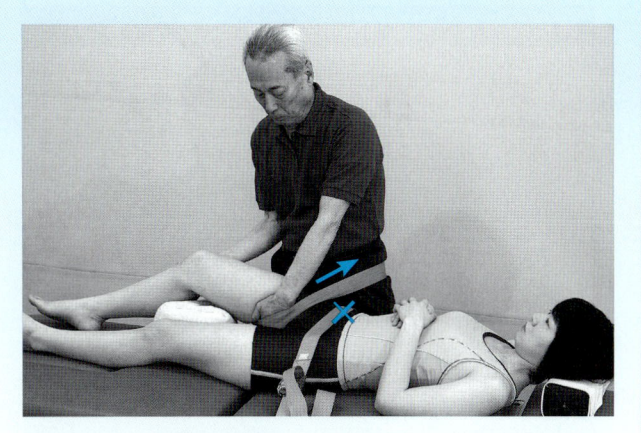

図 5-4-11　外側への滑り

(3) 抵抗運動テスト

抵抗運動テストでは以下の筋を評価する．

抵抗方向	主要な筋	その他の機能
屈曲	腸腰筋	股関節外旋
	大腿直筋	膝関節伸展
	大腿筋膜張筋	股関節外転・内旋 膝関節伸展・外旋
伸展	大殿筋	股関節外旋
	大腿二頭筋	膝関節屈曲・外旋
	半腱・半膜様筋	膝関節屈曲・内旋
	大内転筋	股関節内転
外転	中殿筋	股関節内旋
	小殿筋	股関節内旋
	大腿筋膜張筋	股関節屈曲・内旋 膝関節伸展・外旋
内転	大内転筋	股関節内旋
	長・短内転筋	股関節屈曲・外旋
	恥骨筋	股関節屈曲・外旋
	薄筋	股関節屈曲・内旋
外旋	腸腰筋	股関節屈曲
	大・小内転筋	股関節伸展
	内外閉鎖筋・上下双子筋	股関節伸展
	大腿方形筋	股関節屈曲・内転
	恥骨筋	股関節伸展・外転
内旋	中殿筋・小殿筋	股関節外転
	大内転筋	股関節内転
	大腿筋膜張筋	股関節屈曲・外転 膝関節伸展・外旋

股関節　関節モビライゼーション

図 5-4-12　尾側への牽引
疼痛の軽減と可動域制限の評価と改善

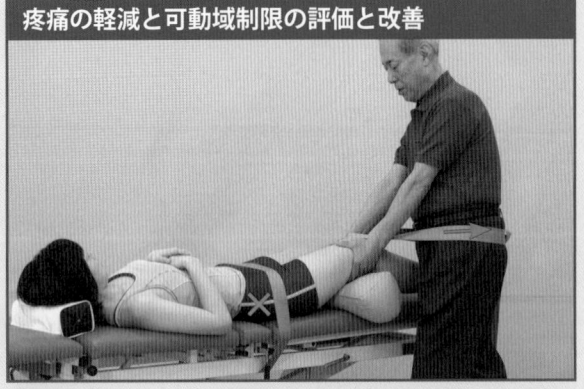

目的
- 立位での股関節荷重面に対する大腿骨の尾側方向への joint play および end feel の評価．疼痛の軽減や可動域の改善

開始肢位および手技手順
① **開始肢位**：患者は背臥位にて股関節は安静肢位．end feel の評価や疼痛の軽減，可動域改善を行う場合は固定が必要．
② **固定**：ベルトを患者の両上前腸骨棘上に回しベッドと固定することで，骨盤の傾斜や腰椎の側屈を防止する．さらに牽引される下肢の坐骨部に，あぶみ型のベルトか，ベッドに付属する固定用具にて固定する．
③ **操作**：セラピストは患者の大腿遠位部を両手で把持し，大腿骨軸に対して尾側への牽引を行う．さらに長時間の牽引では，セラピストの殿部にベルトを回し，患者の大腿遠位部に対してベルトを用いて牽引を加えることも可能である．
④ **手技強度**：評価，疼痛の軽減；Grade ⅠあるいはⅡ．可動域の改善；Grade Ⅲ

図 5-4-13　尾側への牽引（別法）
疼痛の軽減と可動域制限の評価と改善

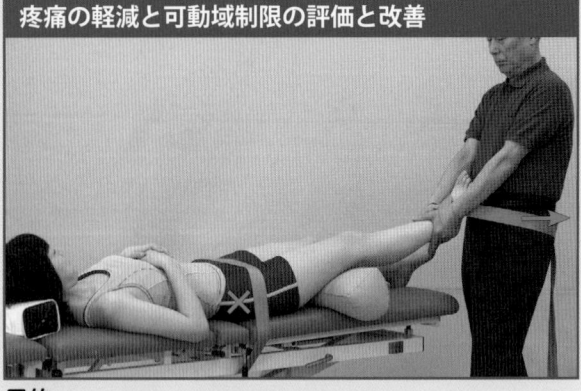

目的
- 立位での股関節荷重面に対する大腿骨の尾側方向への joint play および end feel の評価．疼痛の軽減や可動域の改善

開始肢位および手技手順
① **開始肢位**：図 5-4-12 と同様．
② **固定**：図 5-4-12 と同様．
③ **操作**：セラピストは患者の下腿遠位部を把持して，大腿骨軸に対して尾側への牽引を行う．さらに長時間の牽引ではセラピストの殿部にベルトを回し，患者の下腿遠位部に対してベルトを用いて牽引を加えることも可能．この方法は，膝関節伸展位での牽引で何ら影響のない患者に使用することが望ましい．
④ **手技強度**：Grade Ⅲ

図 5-4-14　尾側への牽引（屈曲位）
可動域制限の改善

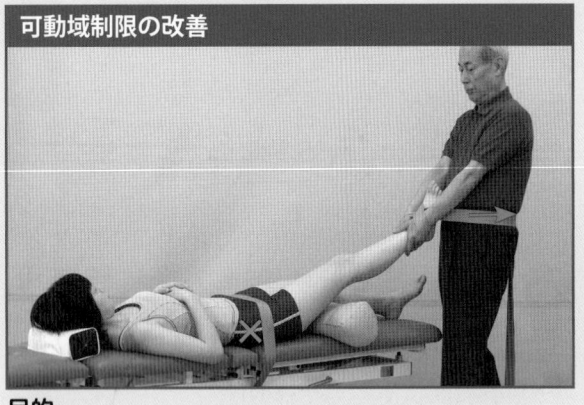

目的
- 大腿骨の尾側方向への joint play を増加させることによる股関節屈曲制限のある可動域の改善

開始肢位および手技手順
① **開始肢位**：患者は背臥位にて，股関節は，屈曲制限のある最終可動域直前の屈曲位．
② **固定**：ベルトを，患者の両上前腸骨棘上に回しベッドと固定する．さらに牽引される下肢の坐骨部に，あぶみ型のベルトかベッドに付属する固定用具を使用する．
③ **操作**：セラピストは患者の下腿遠位部を把持して，大腿骨軸に対して尾側への牽引を加える．さらに長時間の牽引が必要であれば，セラピストの殿部にベルトを回し，患者の下腿遠位部をベルトを使用して牽引を加えることも可能である．
④ **手技強度**：Grade Ⅲ

※股関節内・外旋制限も含め，最も制限の出現している運動方向を確認して治療する．

図 5-4-15　尾側への牽引（屈曲 90°以上）
可動域制限の改善

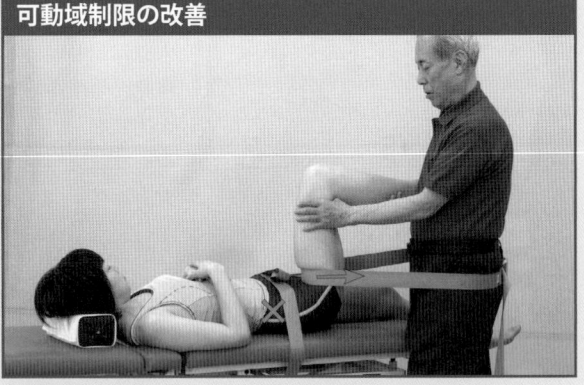

目的
- 大腿骨の尾側方向への joint play を増加させることによる股関節屈曲制限のある可動域の改善．図は股関節 90°以上屈曲・軽度外旋位での治療

開始肢位および手技手順
① **開始肢位**：図 5-4-12 と同様．
② **固定**：図 5-4-12 と同様．
③ **操作**：セラピストは患者の大腿近位部にベルトを回し，セラピストの殿部にベルトを回して固定する．さらに前腕の長さを保つことで股関節屈曲位での牽引を操作しやすくなる．股関節屈曲・外旋位での股関節尾側への牽引である．
④ **手技強度**：Grade Ⅲ

股関節　関節モビライゼーション

図5-4-16　尾側への牽引（屈曲位）
可動域制限の改善

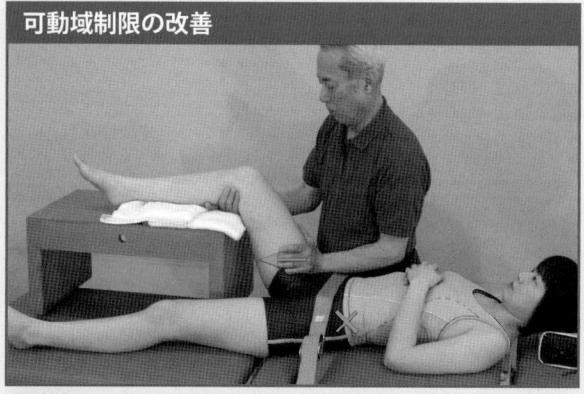

目的
- 大腿骨の尾側方向へのjoint playを増加させることによる股関節屈曲制限のある可動域の改善

開始肢位および手技手順
① 出発肢位：患者は背臥位にて，股関節は屈曲・伸展制限のある最終可動域に置く．牽引側下腿を台の上に保持し，股関節屈曲位での下肢を安定させる．
② 固定：牽引される下肢の坐骨部に砂嚢や楔を使用して腸骨の前傾や骨盤の傾斜を防止する．
③ 操作：セラピストは患者の大腿近位部および遠位部を把持して，股関節に尾側への牽引を加える．
④ 手技強度：Grade Ⅲ
※ 股関節内・外旋制限も含め最も制限の出現している運動方向を確認して治療する．

図5-4-17　尾側への牽引（屈曲位別法）
可動域制限の改善

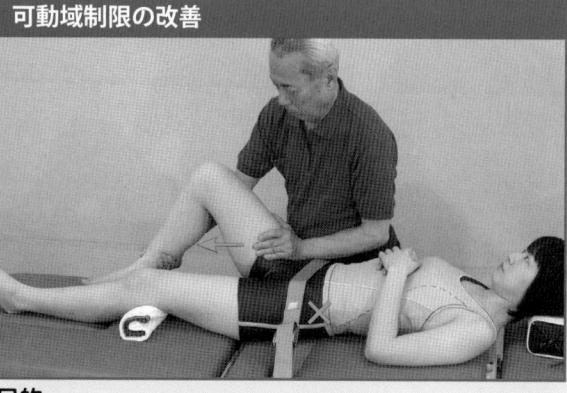

目的
- 大腿骨の尾側方向へのjoint playを増加させることによる股関節屈曲制限のある可動域の改善

開始肢位および手技手順
① 開始肢位：患者は背臥位にて，股関節は屈曲・伸展制限のある最終可動域直前の最終位．
② 固定：牽引される下肢の坐骨部に砂嚢や楔を使用して，腸骨の前傾や骨盤の傾斜を防止する．
③ 操作：セラピストは，患者の大腿近位部と下腿遠位部を背側から把持して，股関節に尾側への牽引を加える．
④ 手技強度：Grade Ⅲ
※ 股関節内・外旋制限も含め，最も制限の出現している運動方向を確認して治療する．

図5-4-18　尾側への牽引（伸展位）
可動域制限の改善

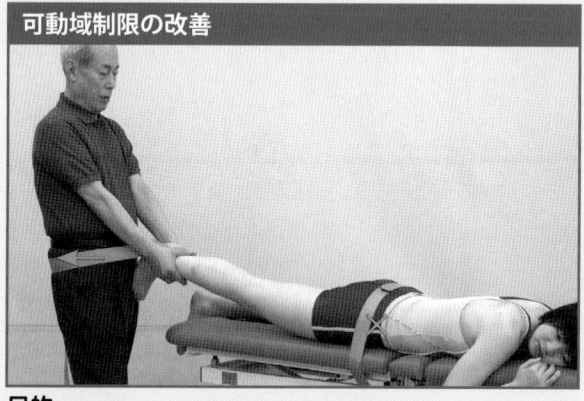

目的
- 大腿骨の尾側方向へのjoint playを増加させることによる股関節伸展制限のある可動域の改善

開始肢位および手技手順
① 開始肢位：患者は腹臥位にて，股関節は伸展制限のある最終可動域直前の伸展位．
② 固定：ベルトを患者の殿部上に回し，ベッドと固定する．さらに牽引される下肢の坐骨部に，あぶみ型のベルトかベッドに付属する固定用具を使用する．
③ 操作：セラピストは患者の下腿遠位部を把持して，大腿骨軸に対し尾側への牽引を加える．さらに長時間の牽引が必要であれば，セラピストの殿部にベルトを回し，患者の下腿遠位部に加えることも可能．
④ 手技強度：Grade Ⅲ
※ 股関節内・外旋制限も含め，最も制限の出現している運動方向を確認して治療する．

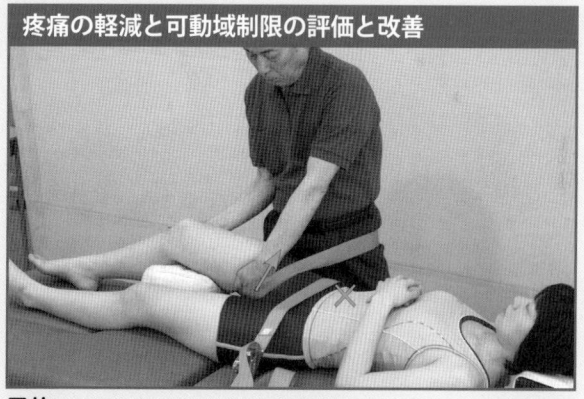

図5-4-19　外側への牽引
疼痛の軽減と可動域制限の評価と改善

目的
- 大腿骨の外側方向へのjoint playを増加させることによる疼痛と股関節可動域制限のある可動域の改善

開始肢位および手技手順
① 開始肢位：患者は背臥位にて，股関節は制限のある最終可動域直前の肢位．
② 固定：患者の骨盤の周りにベルトを回し，ベッドの治療する下肢と反対側に固定し，さらにセラピストは固定する手（写真では左手）で患者の外側の骨盤を，内側そしてやや頭側に押し付けることによってベルトの固定を強化する．
③ 操作：セラピストは患者の近位の大腿とセラピストの体の周りに牽引用のベルトを回す．股関節の安静肢位を調整するために患者の膝を支える．セラピストの体を後方に移動させて，ベルトを介して股関節に外側への牽引を加える．
④ 手技強度：Grade Ⅲ
※ 股関節内・外旋制限も含め，最も制限の出現している運動方向を確認して治療する．

股関節　関節モビライゼーション

図 5-4-20　外側への牽引（屈曲位）

可動域制限の改善

目的
・大腿骨の外側方向へのjoint playを増加させることによる股関節屈曲・内転制限のある可動域の改善

開始肢位および手技手順
① **開始肢位**：患者は背臥位にて，股関節は屈曲制限のある最終可動域直前の肢位．
② **固定**：患者の骨盤の周りにベルトを回し，ベッドの治療する下肢と反対側に固定し，さらにセラピストは，固定する手で患者の外側の骨盤を，内側そしてやや頭側に押し付けることによってベルトの固定を強化する．
③ **操作**：セラピストは，患者の遠位の大腿とセラピストの身体の周りに牽引用のベルトを回す．股関節の安静肢位を調整するために右手で患者の膝を支える．セラピストの身体を後方に移動させて，ベルトを介して股関節に外側への牽引を加える．
④ **手技強度**：Grade Ⅲ

図 5-4-21　外側への牽引（伸展位）

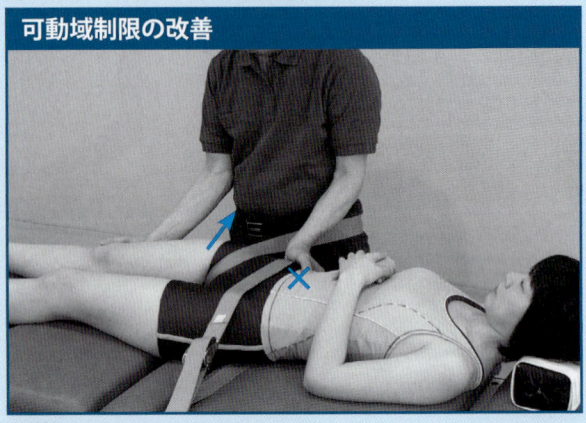

可動域制限の改善

目的
・大腿骨の外側方向へのjoint playを増加させることによる股関節伸展・外転制限のある可動域の改善

開始肢位および手技手順
① **開始肢位**：患者は背臥位にて，股関節は伸展制限のある最終可動域直前の肢位．
② **固定**：患者の骨盤の周りにベルトを回し，ベッドの治療する下肢と反対側に固定し，さらにセラピストは，固定する手（図では右手）で患者の外側の骨盤を，内側そしてやや頭側に押し付けることによってベルトの固定を強化する．
③ **操作**：セラピストは，患者の遠位の大腿とセラピストの身体の周りに牽引用のベルトを回す．股関節の安静肢位を調整するために右手で患者の膝を支える．セラピストの身体を後方に移動させて，ベルトを介して股関節に外側への牽引を加える．
④ **手技強度**：Grade Ⅲ

股関節　関節モビライゼーション

図 5-4-22　背側への滑り（屈曲 80～90°）
屈曲制限の改善

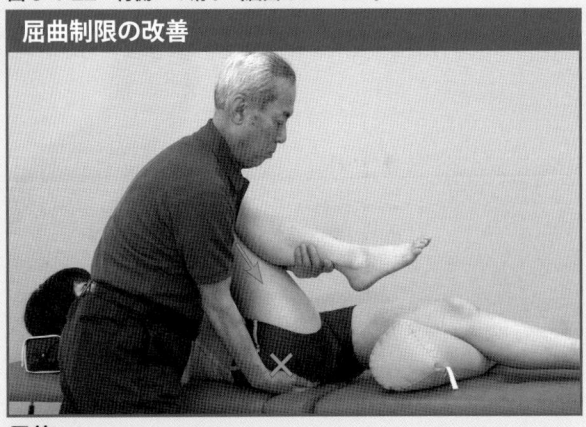

目的
- 大腿骨の背側方向への滑りの joint play を増加させることによる股関節屈曲制限のある可動域の改善

開始肢位および手技手順
① **開始肢位**：患者は背臥位にて，股関節は屈曲最終可動域より少し戻す．
② **固定**：患者の骨盤をベッドに固定するために，患者の右の骨盤の下にセラピストの右手を入れて（母指と示指を重ねるようにして）固定を強化させる．
③ **操作**：セラピストは，患者の大腿を，セラピストの身体と左手にて保持し，股関節内転・外旋の角度を調節する．セラピストの身体を患者の膝にもたれかけるようにして大腿長軸方向へ股関節に背側への滑りを加える．
④ **手技強度**：Grade Ⅲ

※股関節屈曲 80～90°にて用いる肢位．股関節内転・外旋角度を調節しながら治療する．

図 5-4-23　背側への滑り
屈曲制限の改善

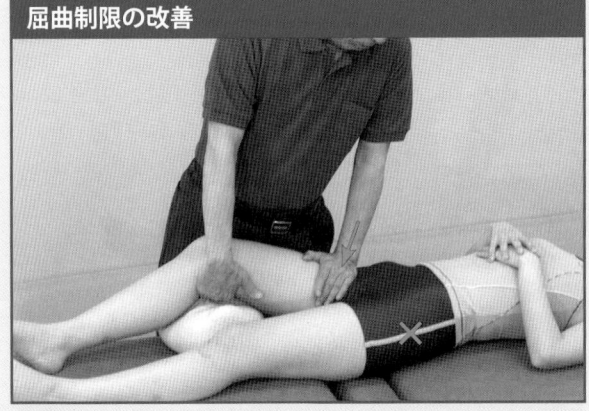

目的
- 大腿骨の背側方向への滑りの joint play を増加させることによる股関節屈曲制限のある可動域の改善

開始肢位および手技手順
① **開始肢位**：患者は背臥位にて，股関節は安静肢位．
② **固定**：患者の骨盤をベッドに固定する．
③ **操作**：セラピストは患者の大腿近位部を前面より保持し，さらに下腿近位部にて，股関節屈曲・内転・外旋の角度を調節する．セラピストの自重を使って股関節に背側への滑りを加える．
④ **手技強度**：Grade Ⅲ

※股関節屈曲 80°以下にて用いる肢位．股関節内転・外旋角度を調節しながら治療する．

図 5-4-24　背側への滑り（屈曲 100°以上）
屈曲制限の改善

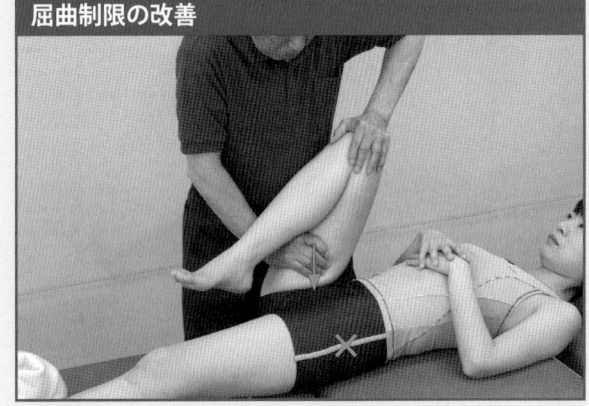

目的
- 大腿骨の背側方向への滑りの joint play を増加させることにる股関節屈曲制限のある可動域の改善

開始肢位および手技手順
① **開始肢位**：患者は背臥位にて，股関節は屈曲最終可動域から少し戻す．
② **固定**：患者を背臥位にて骨盤をベッドに固定する．
③ **操作**：セラピストは，患者の大腿近位部を大腿後面より保持し，さらに屈曲した膝関節にて，股関節屈曲・内転・外旋の角度を調節する．セラピストの自重を使って，股関節に背側への滑りを加える．
④ **手技強度**：Grade Ⅲ

※股関節屈曲 100°以上にて用いる肢位．股関節内転・外旋角度を調節しながら治療する．

股関節　関節モビライゼーション

図 5-4-25　腹側への滑り（伸展位）
伸展制限の改善

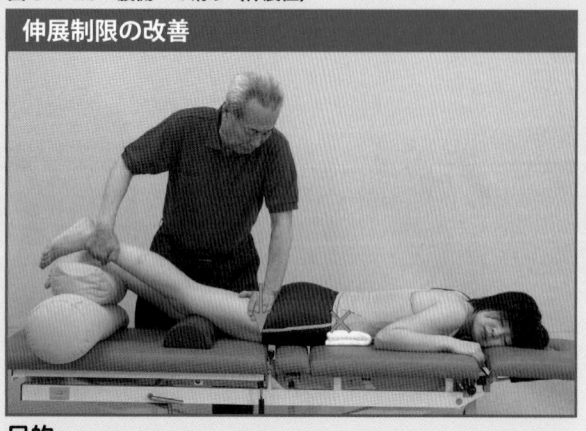

目的
・大腿骨の腹側方向への滑りの joint play を増加させることによる股関節伸展制限のある可動域の改善

開始肢位および手技手順
① **開始肢位**：患者は腹臥位にて，股関節は伸展最終可動域から少し戻す．
② **固定**：患者の骨盤をベッドに固定するために，患者の腹側の骨盤の下に楔あるいは砂嚢を入れて固定を強化する．
③ **操作**：セラピストは患者の大腿近位部後面を把持する．さらに，下腿遠位部を把持して股関節の内外旋の角度を調節する（股関節の内旋を保持するために，セラピストの立ち位置と反対側の股関節に実施する）．セラピストの伸展した上肢を介して，腹側への滑りを加える．
④ **手技強度**：Grade Ⅲ
※股関節内・外旋角度を調節しながら治療する．

図 5-4-26　腹側への滑り（伸展位）
伸展制限の改善

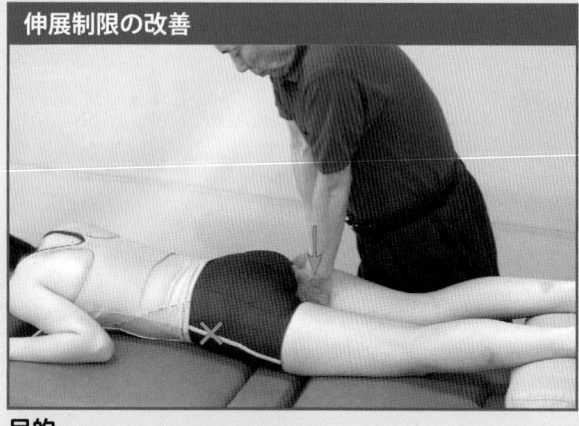

目的
・大腿骨の腹側方向への滑りの joint play を増加させることによる股関節伸展制限のある可動域の改善

開始肢位および手技手順
① **開始肢位**：患者は腹臥位にて，股関節は伸展最終可動域から少し戻す．
② **固定**：患者の骨盤をベッドに固定するために，患者の腹側の骨盤の下（上前腸骨棘）に楔あるいは砂嚢を入れて固定を強化する．
③ **操作**：セラピストは，患者の大腿近位部（坐骨結節のすぐ下）後面を両上肢にて把持する．セラピストの伸展した上肢を介して，腹側への滑りを加える．
④ **手技強度**：Grade Ⅲ
※股関節内・外旋角度を調節しながら治療する．

図 5-4-27　腹側への滑り（伸展位）
伸展制限の改善

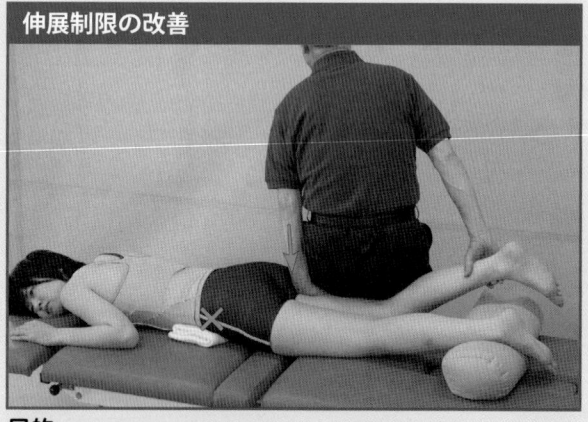

目的
・大腿骨の腹側方向への滑りの joint play を増加させることによる股関節伸展制限のある可動域の改善

開始肢位および手技手順
① **開始肢位**：患者は腹臥位にて，股関節は伸展最終可動域から少し戻す．
② **固定**：患者の骨盤をベッドに固定するために，患者の腹側の骨盤の下（上前腸骨棘）に楔あるいは砂嚢を入れて固定を強化する．
③ **操作**：セラピストは，患者の大腿近位部後面を上肢にて把持する．さらに患者の膝関節を屈曲させて下腿遠位部を把持し，股関節内外旋を調節する．セラピストの伸展した上肢を介して，腹側への滑りを加える．
④ **手技強度**：Grade Ⅲ
※患者の体格がセラピストより大柄な場合に使用される．股関節内・外旋角度を調節しながら治療する．

ハムストリングス　ストレッチ

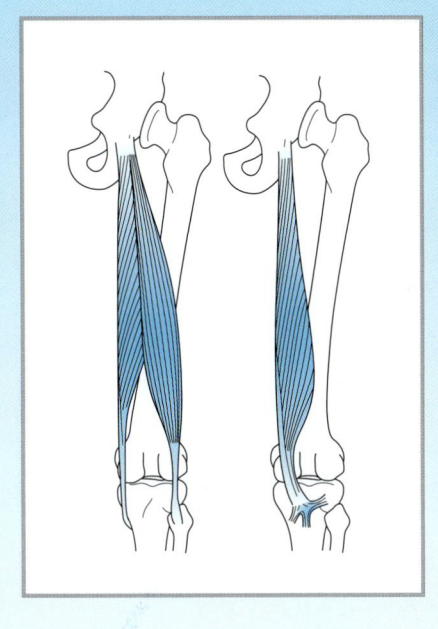

大腿二頭筋
2関節性の長頭と1関節性の短頭からなる．

1) 解剖
（1）起始：長頭は坐骨結節で半腱様筋と総頭をつくる．短頭は粗線の外側唇の中1/3と外側筋間中隔から起こる．
（2）停止：両頭は合して二頭筋となり腓骨頭に付着．
（3）神経支配：長頭；脛骨神経（L5-S2）
　　　　　　　　短頭；総腓骨神経（S1, S2）

2) 機能
　股関節伸展, 膝関節屈曲, 外旋

半腱様筋

1) 解剖
（1）起始：坐骨結節
（2）停止：脛骨の内側面へ行き浅鵞足を形成し，薄筋・縫工筋とともに付着．
　この脛骨の内側面と鵞足の間で，筋が停止する手前に大きな鵞足包がある．
（3）神経支配：脛骨神経（L5-S2）

2) 機能
　股関節伸展, 膝関節屈曲, 内旋

半膜様筋

1) 解剖
（1）起始：坐骨結節
（2）停止：内側側副靱帯の下方で3部に分かれ，1部は前方へ向かって脛骨内側顆，2部は膝窩筋の筋膜に移行，3部は斜膝窩靱帯として関節包の後壁へ入り込む．このように3分割された停止部は深鵞足ともよばれる．
（3）神経支配：脛骨神経（L5-S2）

2) 機能
　股関節伸展, 膝関節屈曲, 内旋

ハムストリングス　　　　ストレッチ

図 5-4-28a　開始肢位

ハムストリングスの評価

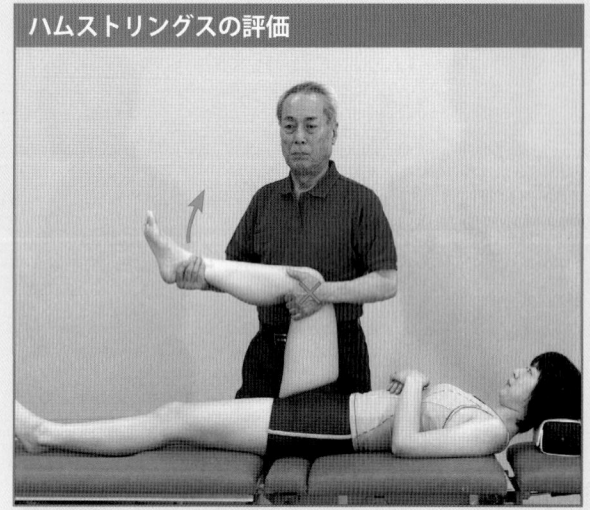

図 5-4-28b　最終肢位

ハムストリングスの評価

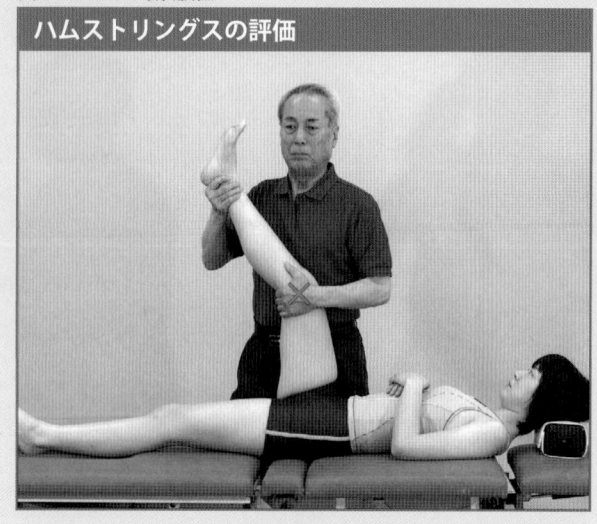

手技手順
①**開始肢位**：患者は，背臥位にて，股関節 90°屈曲位，膝関節は屈曲可能な角度にて保持する．セラピストは，自らの腹部と左上肢を使って患者の大腿部を安定させ，右手は下腿遠位部を把持する．
②**鑑別部位・組織**：坐骨神経支配筋群の短縮は，坐骨神経自体の緊張状態（irritation）と取り違える可能性がある．そのため，頸部・足部の運動を使った神経伸張テストやその他の整形外科的テストによって神経症状の鑑別を行う必要がある．梨状筋症候群との鑑別は，股関節内・外旋運動の併用により鑑別が可能である．また，腰部との鑑別も必要となる．
③**操作**：セラピストは，患者の膝関節を最大伸展運動させる．坐骨部

に付着した筋群の短縮は膝関節伸展運動を制限し，less soft もしくは more elastic な end feel となる．また，経過とともにさらに筋群が引き延ばされていく感覚が生じる．
④**臨床で起こること**：検査は無理に行わないほうがいい，短縮した筋の状態を調節するために股関節の屈曲を減少させる場合がある．まず，股関節の屈曲を拡大させたあとで膝関節の伸展角度を確認したり，膝関節の伸展を十分に行ったあとで股関節の屈曲角度を確認したりすることも必要である．それによって膝関節伸展のみの制限が明らかとなり，大腿二頭筋の短縮頭・膝窩筋もしくは，膝関節関節構成体の原因を示すことがわかる．

図 5-4-29a　開始肢位

ハムストリングスのストレッチ

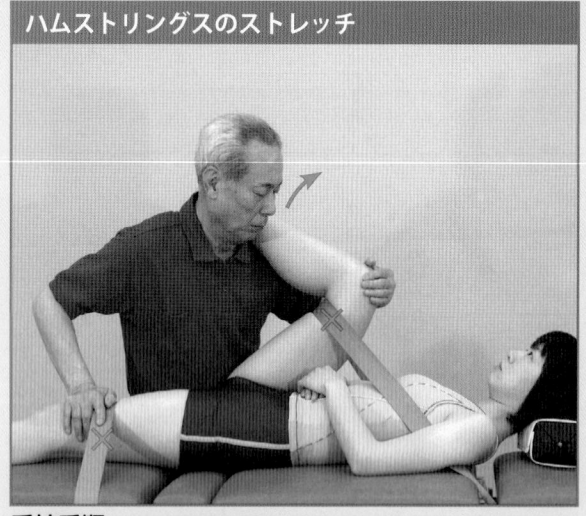

図 5-4-29b　最終肢位

ハムストリングスのストレッチ

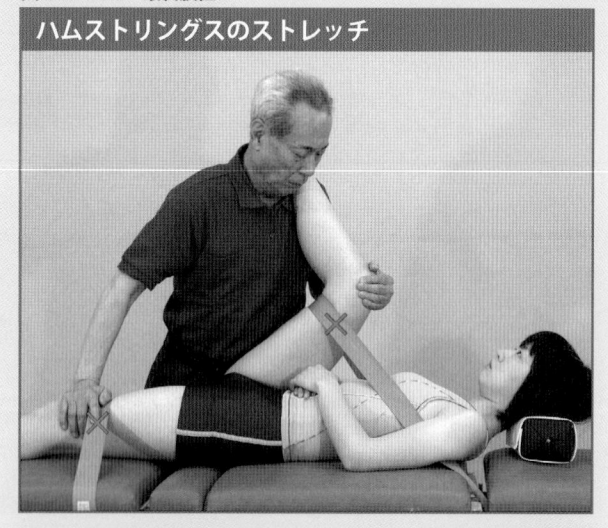

手技手順
①**開始肢位**：患者は背臥位
②**固定**：伸張を加えない脚の大腿部をベルトでベッドに固定し，股関節伸展位を保持する．伸張させる脚は，股関節を可能なかぎり最大屈曲位にして，ベルトとセラピストの左手でその角度を保持する．
③**操作**：セラピストの左手で患者の膝をしっかり握って下腿をセラピストの左肩に載せ，ゆっくりと可能なかぎり膝関節を伸展させる．
④**等尺性収縮・弛緩**：患者はセラピストの抵抗に抗して，膝関節屈曲

方向へ等尺性収縮運動を行う．
患者の筋緊張が低下した後で，セラピストはさらに膝関節伸展方向へ動かしていく．筋収縮と弛緩を繰り返して徐々に運動最終位か動かなくなる位置へと動かす．
⑤**最終肢位・拮抗筋の刺激**：運動最終位となったところで，セラピストは膝関節伸展方向へ抵抗を加え，患者は膝関節を最大伸展するように筋を収縮させる．

ハムストリングス　　ストレッチ

図 5-4-30a　開始肢位
ハムストリングスのオートストレッチ

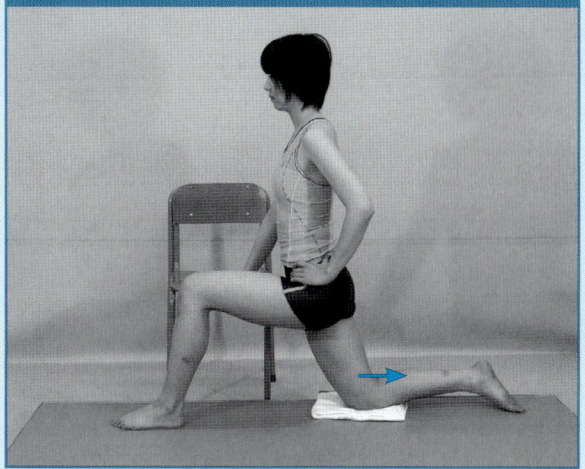

図 5-4-30b　最終肢位
ハムストリングスのオートストレッチ

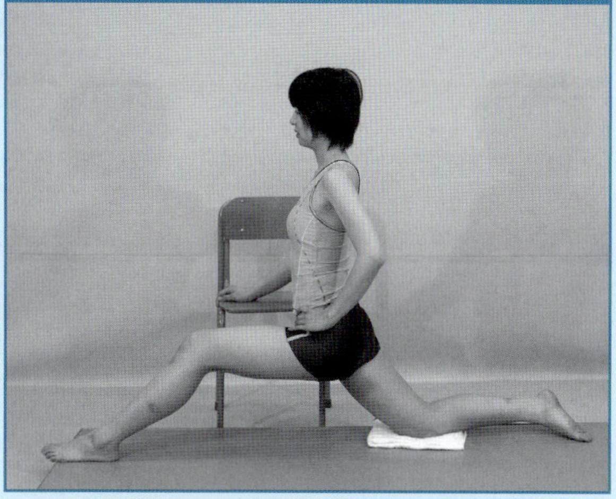

手技手順
①**開始肢位**：片膝立ち．右膝関節の下にクッションを入れる．右側に椅子を置き，右上肢にてバランスを保つ．
②**固定**：左上肢は左腸骨稜に置き骨盤の傾斜を止める．
③**操作**：左下肢を前方へ徐々に踵を移動させ，可能なかぎり膝関節を伸展させる．
④**等尺性収縮・弛緩**：患者は床に対して踵を押しつけるように，膝関節屈曲方向へ等尺性収縮運動を行う．　患者の筋緊張が低下したあとで，さらに踵を前方へ移動させ，膝関節を伸展方向へ動かしていく．このとき，腰椎部の前弯が増強しないように注意が必要である．筋収縮と弛緩を繰り返して，徐々に伸展運動最終位か動かなくなる位置へと動かす．
⑤**最終肢位・拮抗筋の刺激**：運動最終位となったところで，患者は踵部を床から持ち上げるように力を入れ，膝関節を最大伸展するように収縮させる．

大殿筋・内転筋群　ストレッチ

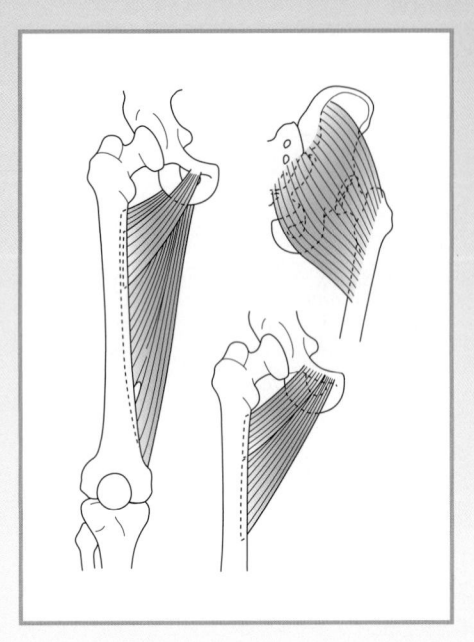

1) 解剖
大殿筋は起始に沿って浅部と深部からなる．

(1) 起始：浅部は腸骨稜・上後腸骨棘・仙骨・尾骨．深部は腸骨翼・仙結節靱帯・殿筋筋膜．

(2) 停止：腸脛靱帯・殿筋粗面．大殿筋と大転子の間には大きな転子包がある．

(3) 神経支配：下殿神経（L5–S2）

2) 機能
股関節伸展，外旋

図 5-4-31a　開始肢位
股関節伸筋群（大殿筋・内転筋群）のストレッチ

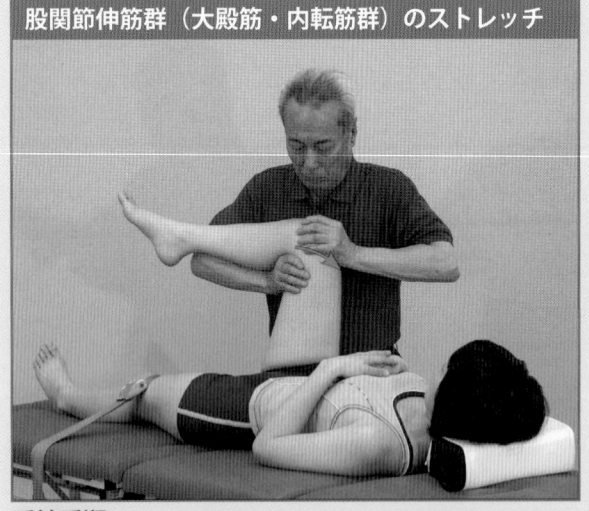

図 5-4-31b　最終肢位
股関節伸筋群（大殿筋・内転筋群）のストレッチ

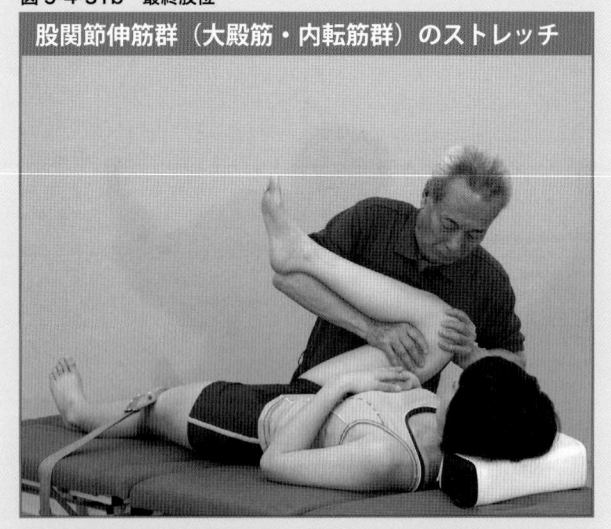

手技手順
① **開始肢位**：患者は背臥位
② **固定**：伸張を加えない脚の大腿前面をベルトでベッドに固定し，股関節伸展位を保持する．伸張させる脚は，股関節を可能なかぎり最大屈曲位にしてセラピストの右手でその角度を保持する．
③ **操作**：セラピストの左手と胸部で患者の膝関節部と下腿をしっかり保持し，ゆっくりと可能なかぎり股関節を屈曲させていく．
④ **等尺性収縮・弛緩**：患者はセラピストの抵抗に抗して，股関節伸展方向へ等尺性収縮運動を行う．患者の筋緊張が低下したあとで，セラピストはさらに股関節屈曲方向へ動かしていく．筋収縮と弛緩を繰り返して，徐々に運動最終位か動かなくなる位置へと動かす．
⑤ **最終肢位・拮抗筋の刺激**：運動最終位となったところで，セラピストは股関節伸展方向へ抵抗を加え，患者は股関節を最大屈曲するように筋を収縮させる．

大殿筋・内転筋群　　ストレッチ

図 5-4-32a　開始肢位
股関節伸筋群（大殿筋・内転筋群）のオートストレッチ

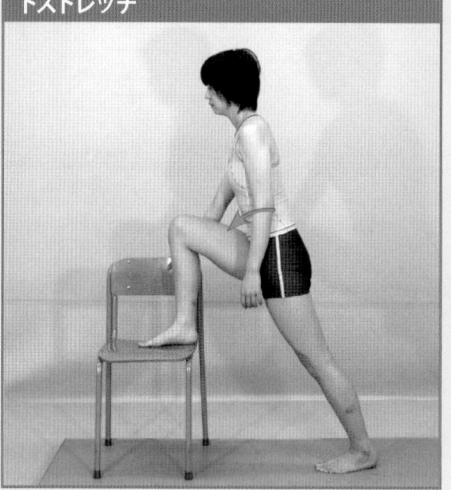

図 5-4-32b　最終肢位
股関節伸筋群（大殿筋・内転筋群）のオートストレッチ

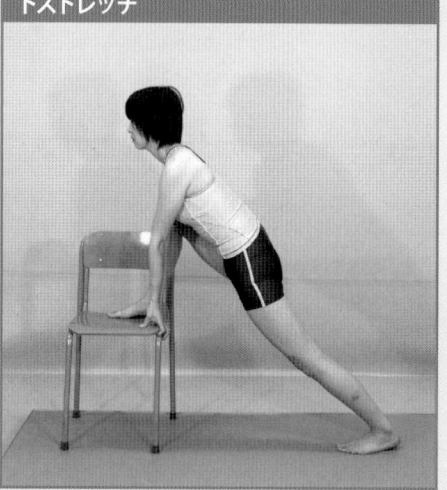

手技手順
① **開始肢位**：患者は椅子上に伸張する下肢を乗せた状態で股関節を最大屈曲位とする．
② **固定**：両上肢を右下肢内側に保持し，バランスを保つためのサポートとして使用する．
③ **操作**：徐々に左下肢（伸張されない側）を後方へ移動させることによって可能なかぎり股関節を屈曲させていく．

④ **等尺性収縮・弛緩**：患者は椅子に対して踵を押しつけるように，股関節伸展方向へ等尺性収縮運動を行う．患者の筋緊張が低下したあとで，さらに左下肢を後方へ移動させ，股関節を屈曲方向へ動かしていく．このとき，腰椎部の前弯が増強しないように，後方の大腿部と体幹部を一直線上にしておくことが必要である．筋収縮と弛緩を繰り返して，徐々に屈曲運動最終位か動かなくなる位置へと動かす．
⑤ **最終肢位・拮抗筋の刺激**：運動最終位となったところで，患者は踵部を椅子面から持ち上げるように力を入れ，股関節を最大屈曲するように収縮させる．

図 5-4-33a　開始肢位
ハムストリングスを除いた伸筋群・外転筋群・外旋筋群のストレッチ

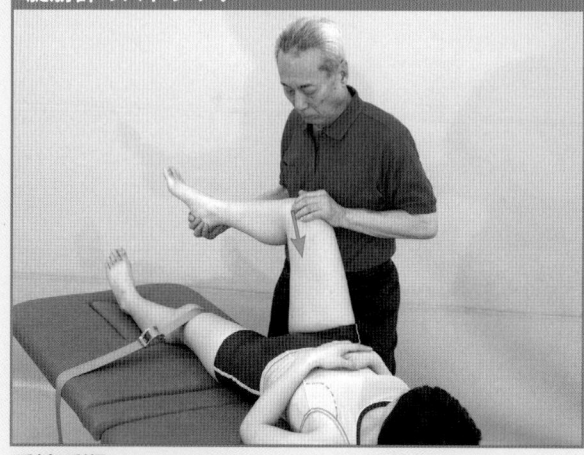

図 5-4-33b　最終肢位
ハムストリングスを除いた伸筋群・外転筋群・外旋筋群のストレッチ

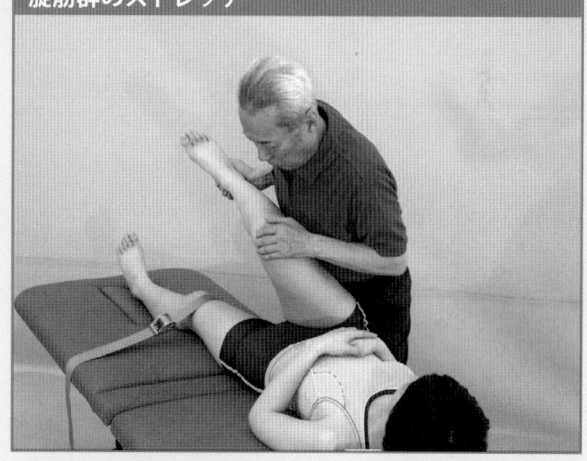

手技手順
① **開始肢位**：患者は背臥位
② **固定**：伸張を加えない脚の大腿前面をベルトでベッドに固定し，股関節伸展位を保持する．伸張させる脚は，股関節を可能なかぎり屈曲・外転・外旋位にして，セラピストの右手で足関節部を把持し，その角度を保持する．
③ **操作**：セラピストの左手と胸部で，患者の膝関節部と下腿をしっかり保持し，ゆっくりと可能なかぎり股関節を屈曲・内転・内旋させていく．

④ **等尺性収縮・弛緩**：患者はセラピストの抵抗に抗して，股関節伸展・内転・内旋方向へ等尺性収縮運動を行う．患者の筋緊張が低下（ゆるんだ）したあとで，セラピストはさらに股関節屈曲・内転・内旋方向へ動かしていく．筋収縮と弛緩を繰り返して，徐々に運動最終位か動かなくなる位置へと動かす．
⑤ **最終肢位・拮抗筋の刺激**：運動最終位となったところで，セラピストは股関節伸展・外転・外旋方向へ抵抗を加え，患者は股関節を最大屈曲・内転・内旋するように筋を収縮させる．

ハムストリングスを除いた伸筋群・内外転筋群・内外旋筋群　ストレッチ

図 5-4-34a　開始肢位

ハムストリングスを除いた伸筋群・外転筋群・内旋筋群のストレッチ

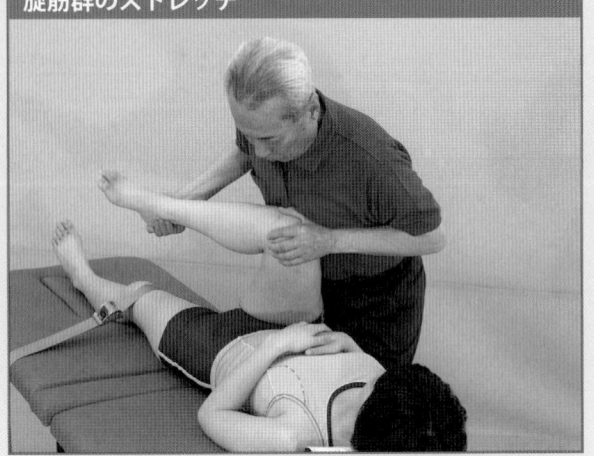

手技手順
① 開始肢位：患者は背臥位
② 固定：伸張を加えない脚の大腿前面をベルトでベッドに固定し，股関節伸展位を保持する．伸張させる脚は，股関節を可能なかぎり屈曲・内転・外旋位にして，セラピストの右手で足関節部を把持し，その角度を保持する．
③ 操作：セラピストの左手と胸部で，患者の膝関節部と下腿をしっかり保持し，ゆっくりと可能なかぎり股関節を屈曲・内転・外旋させていく．

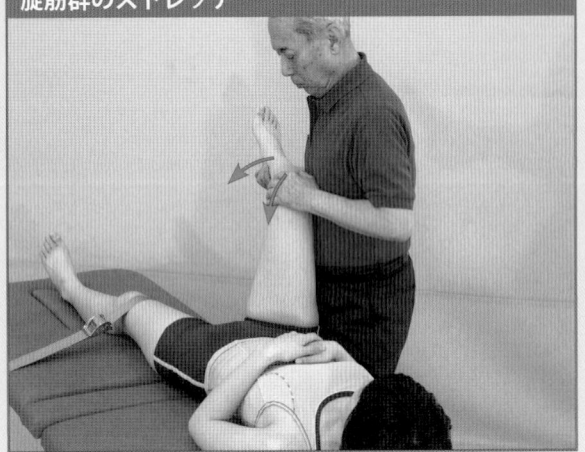

図 5-4-34b　最終肢位

ハムストリングスを除いた伸筋群・外転筋群・内旋筋群のストレッチ

④ 等尺性収縮・弛緩：患者はセラピストの抵抗に抗して，股関節伸展・外転・内旋方向へ等尺性収縮運動を行う．患者の筋緊張が低下した（ゆるんだ）あとで，セラピストはさらに股関節屈曲・内転・外旋方向へ動かしていく．筋収縮と弛緩を繰り返して，徐々に運動最終位か動かなくなる位置へと動かす．
⑤ 最終肢位・拮抗筋の刺激：運動最終位となったところで，セラピストは，股関節伸展・外転・内旋方向へ抵抗を加え，患者は，股関節を最大屈曲・内転・外旋するように筋を収縮させる．

図 5-4-35a　開始肢位

ハムストリングスを除いた伸筋群・内転筋群・外旋筋群のストレッチ

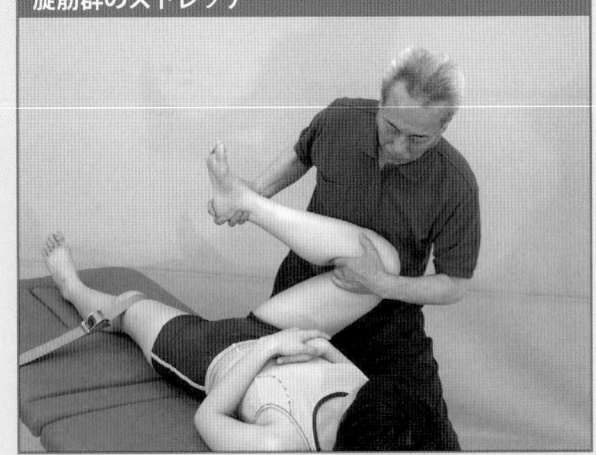

手技手順
① 開始肢位：患者は背臥位
② 固定：伸張を加えない脚の大腿前面をベルトでベッドに固定し，股関節伸展位を保持する．伸張させる脚は，股関節を可能なかぎり屈曲・外転・内旋位にして，セラピストの右手で足関節部を把持し，その角度を保持する．
③ 操作：セラピストの左手と腹部で，患者の膝関節部と下腿をしっかり保持し，ゆっくりと可能なかぎり股関節を屈曲・外転・内旋させていく．
④ 等尺性収縮・弛緩：患者はセラピストの抵抗に抗して，股関節伸

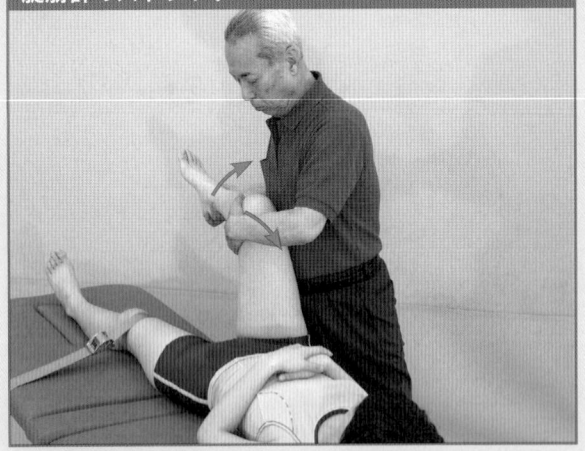

図 5-4-35b　最終肢位

ハムストリングスを除いた伸筋群・内転筋群・外旋筋群のストレッチ

展・内転・外旋方向へ等尺性収縮運動を行う．患者の筋緊張が低下した（ゆるんだ）あとで，セラピストはさらに股関節屈曲・外転・内旋方向へ動かしていく．セラピストの立ち位置を変えていく．筋収縮と弛緩を繰り返して，徐々に運動最終位か動かなくなる位置へと動かす．
⑤ 最終肢位・拮抗筋の刺激：運動最終位となったところで，セラピストは，股関節伸展・内転・外旋方向へ抵抗を加え，患者は，股関節を最大屈曲・外転・内旋するように筋を収縮させる．

ハムストリングスを除いた伸筋群・内外転筋群・内外旋筋群　ストレッチ

図 5-4-36a　開始肢位
ハムストリングスを除いた伸筋群・内転筋群・内旋筋群のストレッチ

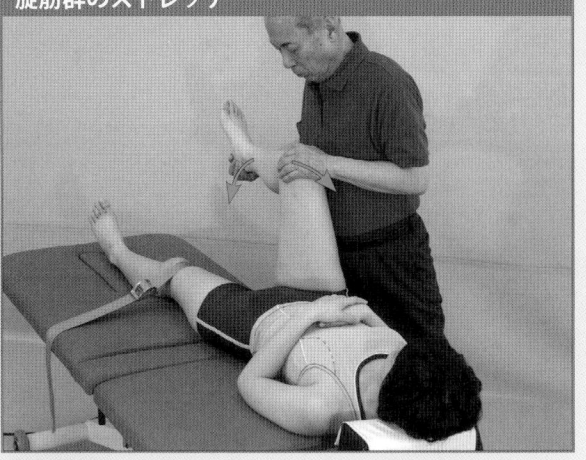

図 5-4-36b　最終肢位
ハムストリングスを除いた伸筋群・内転筋群・内旋筋群のストレッチ

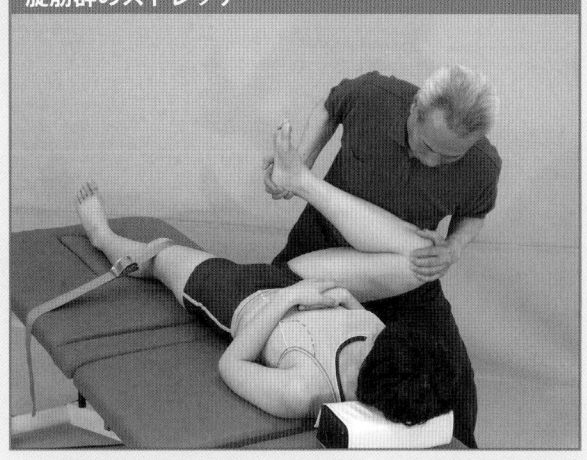

手技手順
① **開始肢位**：患者は背臥位
② **固定**：伸張を加えない脚の大腿前面をベルトでベッドに固定し，股関節伸展位を保持する．伸張させる脚は，股関節を可能なかぎり屈曲・外転・外旋位にして，セラピストの右手で足関節部を把持し，その角度を保持する．
③ **操作**：セラピストの左手と腹部で，患者の膝関節部と下腿をしっかり保持し，ゆっくりと可能なかぎり股関節を屈曲・外転・外旋させていく．

④ **等尺性収縮・弛緩**：患者はセラピストの抵抗に抗して，股関節伸展・内転・内旋方向へ等尺性収縮運動を行う．患者の筋緊張が低下した（ゆるんだ）あとで，セラピストはさらに股関節屈曲・外転・外旋方向へ動かしていく．筋収縮と弛緩を繰り返して，徐々に運動最終位か動かなくなる位置へと動かす．
⑤ **最終肢位・拮抗筋の刺激**：運動最終位となったところで，セラピストは，股関節伸展・内転・内旋方向へ抵抗を加え，患者は，股関節を最大屈曲・外転・外旋するように筋を収縮させる．

図 5-4-37a　開始肢位
オートストレッチ

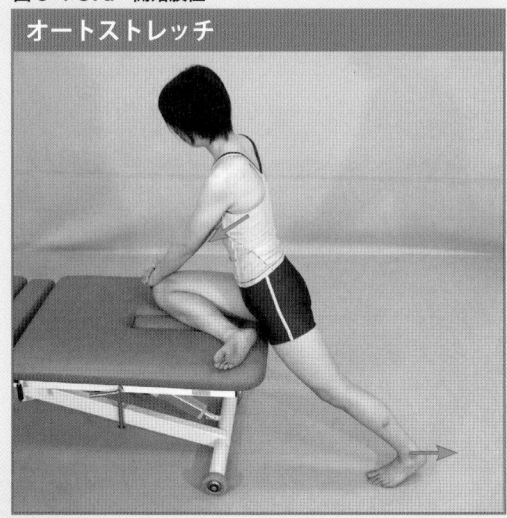

図 5-4-37b　最終肢位
オートストレッチ

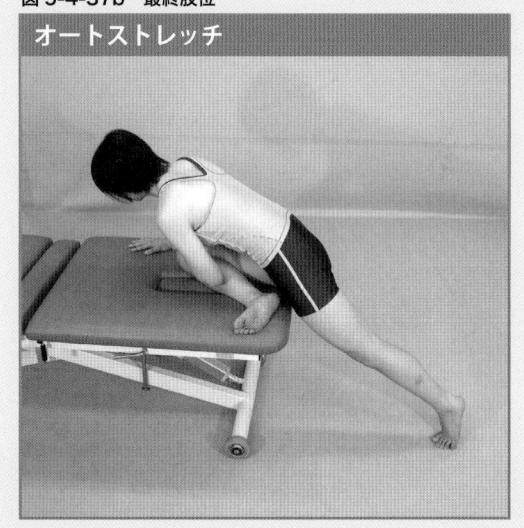

手技手順
① **開始肢位**：ベッド上に伸張する下肢を載せた状態で股関節を最大屈曲位・内転・内旋位とする．
② **固定**：右上肢を右下肢外側・前方に保持し，バランスを保つためのサポートとして使用する．左上肢は右下肢膝関節内側部におき，股関節外旋位を保持する．
③ **操作**：徐々に伸張されない側を後方へ移動させ，さらに体幹を前方へ倒すことによって股関節を屈曲・内転・外旋させていく．
④ **等尺性収縮・弛緩**：患者はベッドに対して外果を押しつけるように，股関節伸展・外転・内旋方向へ等尺性収縮運動を行う．患者の筋緊張が低下したあとで，さらに伸長されない下肢を後方へ移動させ，同時に体幹を前方へ倒していくことによって，股関節を屈曲・内転・外旋方向へ動かしていく．筋収縮と弛緩を繰り返して，徐々に屈曲・内転・外旋運動最終位か動かなくなる位置へと動かす．
⑤ **最終肢位・拮抗筋の刺激**：運動最終位となったところで，患者は踵部をベッド面から持ち上げるように力を入れ，股関節を最大屈曲・内転・外旋するように収縮させる．

外旋筋（梨状筋） ストレッチ

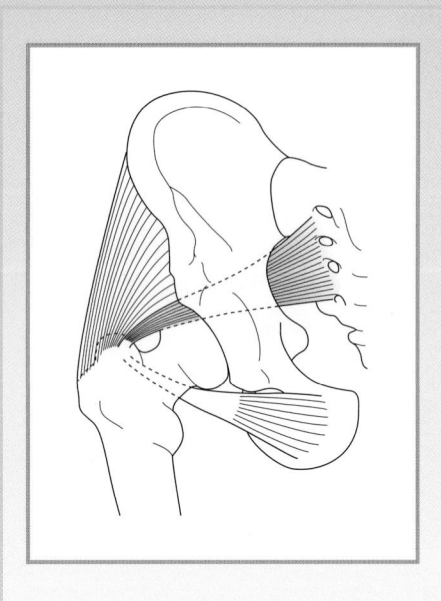

1）解剖
（1）起始：仙骨の前面
（2）停止：大転子先端の内側面
（3）神経支配：仙骨神経叢（L5-S2）

2）機能
股関節外旋

3）ヒント
梨状筋症候群：坐骨神経が梨状筋部から皮下にでてくるところで圧迫を受けるが，腰椎椎間板ヘルニアとの鑑別診断が必要とされる．この部の圧痛と放散痛，下肢（股関節）の内旋で症状の増悪が特徴である．

図5-4-38a 開始肢位 外旋筋（梨状筋）の評価

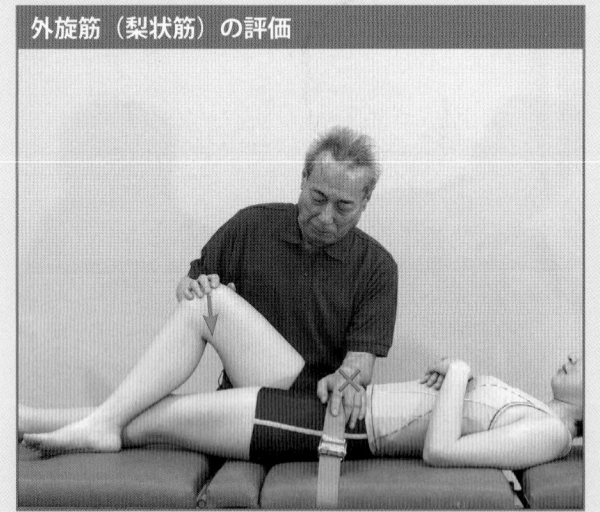

図5-4-38b 最終肢位 外旋筋（梨状筋）の評価

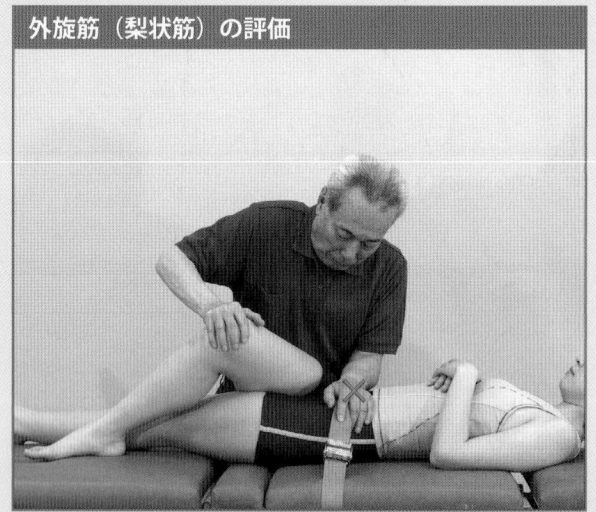

手技手順
①**開始肢位**：患者は背臥位とし，テストを実施する下肢側は股関節45°の屈曲位をとり，反対側下肢と交差させ立てる．セラピストは前腕を使って両側の上前腸骨棘周辺にて骨盤を安定させる．右手は膝関節外側部におき，股関節の内転・内旋運動を操作する．梨状筋は股関節屈曲60°以上では外旋・内転にてより伸張される．
②**鑑別部位・組織**：テストを施行しているあいだに，下肢に放散するような症状が出現する場合は坐骨神経の関与があることを示している．足部の動きや頸椎部の動きによって可動域に影響がみられる場合は神経系の関与が示唆される．
③**操作**：セラピストは，検査する側の股関節最大内旋・内転運動を行ってみる．梨状筋が短縮していれば運動は制限され，less soft もしくは more elastic な end feel となる．また，経過とともにさらに筋群が引き伸ばされていく感覚が生じる．

外旋筋（梨状筋） ストレッチ

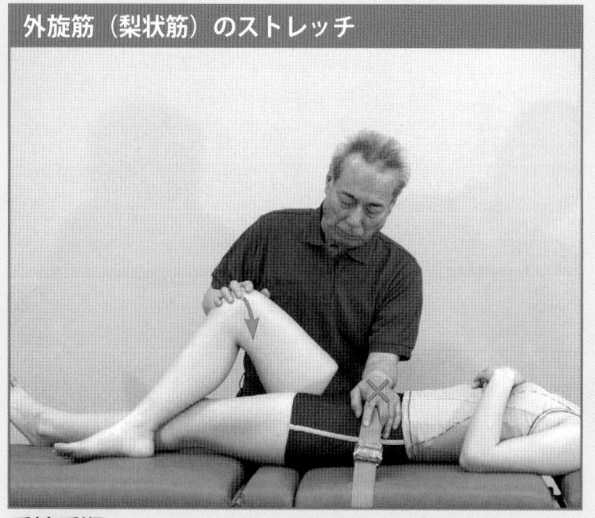

図5-4-39a 開始肢位　外旋筋（梨状筋）のストレッチ
図5-4-39b 最終肢位　外旋筋（梨状筋）のストレッチ

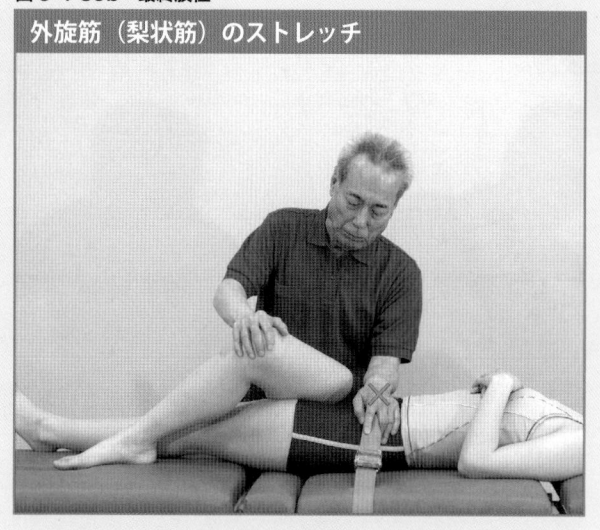

手技手順
①**開始肢位**：患者は背臥位とし，伸張を加える脚の股関節は45°の屈曲位をとり，反対側下肢と交差させ立てる．
②**固定**：セラピストは前腕を使って，両側の上前腸骨棘周辺にて骨盤を安定させる．反対側の上肢を膝関節外側部に置き，股関節を内転・内旋方向へ動かす．
③**等尺性収縮・弛緩**：患者はセラピストの抵抗に抗して，股関節外転・外旋方向へ等尺性収縮運動を行う．患者の筋緊張が低下したあとで，セラピストはさらに股関節内転・内旋位方向へ動かしていく．筋収縮と弛緩を繰り返して，徐々に運動最終位か動かなくなる位置へと動かす．
④**最終肢位・拮抗筋の刺激**：運動最終位となったところで，セラピストは股関節外転・外旋方向へ抵抗を加え，患者は最大内転・内旋するように筋を収縮させる．

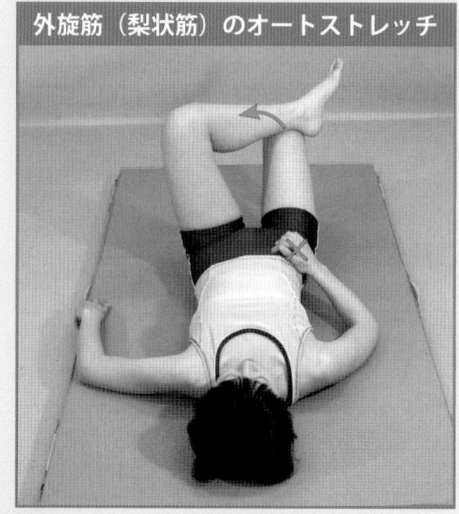

図5-4-40a 開始肢位　外旋筋（梨状筋）のオートストレッチ
図5-4-40b 最終肢位　外旋筋（梨状筋）のオートストレッチ

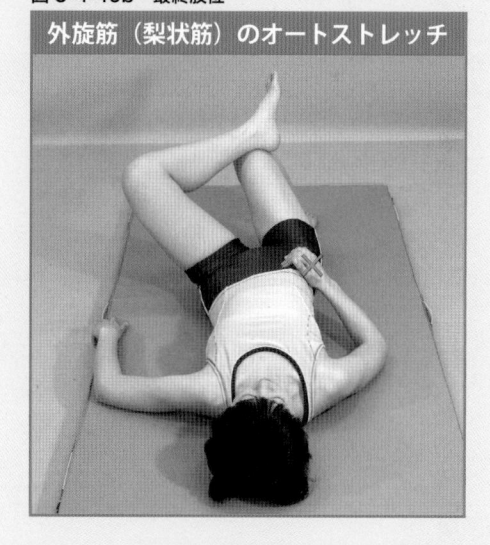

手技手順
①**開始肢位**：背臥位にて伸張を加える脚は，股関節屈曲45°膝関節屈曲90°にて膝立て位とする．
②**固定**：伸張を加える脚側の上前腸骨部周辺に患者の手を置き，骨盤を固定する．次に，伸張を加える脚の膝関節外側に反対側の踵部を置き，内側方向へ抵抗を加える．
③**等尺性収縮・弛緩**：患者は反対側の下肢に抗するような方向に運動を行う．股関節外転・外旋方向へ等尺性収縮運動を行う．患者の筋緊張が低下したあとで，さらに股関節を内転・内旋方向へ動かしていく．このとき，腰椎部の回旋が増強しないように注意が必要である．筋収縮と弛緩を繰り返して，徐々に内転・内旋運動最終位か動かなくなる位置へと動かす．
④**最終肢位・拮抗筋の刺激**：運動最終位となったところで，組んでいた脚を下し，患者は足を閉じる方向へ力を入れ，股関節を最大内転・内旋するように収縮させる．

腸腰筋　　　　　　　　　　　　　ストレッチ

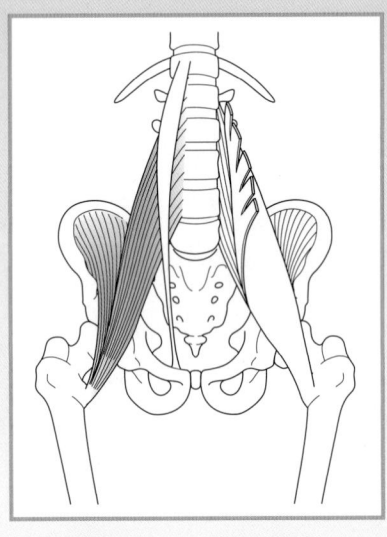

大腰筋

1）解剖
大腰筋は浅部と深部とに分けられる．
(1) 起始：浅部は，第十二胸椎と第一〜四腰椎の側面およびそれらに介在する椎間円板から起こる．深部は，第一〜五腰椎の肋骨突起から起こる．
(2) 停止：筋裂孔を通って小転子に付着

2）機能
股関節屈曲，外旋，体幹側屈

腸骨筋

1）解剖
(1) 起始：腸骨窩，下前腸骨棘
(2) 停止：大腰筋と合して腸腰筋となる．
(3) 神経支配：腰神経叢と大腿神経で大腰筋（L1-L3）／腸骨筋（L2-L4）

2）機能
股関節屈曲，外旋

3）ヒント
腸恥包炎：腸腰筋の走行する腸恥隆起にある腸恥包は，股関節包の前面まで伸びており，股関節腔と連絡していることもある．この部位での炎症症状を示す．症状としては，伸張や屈曲により過度の疼痛を訴える．
hypertone／筋張の短縮：腰椎部の前腕の増強・股関節伸展運動の制限，骨盤-股関節周辺の広範囲に運動障害を引き起こす．

図 5-4-41a　開始肢位　腸腰筋の評価

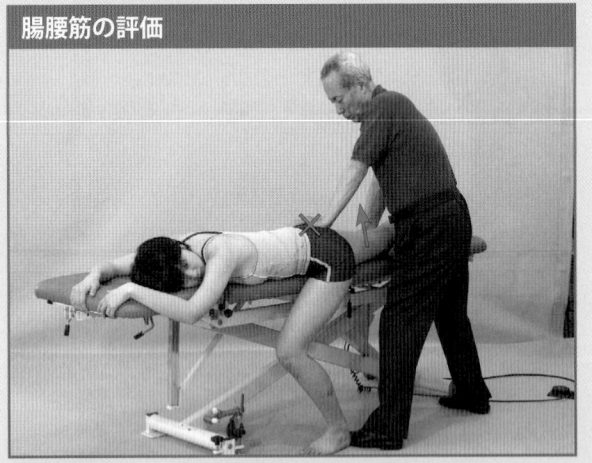

図 5-4-41b　最終肢位　腸腰筋の評価

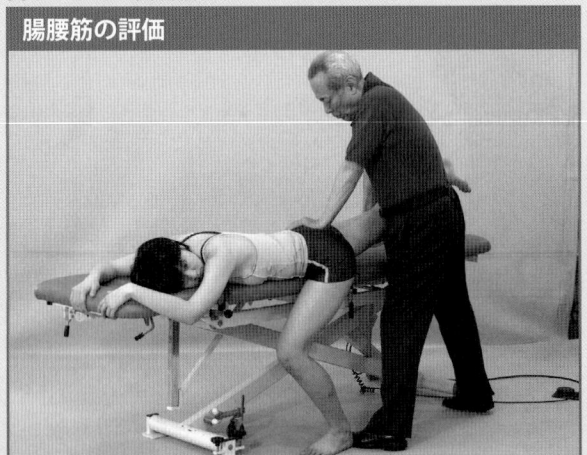

手技手順
① **開始肢位**：患者は，テストを実施しない下肢をベッド端から垂らした腹臥位をとる．ベッドから垂らした下肢は股関節を最大屈曲させ，腰部・骨盤を安定させる．セラピストはテストする側の坐骨結節周辺に左手を置き，さらに骨盤を固定する．セラピストはテストする側の大腿遠位部を右腕で抱きかかえる．

② **鑑別診断**：腰部の側屈を変化させることによって股関節の伸展運動範囲が変化するようであれば大腰筋の筋長短縮が示唆される．大腿神経との鑑別は，頸部・足部の運動を使った神経伸張テストやその他の整形外科テストによって神経症状の鑑別を行う必要がある．

③ **操作**：セラピストは検査する側の股関節最大伸展・内旋運動を試みる．腸腰筋が短縮していれば運動は制限され，less soft もしくは more elastic な end feel となる．また，経過とともにさらに筋群が引き伸ばされていく感覚が生じる．

④ **別法での筋長検査**：患者は仰臥位．テストを実施しない下肢を股関節最大屈曲位にし，腰部・骨盤を固定する．テストする側の下肢をベッド端から垂らし，徐々に股関節伸展方向へ動かしていくことによって出現する運動により股関節伸展制限因子となっている筋を識別する．
大腰筋：股関節伸展運動のみ制限されている．大腿直筋：膝関節の伸展運動が出現する．
大腿筋膜張筋：股関節外転運動が出現する．縫工筋：股関節外旋運動・膝関節屈曲運動が出現する．

腸腰筋　ストレッチ

図 5-4-42a　開始肢位
腸腰筋のストレッチ

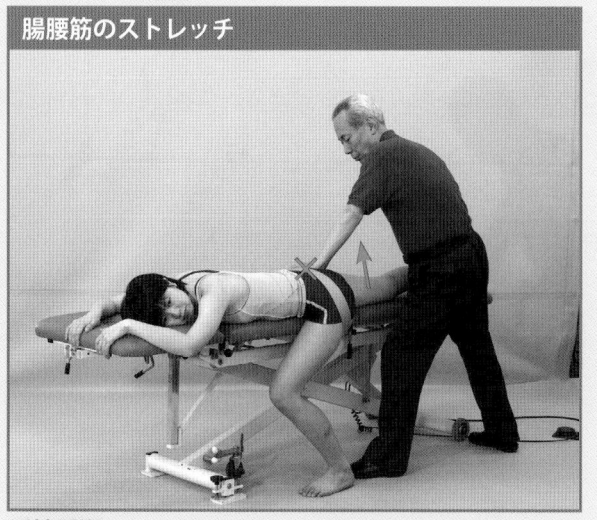

図 5-4-42b　最終肢位
腸腰筋のストレッチ

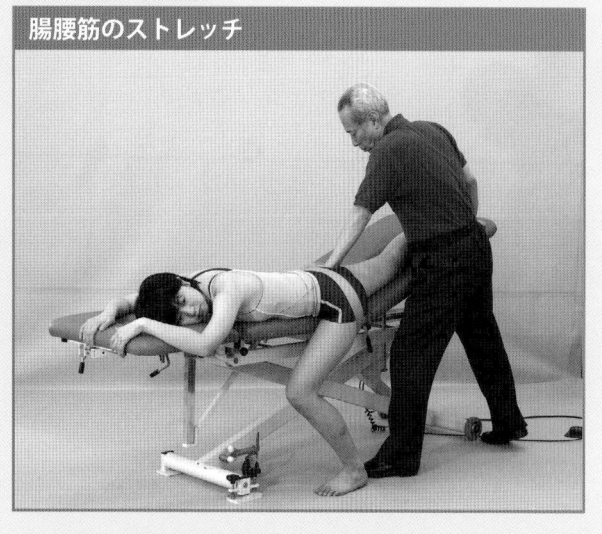

手技手順
① **開始肢位**：患者は，伸張を加えない下肢をベッド端から垂らした腹臥位をとる．
② **固定**：ベッドから垂らした下肢は股関節を最大屈曲させ，腰部・骨盤を安定させる．さらにベルトが骨盤後部を通るようにしてベッドに固定する．セラピストは伸張加える側の坐骨結節周辺に手を置き，さらに骨盤を固定する．
③ **操作**：可能なかぎり股関節を伸展位とする．
④ **等尺性収縮・弛緩**：患者はセラピストの抵抗に抗して，股関節屈曲方向へ等尺性収縮運動を行う．さらに伸張を加えたい，あるいは決められた股関節伸展角度で伸張を加えたいのであれば体幹の反対側へ側屈させる．患者の筋緊張が低下した（ゆるんだ）あとで，セラピストはさらに股関節伸展方向へ動かしていく．筋収縮と弛緩を繰り返して，徐々に運動最終位か動かなくなる位置へと動かす．
⑤ **最終肢位・拮抗筋の刺激**：運動最終位となったところで，セラピストは，股関節屈曲・外旋方向へ抵抗を加え，患者は，最大伸展・内旋するように筋を収縮させる．

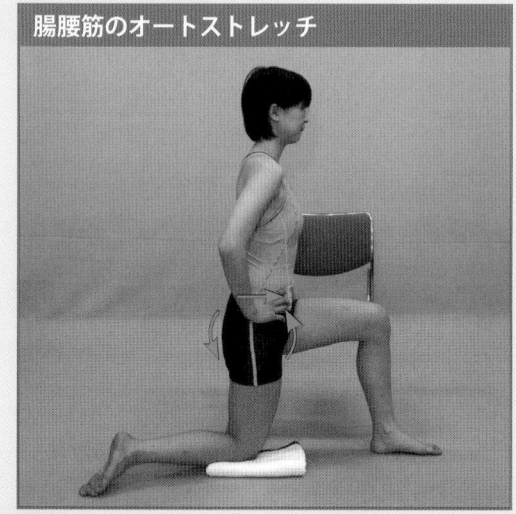

図 5-4-43a　開始肢位
腸腰筋のオートストレッチ

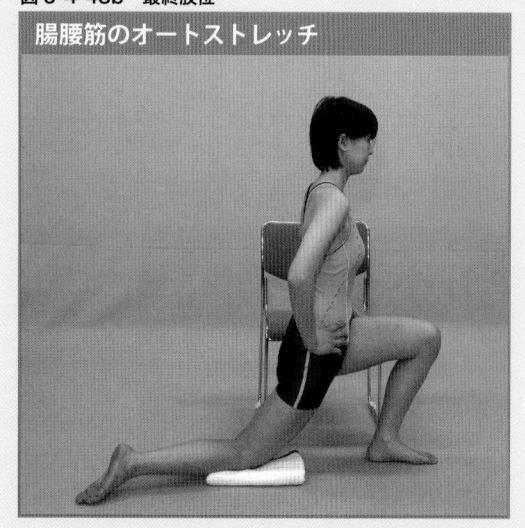

図 5-4-43b　最終肢位
腸腰筋のオートストレッチ

手技手順
① **開始肢位**：患者は，伸張を加える脚の膝下にクッションを入れ，片膝立ち位とする．反対側は前方で保持し，椅子はバランスをとる助けとする．
② **固定**：伸張側上肢は，骨盤が傾斜・回旋しないように固定する．
③ **操作**：右股関節をできるかぎり内旋・伸展位にする．
④ **等尺性収縮・弛緩**：患者は，大腿部を前下方に押し出すような方向で，股関節屈曲・外旋方向へ等尺性収縮運動を行う．さらに決められた股関節伸展角度で伸張を加えたい場合は体幹を側屈させる．患者の筋緊張が低下したあとで，骨盤から上部を前方に移動させて股関節を伸展方向へ動かしていく．このとき，腰椎部の前弯が増強しないように注意が必要である．筋収縮と弛緩を繰り返して，徐々に股関節伸展・外旋運動最終位か動かなくなる位置へと動かす．
⑤ **最終肢位・拮抗筋の刺激**：運動最終位となったところで，大腿を後方下方に押し出すような方向へ力を入れ，股関節を最大伸展・内旋するように収縮させる．

大腿四頭筋（大腿直筋） ストレッチ

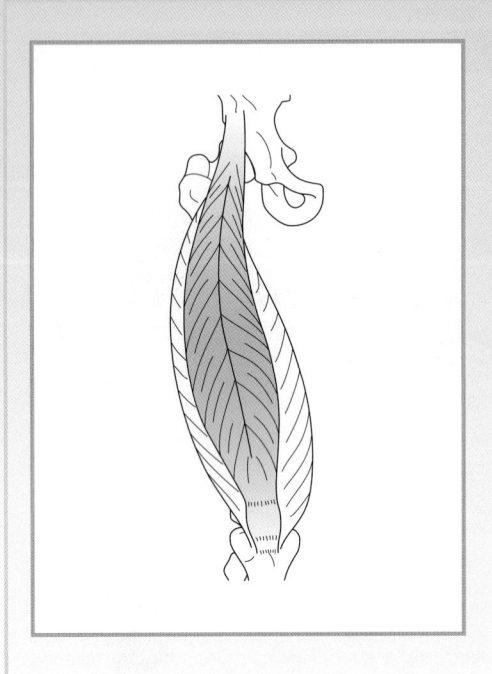

1）解剖
(1) 起始：下前腸骨棘・寛骨臼上縁
(2) 停止：中間・外側・内側広筋とともに腱をつくり膝蓋骨に付着
(3) 神経支配：大腿神経（L2-4）

2）機能
股関節屈曲，膝関節伸展

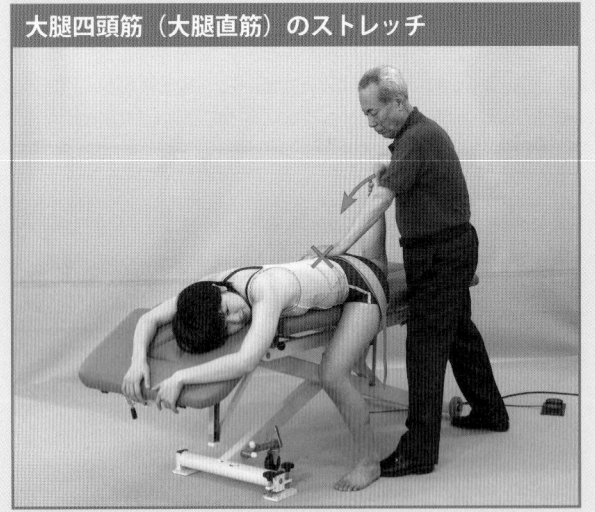

図 5-4-44a　開始肢位
大腿四頭筋（大腿直筋）のストレッチ

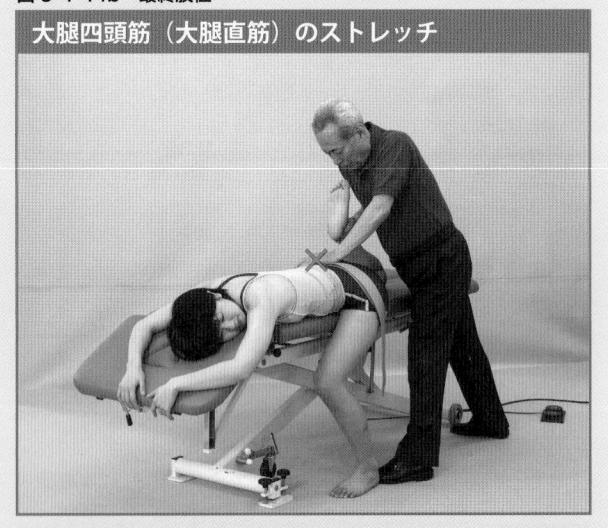

図 5-4-44b　最終肢位
大腿四頭筋（大腿直筋）のストレッチ

手技手順
① **開始肢位**：患者は，伸張を実施しない下肢をベッド端から垂らした腹臥位になる．
② **固定**：ベッドから垂らした下肢は股関節を最大屈曲させ，腰部・骨盤を安定させる．さらにベルトが骨盤後部を通るようにしてベッドに固定する．セラピストは伸張する側の坐骨結節周辺に手を置き，さらに骨盤を固定する．
③ **操作**：砂嚢や角度変動ベッドを使用して可能なかぎり股関節を伸展位とする．
④ **等尺性収縮・弛緩**：患者は膝関節屈曲方向の抵抗に抗して，膝関節を伸展方向へ等尺性収縮運動を行う．患者の筋緊張が低下したあとで，セラピストはさらに膝関節屈曲方向へ動かしていく．筋収縮と弛緩を繰り返して，徐々に運動最終位か動かなくなる位置へと動かす．
⑤ **最終肢位・拮抗筋の刺激**：この手技では，拡大した可動域が膝関節屈曲90°以上であれば，運動主動筋である膝関節屈曲筋群の収縮は促さない．

大腿四頭筋（大腿直筋） ストレッチ

図 5-4-45a　開始肢位
大腿四頭筋（大腿直筋）のオートストレッチ

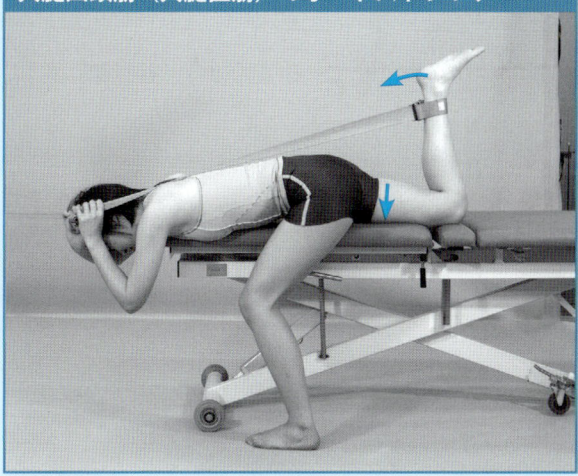

図 5-4-45b　最終肢位
大腿四頭筋（大腿直筋）のオートストレッチ

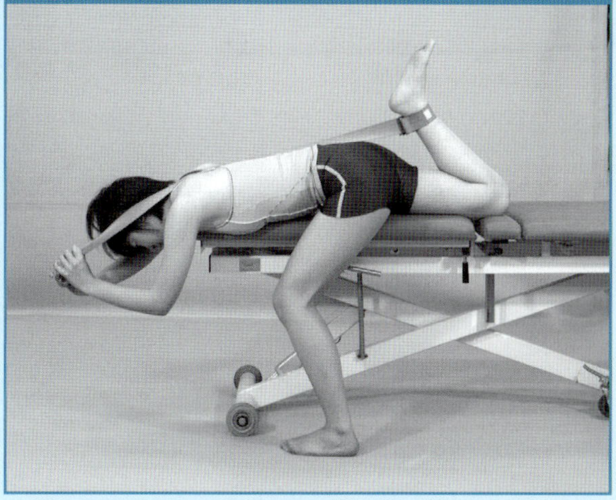

手技手順
① **開始肢位**：患者は，伸張を実施しない下肢をベッド端から垂らし，頭部をベッド端より出した腹臥位になる．
② **固定**：ベッドから垂らした下肢は股関節を最大屈曲させ，腰部・骨盤を安定させる．
③ **操作**：ベルトを足関節に巻きつけ，両上肢を使って可能なかぎり膝関節を屈曲させる．
④ **等尺性収縮・弛緩**：患者はベルトでの膝関節屈曲方向の抵抗に抗して，膝関節に伸展方向への等尺性収縮運動を行う．患者の筋緊張が低下したあとで，セラピストはさらに膝関節屈曲方向へ動かしていく．筋収縮と弛緩を繰り返して，徐々に運動最終位か動かなくなる位置へと動かす．
⑤ **最終肢位・拮抗筋の刺激**：この手技では，拡大した可動域が膝関節屈曲 90°以上であれば，運動主動筋である膝関節屈曲筋群の収縮は促さない．

大腿筋膜張筋　　ストレッチ

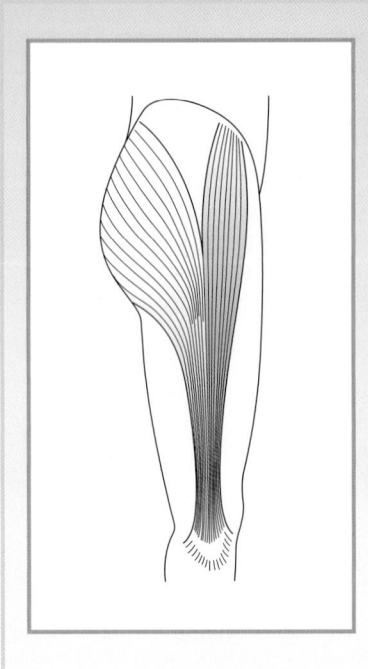

1）解剖
（1）起始：上前腸骨棘
（2）停止：大転子の下方で脛骨の外側顆に付着する腸脛靱帯に移行し，脛骨の外側顆に付着．
（3）神経支配：上殿神経（L4, L5）

2）機能
股関節外転，屈曲，内旋，膝関節伸展，外旋

3）ヒント
TFL-syndrom：考えられる原因としては，腸脛靱帯の緊張増加である．症状としては，大腿外側部のクリック音（ぱくっと食いついたような音）が，歩行時や股関節屈曲・伸展運動時に出現する．これは大転子上で緊張の増加した腸脛靱帯が滑走しているからである．

腸脛靱帯炎：大腿筋膜腸筋・腸脛靱帯の緊張が高まることで，大腿骨外側上顆の骨性隆起部と過度の摩擦によって炎症が起こり疼痛が現れる．長距離ランナーに発生しやすい．ランナー膝はランニングによって生じる膝関節痛の総称で，変形性膝関節症・腸脛靱帯炎・膝蓋骨軟骨軟化症などが原因となる．

図 5-4-46a 開始肢位 — 大腿筋膜張筋の評価
図 5-4-46b 最終肢位 — 大腿筋膜張筋の評価

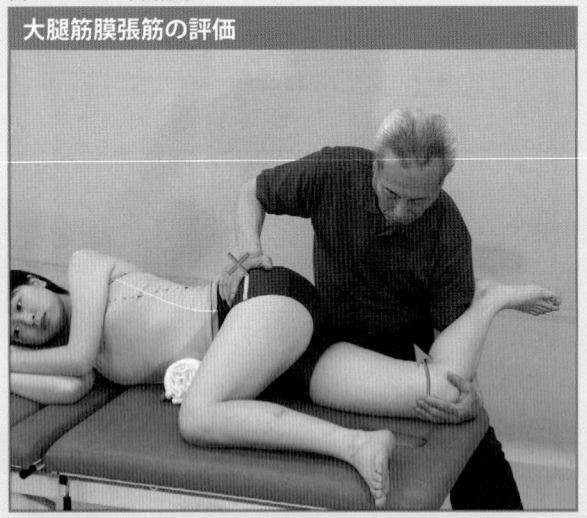

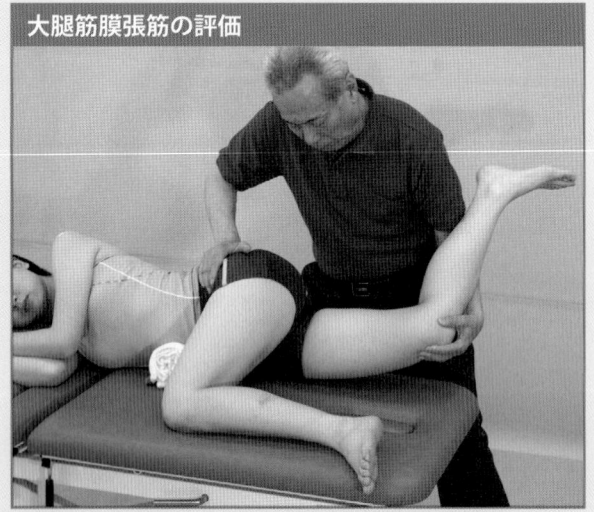

手技手順

① 開始肢位：患者は側臥位とし，テストを実施する下肢側の腹側部にクッションを入れ，骨盤の傾斜を防ぐ．上側の下肢は股関節・膝関節ともに屈曲しておく．セラピストは腸骨稜上に手を置き，尾側方向へ力を加え，骨盤の傾斜を防ぐ．セラピストは，テストを実施する側の軽度屈曲した膝関節をベッドから持ち上げるように把持する．

② 鑑別部位・組織：股関節の内転制限が膝関節の肢位（屈曲角度）により影響を受けなければ，中殿筋・小殿筋による制限である可能性がある．足部の動きや頸椎部の動きによって可動域に影響がみられる場合は，神経系の関与を示唆している．

③ 操作：セラピストは，検査する側の股関節最大伸展・内転・外旋運動を行ってみる．大腿筋膜張筋が短縮していれば，運動は制限され，less soft もしくは more elastic な end feel となる．また，経過とともにさらに筋群が引き伸ばされていく感覚が生じる．

大腿筋膜張筋　　　ストレッチ

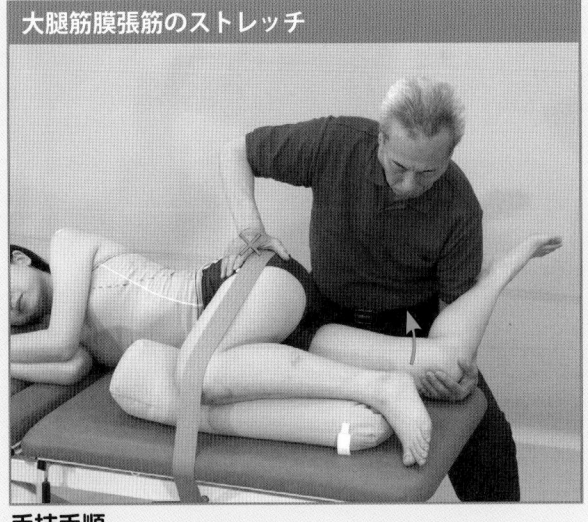

図 5-4-47a　開始肢位
大腿筋膜張筋のストレッチ

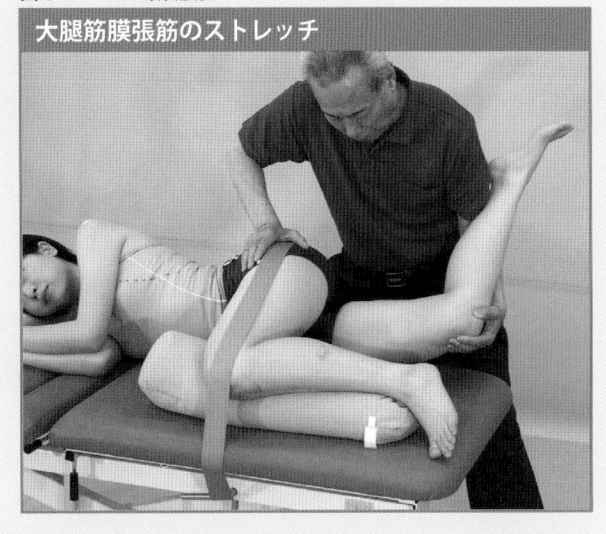

図 5-4-47b　最終肢位
大腿筋膜張筋のストレッチ

手技手順
①**開始肢位**：患者は側臥位．上側となる下肢を屈曲させ，クッションを入れて下肢を安定させる．
②**固定**：ベルトにて骨盤と大腿部を固定する．さらにセラピストは腸骨稜上に手を置き，尾側方向へ力を加えて骨盤の傾斜を防ぐ．
③**操作**：セラピストは，伸張を加える側の軽度屈曲した膝関節をベッドから持ち上げるように把持する．股関節を可能なかぎり伸展・内転・外旋位にする．
④**等尺性収縮・弛緩**：患者はセラピストの抵抗に抗して，股関節屈曲・外転・内旋方向へ等尺性収縮運動を行う．患者の筋緊張が低下したあとで，セラピストはさらに股関節伸展・内転・外旋位方向へ動かしていく．筋収縮と弛緩を繰り返して，徐々に運動最終位から動かなくなる位置へと動かす．
⑤**最終肢位・拮抗筋の刺激**：運動最終位となったところで，セラピストは，股関節伸展・内転・外旋方向へ抵抗を加え，患者は，最大伸展・内転・外旋するように筋を収縮させる．

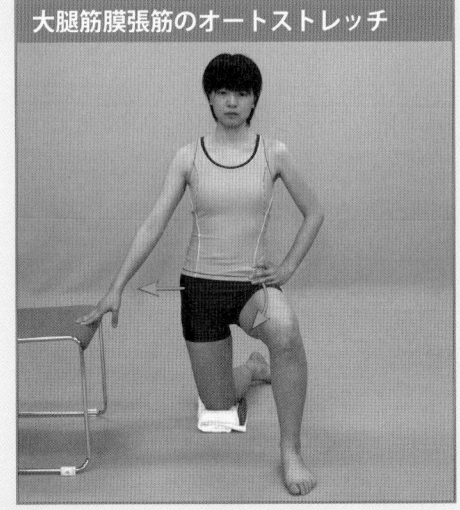

図 5-4-48a　開始肢位
大腿筋膜張筋のオートストレッチ

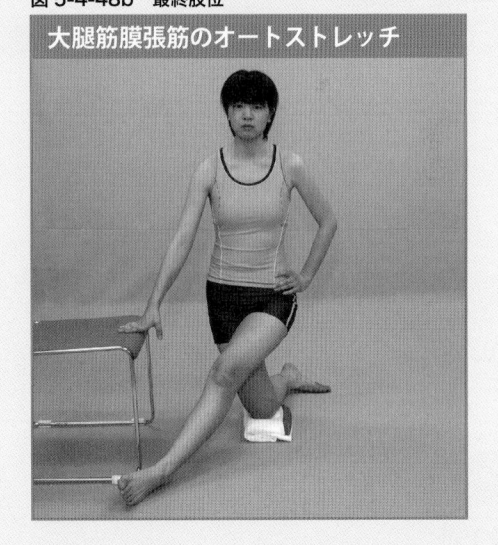

図 5-4-48b　最終肢位
大腿筋膜張筋のオートストレッチ

手技手順
①**開始肢位**：患者は片膝立ち．椅子を使用してバランスをとる．
②**固定**：上肢にて伸張を加えない側の骨盤に手を添え固定する．
③**操作**：伸張を加える脚に体重を乗せ，股関節伸展・内転させる．反対側は前方でクロスするような位置に保持する．脚ができるかぎり股関節内転できるように，骨盤の傾斜を防ぎつつ動かしていく．
④**等尺性収縮・弛緩**：患者は腸骨稜においた手に抗するような方向に運動を行う，股関節屈曲・外転方向へ等尺性収縮運動を行う．患者の筋緊張が低下したあとで，さらに下肢を交差させるように移動させ股関節を内転方向へ動かしていく．このとき，腰椎部の側屈が増強しないように注意が必要である．筋収縮と弛緩を繰り返して，徐々に内転運動最終位か動かなくなる位置へと動かす．
⑤**最終肢位・拮抗筋の刺激**：運動最終位となったところで，患者は足を閉じる方向へ力を入れ，股関節を最大内転するように収縮させる．

中殿筋・小殿筋　　ストレッチ

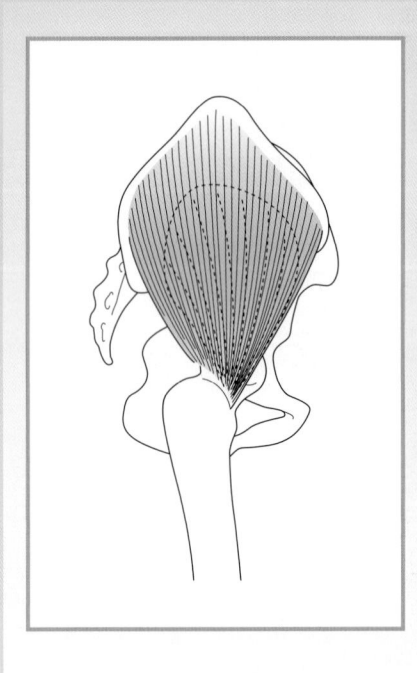

中殿筋

1）解剖
（1）起始：腸骨翼と後殿筋線の間の殿筋面・腸骨稜
（2）停止：大転子
（3）神経支配：上殿神経（L4, L5）

2）機能
股関節外転，内旋

小殿筋

1）解剖
（1）起始：腸骨翼の殿筋面
（2）停止：大転子
（3）神経支配：上殿神経（L4, S1）

2）機能
股関節外転，内旋

図 5-4-49a　開始肢位　中殿筋・小殿筋のストレッチ

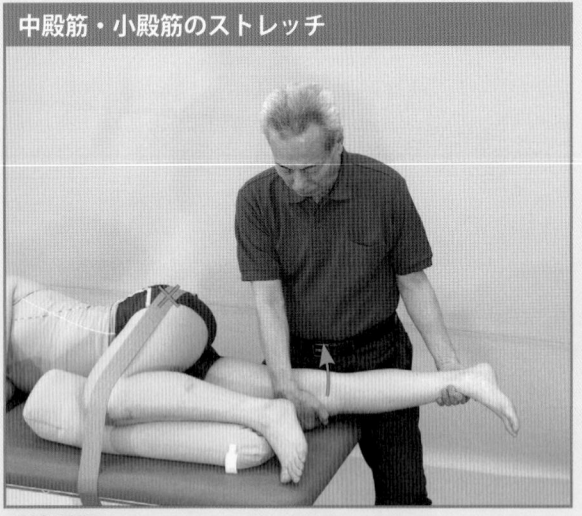

図 5-4-49b　最終肢位　中殿筋・小殿筋のストレッチ

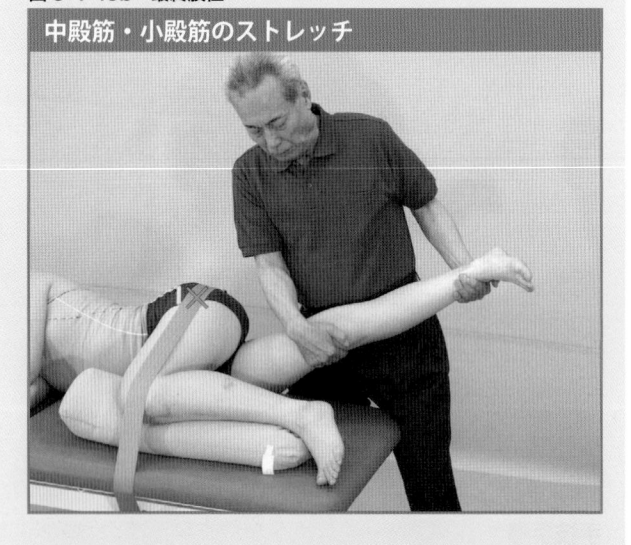

手技手順
①**開始肢位**：患者は側臥位とし，上側となる下肢を屈曲させクッションにて下肢を安定させる．
②**固定**：ベルトで骨盤と大腿部を固定する．セラピストは，腸骨稜上に手を置いて尾側方向へ力を加え骨盤の傾斜を防ぐ．
③**操作**：セラピストは，伸張を加える脚の伸展位に保持した膝関節をベッドから持ち上げるように把持する．股関節を屈曲・伸展中間位の状態で可能なかぎり内転位にもっていく．
④**等尺性収縮・弛緩**：患者はセラピストの抵抗に抗して，股関節外転方向へ等尺性収縮運動を行う．さらに中殿筋の前部線維・後部線維を分けて伸張する場合には，前部線維の場合は股関節を伸展位に，後部線維の場合は股関節を屈曲位に保持し実施する．患者の筋緊張が低下した（ゆるんだ）あとで，セラピストはさらに股関節内転位方向へ動かしていく．筋収縮と弛緩を繰り返して，徐々に運動最終位か動かなくなる位置へと動かす．
⑤**最終肢位・拮抗筋の刺激**：運動最終位となったところで，セラピストは股関節内転方向へ抵抗を加え，患者は最大内転するように筋を収縮させる．

中殿筋・小殿筋　　　ストレッチ

図 5-4-50a　開始肢位
中殿筋・小殿筋のオートストレッチ

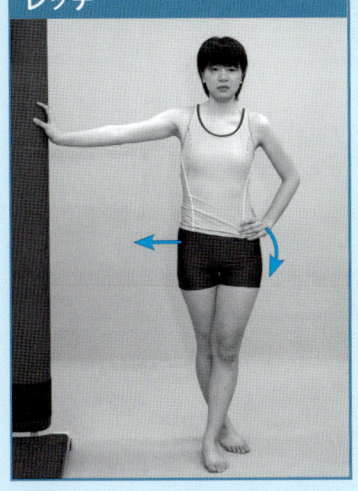

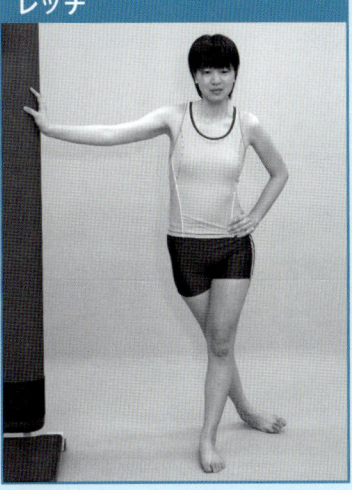

図 5-4-50b　最終肢位
中殿筋・小殿筋のオートストレッチ

手技手順
① **開始肢位**：患者は上肢の長さだけ壁から離れた立位とし，伸張を加える側の上肢を壁にあてる．伸張を加える脚を後方へ引き下肢を交差させる．
② **固定**：上肢にて，伸張を加えない側の骨盤に手を添え固定する．
③ **操作**：伸張を加える側へ可能なかぎり骨盤を移動させ，伸張を加えない側へ傾斜させる．
④ **等尺性収縮・弛緩**：伸張を加えない側へ骨盤を引き戻すように，股関節外転方向へ等尺性収縮を行う．患者の緊張が低下したあと，さらに交差させ，骨盤の傾斜を促す．筋収縮と弛緩を繰り返して，徐々に内転最終位か動かなくなる位置へと動かす．

恥骨筋・短内転筋・長内転筋・大内転筋・薄筋　ストレッチ

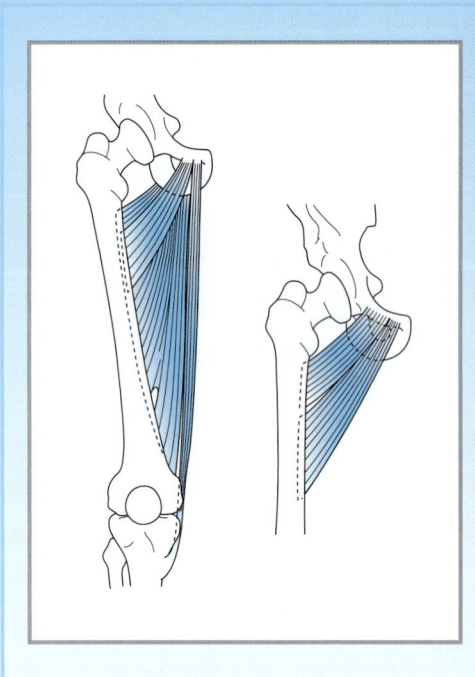

恥骨筋

1）解剖
(1) 起始：腸恥隆起
(2) 停止：恥骨結節
(3) 神経支配：大腿神経（L2-L3），閉鎖神経（L2-L4）

2）機能
股関節内転，屈曲，外旋

短内転筋

1）解剖
(1) 起始：恥骨下枝
(2) 停止：大腿骨粗線内側唇上部
(3) 神経支配：閉鎖神経（L2-4）

2）機能
股関節内転，屈曲，外旋

長内転筋

1）解剖
(1) 起始：恥骨上枝
(2) 停止：大腿骨粗線内側唇中部
(3) 神経支配：閉鎖神経（L2-4）

2）機能
股関節内転，屈曲，外旋

大内転筋

1）解剖
(1) 起始：恥骨下枝・坐骨枝の前面・坐骨結節
(2) 停止：大腿骨粗線内側唇，大腿骨内転筋結節
(3) 神経支配：閉鎖神経（L2-4），脛骨神経（L3-5）

2）機能
股関節内転，内旋

薄筋

1）解剖
(1) 起始：恥骨下枝
(2) 停止：脛骨内側面にて浅鵞足を形成し付着
(3) 神経支配：閉鎖神経（L2-4）

2）機能
股関節内転，内旋

恥骨筋・短内転筋・長内転筋・大内転筋・薄筋 ストレッチ

図 5-4-51a 開始肢位
恥骨筋・短内転筋・長内転筋・大内転筋・薄筋のストレッチ

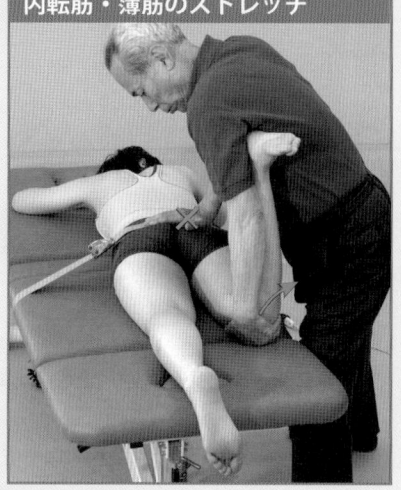

図 5-4-51b 最終肢位
恥骨筋・短内転筋・長内転筋・大内転筋・薄筋のストレッチ

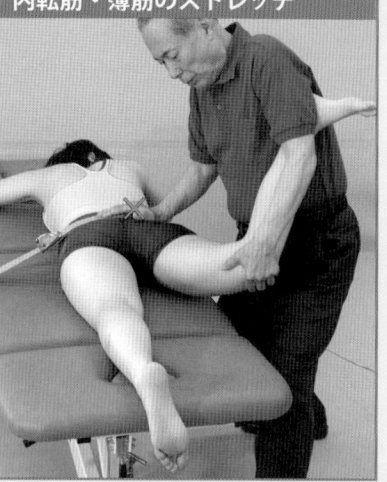

手技手順
① **開始肢位**：患者は腹臥位
② **固定**：両上後腸骨棘を通るようにベルトを使用してベッドに固定する．セラピストは伸張する側の坐骨結節周辺に手を置き，さらに骨盤を固定する．
③ **操作**：膝関節を90°屈曲位として，セラピストの上肢と体側にはさみ把持する．苦痛のない程度に股関節を伸展・外転させていく．
④ **等尺性収縮・弛緩**：患者はセラピストの抵抗に抗して，股関節を屈曲・内転方向へ等尺性収縮運動を行う．患者の筋緊張が低下（緩んだ）したあとで，セラピストはさらに股関節伸展・外転方向へ動かしていく．筋収縮と弛緩を繰り返して，徐々に運動最終位か動かなくなる位置へと動かす．
⑤ **最終肢位・拮抗筋の刺激**：運動最終位となったところで，セラピストは股関節屈曲・内転方向へ抵抗を加え，患者は最大伸展・外転するように筋を収縮させる．

図 5-4-52a 開始肢位
内転筋群・両側のストレッチ

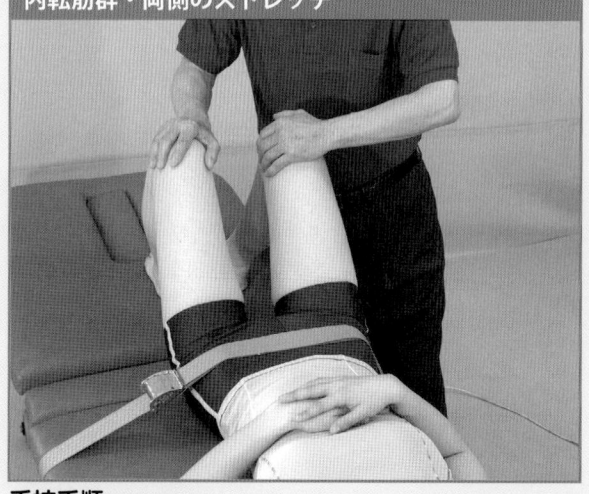

図 5-4-52b 最終肢位
内転筋群・両側のストレッチ

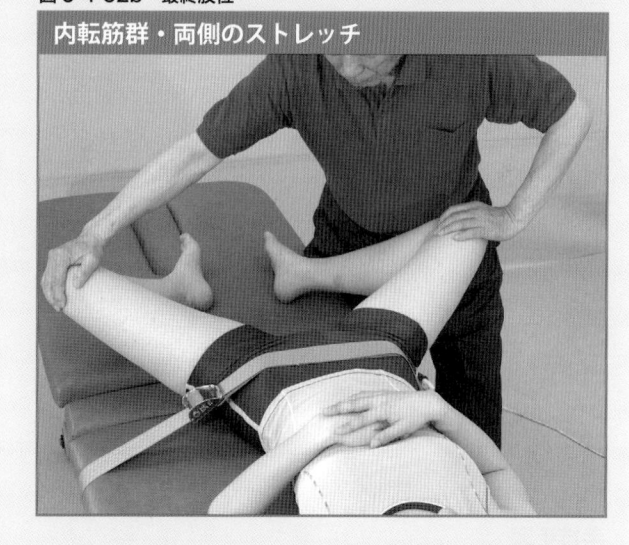

手技手順
① **開始肢位**：患者は背臥位．両股関節を屈曲45～60°位にて可能なかぎり外転位を保持する．
② **操作**：セラピストの両手で膝関節部を把持し，その角度を保持する．セラピストの両手で患者の膝関節部を使用して，可能なかぎりゆっくりと股関節を外転・外旋させていく．
③ **等尺性収縮・弛緩**：患者はセラピストの抵抗に抗して，股関節内転・内旋方向へ等尺性収縮運動を行う．患者の筋緊張が低下したあとで，セラピストはさらに股関節外転・外旋方向へ動かしていく．筋収縮と弛緩を繰り返して，徐々に運動最終位か動かなくなる位置へと動かす．
④ **最終肢位・拮抗筋の刺激**：運動最終位となったところで，セラピストは，股関節内転・内旋方向へ抵抗を加え，患者は，股関節を最大外転・外旋するように筋を収縮させる．

薄筋・長内転筋群　ストレッチ

図 5-4-53a　開始肢位
薄筋に重点をおいたストレッチ

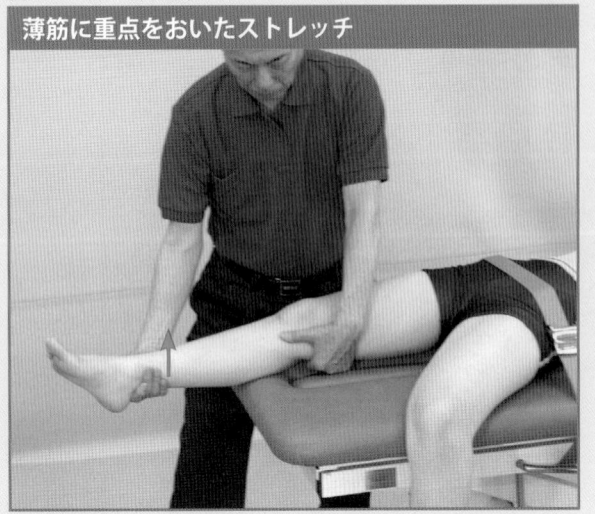

図 5-4-53b　最終肢位
薄筋に重点をおいたストレッチ

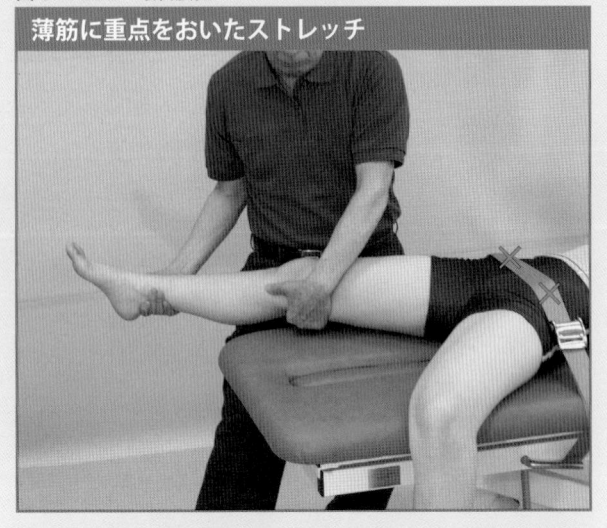

手技手順
① 開始肢位：患者は背臥位
② 固定：伸張を加えない脚をベッド端より垂らしてベッドに固定し，股関節外転位を保持する．
③ 操作：右下肢は，膝関節を伸展位にし，股関節を可能なかぎり伸展・外転位にする．セラピストの右手で足関節部を把持し，股関節内・外旋を保持する．セラピストの左手と大腿前面で，患者の大腿外側部と下腿をしっかり保持し，可能なかぎりゆっくりと股関節を外転させていく．

④ **等尺性収縮・弛緩**：患者はセラピストの抵抗に抗して，股関節内転方向へ等尺性収縮運動を行う．患者の筋緊張が低下したあとで，セラピストはさらに股関節外転方向へ動かしていく．セラピストは予め足の歩幅を広くして立ち，外転運動を操作する．
⑤ **最終肢位・拮抗筋の収縮**：筋収縮と弛緩を繰り返して，徐々に運動最終位か動かなくなる位置へと動かす．運動最終位となったところで，セラピストは股関節内転方向へ抵抗を加え，患者は，股関節を最大外転するように筋を収縮させる．

図 5-4-54a　開始肢位
長内転筋群に重点をおいたストレッチ

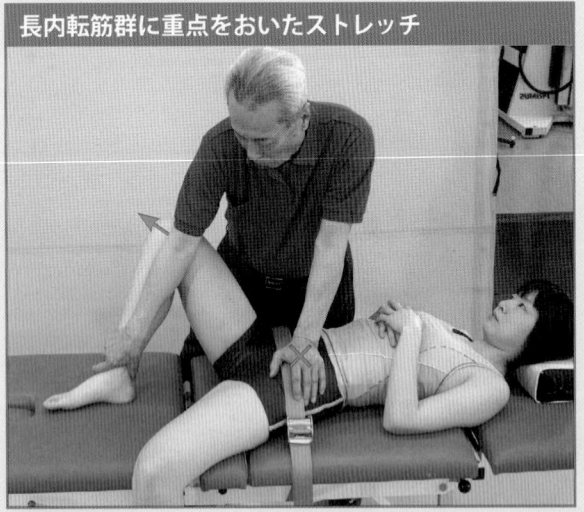

図 5-4-54b　最終肢位
長内転筋群に重点をおいたストレッチ

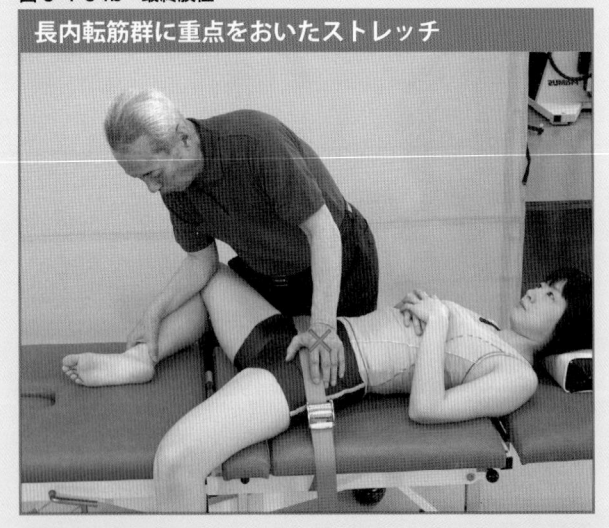

手技手順
① 開始肢位：患者は背臥位
② 固定：伸張されない側をベッド端より垂らしてベッドに固定し，股関節外転位を保持する．セラピストは左骨盤前面に手を置き，骨盤の回旋を防止する．
③ 操作：伸張させる脚は，股関節を45°屈曲位とした膝関節屈曲位にし，股関節を可能なかぎり外転・外旋位にする．セラピストの右手で足関節部を把持し，前腕部で下腿内側から膝関節内側に沿わせる．さらに右手部と体幹部とで患者の大腿部をはさむことによって股関節肢位を安定させる．可能なかぎりゆっくりと股関節を外転・外旋させていく．

④ **等尺性収縮・弛緩**：患者はセラピストの抵抗に抗して，股関節内転・内旋方向へ等尺性収縮運動を行う．患者の筋緊張が低下したあとで，セラピストはさらに股関節外転・外旋方向へ動かしていく．筋収縮と弛緩を繰り返して，徐々に運動最終位か動かなくなる位置へと動かす．
⑤ **最終肢位・拮抗筋の収縮**：運動最終位となったところで，セラピストは，股関節内転・内旋方向へ抵抗を加え，患者は，股関節を最大外転・外旋するように筋を収縮させる．

内転筋群　ストレッチ

図 5-4-55a　開始肢位
内転筋群のストレッチ（股関節屈曲 80〜90°）

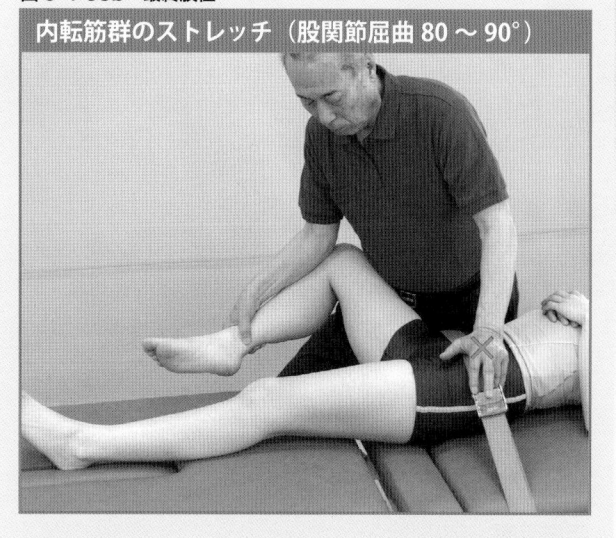

図 5-4-55b　最終肢位
内転筋群のストレッチ（股関節屈曲 80〜90°）

手技手順
①**開始肢位**：患者は背臥位．伸張を加える下肢をベッド端より垂らして，ベッドに固定し，股関節外転位を保持する．両上前腸骨棘を通るようにベルトを使用して，骨盤をベッドへ固定する．
②**固定**：セラピストは左手を左骨盤前面に置き，骨盤の回旋を防止する．
③**操作**：伸張を加える側は股関節を 90°屈曲位とした膝関節屈曲位にし，股関節を可能なかぎり外転位にする．セラピストの右手で足関節部を把持し，前腕部で下腿内側から膝関節内側に沿わせる．さらに右手部と体幹部とで患者の大腿部をはさむことによって股関節肢位を安定させる．可能なかぎりゆっくりと股関節を外転させていく．
④**等尺性収縮・弛緩**：患者はセラピストの抵抗に抗して，股関節内転方向へ等尺性収縮運動を行う．患者の筋緊張が低下したあとで，セラピストはさらに股関節外転方向へ動かしていく．筋収縮と弛緩を繰り返して徐々に運動最終位か動かなくなる位置へと動かす．
⑤**運動最終位・拮抗筋の刺激**：セラピストは股関節内転方向へ抵抗を加え，患者は，股関節を最大外転・外旋するように筋を収縮させる．

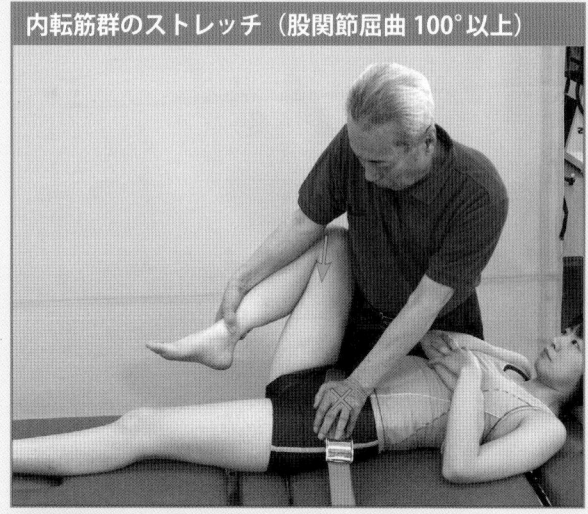

図 5-4-56a　開始肢位
内転筋群のストレッチ（股関節屈曲 100°以上）

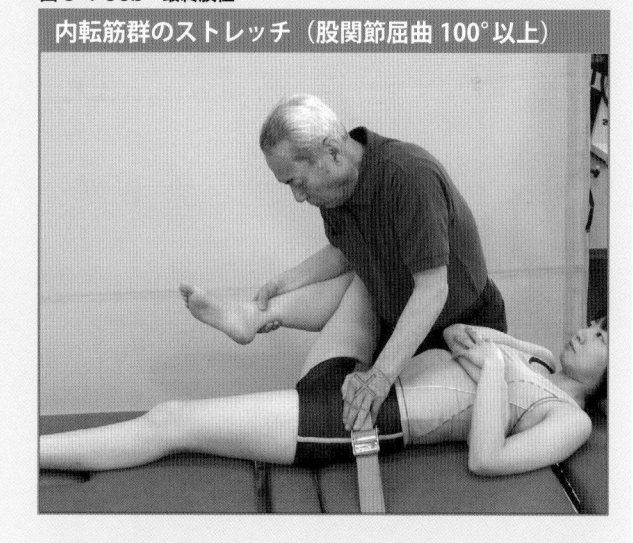

図 5-4-56b　最終肢位
内転筋群のストレッチ（股関節屈曲 100°以上）

手技手順
①**開始肢位**：患者は背臥位
②**固定**：両上前腸骨棘を通るようにベルトを使用して骨盤をベッドへ固定する．セラピストは骨盤前面に手を置き，骨盤の回旋を防止する．
③**操作**：伸張を加える脚は，股関節を最大屈曲位とした膝関節屈曲位にし，股関節を可能なかぎり外転位にする．セラピストの右手で足関節部を把持し，前腕部で下腿内側から膝関節内側に沿わせる．さらに右手部と体幹部とで患者の大腿部をはさむことによって股関節肢位を安定させる．可能なかぎりゆっくりと股関節を外転させていく．
④**等尺性収縮・弛緩**：患者はセラピストの抵抗に抗して，股関節内転方向へ等尺性収縮運動を行う．患者の筋緊張が低下したあとで，セラピストはさらに股関節外転方向へ動かしていく．筋収縮と弛緩を繰り返して，徐々に運動最終位か動かなくなる位置へと動かす．
⑤**最終肢位・拮抗筋の刺激**：運動最終位となったところで，セラピストは，股関節内転方向へ抵抗を加え，患者は，股関節を最大外転・外旋するように筋を収縮させる．

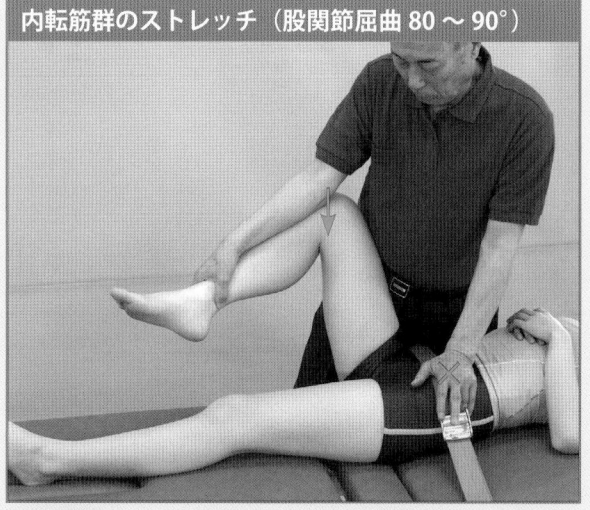

長内転筋群　ストレッチ

図 5-4-57a　開始肢位
長内転筋群に重点をおいたストレッチ

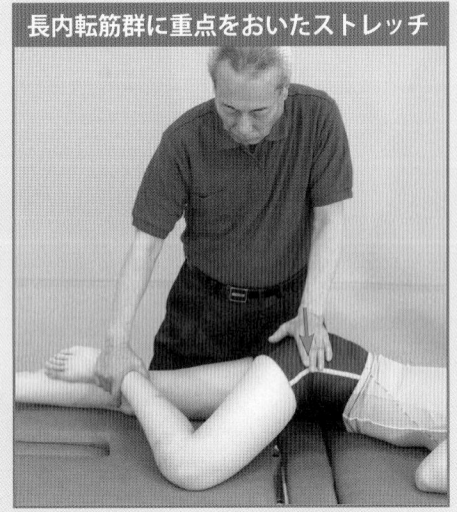

図 5-4-57b　最終肢位
長内転筋群に重点をおいたストレッチ

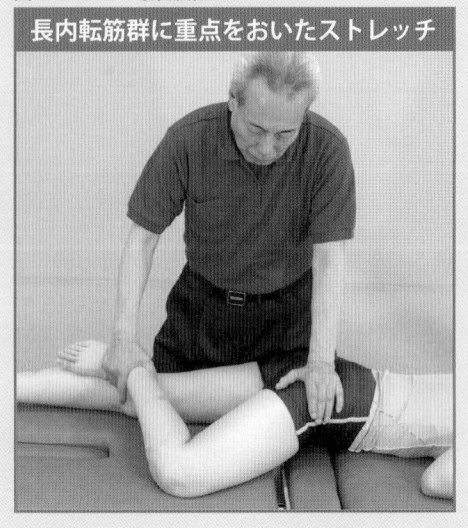

手技手順
① **開始肢位**：患者は腹臥位
② **固定**：セラピストは、左手を左骨盤前面に置き、骨盤の回旋を防止する．
③ **操作**：伸張を加える脚は、股関節を45°屈曲位とした膝関節屈曲位にし、股関節を可能なかぎり外転・外旋位にする．セラピストの手で足関節部を把持し、股関節の内旋運動を防止する．セラピストは股関節後部に手を置き、可能なかぎりゆっくりと腹側方向へ圧を加えていくことで股関節を外転・外旋させていく．

④ **等尺性収縮・弛緩**：患者はセラピストの抵抗に抗して、股関節内転・内旋方向へ等尺性収縮運動を行う．患者の筋緊張が低下したあとで、セラピストはさらに腹側方向へ圧を加えていき、股関節外転・外旋方向へ動かしていく．筋収縮と弛緩を繰り返して、徐々に運動最終位か動かなくなる位置へと動かす．
⑤ **最終肢位・拮抗筋の刺激**：運動最終位となったところで、セラピストは股関節内転・内旋方向へ抵抗を加え、患者は、股関節を最大外転・外旋するように筋を収縮させる．

図 5-4-58a　開始肢位
ベルトを使用した方法でのストレッチ

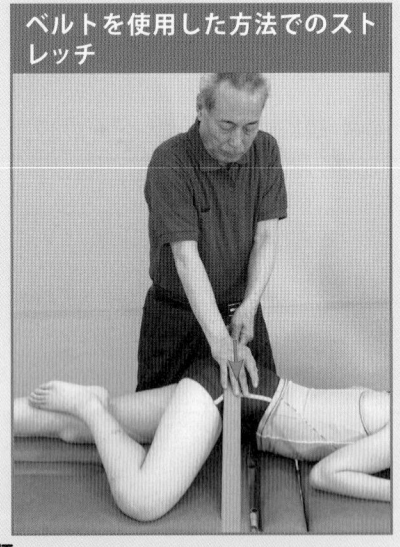

図 5-4-58b　最終肢位
ベルトを使用した方法でのストレッチ

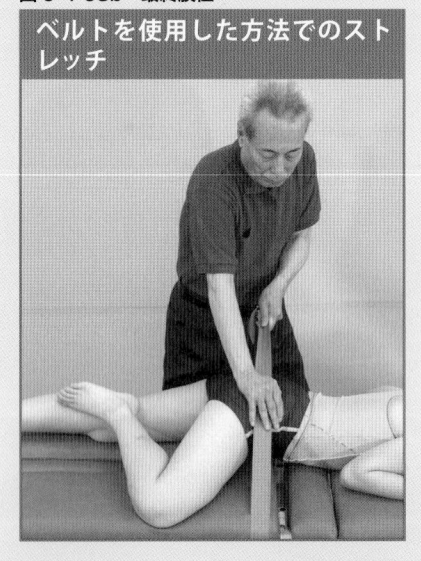

手技手順
① **開始肢位**：患者は腹臥位
② **固定**：セラピストは左手を左骨盤前面に置き、骨盤の回旋を防止する．
③ **操作**：伸張を加える脚は、股関節を90°屈曲位とした膝関節屈曲位にし、股関節を可能なかぎり外転・外旋位にする．セラピストの左手は股関節後部に置き、可能なかぎりゆっくりと腹側方向へ圧を加えていき、同時に、ベルトを締めることで股関節を外転・外旋させていく．

④ **等尺性収縮・弛緩**：患者はセラピストの抵抗に抗して、股関節内転・内旋方向へ等尺性収縮運動を行う．患者の筋緊張が低下したあとで、セラピストはさらに腹側方向へ圧を加えてベルトを締めていき、股関節外転・外旋方向へ動かしていく．筋収縮と弛緩を繰り返して、徐々に運動最終位か動かなくなる位置へと動かす．
⑤ **最終肢位・拮抗筋の刺激**：運動最終位となったところで、セラピストは股関節内転・内旋方向へ抵抗を加え、患者は、股関節を最大外転・外旋するように筋を収縮させる．

恥骨筋・長短内転筋・大内転筋
股関節伸筋群・外旋筋群・内転筋群
ストレッチ

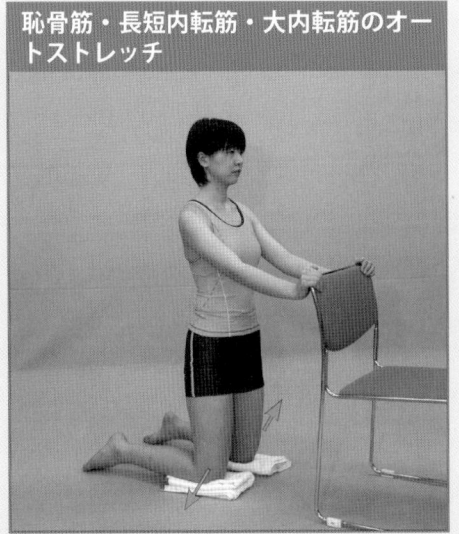

図 5-4-59a 開始肢位
恥骨筋・長短内転筋・大内転筋のオートストレッチ

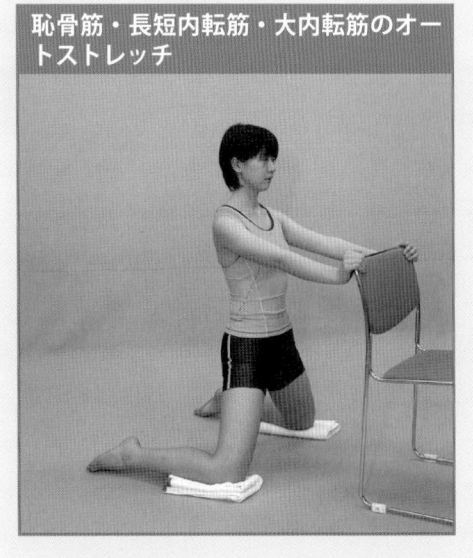

図 5-4-59b 最終肢位
恥骨筋・長短内転筋・大内転筋のオートストレッチ

手技手順
① **開始肢位**：両膝立ち位．両膝下にクッションを入れ，前方に椅子を設置してバランスをとる．
② **操作**：両下肢を可能なかぎり外転させる．
③ **等尺性収縮・弛緩**：床を押さえつけながら内転方向へ等尺性収縮を行う．筋緊張が低下したあとで，さらに股関節外転方向へ動かしていく．筋収縮と弛緩を繰り返して，徐々に運動最終位か動かなくなる位置へと動かす．
④ **最終肢位・拮抗筋の刺激**：運動最終位となったところで，股関節を最大外転するように筋を収縮させる．

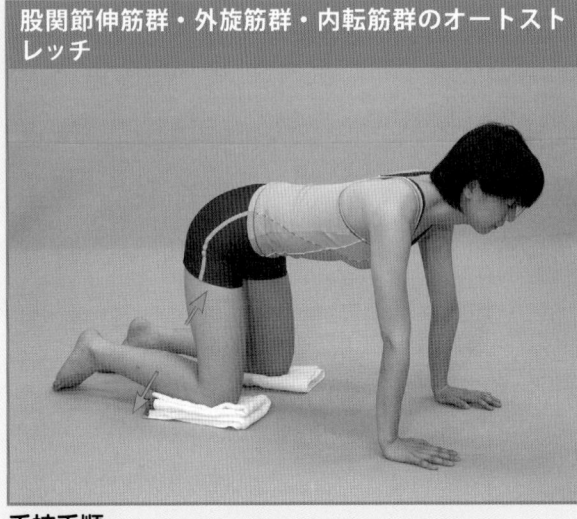

図 5-4-60a 開始肢位
股関節伸筋群・外旋筋群・内転筋群のオートストレッチ

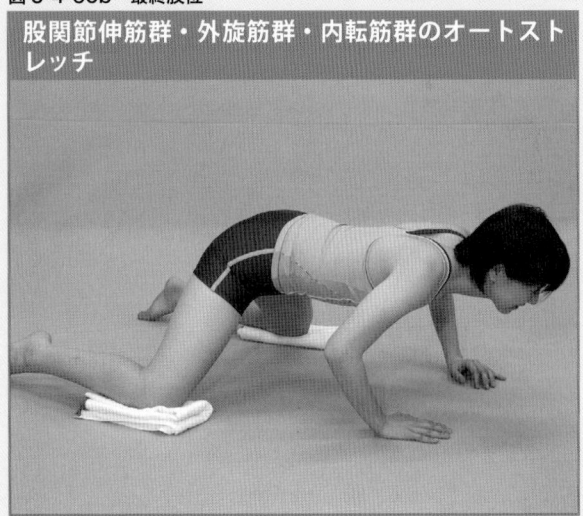

図 5-4-60b 最終肢位
股関節伸筋群・外旋筋群・内転筋群のオートストレッチ

手技手順
① **開始肢位**：四つ這い位．両膝下にクッションを入れる．
② **操作**：両下肢を可能なかぎり外転させる．
③ **等尺性収縮・弛緩**：床を押さえつけながら内転方向へ等尺性収縮を行う．筋緊張が低下したあとで，さらに股関節外転方向へ動かしていく．筋収縮と弛緩を繰り返して，徐々に運動最終位か動かなくなる位置へと動かす．
④ **最終肢位・拮抗筋の刺激**：運動最終位となったところで，股関節を最大外転・外旋するように筋を収縮させる．
※股関節外旋位で行うことで，内転筋のみストレッチすることが可能となる．

外旋筋群　　　　　　　　　　　　ストレッチ

外旋筋群
深層外旋6筋群，大殿筋，腸腰筋，内転筋群

図 5-4-61a　開始肢位
膝関節 90°での外旋筋群のストレッチ

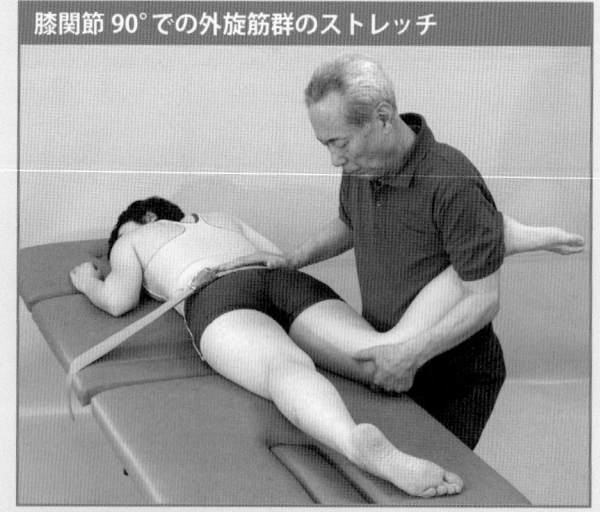

図 5-4-61b　最終肢位
膝関節 90°での外旋筋群のストレッチ

手技手順
① **開始肢位**：患者は腹臥位
② **固定**：両上後腸骨棘を通るようにベルトを使用してベッドに固定する．セラピストは伸張する側の坐骨結節周辺に右手を置き，さらに骨盤を固定する．
③ **操作**：膝関節を90°屈曲位として，セラピストの上肢と体側にはさみ把持する．苦痛のない程度に股関節を内旋させていく．
④ **等尺性収縮・弛緩**：患者はセラピストの抵抗に抗して，股関節を外旋方向へ等尺性収縮運動を行う（膝関節に外反ストレスが加わるため，膝関節に不安定性などの問題をもつ患者には使用しない）．患者の筋緊張が低下したあとで，セラピストはさらに股関節内旋方向へ動かしていく．筋収縮と弛緩を繰り返して，徐々に運動最終位から動かなくなる位置へと動かす．
⑤ **最終肢位・拮抗筋の刺激**：運動最終位となったところで，セラピストは股関節内旋方向へ抵抗を加え，患者は最大内旋するように筋を収縮させる．

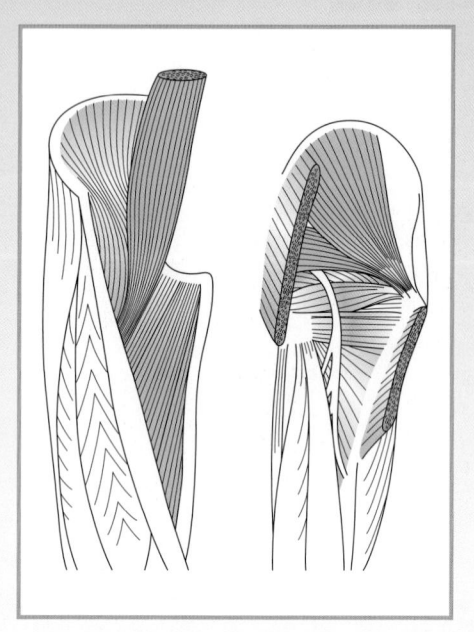

外旋筋群　　ストレッチ

図 5-4-62a　開始肢位
膝関節伸展位での外旋筋群のストレッチ

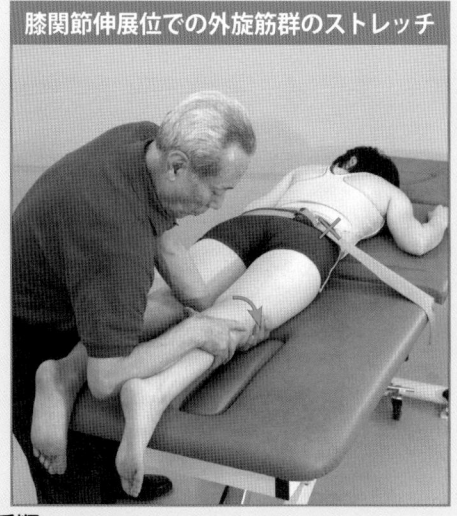

図 5-4-62b　最終肢位
膝関節伸展位での外旋筋群のストレッチ

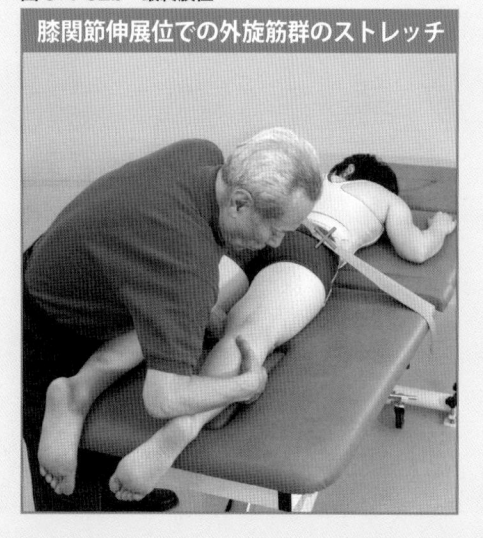

手技手順
① **開始肢位**：患者は腹臥位．
② **固定**：両上後腸骨棘を通るようにベルトを使用してベッドに固定する．
③ **操作**：セラピストは下肢内側に位置し，右手で下腿近位後面を把持し，前腕を下腿内側に沿わせ，踵骨内側に肘関節外側部をあて保持し，左手は大腿遠位前面を保持し，大腿骨が内旋するのを誘導する．苦痛のない程度に股関節を内旋させていく．

④ **等尺性収縮・弛緩**：患者はセラピストの抵抗に抗して，股関節を外旋方向へ等尺性収縮運動を行う．患者の筋緊張が低下したあとで，セラピストはさらに股関節内旋方向へ動かしていく．筋収縮と弛緩を繰り返して，徐々に運動最終位か動かなくなる位置へと動かす．
⑤ **運動最終位・拮抗筋の刺激**：運動最終位となったところで，セラピストは股関節外旋方向へ抵抗を加え，患者は最大内旋するように筋を収縮させる．

図 5-4-63a　開始肢位
オートストレッチ

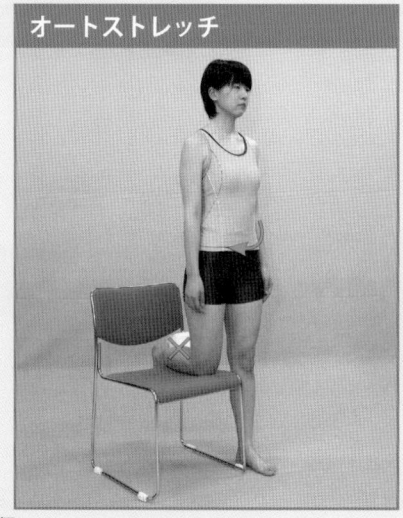

図 5-4-63b　最終肢位
オートストレッチ

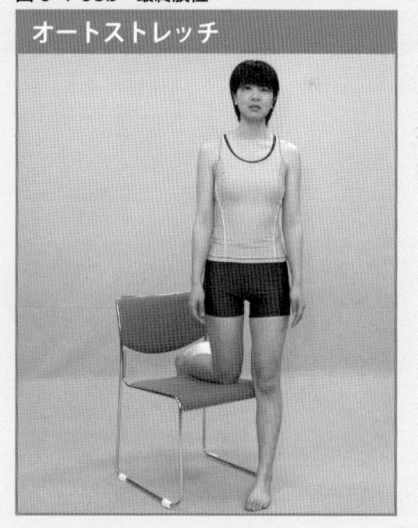

手技手順
① **開始肢位**：患者は伸張する脚を椅子上に膝立ち位．背もたれに脛骨内果をクッションを挟んであてがう．
② **操作**：体幹を回旋させて，伸長する下肢を可能なかぎり内旋させる．
③ **等尺性収縮・弛緩**：背もたれにあてがった部分を押し付けるようにして内旋方向へ等尺性収縮を行う．筋緊張が低下したあとで，さらに股関節外転方向へ動かしていく．筋収縮と弛緩を繰り返して，徐々に運動最終位か動かなくなる位置へと動かす．
④ **最終肢位・拮抗筋の刺激**：運動最終位となったところで，股関節を最大内旋するように筋を収縮させる．

内旋筋群　　　　　　　　　　　ストレッチ

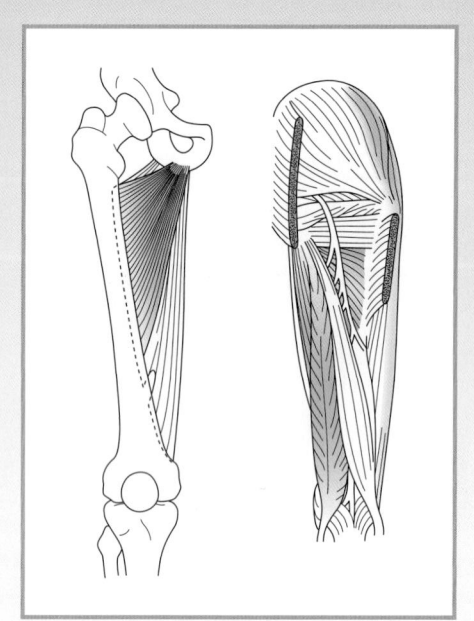

内旋筋群
長内転筋，大腿筋膜張筋，大腿二頭筋

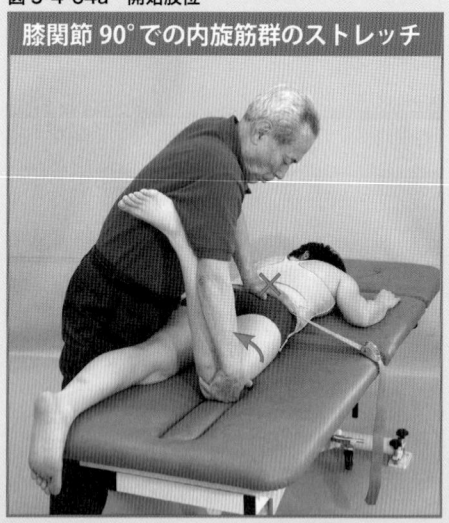

図 5-4-64a　開始肢位　**膝関節 90°での内旋筋群のストレッチ**

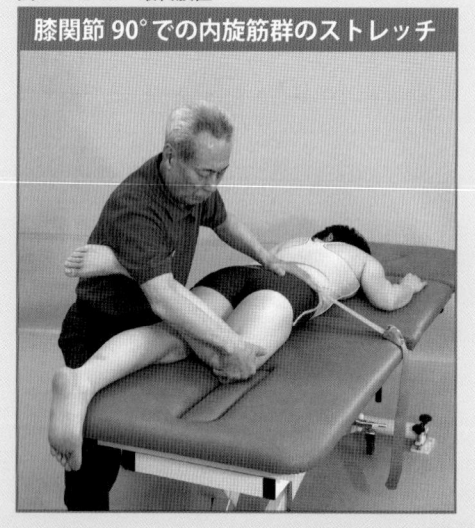

図 5-4-64b　最終肢位　**膝関節 90°での内旋筋群のストレッチ**

手技手順
① **開始肢位**：患者は腹臥位
② **固定**：両上後腸骨棘を通るようにベルトを使用してベッドに固定する．セラピストは伸張する側の坐骨結節周辺に左手を置き，さらに骨盤を固定する．
③ **操作**：伸張する側の下肢膝関節を 90°屈曲位として，セラピストの上肢と体側にはさみ把持する．苦痛のない程度に股関節を外旋させていく．
④ **等尺性収縮・弛緩**：患者はセラピストの抵抗に抗して，股関節に内旋方向への等尺性収縮運動を行う．膝関節に回旋ストレスが加わるため，膝関節に不安定性などの問題をもつ患者には使用しない．患者の筋緊張が低下したあとで，セラピストはさらに股関節外旋方向へ動かしていく．筋収縮と弛緩を繰り返して，徐々に運動最終位から動かなくなる位置へと動かす．
⑤ **最終肢位・拮抗筋の刺激**：運動最終位となったところで，セラピストは股関節外旋方向へ抵抗を加え，患者は，最大内旋するように筋を収縮させる．

内旋筋群　ストレッチ

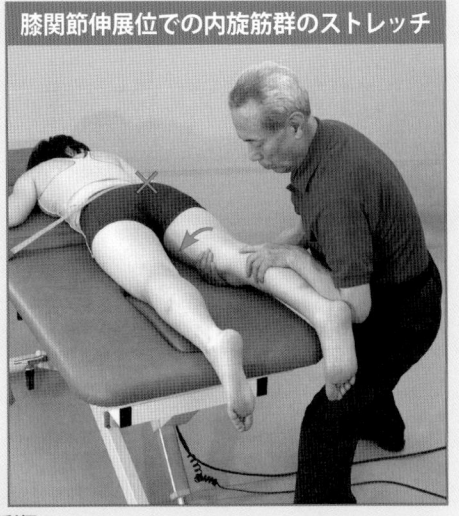

図5-4-65a　開始肢位　膝関節伸展位での内旋筋群のストレッチ
図5-4-65b　最終肢位　膝関節伸展位での内旋筋群のストレッチ

手技手順
① **開始肢位**：患者は腹臥位
② **固定**：両上後腸骨棘を通るようにベルトを使用してベッドに固定する.
③ **操作**：セラピストは，下肢外側に位置し，右手で下腿近位後面を把持し，前腕を下腿外側に沿わせ，踵骨外側に肘関節外側部をあてて保持し，左手は大腿遠位前面を保持し，大腿骨が外旋することを誘導する．苦痛のない程度に股関節を外旋させていく．

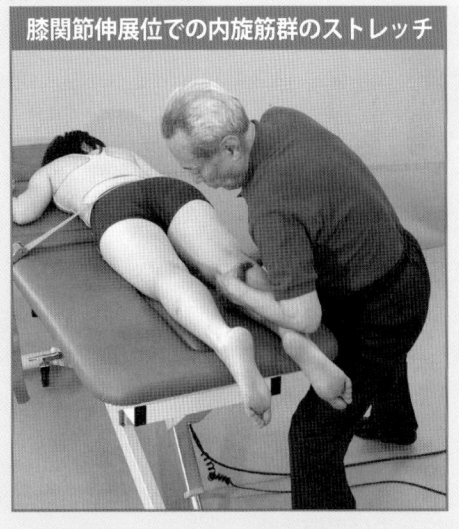

④ **等尺性収縮・弛緩**：患者はセラピストの抵抗に抗して，股関節に内旋方向への等尺性収縮運動を行う．患者の筋緊張が低下したあとで，セラピストはさらに股関節外旋方向へ動かしていく．筋収縮と弛緩を繰り返して，徐々に運動最終位か動かなくなる位置へと動かす．
⑤ **最終肢位・拮抗筋への刺激**：運動最終位となったところで，セラピストは股関節内旋方向へ抵抗を加え，患者は最大外旋するように筋を収縮させる．

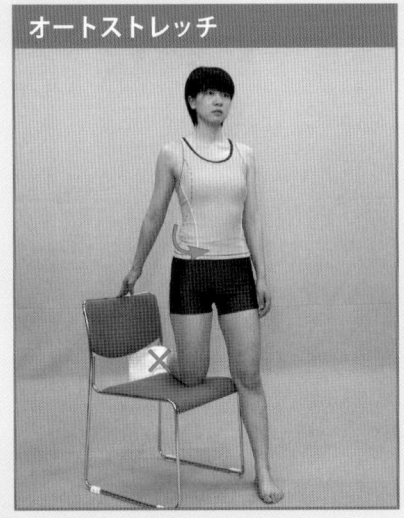

図5-4-66a　開始肢位　オートストレッチ
図5-4-66b　最終肢位　オートストレッチ

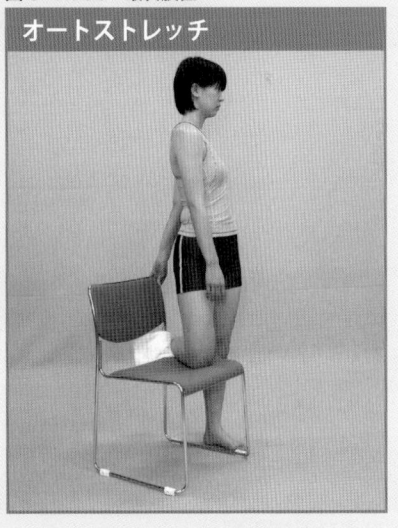

手技手順
① **開始肢位**：患者は伸張する脚を椅子上に膝立ち位とする．背もたれに脛骨外果のクッションを挟んであてがう．
② **操作**：体幹を回旋させて伸長する下肢を可能なかぎり外旋させる
③ **等尺性収縮・弛緩**：背もたれにあてがった部分を押し付けるようにして内旋方向へ等尺性収縮を行う．筋緊張が低下したあとで，さらに股関節外旋方向へ動かしていく．筋収縮と弛緩を繰り返して，徐々に運動最終位か動かなくなる位置へと動かす．
④ **最終肢位・拮抗筋の刺激**：運動最終位となったところで，股関節を最大外旋するように筋を収縮させる．

ハムストリングス・大腿筋膜張筋　マッサージ

図 5-4-67a　開始肢位
ハムストリングスへの機能的マッサージ

図 5-4-67b　最終肢位
ハムストリングスへの機能的マッサージ

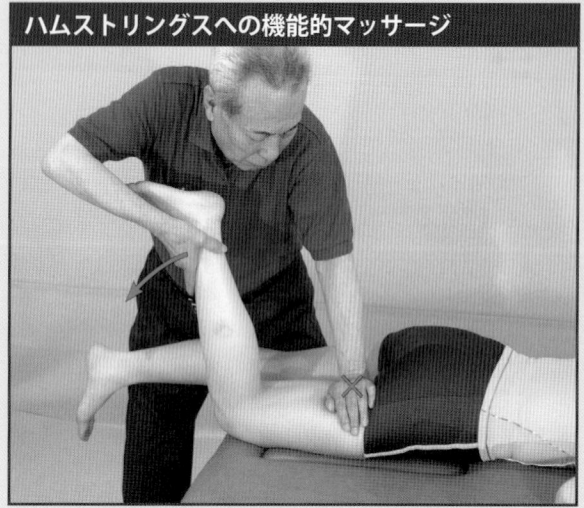

開始肢位および手技手順
① **開始肢位**：腹臥位にて，ベッド端より下腿を出した肢位とする．（膝蓋大腿関節への圧迫を避けるため）機能的マッサージを施行する下肢を膝関節屈曲位とする．
② **把持**：患者の尾側に立ち，下腿の遠位部を保持する（図では右手）ハムストリングス筋腹部を上部から圧迫するように把持する（図では左手）．
③ **操作**：
　［筋の伸張方向］
　膝関節伸展方向．このとき，コンタクトした手は圧迫を続けている．

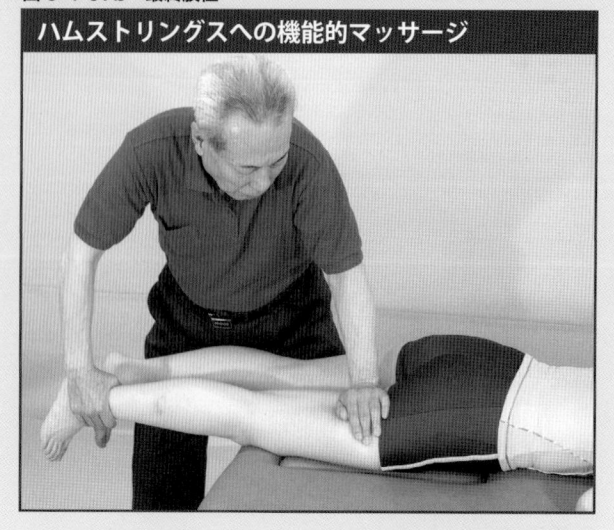

※内側ハムストリングスに施行する場合は膝関節伸展および下腿外旋方向．
※外側ハムストリングスに施行する場合は膝関節伸展および下腿内旋方向．
［開始肢位への返還］
セラピストは圧迫把持していた手をゆるめ，他動的に膝関節屈曲肢位へ戻す．

図 5-4-68a　開始肢位
大腿筋膜張筋への機能的マッサージ

図 5-4-68b　最終肢位
大腿筋膜張筋への機能的マッサージ

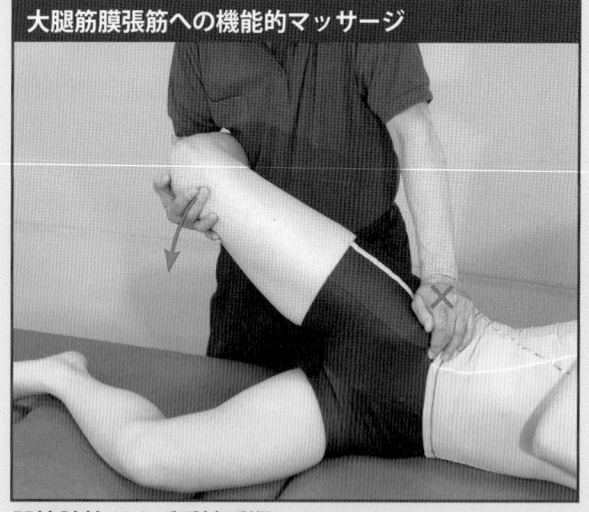

開始肢位および手技手順
① **開始肢位**：患者はマッサージを実施する脚を上側とした側臥位．下側となった上下肢は屈曲し側臥位を安定させる．
② **把持**：マッサージを実施する脚は，大腿筋膜張筋がゆるむ範囲で屈曲・外転・内旋にしておく．左手を大腿筋膜張筋上に置く．

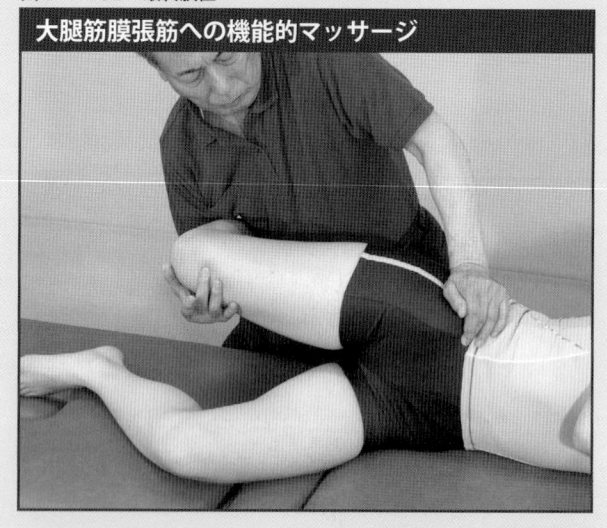

③ **操作**：
　［筋の伸張方向］
　セラピストは 左手は筋へ圧迫を加えておいて，股関節を伸展・内転・外旋最終域へ動かす．
［開始肢位への返還］
セラピストは圧迫していた手をゆるめ，他動的に開始肢位へ戻る．

外旋筋群・殿筋群　　マッサージ

図 5-4-69a　開始肢位

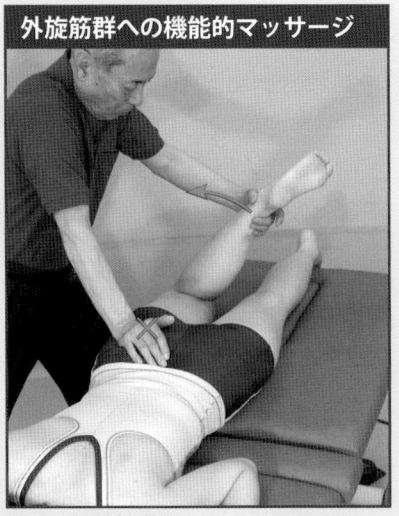

外旋筋群への機能的マッサージ

開始肢位および手技手順
① **開始肢位**：腹臥位にて，機能的マッサージを施行する下肢を膝関節屈曲位とする．
② **把持**：患者の大腿外側に立ち，下腿の遠位部を保持する．

図 5-4-69b　最終肢位

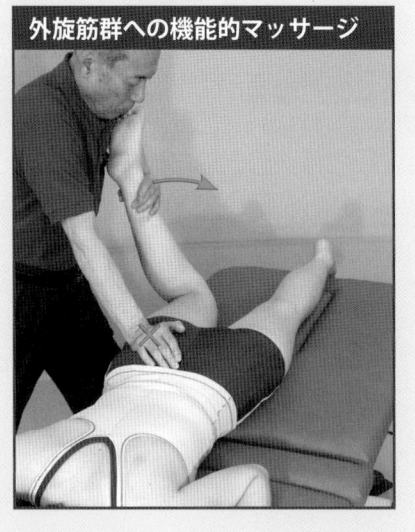

外旋筋群への機能的マッサージ

③ **操作**：
〔筋の伸張方向〕
膝関節内旋方向．このとき，コンタクトした手は圧迫を続けている
〔開始肢位への返還〕
セラピストは圧迫把持していた手をゆるめ，他動的に股関節を外旋肢位へ戻す．

図 5-4-70　開始肢位

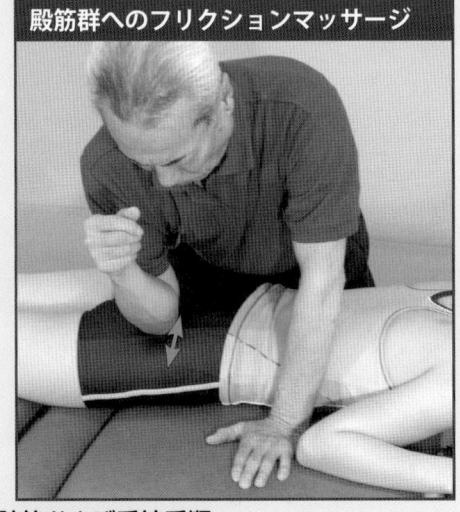

殿筋群へのフリクションマッサージ

開始肢位および手技手順
① **開始肢位**：腹臥位
② **把持**：患者の実施する下肢の反対側に立つ．
③ **操作**：上腕遠位部背面を患者の殿筋群へあてがい，筋の走行に直交するようにマッサージを加える．

股関節

トレーニング

■ 股関節トレーニング

1）トレーニング概要

股関節周囲のスタビライゼーションの基本は，股関節における大腿骨頭の位置をコントロールし，股関節安定筋群である深層外旋六筋・小殿筋を強化することである．次に，仙腸関節・腰部・膝関節との強調した動きが行えるように進める．最終的には，歩行・走行において当該関節が安定して働けるようになることが大切である．

股関節のスタビライゼーションは，安定して荷重関節としての役割を果たすために，障害の程度に合わせてトレーニング内容を決定する．股関節におけるスタビライゼーションは，安静肢位で股関節における大腿骨頭の位置をコントロールし，大腿骨に軽い牽引負荷をかけた状態で股関節安定筋群の等尺性運動から開始する．そして安静肢位からさまざまな肢位へ，静的な収縮から動的な収縮へ，OKC（open kinetic chain）トレーニングからCKC（closed kinetic chain）トレーニングへと段階的に運動形態・負荷量を増やしていく．

荷重関節である股関節では，変形性股関節症等が原因で骨頭の位置が変化したことによる問題が多い．そのため股関節におけるスタビライゼーションでは，大腿骨頭の位置変化を考慮し，運動における強調した筋収縮を再教育することによって，安定して働けるようにすることが大切である．治療効果がみられるまでに3～6カ月の期間を要することが少なくない．しかも適切なフォローアップが重要になるため，患者によく説明し，フォローアップしていく必要がある．

2）トレーニング構成

安定性テスト

図5-4-71　立位での安定性テスト（片脚立位）

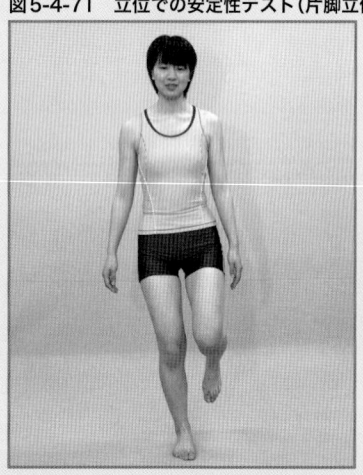

図5-4-72　牽引による安定性テスト

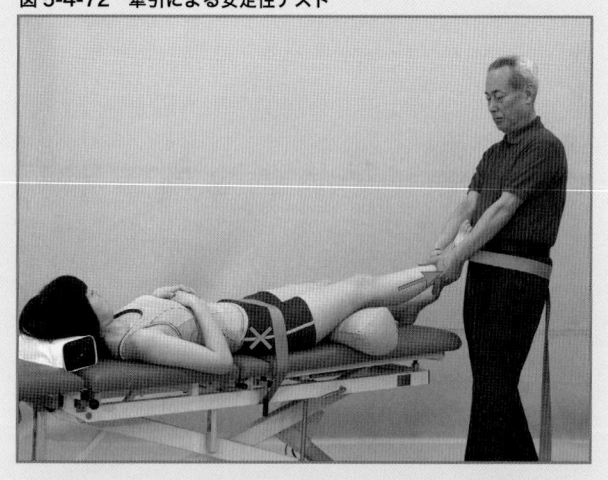

評価のポイント

a．立位：
　①骨盤の回旋・傾きを観察し，脚長差・体重支持量の左右差を確認する．
　②大腿骨の回旋・下腿の回旋・Q角の測定

b．片脚立位・歩行評価：
　①トレンデレンブルグの出現
　②デュシェンヌ跛行の出現
　③大殿筋跛行の出現

c．筋の萎縮：
　①表層筋の萎縮を観察する（殿筋・大腿四頭筋・内転筋・大腿筋膜張筋）．

股関節

トレーニング

ウォーミングアップ

目的：股関節周辺組織および全身の体温を上昇させる．

図 5-4-73　機器の使用

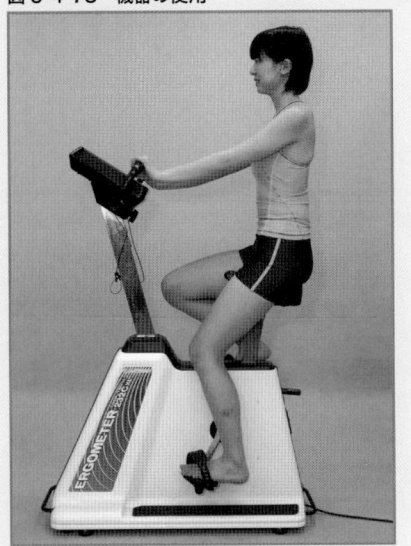

①自転車エルゴメーターの使用
・十分な体重負荷ができない場合に有効

図 5-4-74　機器の使用

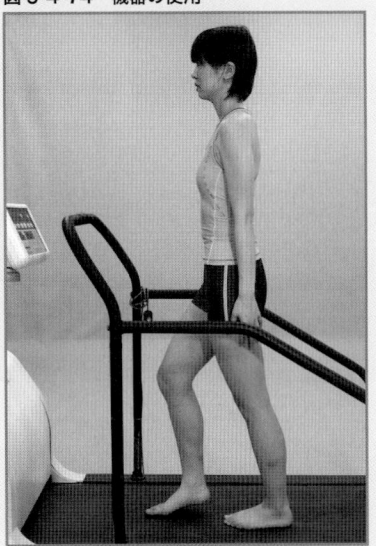

②トレッドミル
・歩行スピードや傾斜による負荷量の設定が容易

オートモビライゼーション

目的：可動域増加および疼痛の軽減

図 5-4-75　自動的牽引

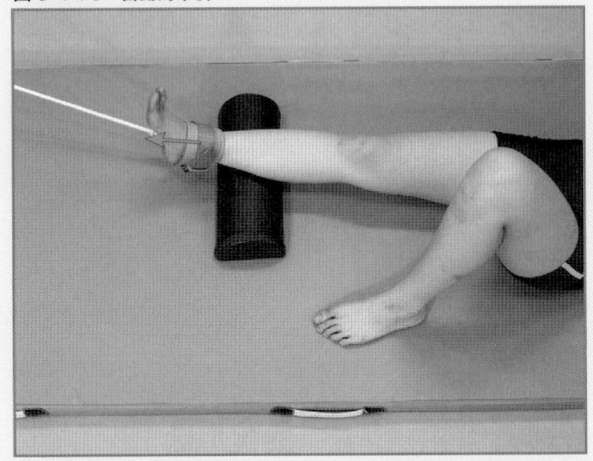

①足関節部に適度な重錘負荷を加えて股関節を尾側へ牽引する（背臥位）．

図 5-4-76　自動的牽引

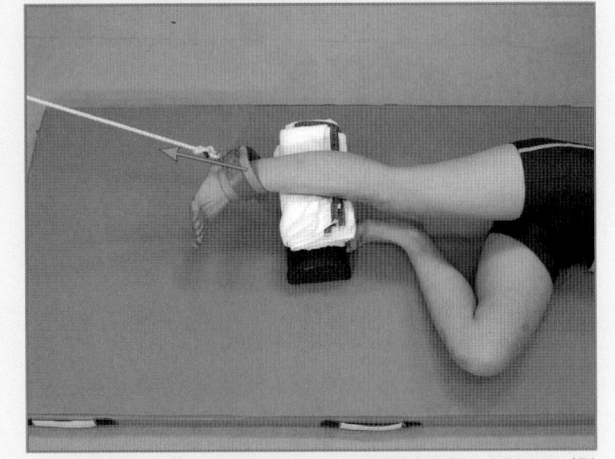

②足関節部に適度な重錘負荷を加えて股関節を尾側へ牽引する（側臥位）．

股関節 トレーニング

スリングを使った自動介助運動

目的：可動域増大および筋力強化訓練

図5-4-77 屈曲—伸展

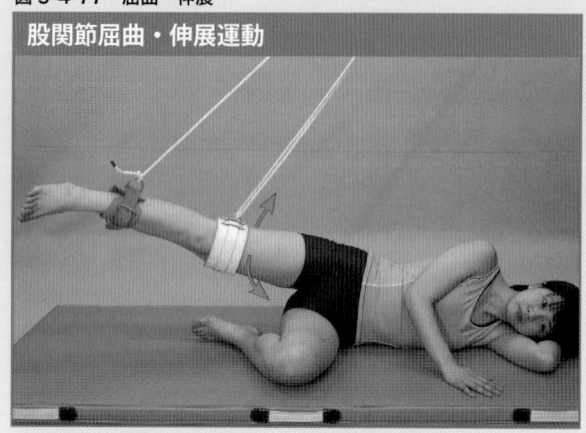

股関節屈曲・伸展運動

①**開始肢位**：側臥位にて下方となる脚は最大屈曲位，トレーニング下肢は大腿部および下腿部にスウィングベルトを装着．
②**操作**：自動介助・自動運動が可能なかぎり屈曲・伸展運動を行う．
③**収縮様式**：求心性収縮・遠心性収縮・等尺性収縮

図5-4-78 外転—内転

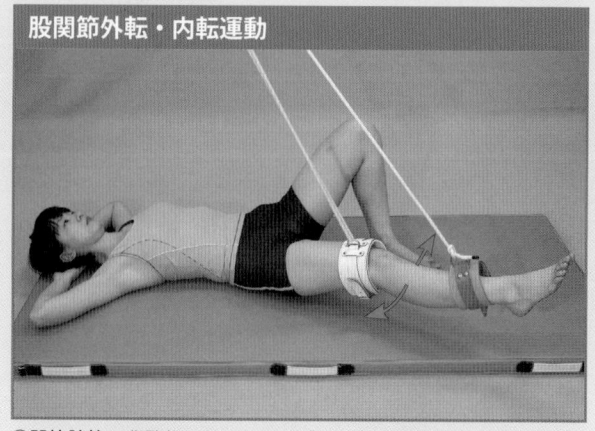

股関節外転・内転運動

①**開始肢位**：背臥位，トレーニング下肢は大腿部および下腿部にスウィングベルトを装着．
②**操作**：自動介助・自動運動が可能なかぎり外転・内転運動を行う．
③**収縮様式**：求心性収縮・遠心性収縮・等尺性収縮

安静肢位でセラピストが行うスタビライゼーション

目的：股関節の中心化トレーニングは，骨盤を固定し，股関節中心化に必要な筋力のトレーニングを実施する

図5-4-79 関節の中心化トレーニング（股関節近位部での操作）

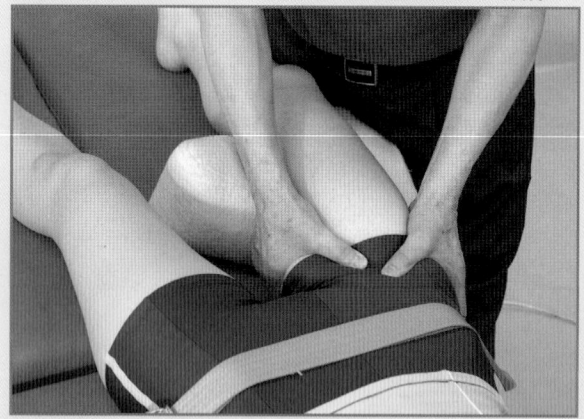

①**開始肢位**：背臥位にて，骨盤帯をベルトにて固定
②**操作**：
・トレーニング下肢側股関節変位方向を評価する（徒手的な修正により，疼痛の出現・関節運動の円滑性を主観的に評価する）．
・他動的に中心化を行い，その位置を保持する（徒手的に修正された位置でその位置を保持するように周囲筋の収縮を促す）．
・中心化に欠けている運動方向の筋を探索する（①偏位している関節位置から想定する，②触診による萎縮筋/過緊張・低緊張筋から探索する，③筋力テストによる筋力の測定から探索する）．
・中心化に欠けている筋群へ筋力強化訓練/協同収縮の修正を行う（抵抗は近位から始め遠位へ進めるほうが適切である）．

図5-4-80 関節の中心化トレーニング（股関節遠位部での操作）

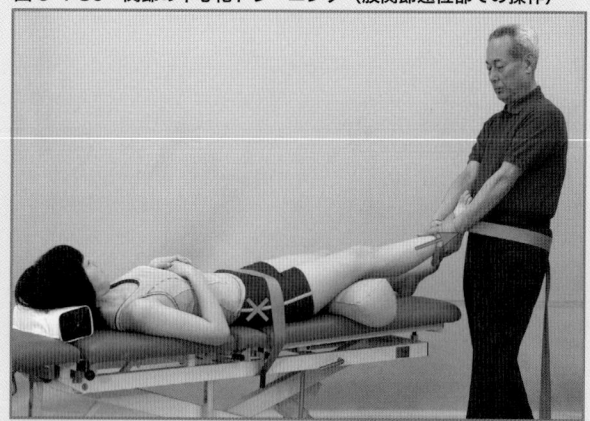

①**開始肢位**：背臥位にて，骨盤帯をベルトにて固定
②**操作**：股関節に牽引を加え，患者は，牽引力に対して股関節を保持するように股関節周囲筋群を収縮させる．

股関節

トレーニング

運動感覚・神経筋トレーニング
座位・立位でのOKC, CKCトレーニング

図 5-4-81　立位での股関節屈曲・伸展運動

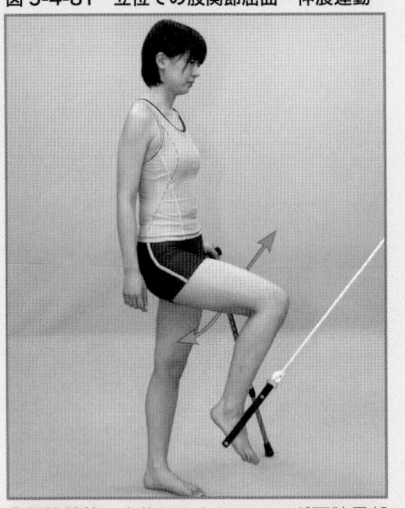

①開始肢位：立位にてトレーニング下肢足部へ重錘負荷を加える．トレーニング側の反対側上肢で杖または壁を利用して姿勢を保持する．
②操作：自動介助・自動運動・抵抗運動にて可能なかぎり屈曲・伸展運動を行う．
③収縮様式：求心性収縮・遠心性収縮・等尺性収縮

図 5-4-82　座位での股関節トレーニング1

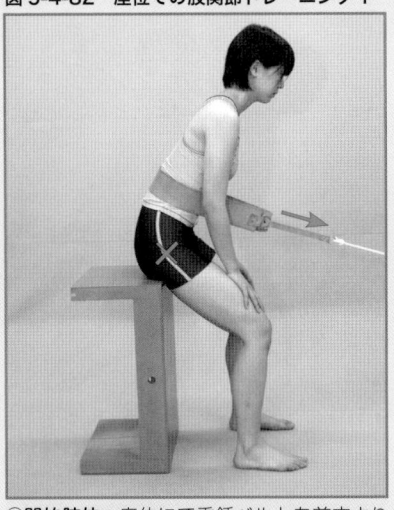

①開始肢位：座位にて重錘ベルトを前方より骨盤周囲へ固定する（前方方向へ引き寄せられるような負荷を加える）．
②操作：前方からの重錘負荷による抵抗に対して両下肢にて保持する．
③収縮様式：等尺性収縮

図 5-4-83　座位での股関節トレーニング2

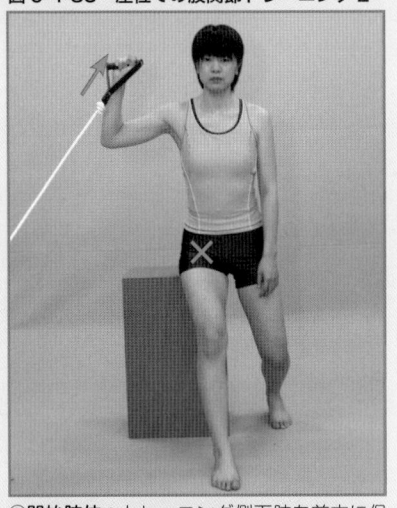

①開始肢位：トレーニング側下肢を前方に保持した座位．重錘ベルトを前方または側方，後方より，片側上肢または両側上肢にて保持する．
②操作：トレーニング側下肢を保持したまま，重錘負荷による抵抗に対して片側上肢・両上肢を可動させる．
③収縮様式：等尺性収縮

図 5-4-84　起立トレーニング

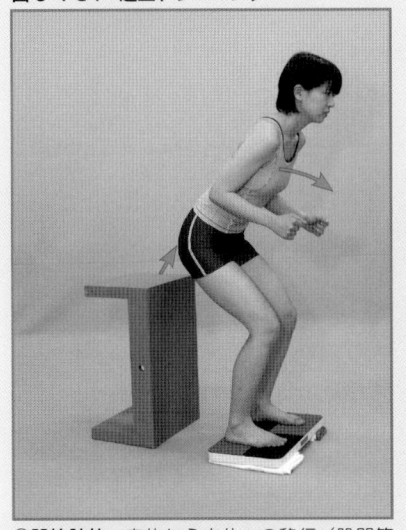

①開始肢位：座位から立位への移行（股関節および膝関節を屈曲した肢位）
②操作：可能なかぎりトレーニング側下肢へ体重を負荷する．座位から立位，立位から座位へ移行する．
③収縮様式：求心性収縮・遠心性収縮・等尺性収縮

図 5-4-85　立位での体重負荷トレーニング

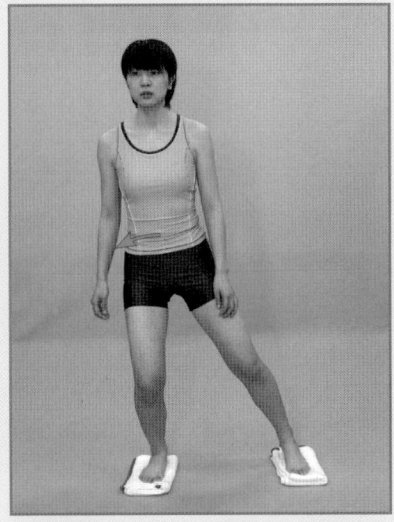

①開始肢位：股関節・膝関節を軽度屈曲した立位
②操作：可能なかぎりトレーニング側下肢へ体重を負荷する．
③収縮様式：求心性収縮・遠心性収縮・等尺性収縮

図 5-4-86　片側立位での体重負荷および股関節トレーニング2

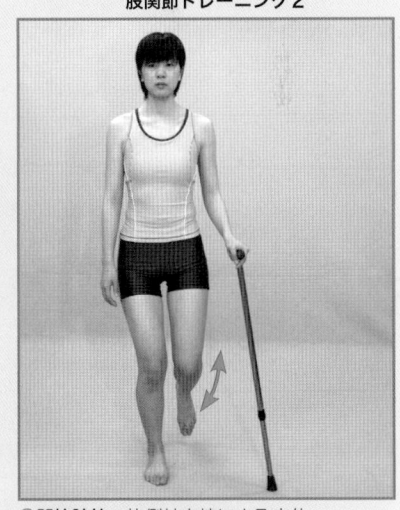

①開始肢位：片側杖支持による立位
②操作：可能なかぎりトレーニング側下肢へ体重を負荷した状態で，反対側下肢を前後にスウィングする．
③収縮様式：求心性収縮・遠心性収縮・等尺性収縮

股関節　トレーニング

トレッドミルでのトレーニング

図 5-4-87　トレッドミル歩行トレーニング　前進

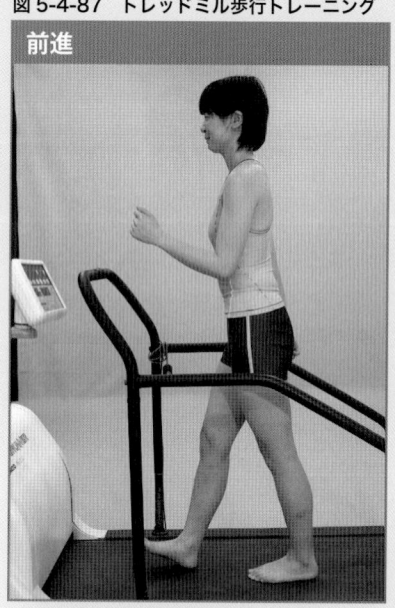

図 5-4-88　トレッドミル歩行トレーニング　後退

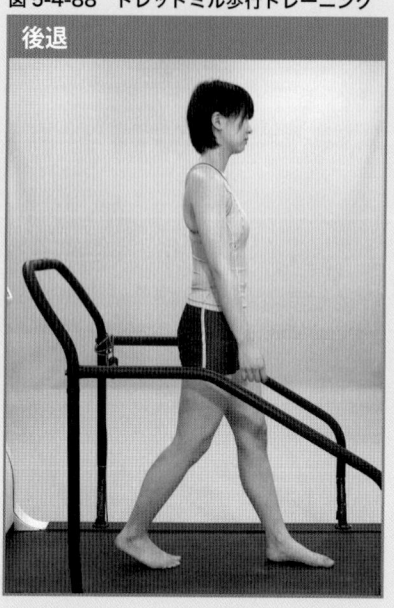

図 5-4-89　トレッドミル歩行トレーニング　横歩き

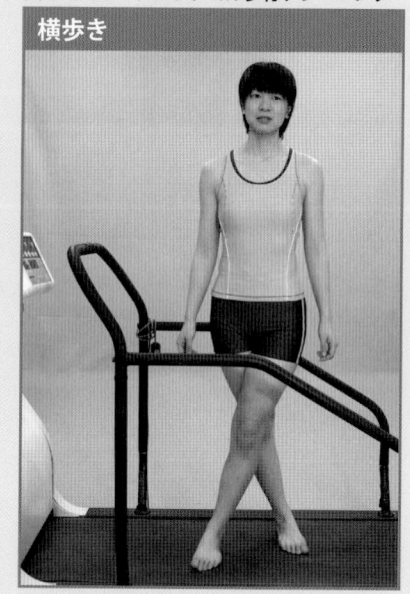

①**開始動作**：歩行（前進・後退・横歩き）
②**操作**：可能なかぎりトレーニング側下肢へ体重を負荷する．
③**収縮様式**：求心性収縮・遠心性収縮・等尺性収縮

図 5-4-90　立位での股関節トレーニング1　上肢への負荷

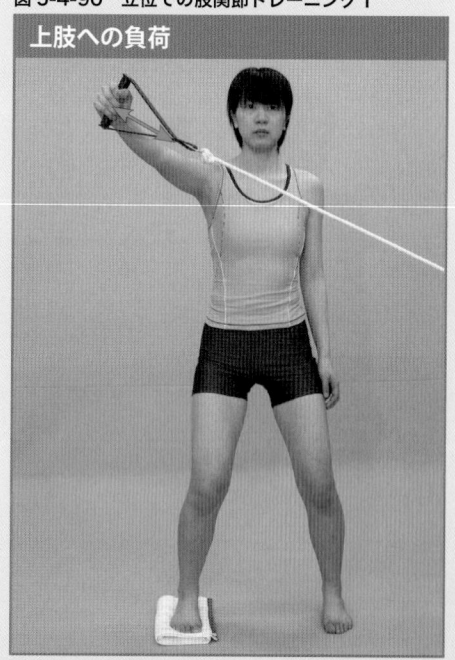

①**開始肢位**：両下肢を肩幅程度に開け，股関節膝関節を軽度屈曲した立位．重錘ベルトを前方または側方，後方より，片側上肢または両側上肢にて保持する．
②**操作**：両側下肢を保持したまま，重錘負荷による抵抗に対して片側上肢・両上肢を可動させる．
③**収縮様式**：等尺性収縮

図 5-4-91　立位での股関節トレーニング2　上肢への負荷

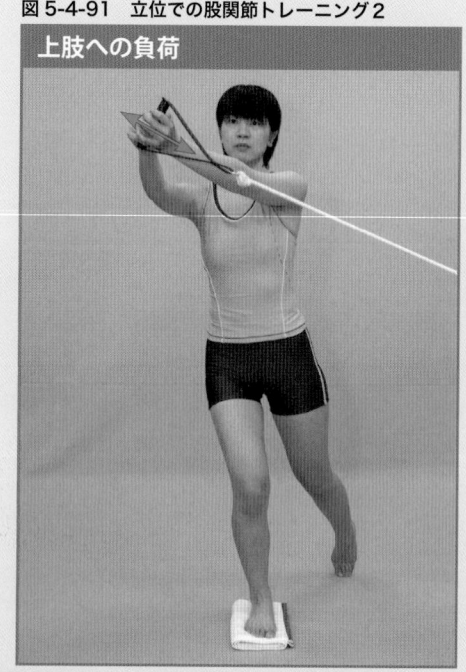

①**開始肢位**：トレーニング側下肢を前方に保持した座位．重錘ベルトを前方または側方，後方より，片側上肢または両側上肢にて保持する．
②**操作**：トレーニング側下肢を保持したまま，重錘負荷による抵抗に対して片側上肢・両上肢を可動させる．
③**収縮様式**：等尺性収縮

第5章　整形徒手理学療法の手技

股関節 トレーニング

図5-4-92 不安定板を使用した股関節トレーニング1
不安定板上での運動

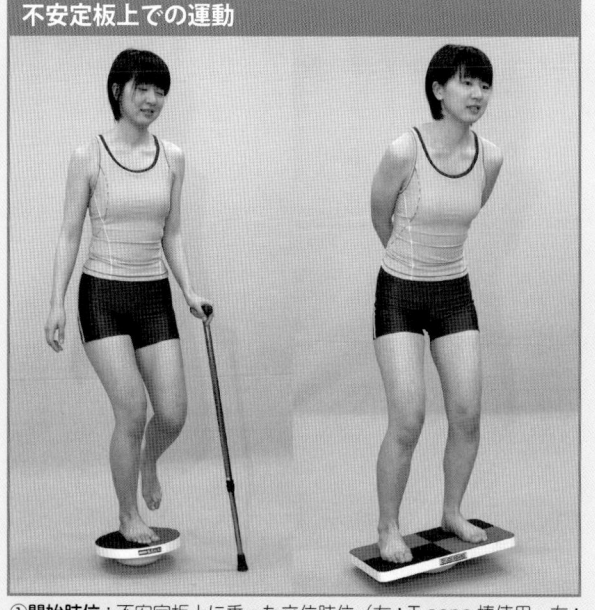

①**開始肢位**：不安定板上に乗った立位肢位（左：T-cane棒使用，右：単独立位）
②**操作**：不安定板状での立位保持
③**収縮様式**：求心性収縮・遠心性収縮・等尺性収縮

図5-4-93 不安定板を使用した股関節トレーニング2
不安定板上での運動

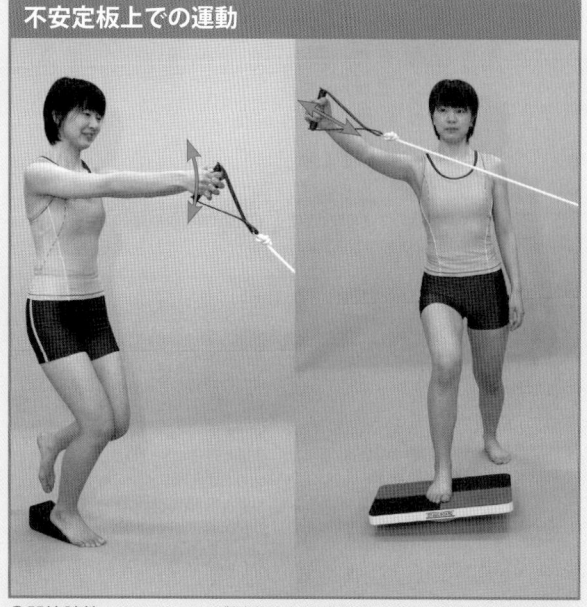

①**開始肢位**：トレーニング側下肢を不安定板または傾斜板上に乗せた片側立位．重錘ベルトを前方または側方，後方より，片側上肢または両側上肢にて保持する．
②**操作**：トレーニング側下肢を保持したまま，重錘負荷による抵抗に対して片側上肢・両上肢を可動させる．
③**収縮様式**：求心性収縮・遠心性収縮・等尺性収縮

図5-4-94 片側立位（トレーニング側荷重）での股関節トレーニング

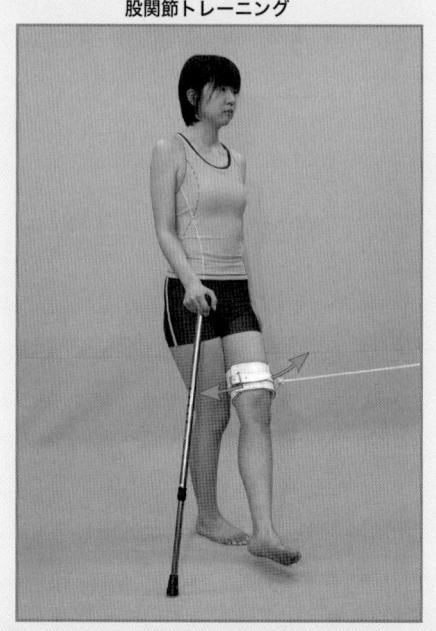

①**開始肢位**：トレーニング側下肢片側杖支持による立位．重錘ベルトを，前方または側方，後方より反対側下肢にて保持する．
②**操作**：可能なかぎりトレーニング側下肢へ体重を負荷した状態で，トレーニング側下肢を保持したまま，重錘負荷による抵抗に対して反対側下肢を抵抗に抗して可動させる．
③**収縮様式**：求心性収縮・遠心性収縮・等尺性収縮

図5-4-95 不安定板を使用した片側立位（トレーニング側荷重）での股関節トレーニング

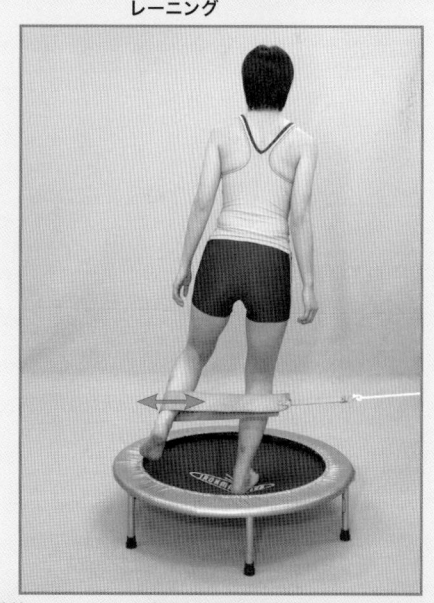

①**開始肢位**：トレーニング側下肢を不安定板または傾斜板上に乗せた片側立位．重錘ベルトを前方または側方，後方より反対側下肢にて保持する．
②**操作**：トレーニング側下肢を保持したまま，重錘負荷による抵抗に対して反対側下肢を可動させる．
③**収縮様式**：求心性収縮・遠心性収縮・等尺性収縮

股関節　トレーニング

図 5-4-96　階段昇降・ステッピング機器を使用した股関節トレーニング

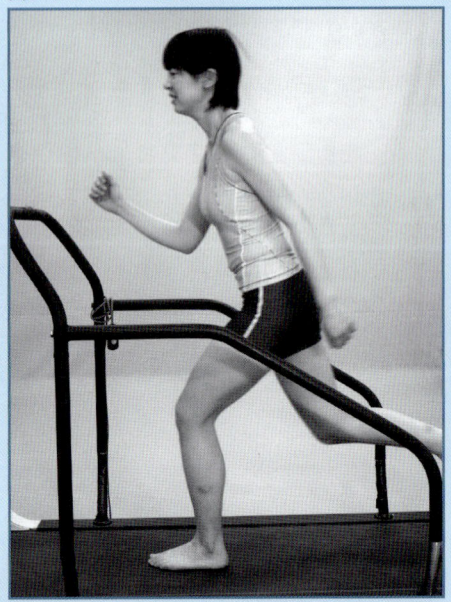

①**基本肢位**：立位
②**操作**：昇降動作およびステッピング運動（速度・負荷を適度に増加させる）
③**収縮様式**：求心性収縮・遠心性収縮

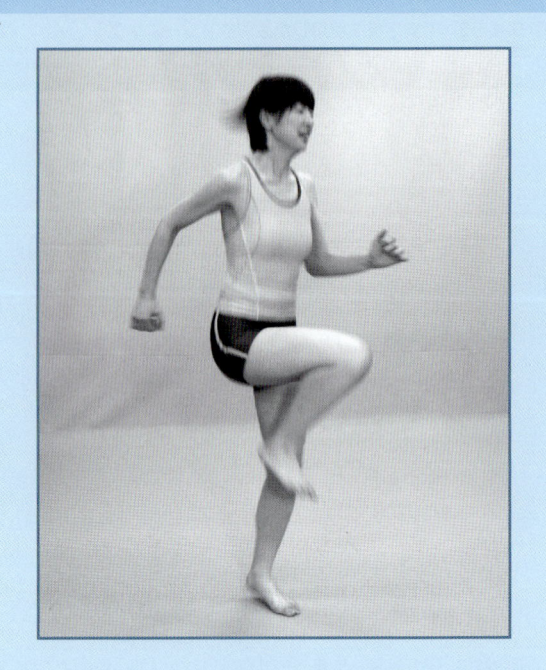

（佐伯　武士）

膝関節

■ 機能解剖と運動

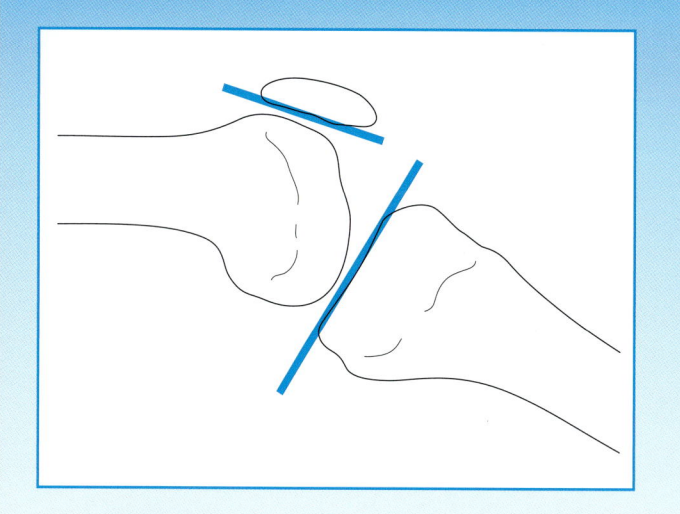

1）関節構造

脛骨大腿関節

身体のなかで一番大きい関節であり，非常に負荷がかかりやすい関節である．機能としては，活動性と安定性の両面をもつ．機械的には2軸関節で，1つは横断面における屈曲，伸展，もう1つは屈曲位での内・外旋がある．伸展していくと最終20°くらいから下腿の外旋が入る．骨の支持性はあまり強いほうではなく，内側側副靱帯（内側半月，関節包にも付着），外側側副靱帯（腓骨頭に付着，外側半月関節包には付着しない），関節内の前・後十字靱帯等により支持性が保たれている．膝が最大伸展のとき，側副靱帯は最大に緊張する．これは立位において膝の安定性をもたらし，回旋や側方への動きを制限する．また，脛骨と大腿骨の間に半月板があり，関節面の接触する適合面を拡大するとともに支持性にも役立っている．大腿骨の遠位端（凸面）は，半月板に対して2つの関節面（内側と外側の顆）をもつ．脛骨の近位端は2つの凹の関節面をもち，半月板を伴う関節面を顆間隆起で隔てられている．

膝蓋大腿関節

膝蓋骨と大腿骨の間の関節を忘れがちであるが，癒着が多い関節である．膝蓋骨は大腿四頭筋腱に覆われ，膝蓋靱帯となり脛骨に付着する．屈曲するとき膝蓋骨は尾側に5cm程度移動する．膝蓋骨にはどの方向にも圧迫力が加わっている．これによりある1点に圧が集中することを避けている．膝屈曲により圧迫力が大きくなる．膝関節は外反傾向にあるため膝蓋骨は外側に移動しやすい．このため外側の山が高くなって脱臼しにくくなっている．大腿骨の遠位端は，膝蓋骨の凹の関節面に対して凸の関節面をもつ．

2）モビライゼーションの治療面と滑りの法則

凹の法則

屈曲や伸展のとき，大腿骨と半月板の間で「滑り」と「転がり」の両方の動きが組み合わさっている．膝関節が屈曲すると半月板は脛骨上でわずかに背側へ動き，伸展すると腹側に押される．単独で起こる回旋運動は，膝関節が屈曲位のときの正常な膝にのみ生じる．膝関節が伸展すると，脛骨は外旋する（終末伸展回旋）．

膝蓋骨は，大腿四頭筋の収縮により膝関節が伸展するときに大腿骨上を近位に滑る．

関節モビライゼーションの治療面

脛骨大腿関節：脛骨の凹の関節面上
膝蓋大腿関節：膝蓋骨の凹の後方関節面

3）骨の運動と運動軸・機能検査に用いる参考可動域

骨の運動と運動軸

a．脛骨大腿関節

屈曲-伸展：大腿骨顆を通る脛腓骨軸上
内旋-外旋：半月板と脛骨の間で生じ，顆間隆起内側を通る下腿長軸．膝屈曲90°で最大
外転-内転：（他動での側方への動き）大腿骨を通る前後軸．外内転は膝屈曲30°で最大

b．膝蓋大腿関節

膝が屈曲，伸展する際，近位および遠位に滑りが生じる．

膝関節

正常な膝（脛骨大腿，膝蓋大腿）関節の自動運動

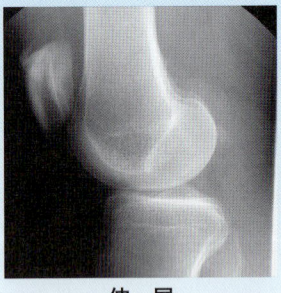

伸展 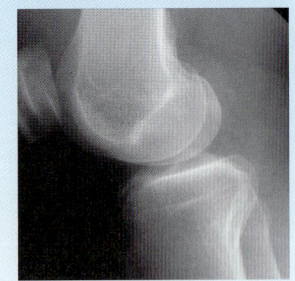　　　　　　　20°屈曲

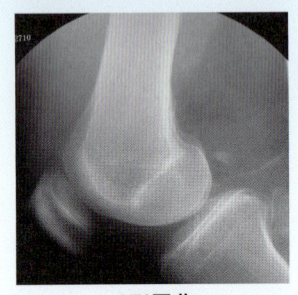

45°屈曲 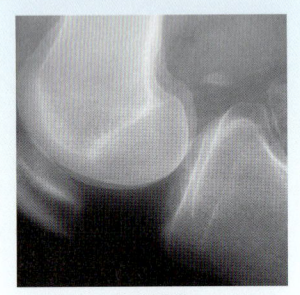　　　　　90°屈曲

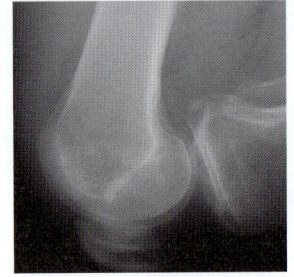

140°屈曲 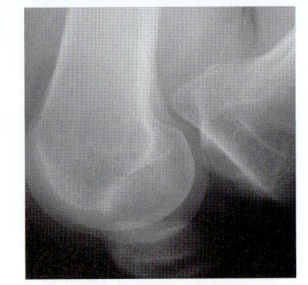　　　　最大屈曲（他動）

最大伸展〜20°屈曲までは，回転のみ生じる．
20°屈曲〜140°屈曲の間は，回転と滑りが生じる．
140°屈曲〜最大屈曲の間は，回転のみ生じる．

参考可動域

屈曲160°，伸展5°
屈曲90°位での下腿の外旋45°
屈曲90°位での下腿の外旋15°
他動的にわずかに外転と内転が生じる．

4）関節運動

　脛骨大腿関節では，屈曲と伸展のあいだ，回転と滑りの複合の動きが大腿骨と半月板のあいだで生じる．同時に半月板は，屈曲のあいだは脛骨面上を軽度背側に，伸展のときは腹側に押される（凹の法則）．
　膝蓋大腿関節は，大腿四頭筋の収縮により，膝蓋骨が膝伸展のあいだ，大腿骨上を近位に滑る．

5）関節の肢位と靱帯

（1）ゼロ肢位：大腿骨と脛骨を通り抜ける縦軸は前額面で交差し，そして約170°の外向きの角度を形成する（外反）．
（2）安静肢位：20〜40°屈曲
（3）閂肢位：最大膝伸展
（4）関節包パターン：屈曲-伸展：この制限の割合は，屈曲が90°制限されると伸展は5°制限される．

　回旋は，屈曲と伸展の両方が著しく制限されたときにのみ生じる．

・屈曲では側副靱帯は弛緩し，十字靱帯は緊張している．
・伸展では側副靱帯は緊張し，十字靱帯は緊張している．
・屈曲伸展にかかわらず，内旋では十字靱帯は緊張し，外旋では弛緩する．
・伸展位での内旋では側副靱帯は弛緩し，外旋では緊張する．

6）end feel

①脛骨大腿関節：伸展：firm，屈曲：soft
②膝蓋大腿関節：すべての方向にfirm

7）触診部位と触診手順

a．腹側

- 骨：膝蓋骨，脛骨粗面
- 靱帯・神経・血管：膝蓋靱帯，内側外側膝蓋支帯，冠状靱帯，膝蓋上包，膝蓋前滑液包
- 筋・腱・付着部：前脛骨筋の筋腹，長趾伸筋の筋腹，長母趾伸筋の筋腹

b．内側

- 骨：内側脛骨高原，関節裂隙，外側上顆，内転筋結節
- 靱帯・神経・血管：内側側副靱帯，浅鵞足，深鵞足

c．外側

- 骨：外側脛骨高原，関節裂隙，腓骨頭，外側上顆
- 靱帯・神経・血管：外側側副靱帯，腸脛靱帯，総腓骨神経，浅腓骨神経
- 筋・腱・付着部：長短腓骨筋の起始部

d．背側

- 骨：外側，内側上顆背面
- 靱帯・神経・血管：総腓骨神経，膝窩動脈
- 筋・腱・付着部：膝窩筋

膝関節

■ 検査手順

1）機能テスト

（1）自動運動と他動運動

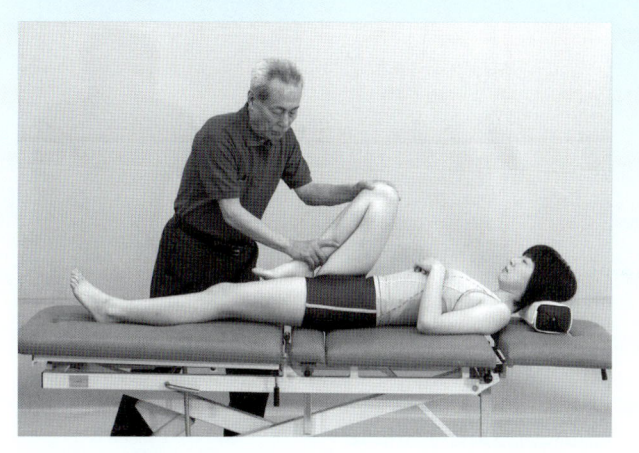

図 5-5-1　屈曲 160°

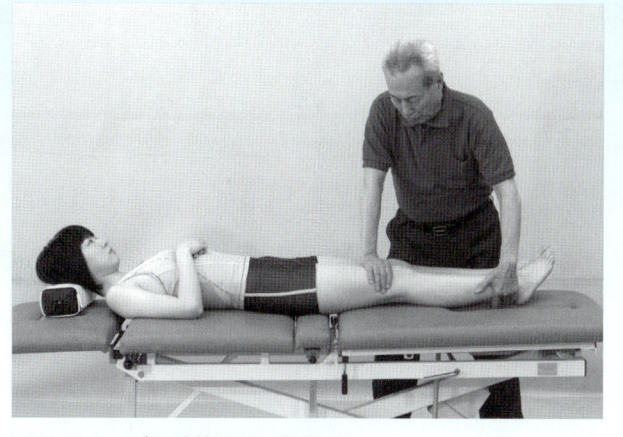

図 5-5-2　ゼロ肢位からの伸展 5°

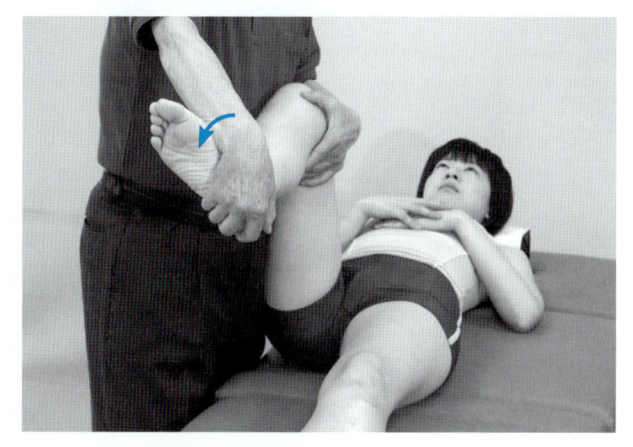

図 5-5-3　膝屈曲 90°での外旋 45°

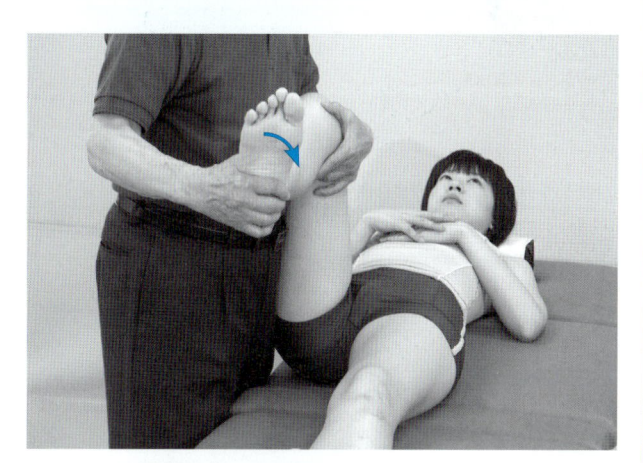

図 5-5-4　膝屈曲 90°での内旋 15°

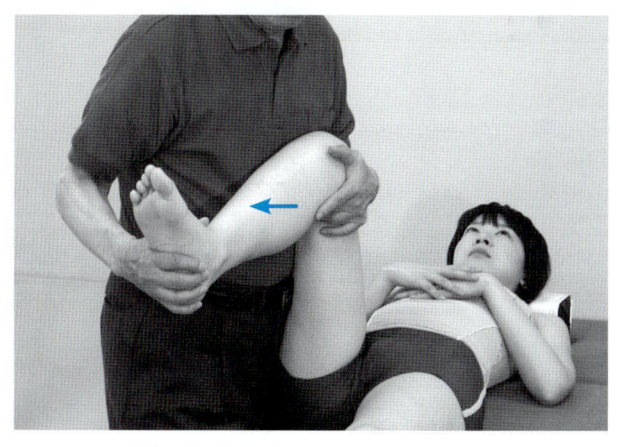

図 5-5-5　外転（他動運動のみ）

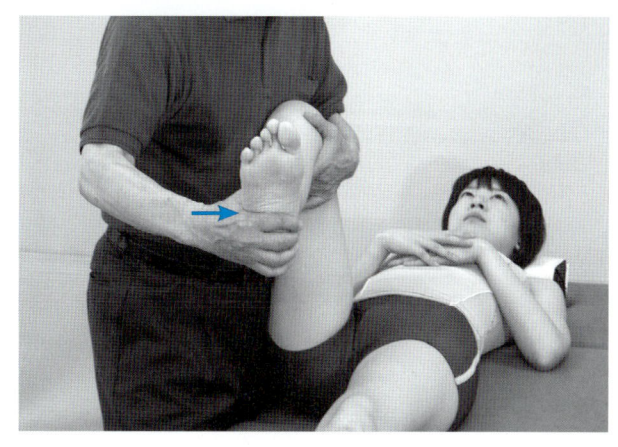

図 5-5-6　内転（他動運動のみ）

膝関節

膝関節の安定性にかかわるおもな靱帯の伸張テスト

図 5-5-7 外側安定性テスト

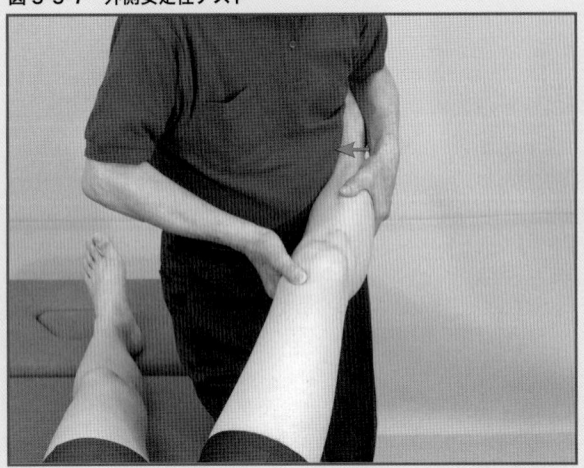

目的
- 膝の外側の靱帯と関節包に対するテスト．膝の外側の joint play の質と量の評価

開始肢位および手技手順
① 開始肢位：患者は膝を軽度屈曲して背臥位になる．そして下腿はベッドの端から出す．セラピストは検査する膝の内側に立つ．
② 固定：患者の下腿をセラピストの身体と左上腕の間で把持する．
③ 操作：患者の脛骨上端を両側から把持し，膝に外側への動きを加える．患者の大腿は固定しない．
④ 手技強度：やさしく慎重に end feel を確認する．

図 5-5-8 内側安定性テスト

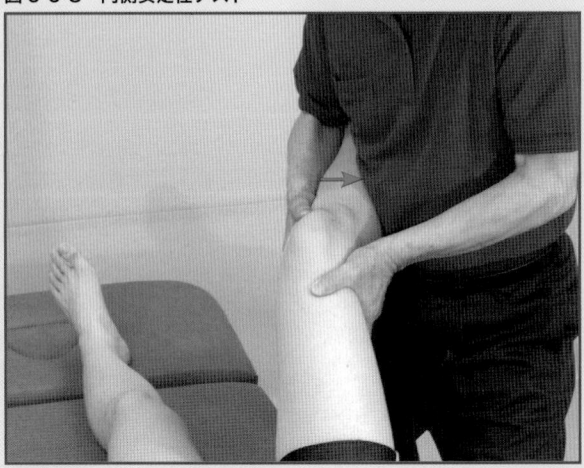

目的
- 膝の内側の靱帯と関節包に対するテスト．膝の内側の joint play の質と量の評価

開始肢位および手技手順
① 開始肢位：患者は膝を軽度屈曲して背臥位になる．そして下腿はベッドの端から出す．セラピストは検査する膝の外側に立つ．
② 固定：患者の下腿をセラピストの身体と右上腕の間で把持する．
③ 操作：患者の脛骨上端を両側から把持し，膝に内側への動きを加える．患者の大腿は固定しない．
④ 手技強度：やさしく慎重に end feel を確認する．

図 5-5-9 ゼロ肢位での外側安定性テスト

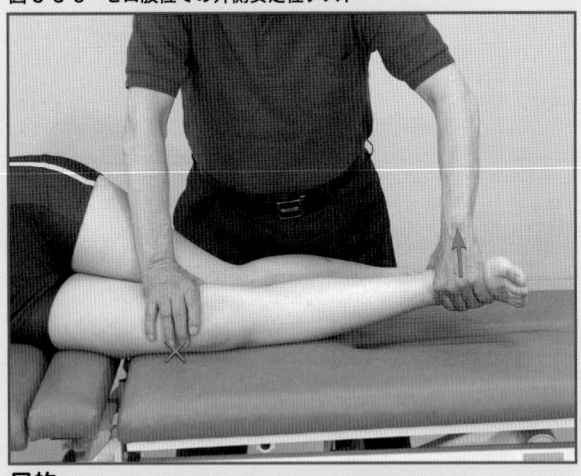

目的
- 膝関節外側の靱帯と関節包に対するテスト

開始肢位および手技手順
① 開始肢位：患者は側臥位，下側の足を検査する．
② 固定：セラピストの右手で患者の大腿下部をベッドに押し，固定する．
③ 操作：セラピストの左手で，患者の下腿遠位を把持し，膝関節外側を開くように下腿遠位を持ち上げる．
④ 手技強度：やさしく慎重に end feel を確認する．
※安定性テストは，end feel が firm で，可動域は非常に小さい．可動域，疼痛がないときはいつでも正常である．

図 5-5-10 ゼロ肢位での内側安定性テスト

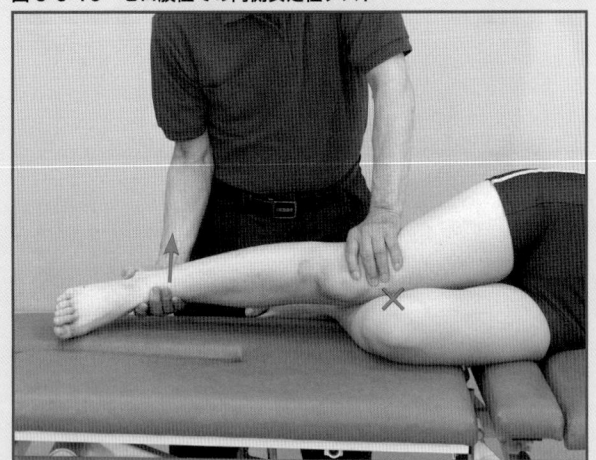

目的
- 膝関節内側の靱帯と関節包に対するテスト

開始肢位および手技手順
① 開始肢位：患者は側臥位，上側の足を検査するため下の膝を屈曲しておく．
② 固定：セラピストの左手で患者の大腿下部をベッドに押し，固定する．
③ 操作：セラピストの左手で，患者の下腿遠位を把持し，膝関節内側を開くように下腿遠位を持ち上げる．
④ 手技強度：やさしく慎重に end feel を確認する．

膝関節

図 5-5-11 半月板テスト

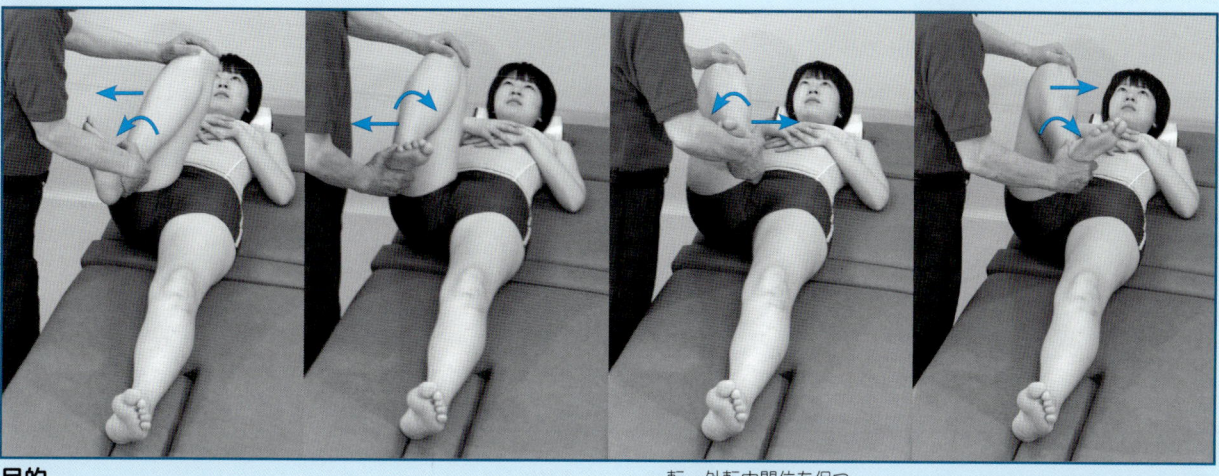

目的
・関節の雑音，可動制限や疼痛があれば陽性

開始肢位および手技手順
①**開始肢位**：患者は背臥位．検査する膝と股は安静肢位．
②**固定**：セラピストの左手で，大腿骨をベッドの方向に軽く押し付けて固定し，股関節の内外転が生じないようにする．
③**操作**：セラピストは右手で患者の足部を背側より把持し，膝を外転，下腿を外旋させておく．その肢位を保ったまま膝関節と股関節を最大屈曲までもっていき，次に最大伸展させる．この間，股関節は内転，外転中間位を保つ．
④**手技強度**：やさしく慎重に行い，疼痛や雑音が出現した時点で検査を中止する．
※組み合わせ運動として，①外転・外旋，②外転・内旋，③内転・外旋，④内転・内旋の4つを検査する．外転を行うことによって外側の半月板に圧迫が多く加わり，内転では内側半月板に多く圧迫が加わる．外転の場合は最大屈曲時に踵を股関節の外側15～20 cm間でもっていく．内転の場合は反対側の股関節にもっていく．

図 5-5-12 十字靱帯テスト

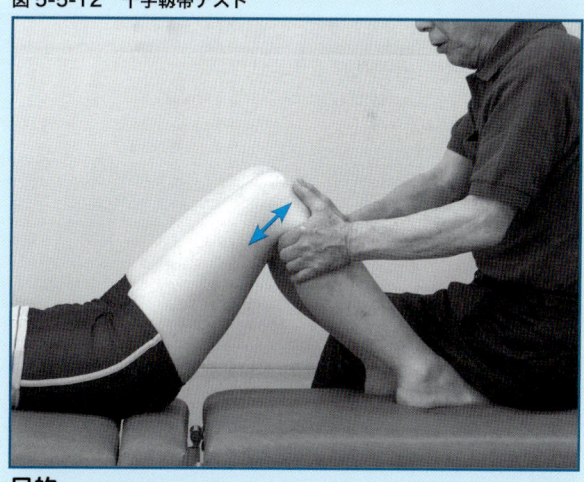

目的
・後方への滑りは後十字靱帯のテスト．前方への滑りは前十字靱帯のテスト．end feel および joint play の質と量の評価

開始肢位および手技手順
①**開始肢位**：患者は背臥位，膝90°屈曲，下腿内旋最終域に保持する．
②**固定**：セラピストの殿部で患者の足背を軽く押さえておく．
③**操作**：セラピストは両手で脛骨上端を把持し，母指で裂隙を触診する．身体を前後に倒すことによって，前腕を通して関節を動かすことができる．
④**手技強度**：やさしく慎重に確認する．
※正常な十字靱帯の後方と前方の滑りの可動域は，下腿内旋位が下腿中間位・外旋位より小さい．

膝関節

(2) 並進のjoint playテスト（関節のテスト）

図5-5-13 牽引テスト

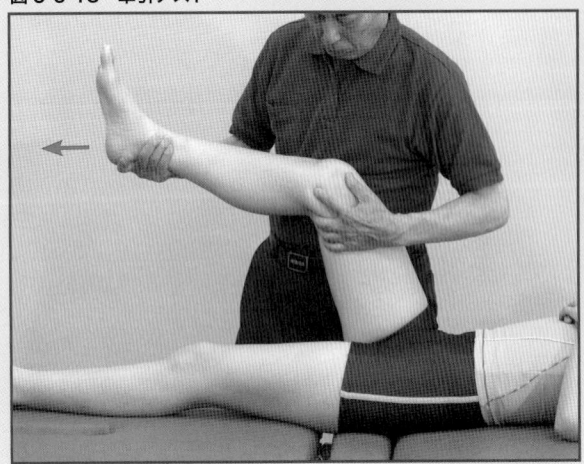

目的
- 膝におけるend feelおよびjoint playの質と量の評価．疼痛の評価

開始肢位および手技手順
① 開始肢位：患者は背臥位で膝関節は安静肢位を保つ．セラピストはテストする側に立つ．安静肢位で行う．
② 固定：セラピストの左手と胸で患者の大腿骨を保持する．
③ 操作：セラピストは右前腕で患者の下腿を支え示指で関節裂隙を触診する．脛骨長軸に平行に尾側方向に動かすと牽引になる．
④ 手技強度：GradeⅡ以内

図5-5-14 圧迫テスト

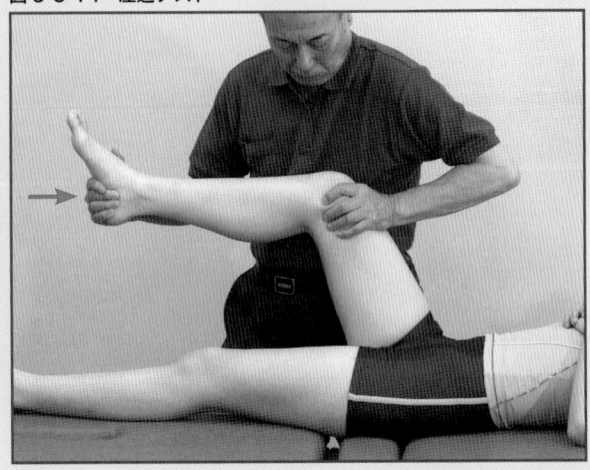

目的
- end feelと疼痛の評価

開始肢位および手技手順
① 開始肢位：患者は背臥位，セラピストは検査する側に立つ．安静肢位で行う．
② 固定：セラピストの左手と胸で患者の大腿骨を保持する．
③ 操作：セラピストは右前腕で患者の下腿を支え，示指で関節裂隙を触診する．右手で足底から脛骨長軸に平行に頭側に押すと圧迫になる．
④ 手技強度：ごく軽く慎重に行う．

図5-5-15 背側への滑りと腹側への滑りのテスト

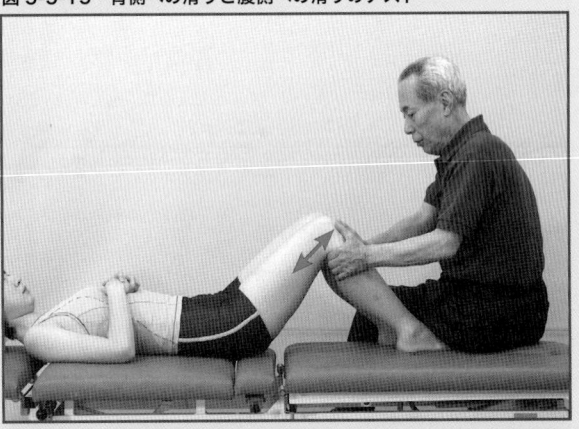

目的
- 膝の背側と腹側へのend feelおよびjoint playの質と量の評価．背側への滑りの制限は膝の屈曲制限を生じ，腹側への滑りの制限は膝の伸展制限が生じる．

開始肢位および手技手順
① 開始肢位：患者は背臥位，安静肢位が難しければ膝約90°屈曲でテストする．足底に砂嚢等を入れて膝の屈曲角度を調整することもできる．内外旋の中間位にしておく．
② 固定：セラピストは患者の検査する側に座り，左殿部で足を軽く固定する．砂嚢等で安定させる場合は，患者のつま先をセラピストの大腿外側に当てておくと操作しやすい．
③ 操作：両手で患者の膝の下を把持する．セラピストの母指で関節裂隙を触診しておく．セラピストの体重移動により脛骨軸に直角に前方後方に動かす．
④ 手技強度：GradeⅡ以内

図5-5-16 外側への滑りのテスト（各運動方向への制限に対するテスト）

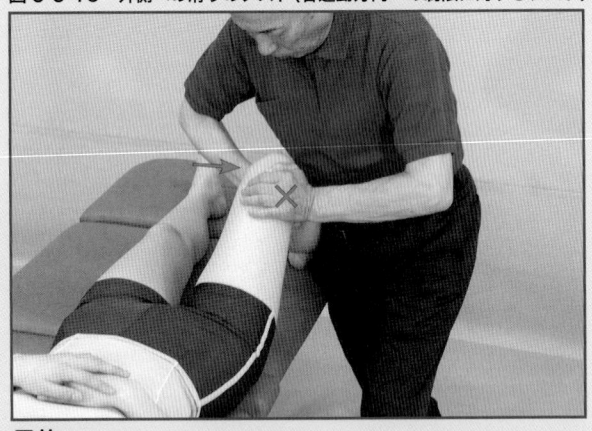

目的
- 膝の外側滑りのend feelおよびjoint playの質と量の評価

開始肢位および手技手順
① 開始肢位：患者は背臥位，膝関節は安静肢位にしておく．足底に砂嚢等を入れて膝の屈曲角度を調整すると比較的楽に安静肢位を取ることができる．
② 固定：セラピストの左手で患者の大腿遠位外側を把持し内方に向け圧迫する．
③ 操作：セラピストは右手で脛骨上端を内側より把持し，前腕を脛骨長軸と直角になるように両肘を張り脛骨長軸と直角に動かす．このとき固定する側の手は動かさない．
④ 手技強度：GradeⅡ以内

膝関節

図 5-5-17 内側への滑りのテスト（各運動方向への制限に対するテスト）

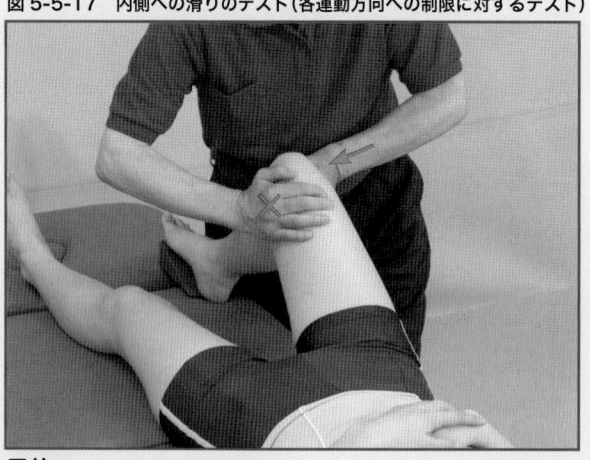

目的
・膝の内側への滑りの end feel および joint play の質と量の評価

開始肢位および手技手順
① 開始肢位：患者は背臥位，膝関節は安静肢位にしておく．足底に砂嚢等を入れて膝の屈曲角度を調整すると比較的楽に安静肢位を取ることができる．
② 固定：セラピストの右手で患者の大腿遠位内側を把持し，外方に向け圧迫する．
③ 操作：セラピストの左手で脛骨上端を外側より把持し，前腕を脛骨長軸と直角になるように両腕を張り脛骨長軸と直角に動かす．このとき固定する側の手は動かさない．
④ 手技強度：Grade II 以内

図 5-5-18 膝蓋骨遠位へのテスト（屈曲制限に対するテスト）

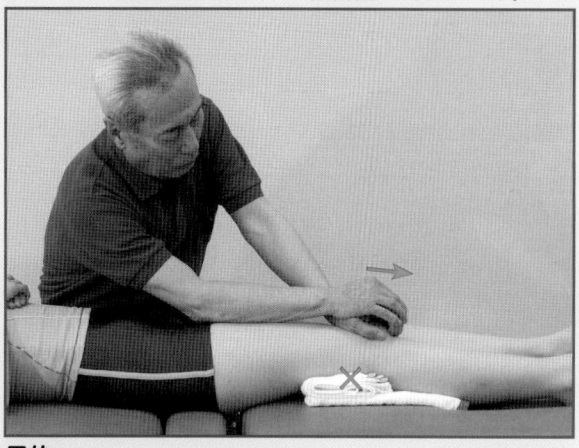

目的
・膝蓋骨の遠位への end feel および joint play の質と量の評価

開始肢位および手技手順
① 開始肢位：患者は背臥位，砂嚢等で膝関節を安静肢位に保つ．
② 固定：砂嚢で固定できる．
③ 操作：セラピストは左手の手根部を膝蓋骨底に当て，示指～小指で膝蓋骨尖を包むように把持する．手関節軽度背屈で手根部が膝蓋骨底に当たりやすくなる．右手を左手に重ね，右手の力で膝蓋骨に遠位への滑りを加える．膝蓋骨に背側方向への直接の圧迫を避けるためにセラピストの前腕を大腿に平行に保つ．
④ 手技強度：Grade II 以内

（3）抵抗運動テスト

抵抗運動テストでは以下の筋を評価する．

抵抗方向	主要な筋	制限が生じる方向	その他の機能
屈曲	大腿二頭筋	膝関節伸展・内旋	膝関節外旋・股関節伸展（長頭）
	半腱様筋	膝関節伸展・外旋	膝関節内旋・股関節伸展
	半腱様筋	膝関節伸展・外旋	膝関節内旋・股関節伸展
	腓腹筋	膝関節伸展・足関節背屈	足関節底屈
	膝窩筋	膝関節伸展・外旋	膝関節内旋
伸展	大腿直筋	膝関節屈曲	股関節屈曲
	外側広筋，内側広筋	膝関節屈曲・内旋・外旋	
	中間広筋	膝関節屈曲	
外旋	大腿筋膜張筋	膝関節屈曲・内旋	膝関節伸展・屈曲
	大腿二頭筋	膝関節伸展・内旋	膝関節屈曲・股関節伸展（長頭）
内旋	縫工筋	膝関節伸展・外旋	膝関節屈曲・股関節外旋
	薄筋	膝関節伸展・外旋	膝関節屈曲・股関節内旋
	半腱様筋	膝関節伸展・外旋	膝関節屈曲・股関節伸展
	半膜様筋	膝関節伸展・外旋	膝関節屈曲・股関節伸展
	膝窩筋	膝関節伸展・外旋	屈曲

脛骨大腿関節　関節モビライゼーション

図 5-5-19　牽引
疼痛の軽減と可動域制限の評価と改善

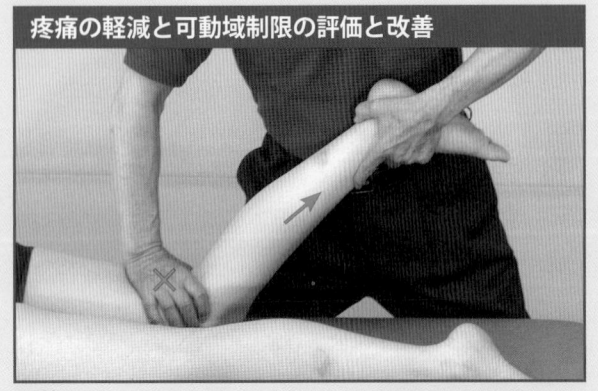

目的
- 疼痛の軽減

開始肢位および手技手順
① **開始肢位**：患者は腹臥位．図ではセラピストは治療する側に立っているが，後方に立ってもよい．
② **固定**：患者の大腿遠位をベッドに押し付け，固定する．触診する指を関節裂隙に置く．ベルトを大腿遠位部に一巻きしてからベッドに回して固定するとセラピストは両手で操作できる．
③ **操作**：患者の下腿を足関節より上で把持する．セラピストの前腕を患者の下腿長軸と一直線になるようにする．セラピストの体重を後方に移動することにより，下腿長軸と平行に牽引の力を加えることができる．
④ **手技強度**：疼痛の軽減；Grade Ⅰあるいは Ⅱ

図 5-5-20　牽引（別法）
可動域の改善

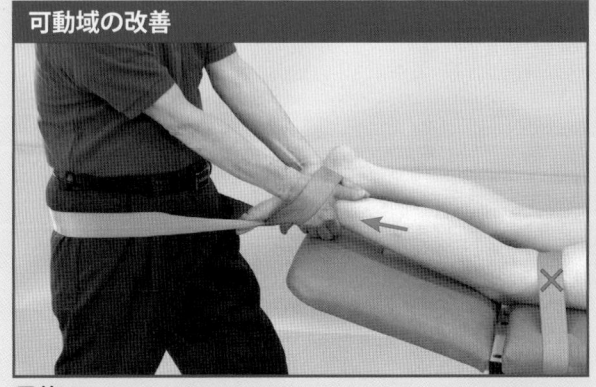

目的
- 膝のあらゆる方向の可動域の改善

開始肢位および手技手順
① **開始肢位**：患者は腹臥位．図のようなベッドがなければ砂嚢等を下腿に当て，膝の角度を調節するとよい．セラピストは患者の後方に立つ．
② **固定**：患者の大腿遠位にベルトを一巻きして，ベッドに回して固定する．
③ **操作**：ベルトを患者の下腿骨下端に一巻きし，セラピストの骨盤に掛けておく．セラピストはそのベルトの中に手を通して患者の下腿骨下端を把持する．体重を後方に移動することで，牽引の動きを加えることができる．ベルトを使う場合，セラピストの骨盤に掛けた部分を下腿長軸と平行に位置するように膝を使って調整する．

図 5-5-21　牽引（別法）
可動域の改善

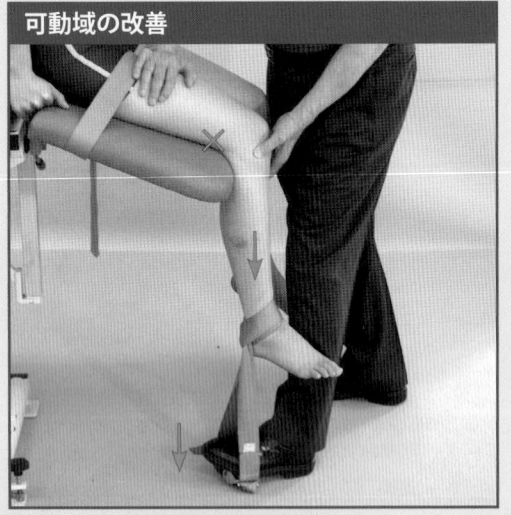

目的
- 膝の可動域の改善

開始肢位および手技手順
① **開始肢位**：患者はベッドに膝を端から出し，座る．
② **固定**：患者の大腿近位をベッド方向にセラピストの手とベルトで固定する．患者の大腿遠位をベッドの端で固定する．
③ **操作**：患者の膝の下を把持する．床のちょうど上に調整したベルトを患者の足関節の上に装着する．ベルトをセラピストの踵で床に押すことで下腿長軸と平行に牽引の動きを加えることができる．
④ **手技強度**：可動域の改善；Grade Ⅱあるいは Ⅲ

脛骨大腿関節　関節モビライゼーション

図 5-5-22　牽引（90°屈曲位）
屈曲制限の改善

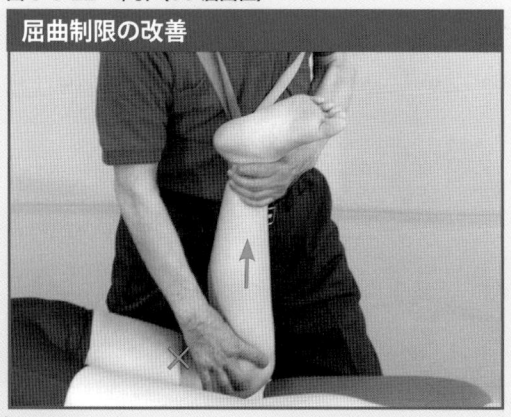

目的
・屈曲可動域の改善

開始肢位および手技手順
①**開始肢位**：患者は腹臥位．膝関節を屈曲最終域にする．セラピストは治療する側に立つ．
②**固定**：患者の大腿遠位にベルトを一巻きしてからベッドに回して固定する．
③**操作**：輪にしたベルトを二重にして患者の足関節に巻き，一端を輪に通してもう一端をセラピストの身体に通して肩に掛ける．セラピストの膝を伸展することで，牽引を加えることができる．安全のため関節裂隙を触診しておく．
※この手技はセラピストの脊柱が圧迫されるため，常に自分の脊柱を中間位に保つように心がける．膝の牽引は大腿骨の固定がしっかりするため原則として腹臥位で行うが，妊娠や肥満のため腹臥位が困難な場合には以下のように座位や側臥位で行うこともできる．

図 5-5-23　牽引（90°屈曲位付近）
屈曲制限の改善

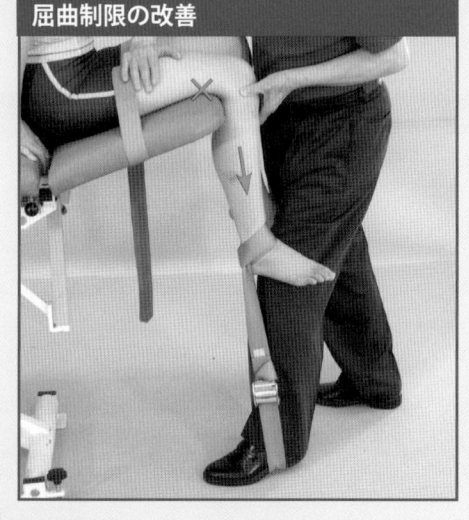

目的
・膝の可動域の改善

開始肢位および手技手順
①**開始肢位**：屈曲の最終域にする．端が昇降できるベッドにより膝の角度を調整する．
②**固定**：患者の大腿近位をベッドに向かってセラピストの手とベルトで固定する．患者の大腿遠位部をベッドの端で固定する．
③**操作**：患者の膝の下を把持する．床のちょうど上に調整したベルトを患者の足関節の上に装着する．ベルトをセラピストの踵で床に押すことで，下腿長軸と平行に牽引を加えることができる．床に垂らしたほうの輪にセラピストの足尖を入れ，床方向に踏むと牽引になる．セラピストは両手で裂隙を触診しながら行う．

図 5-5-24　牽引（90°屈曲位付近からそれ以上の屈曲位）
屈曲制限の改善

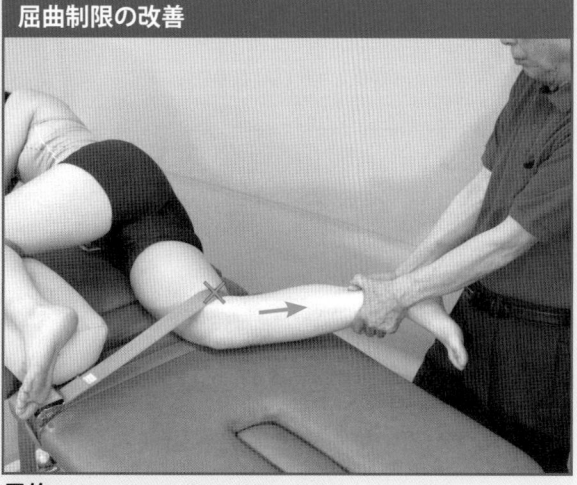

目的
・屈曲可動域の改善

開始肢位および手技手順
①**開始肢位**：患者は治療する側を下にした側臥位．膝関節を屈曲最終域にする．セラピストは患者の後ろに立つ．
②**固定**：患者の大腿遠位にベルトを回し，患者の腹側方向からベッドに回して固定する．
③**操作**：患者の下腿骨下端を両手で把持し，治療する角度でセラピストの体重を後方に移動することによって患者の下腿長軸に平行に牽引を加えることができる．

脛骨大腿関節　関節モビライゼーション

図 5-5-25　背側への滑り（内側）
屈曲制限と内旋制限の評価と改善

目的
・屈曲制限と内旋制限の改善

開始肢位および手技手順
① **開始肢位**：患者は座位．膝関節の屈曲は安静肢位の角度でさらに内旋位にする．セラピストは患者の外側に立つ．
② **固定**：患者の大腿骨遠位端はベッドに押し付けられるため固定となる．
③ **操作**：セラピストの左手の小指球が患者の脛骨近位端に位置するように下腿の前内側を把持する．右手は下腿骨遠位端内側を把持する．セラピストの前腕が患者の下腿骨長軸と直角になるように，そして左手小指球がしっかり患者の脛骨近位端に接触するようにセラピストは上体を傾け調節する．その操作により患者の膝関節にほんの少し牽引が加わる．その姿勢を保ったままセラピストの両膝を屈曲することによって背側への滑りが加わる．
④ **手技強度**：可動域の改善；Grade ⅡあるいはⅢ

図 5-5-26　背側への滑り（外側）
屈曲制限と外旋制限の評価と改善

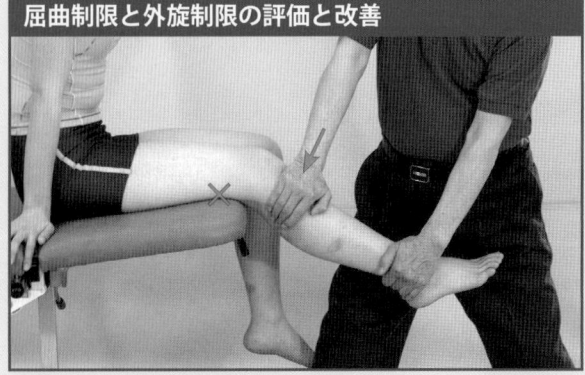

目的
・屈曲制限と外旋制限の改善

開始肢位および手技手順
① **開始肢位**：患者は座位，膝関節屈曲は安静肢位でさらに外旋位にする．セラピストは患者の内側に立つ．
② **固定**：患者の大腿骨遠位端はベッドに押し付けられるため固定となる．
③ **操作**：セラピストの右手の小指球が患者の脛骨近位端に位置するように下腿の前外側を把持する．左手は下腿骨遠位端前外側を把持する．セラピストの前腕が患者の下腿骨長軸と直角になるように，そして右手小指球がしっかり患者の脛骨近位端に接触するようにセラピストは上体を傾け調節する．その操作により患者の膝関節にほんの少し牽引が加わる．その姿勢を保ったままセラピストの両膝を屈曲することによって背側への滑りが加わる．

図 5-5-27　背側への滑り（内側：90°屈曲位付近）
屈曲制限と内旋制限の改善

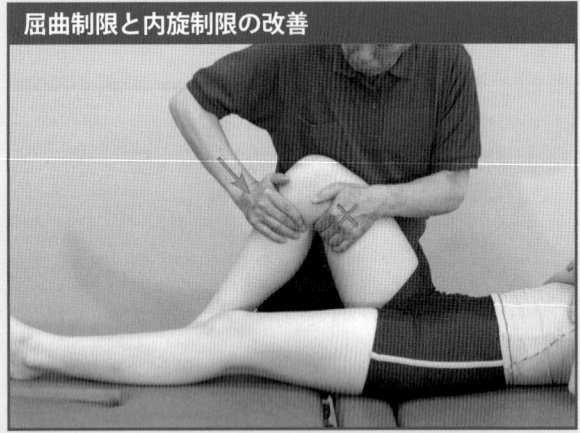

目的
・屈曲制限と内旋制限の改善

開始肢位および手技手順
① **開始肢位**：患者は背臥位，治療する膝を屈曲最終可動域から少し戻し内旋位にする．セラピストは患者の治療する側に立つ．
② **固定**：セラピストの左手で患者の大腿骨遠位端を前内側から把持し，セラピストの胸で挟んで固定する．
③ **操作**：セラピストの右手示指MP関節橈側を患者の脛骨近位端前内側に当て下腿上部を把持する．セラピストの右手前腕を，患者の下腿骨長軸と直角に位置するようにし，肘を使って背側への滑りを行う．

図 5-5-28　背側への滑り（外側：90°屈曲位付近）
屈曲制限と外旋制限の改善

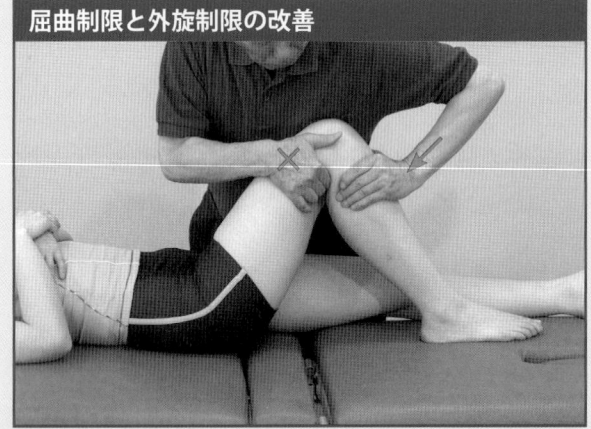

目的
・屈曲制限と外旋制限の改善

開始肢位および手技手順
① **開始肢位**：患者は背臥位，治療する膝を屈曲最終可動域から少し戻し，外旋位にする．セラピストは患者の治療する側と反対に立つ．
② **固定**：セラピストの右手で患者の大腿骨遠位端を前外側から把持し，セラピストの胸で挟んで固定する．
③ **操作**：セラピストの左手示指MP関節橈側を患者の脛骨近位端前外側に当て下腿上部を把持する．セラピストの右手前腕を患者の下腿骨長軸と直角に位置するようにし，肘を使って背側への滑りを行う．四頭筋が十分弛緩できないときには，患者にハムストリングスを働かせるように踵でベッドを押してもらうと四頭筋が抑制され，背側への滑りも生じやすくなる．

脛骨大腿関節　関節モビライゼーション

図 5-5-29　背側への滑り（内側：90°屈曲位付近からそれ以上の屈曲位）

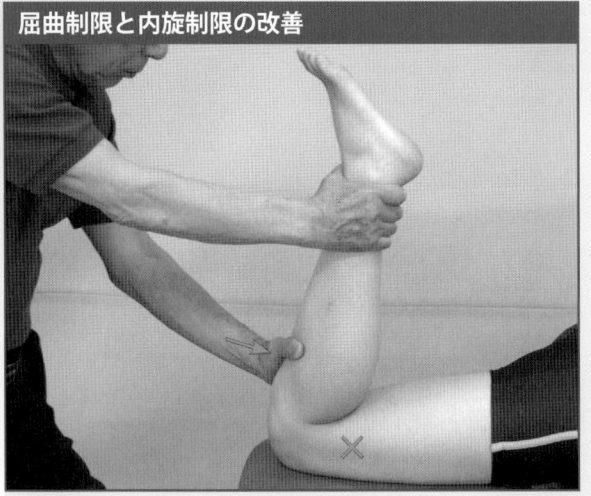

屈曲制限と内旋制限の改善

目的
・屈曲制限と内旋制限の可動域の改善

開始肢位および手技手順
① 開始肢位：患者は膝をベッドの端近くに置き，腹臥位になる．治療しないほうの下肢はベッドの横で股関節膝関節を屈曲させ，足底を床に付けておく．治療する膝を屈曲最終可動域から少し戻し，内旋位にする．セラピストは患者の尾側に立つ．
② 固定：患者の大腿はベッドに向かって押されるので固定となる．
③ 操作：下腿を腹側から両手で保持する．セラピストの右手は患者の下腿骨遠位部を，左手は母指球を脛骨近位部内側に置き，把持する．患者の下腿骨長軸とセラピストの左前腕は直角に位置するようにし，肘は体に付けておく．両手と体を一緒に動かし，セラピストの左前腕を通し，背側への滑りを加える．

図 5-5-30　背側への滑り（外側：90°屈曲位付近からそれ以上の屈曲位）

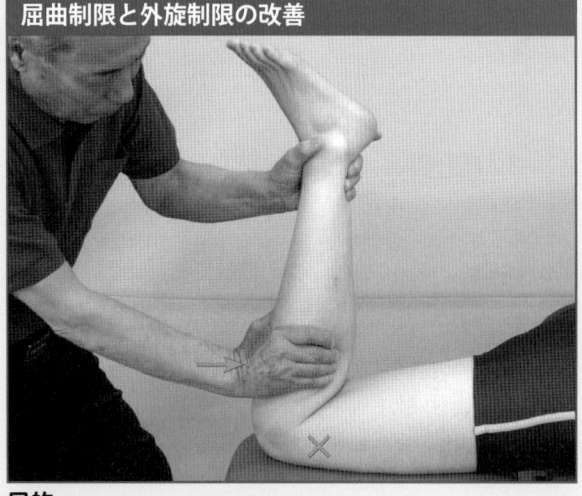

屈曲制限と外旋制限の改善

目的
・膝の屈曲と外旋可動域の改善

開始肢位および手技手順
① 開始肢位：患者は膝をベッドの端近くに置き，腹臥位になる．治療しないほうの下肢はベッドの横で股関節膝関節を屈曲させ，足底を床に付けておく．治療する膝を屈曲最終可動域から少し戻し，外旋位にする．セラピストは患者の尾側に立つ．
② 固定：患者の大腿はベッドに向かって押されるので固定となる．
③ 操作：下腿を腹側から両手で保持する．セラピストの左手は患者の下腿骨遠位部を，右手は母指球を脛骨近位部外側に置き，把持する．患者の下腿骨長軸とセラピストの右前腕は直角に位置するようにし，肘は身体に付けておく．両手と体を一緒に動かし，セラピストの右前腕を通し背側への滑りを加える．

図 5-5-31　背側への滑り（オートモビライゼーション）

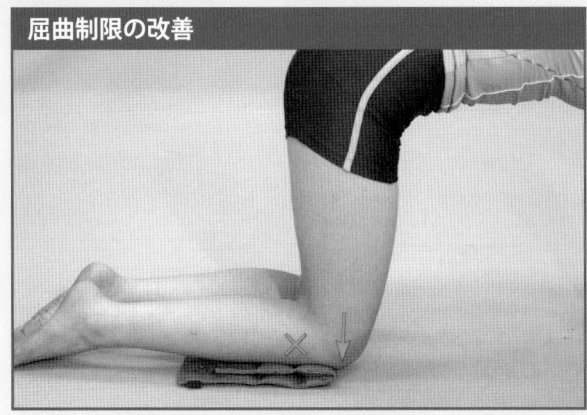

屈曲制限の改善

脛骨の下に砂嚢等を置き，自身の体重を大腿骨にかけることによって大腿骨が下方に下がると相対的に脛骨は背側へ滑る．

図 5-5-32　背側への滑り（オートモビライゼーション）

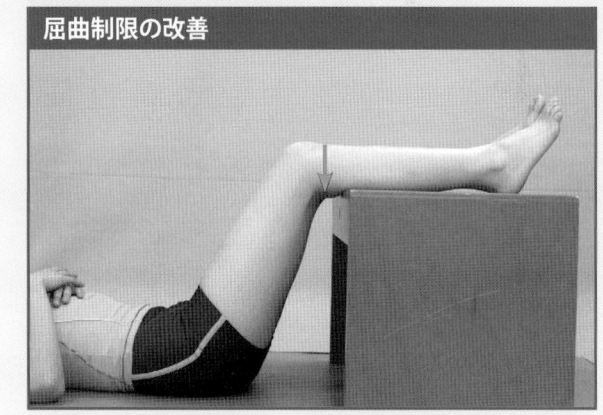

屈曲制限の改善

ハムストリングスの収縮によって脛骨を背側に滑らす方法．

脛骨大腿関節　関節モビライゼーション

図 5-5-33　腹側への滑り（内側）
伸展制限と外旋制限の評価と改善

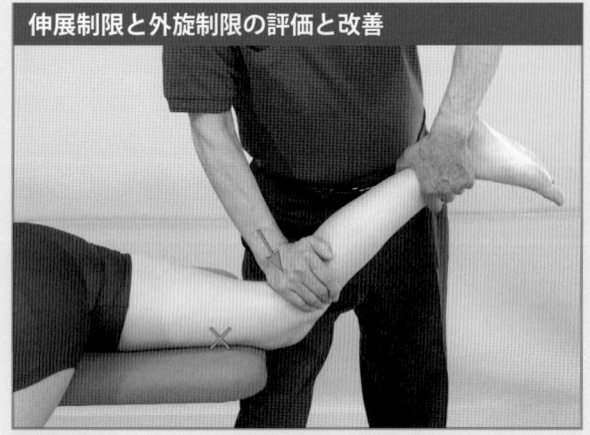

目的
- 膝の伸展と外旋可動域の改善

開始肢位および手技手順
① **開始肢位**：患者は腹臥位．膝は安静肢位でベッドから出しておく．治療しないほうの下肢はベッドの横に出して股関節と膝関節を屈曲させ，足底を床に付けておく．セラピストは治療する下肢の外側に立つ．
② **固定**：患者の大腿はベッドに向かって押されるので固定となる．
③ **操作**：セラピストの右手は右小指球を脛骨近位端におく．左手は下腿骨遠位端を把持する．患者の下腿をセラピストの体で支える．セラピストの前腕が患者の下腿骨長軸と直角になるように，そして右手小指球がしっかり患者の脛骨近位端に接触するようにセラピストは上体を傾け調節する．その操作により患者の膝関節にほんの少し牽引が加わる．その姿勢を保ったままセラピストの両膝を屈曲することによって腹側への滑りが加わる．
④ **手技強度**：可動域の改善；Grade ⅡあるいはⅢ

図 5-5-34　腹側への滑り（外側）
伸展制限と内旋制限の評価と改善

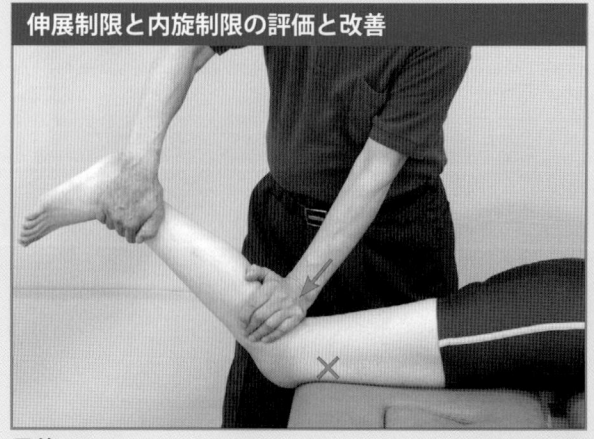

目的
- 膝の伸展と内旋可動域の改善

開始肢位および手技手順
① **開始肢位**：患者は腹臥位．膝は安静肢位でベッドから出しておく．治療しないほうの下肢はベッドの横に出して股関節と膝関節を屈曲させ，足底を床に付けておく．セラピストは治療する下肢の内側に立つ．
② **固定**：患者の大腿はベッドに向かって押されるので固定となる．
③ **操作**：セラピストの左手は左小指球を脛骨近位端に置く．右手は下腿骨遠位端を把持する．患者の下腿をセラピストの身体で支える．セラピストの前腕が患者の下腿骨長軸と直角になるように，そして左手小指球がしっかり患者の脛骨近位端に接触するようにセラピストは上体を傾け調節する．その操作により患者の膝関節にほんの少し牽引が加わる．その姿勢を保ったままセラピストの両膝を屈曲することによって腹側への滑りが加わる．

図 5-5-35　腹側への滑り（内側）
伸展制限と外旋制限の改善

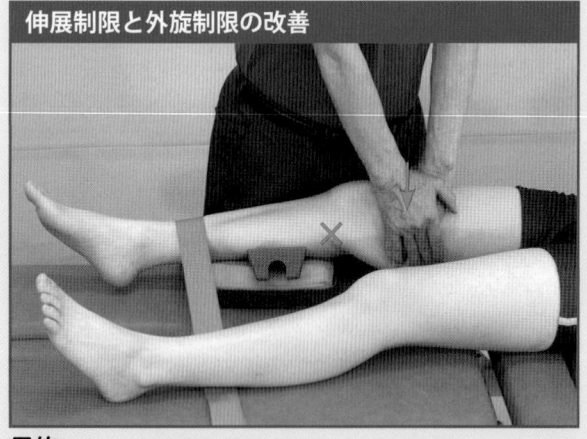

目的
- 膝の伸展と外旋可動域の改善

開始肢位および手技手順
① **開始肢位**：患者は背臥位．膝は伸展可動域から少し戻した位置にするため，治療する下腿の背側に砂嚢等を置いて角度を調整する．セラピストは治療する下肢の外側に立つ．
② **固定**：下腿遠位部をベルトで固定する．
③ **操作**：セラピストは，患者の膝蓋骨に圧迫が加わらないように，膝蓋骨を左手の中に入れるようにアーチを作り，膝蓋骨部の大腿骨内側を左示指内側で押す．右手を左手に重ね，セラピストは患者の大腿骨内側を示指と中指で背側に押す．このときセラピストの肘はしっかり伸ばしておき，体重を乗せるように押し込む．

脛骨大腿関節　関節モビライゼーション

図 5-5-36　腹側への滑り（外側）

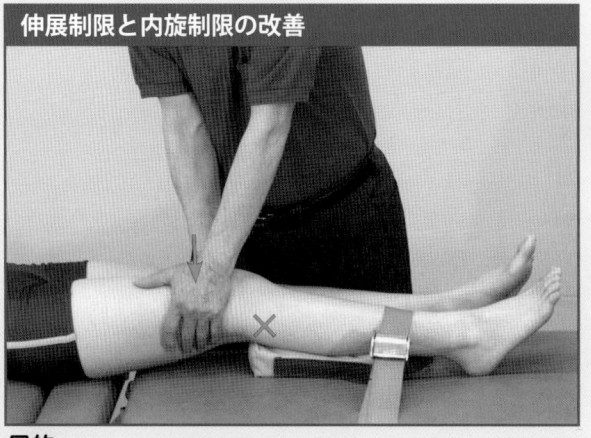

伸展制限と内旋制限の改善

目的
- 膝の伸展と内旋可動域の改善

開始肢位および手技手順
① **開始肢位**：患者は背臥位．膝は伸展可動域から少し戻した位置にするため，治療する下腿の背側に砂嚢等を置いて角度を調整する．セラピストは治療する下肢の内側に立つ．
② **固定**：下腿遠位部をベルトで固定する．
③ **操作**：セラピストは，患者の膝蓋骨に圧迫が加わらないように，膝蓋骨を右手の中に入れるようにアーチを作り，膝蓋骨部の大腿骨外側を右示指内側で押す．左手を右手に重ね，セラピストは患者の大腿骨外側を母指球で背側に押す．このときセラピストの肘はしっかり伸ばしておき，体重を乗せるように押し込む．

図 5-5-37　腹側への滑り（オートモビライゼーション）

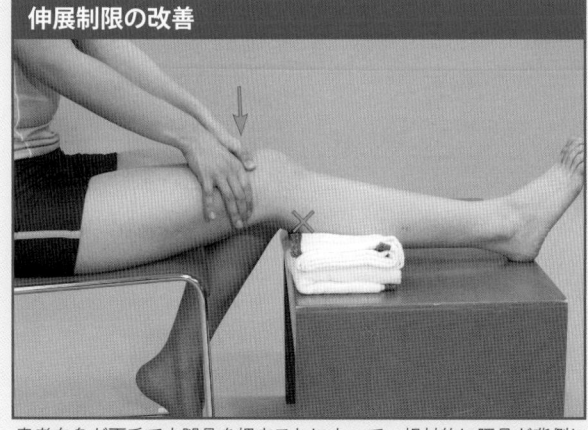

伸展制限の改善

患者自身が両手で大腿骨を押すことによって，相対的に脛骨が背側に滑る．

図 5-5-38　腹側への滑り（オートモビライゼーション）

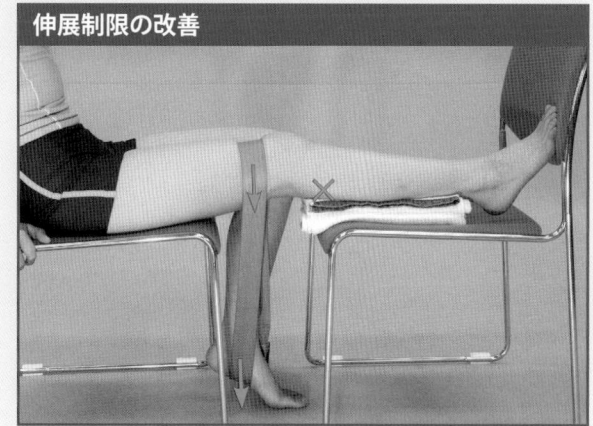

伸展制限の改善

大腿部にベルトを輪にして通し，垂らした部分に反対の足を入れ踏みつけることによって，相対的に脛骨が腹側に滑る．

脛骨大腿関節　関節モビライゼーション

図5-5-39　外側への滑り

可動域制限の改善

目的
- 膝の屈曲と伸展，回旋可動域の改善

開始肢位および手技手順
① **開始肢位**：患者は側臥位．治療する足を下にしておく．膝は最終可動域から少し戻す．セラピストは患者の背側に立つ．
② **固定**：力の方向がベッドの方向になるため，患者の大腿遠位はベッドで固定される．固定を補助するために，大腿骨遠位に砂嚢を置く．
③ **操作**：セラピストの左手で下腿骨遠位を把持する．セラピストの右手小指球を脛骨近位内側におく．セラピストは，両肘を伸展したまま身体を一緒に動かし，右の前腕を通して傾くことで外側への滑りを加える．膝を屈曲（屈曲制限に対して）あるいは伸展（伸展制限に対して）の最終域近くの肢位にして行うとより可動域を改善させることができる．
④ **手技強度**：可動域の改善；GradeⅡあるいはⅢ

図5-5-40　内側への滑り

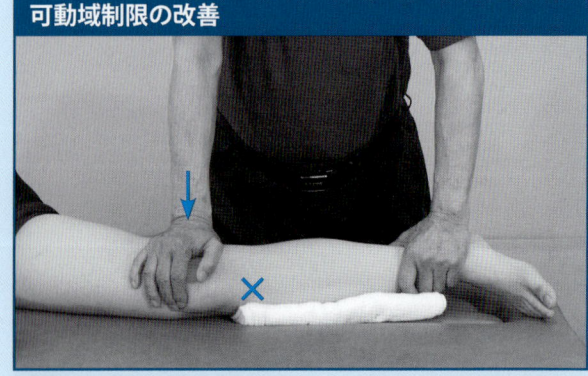

可動域制限の改善

目的
- 膝の屈曲と伸展，回旋可動域の改善

開始肢位および手技手順
① **開始肢位**：患者は側臥位．治療する足を下にしておく．膝は最終可動域から少し戻す．セラピストは患者の背側に立つ．
② **固定**：力の方向がベッドの方向になるため，患者の下腿近位はベッドで固定される．固定を補助するために，下腿骨近位に砂嚢を置く．下腿遠位が浮き上がらないようにセラピストの左手で下腿骨遠位を把持する．
③ **操作**：セラピストの右手は患者の大腿骨遠位端内側を把持する．大腿骨に外側への滑りの動きを行うことで，脛骨は相対的に内側に滑る．セラピストの両肘は伸展したまま身体を一緒に動かし，右の前腕を通して傾くことで外側への滑りを加える．膝を屈曲（屈曲制限に対して）あるいは伸展（伸展制限に対して）の最終域近くの肢位にして行うことにより可動域を改善させることができる．
④ **手技強度**：可動域の改善；GradeⅡあるいはⅢ

膝蓋大腿関節　関節モビライゼーション

図 5-5-41　尾側への滑り
屈曲制限の評価と改善

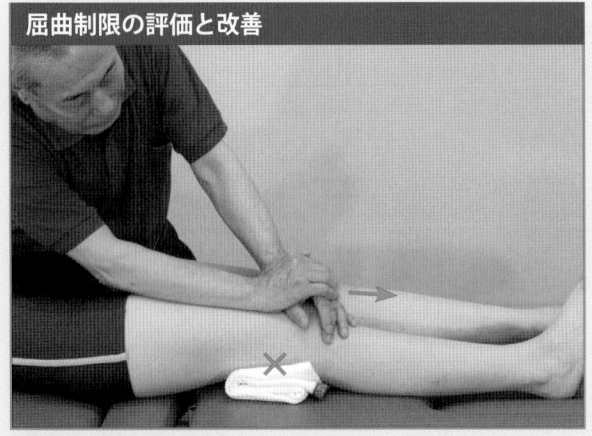

目的
- 膝の屈曲可動域の改善

開始肢位および手技手順
① **開始肢位**：患者は背臥位．膝を実際の安静肢位にするために，砂嚢等を膝の下に入れて角度を調整する．セラピストは治療する足と反対側に立つ．患者にはできるだけセラピストのほうに寄ってもらう．
② **固定**：膝は砂嚢等で固定される．
③ **操作**：セラピストは左手の手根部を膝蓋骨底に当て，示指～小指で膝蓋骨尖を包むように把持する．手関節軽度背屈で手根部が膝蓋骨底に当たりやすくなる．右手を左手に重ねる．セラピストの右手の力で膝蓋骨に遠位への滑りを加える．膝蓋骨に背側方向への直接の圧迫を避けるためにセラピストの前腕を大腿に平行に保つ．
④ **手技強度**：可動域の改善；Grade ⅡあるいはⅢ

図 5-5-42　尾側への滑り
屈曲制限の改善

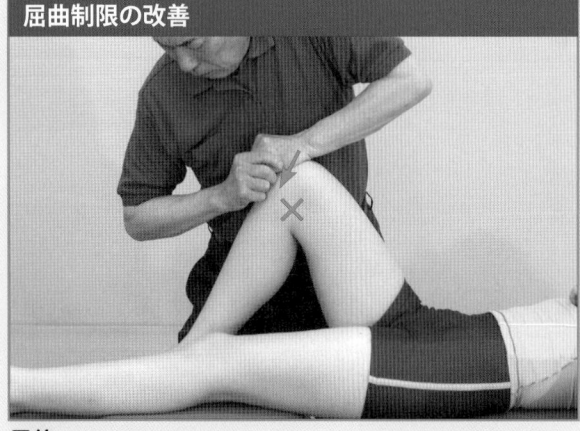

目的
- 膝の屈曲可動域の改善

開始肢位および手技手順
① **開始肢位**：患者は背臥位．治療する足を膝関節屈曲最終可動域から少し戻す．セラピストは治療する側に立つ．患者にはできるだけセラピストのほうに寄ってもらう．
② **固定**：滑りがベッドの方向のため大腿骨は固定される．
③ **操作**：セラピストは左手の手根部を膝蓋骨底に当て，右手で左手を掴む．右手で左手を下方に引くことによって遠位への滑りになる．

図 5-5-43　尾側への滑り（別法）
屈曲制限の改善

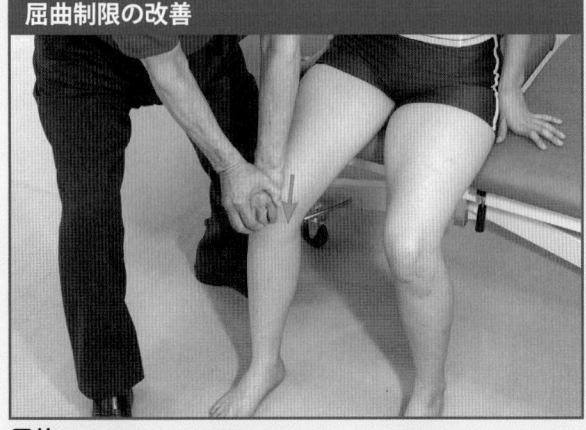

目的
- 膝の屈曲可動域の改善

開始肢位および手技手順
① **開始肢位**：患者は座位．治療する足は膝関節屈曲最終可動域の一歩手前にしておく．セラピストは治療する側に立つ．
② **固定**：滑りが床方向のため大腿骨は椅子に固定される．セラピストは左手の手根部を膝蓋骨底に当て母指球と小指球で膝蓋骨を挟み込んでおく．右手は左手に重ねる．
③ **操作**：右手で左手を床方向に押すことによって遠位への滑りになる．このとき膝蓋骨が大腿骨方向に圧迫されないように操作する．オートモビライゼーションとして患者自身で膝蓋骨を押すこともできる．

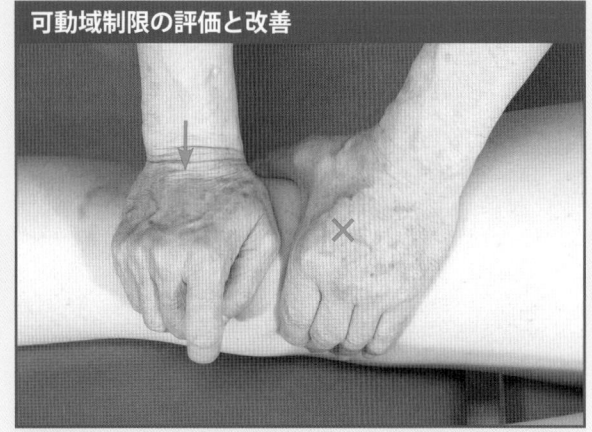

図 5-5-44　内側への滑り
可動域制限の評価と改善

目的
- 膝蓋骨の内側への滑りを拡大することによる膝の運動制限の改善

開始肢位および手技手順
① **開始肢位**：患者は背臥位．膝関節を実際の安静肢位にするため砂嚢等を膝の下に入れて角度を調整する．セラピストは治療する足と同側に立つ．
② **固定**：膝蓋骨直上の大腿骨をセラピストの右手で把持し，固定する．
③ **操作**：膝蓋骨の外側縁上をセラピストの左手手根部で把持する．セラピストの前腕を治療面に平行にし，膝蓋骨に内側への滑りを加える．膝蓋骨に大腿骨への直接の圧迫を避けるために，セラピストの前腕を治療面に平行に保つ必要がある．

膝蓋大腿関節　関節モビライゼーション

図 5-5-45　内側への滑り
可動域制限の改善

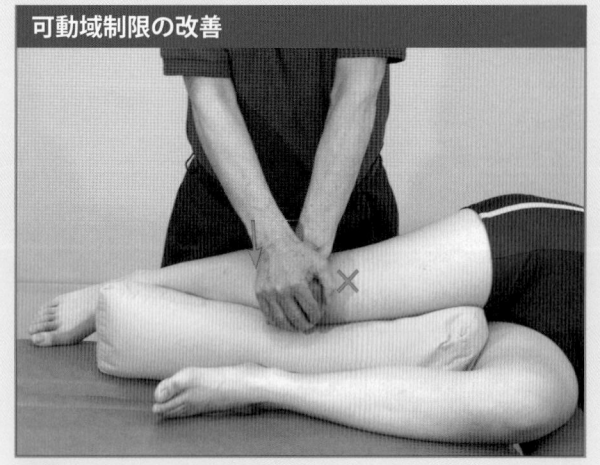

目的
・膝蓋骨の内側への滑りを拡大することによる膝の運動制限の改善

開始肢位および手技手順
①**開始肢位**：患者は側臥位．最終可動域から少し戻す．セラピストは患者の背側に立つ．
②**固定**：膝関節の下に砂嚢等を置き，大腿骨を固定する．
③**操作**：セラピストは左手手根部を患者の膝蓋骨外側の治療面の方向に当て，指は膝蓋骨を内側から掴む．右手を左手に重ねる．右手で腹内側への滑りを加える．
※膝の下に砂嚢を置く場合，関節面が左のようにやや外向きになっているため，患者の背側から治療したほうが，関節面に平行に動かすことができる．

図 5-5-46　内側への滑り（別法）
可動域制限の改善

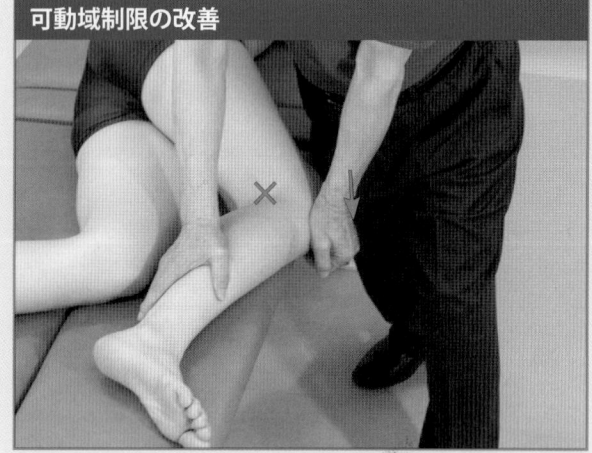

治療する足の下に砂嚢を入れない場合，関節面は直角に近くなる．このため治療する場合は患者の腹側から行うと関節面に平行に動かすことができる．

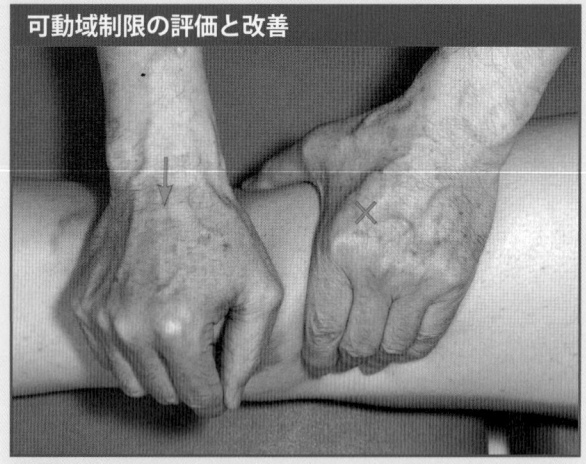

図 5-5-47　外側への滑り
可動域制限の評価と改善

目的
・膝蓋骨の外側への滑りを拡大することによる膝の運動制限の改善

開始肢位および手技手順
①**開始肢位**：患者は背臥位．膝関節を実際の安静肢位にするため砂嚢等を膝の下に入れて角度を調整する．セラピストは治療する足の反対側に立つ．
②**固定**：膝蓋骨直上の大腿骨をセラピストの左手で把持し固定する．
③**操作**：膝蓋骨の外側縁上を，セラピストの右手手根部で把持する．セラピストの前腕を治療面に平行にする．膝蓋骨に外側への滑りを加える．膝蓋骨に大腿骨への直接の圧迫を避けるために，セラピストの前腕を治療面に平行に保つ必要がある．

図 5-5-48　外側への滑り
可動域制限の改善

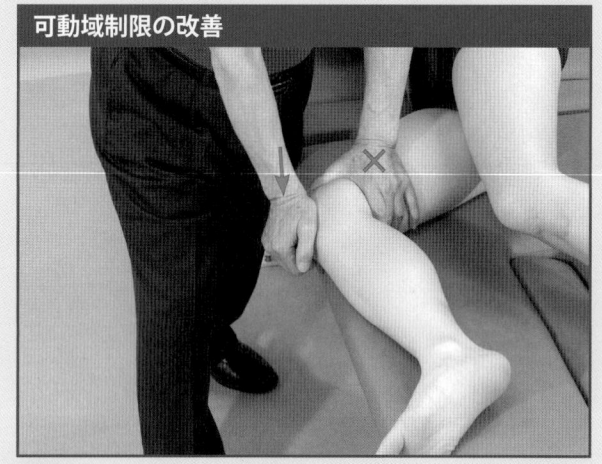

目的
・膝蓋骨の外側への滑りを拡大することによる膝の運動制限の改善

開始肢位および手技手順
①**開始肢位**：患者は側臥位．最終可動域から少し戻す．セラピストは患者の腹側に立つ．
②**固定**：膝関節の下に砂嚢等を置き，左手で大腿骨を固定する．
③**操作**：セラピストは，右手手根部を患者の膝蓋骨の内側に当て，指は膝蓋骨を外側から掴む．床方向への滑りを加える．

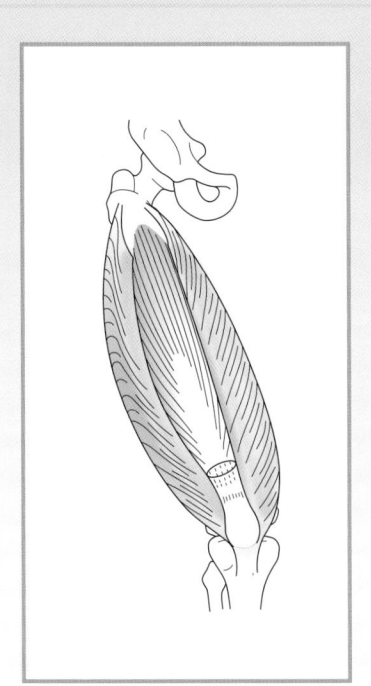

大腿四頭筋　ストレッチ

1）解剖

外側広筋
(1) 起始：大腿骨転子間線上部
(2) 停止：膝蓋骨外側縁
(3) 神経支配：大腿神経（L2-L4）

中間広筋
(1) 起始：大腿骨骨幹の上2/3
(2) 停止：膝蓋骨底
(3) 神経支配：大腿神経（L2-L4）

内側広筋
(1) 起始：大腿骨転子間線下1/2
(2) 停止：膝蓋骨内側縁
(3) 神経支配：大腿神経（L2-L4）

2）機能

膝の伸展

3）ヒント

日本人は正座を行うため，この筋に短縮は少ない．

図 5-5-49a　開始肢位
徒手によるストレッチ：著明に短縮している場合（90°以下）

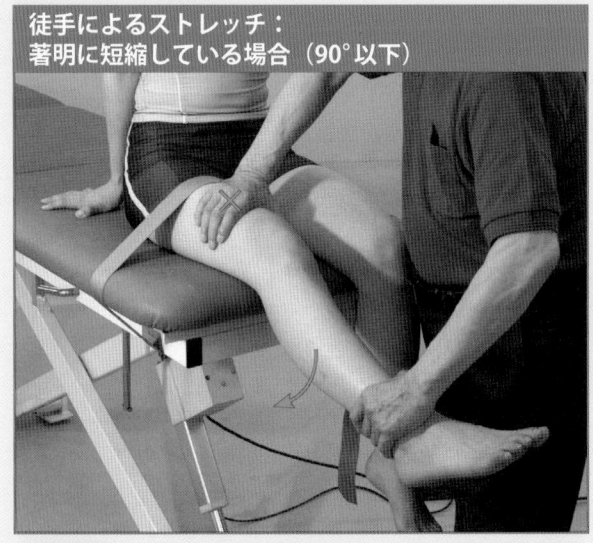

図 5-5-49b　最終肢位
徒手によるストレッチ：著明に短縮している場合（90°以下）

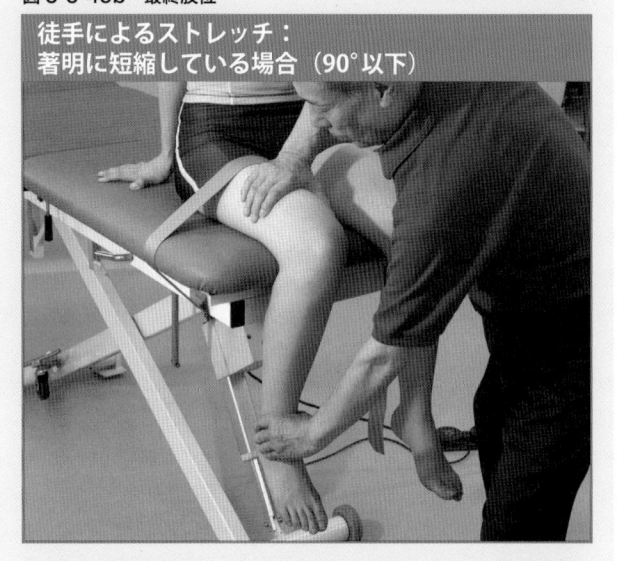

手技手順

①**開始肢位**：患者は下腿をベッドの端から出し，座位になる．セラピストは患者の右脚の内側に向かって脚のあいだに立つ．
②**固定**：大腿近位部をベルトで固定しておく．さらにセラピストの右手で患者の大腿遠位部を固定する．
③**操作**：セラピストの左手は，患者の下腿遠位部を把持する．もし患者の力が強ければ，セラピストは，患者の下腿遠位部を把握するのに両手を使用してもよい．膝を屈曲する．
④**等尺性収縮・弛緩**：セラピストは，左手で患者の膝に抵抗を加え，次に力を抜くように指示する．これを繰り返し，筋がゆるむのを確認したら徐々に屈曲させ，ストレッチする．
⑤**最終肢位・拮抗筋の刺激**：セラピストは左手を背側にまわし，患者に膝をさらに屈曲するように指示し，抵抗を加える．

大腿四頭筋　　　　　　　　　　　　　ストレッチ

図 5-5-50a　開始肢位

外側広筋を中心にストレッチ：
軽度の短縮の場合（90°以上）

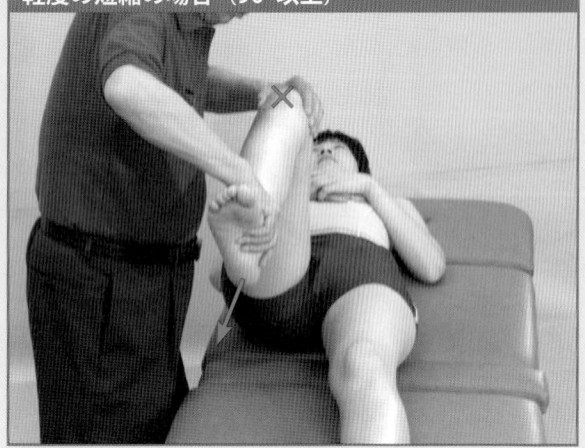

図 5-5-50b　最終肢位

外側広筋を中心にストレッチ：
軽度の短縮の場合（90°以上）

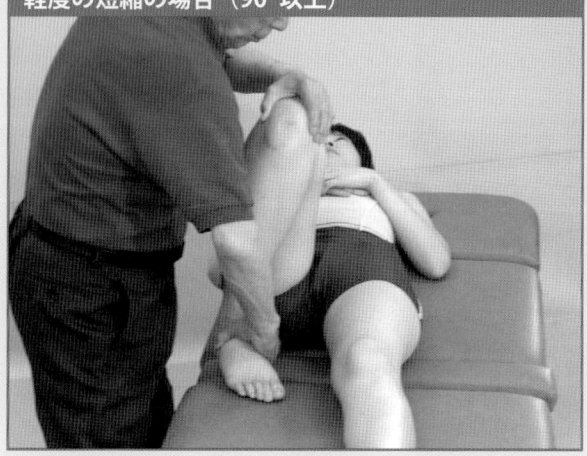

手技手順
① **開始肢位**：患者は背臥位．治療する足の股関節は90°屈曲位，膝は制限域まで屈曲しておく．セラピストは治療する側に立つ．
② **固定**：セラピストは，左手で患者の大腿骨遠位部を把持し，大腿骨を固定する．
③ **操作**：セラピストの右手は，患者の足部内側と足関節部を把持し，患者の膝を徐々にそして十分に屈曲，外転と内旋させる（踵が外側に出るように）．

④ **等尺性収縮・弛緩**：セラピストは，左手で患者の膝に抵抗を加え，次に力を抜くように指示する．これを繰り返し，筋がゆるむのを確認したら徐々に屈曲させ，ストレッチを行う．
⑤ **最終肢位・拮抗筋の刺激**：セラピストは右手を足部背外側に持ち替え，患者にその姿勢を保つように指示し，ストレッチする方向と反対方向に抵抗を加える．

図 5-5-51a　開始肢位

内側広筋を中心にストレッチ：
軽度の短縮の場合（90°以上）

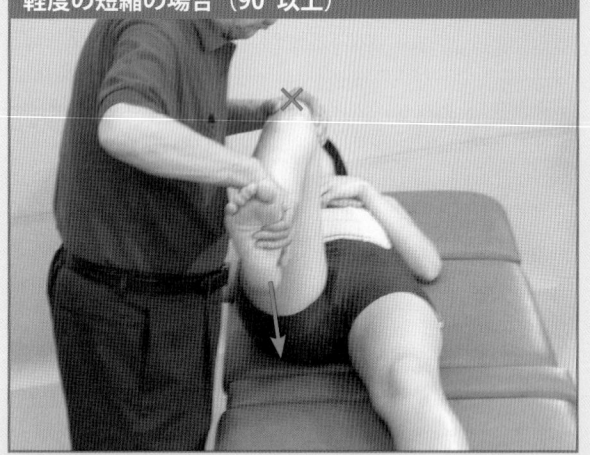

図 5-5-51b　最終肢位

内側広筋を中心にストレッチ
軽度の短縮の場合（90°以上）：

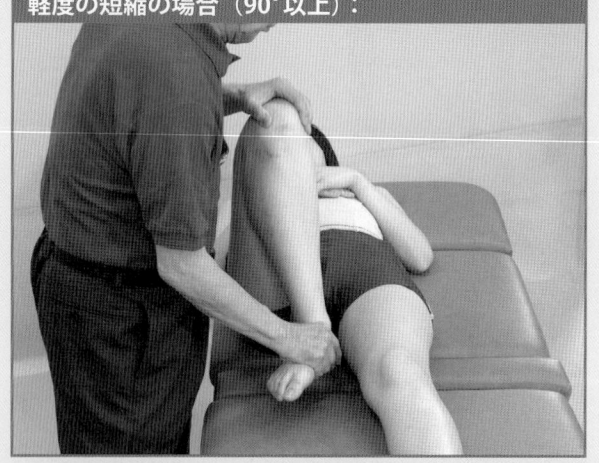

手技手順
① **開始肢位**：患者は背臥位．治療する足の股関節は90°屈曲位，膝は制限域まで屈曲しておく．セラピストは治療する側に立つ．
② **固定**：セラピストは，左手で患者の大腿骨遠位部を把持し，大腿骨を固定する．
③ **操作**：セラピストの右手は，患者の踵を内側から包み把持し，患者の膝を徐々にそして十分屈曲，内転と外旋させる．

④ **等尺性収縮・弛緩**：セラピストは，左手で患者の膝に抵抗を加え，次に力を抜くように指示する．これを繰り返し，筋がゆるむのを確認したら徐々に屈曲させ，ストレッチを行う．
⑤ **最終肢位・拮抗筋の刺激**：セラピストは患者の内側踵を保持して，右前腕を患者の右足の外側に沿わせるために移動する．患者にその姿勢を保つように指示し，ストレッチする方向と反対方向に抵抗を加える．

大腿四頭筋　ストレッチ

図 5-5-52　全体をオートストレッチ　開始肢位／最終肢位

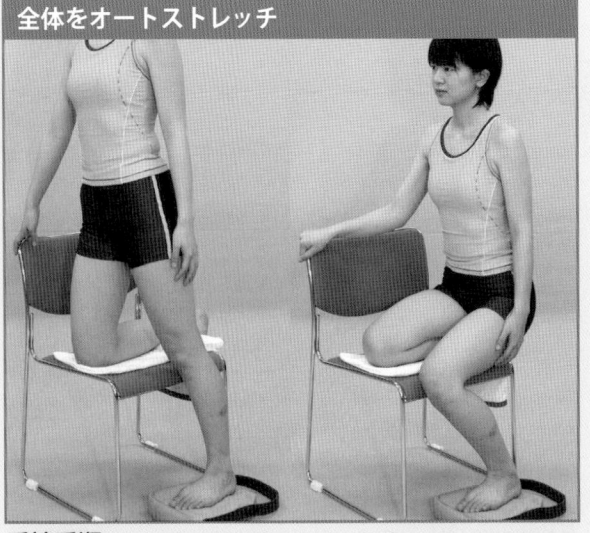

手技手順
① **開始肢位**：治療する足を椅子の上に置き，バランスを保つため椅子の背もたれを軽く持っておく．下腿の下にクッション等を入れて骨の圧迫を避ける．治療しないほうの足に台等を置くことで椅子の高さを調整することができる．
② **操作**：下腿を椅子の座面に押し付けるように膝の伸展に力を入れる．次に力を抜き，何回か繰り返す．
③ **最終肢位**：踵の上に殿部を乗せるように膝を屈曲させ，ストレッチする．
④ **拮抗筋の刺激**：行わない．

図 5-5-53　外側広筋を中心にオートストレッチ　開始肢位／最終肢位

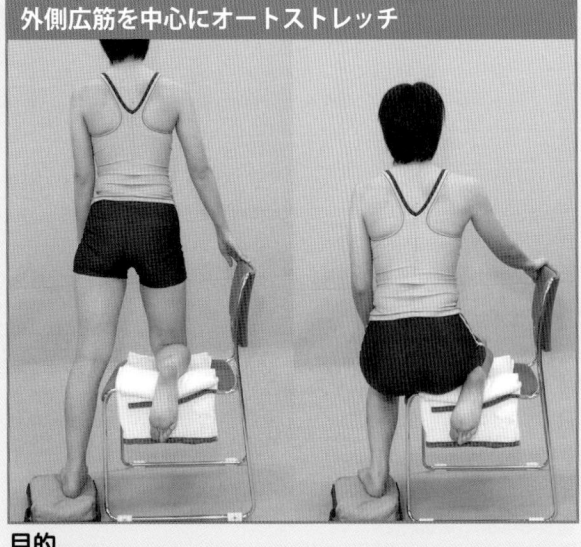

目的
・同じ方法で下腿の位置を変えて，より外側広筋をオートストレッチする方法．

手技手順
① **開始肢位**：下腿を外転しておく．
② **最終肢位**：踵が殿部より外に出るように膝を屈曲させる．

図 5-5-54　内側広筋を中心にオートストレッチ　開始肢位／最終肢位

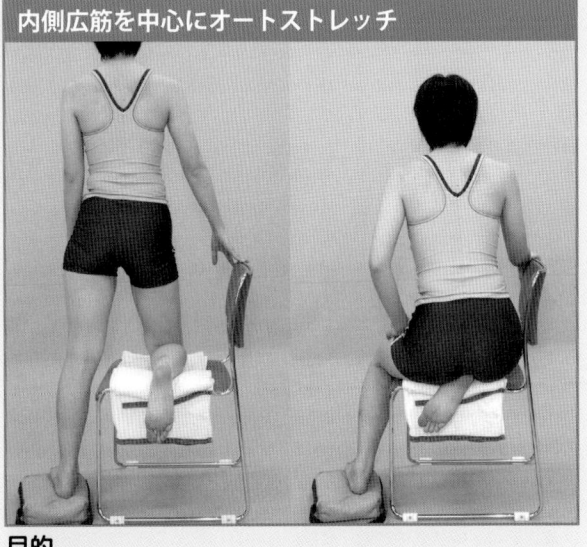

目的
・内側広筋をよりオートストレッチする方法

手技手順
① **開始肢位**：下腿を内転しておく．
② **最終肢位**：踵が殿部より内側にくるように膝を屈曲させる．

大腿二頭筋短頭　　ストレッチ

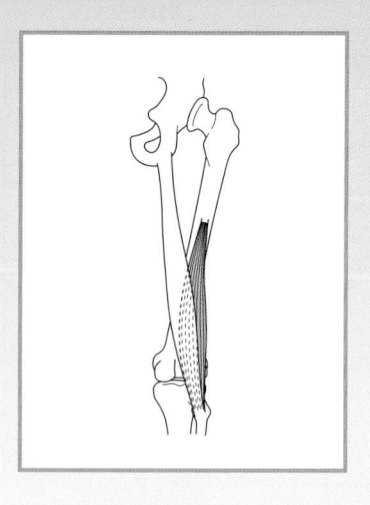

1) 解剖
(1) 起始：大腿骨粗線，外側唇の全長，外側顆上筋線
(2) 停止：腓骨頭外側，脛骨外側顆
(3) 神経支配：総腓骨神経（L5-S1）

2) 機能
膝の屈曲と外旋

3) ヒント
腓骨を頭側に引き上げる作用があるので，膝や足関節の疼痛の原因となる可能性がある．

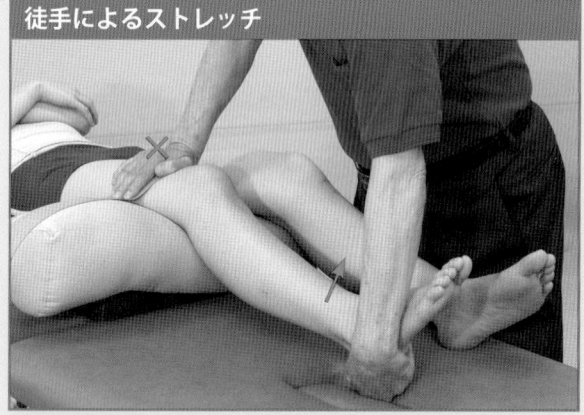

図 5-5-55a　開始肢位　徒手によるストレッチ

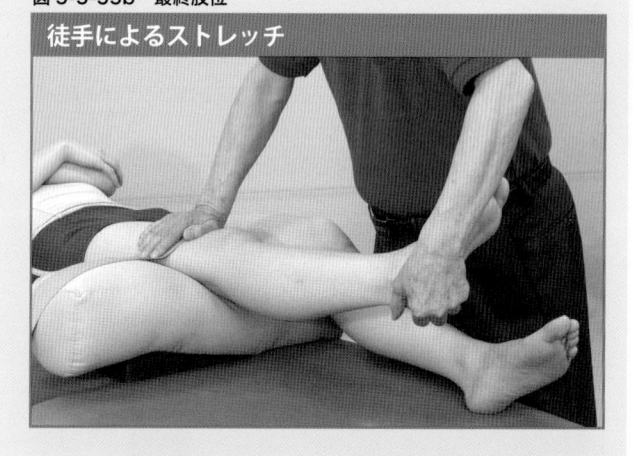

図 5-5-55b　最終肢位　徒手によるストレッチ

手技手順
① **開始肢位**：患者は背臥位．膝の下に硬めのクッションを置き，角度を調整する．セラピストは治療する側と反対に立つ．
② **固定**：セラピストの右手は，患者の膝直上の大腿を固定する．
③ **操作**：セラピストの左手は，患者の踵の外側を把持する．この把持を維持しながら，セラピストは徐々にそして十分患者の膝を内旋・伸展させる．
④ **等尺性収縮・弛緩**：セラピストは，左手で患者の膝に抵抗を加え，次に力を抜くように指示する．これを繰り返し，筋がゆるむのを確認したら徐々に伸展させ，ストレッチを行う．
⑤ **最終肢位・拮抗筋の刺激**：セラピストは患者の足背と足関節腹側に左手を持ち替え，ストレッチの方向と逆の方向に抵抗を加え，患者の拮抗筋を刺激する．

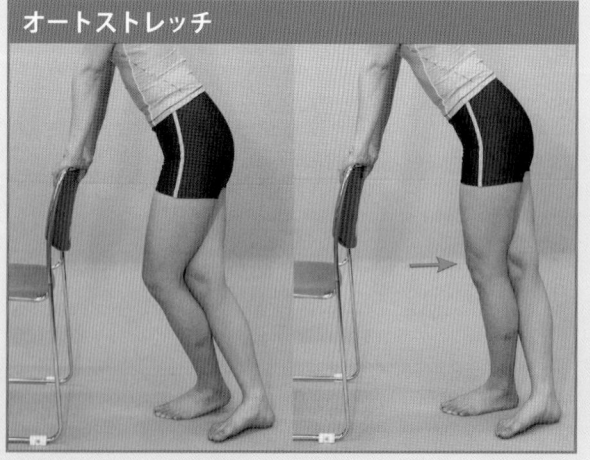

図 5-5-56　開始肢位　　最終肢位　オートストレッチ

手技手順
① **開始肢位**：患者は，立位治療する足と反対の足を前に出す．バランスをとるため椅子等の背もたれに掴まっておく．治療する足の膝関節は内旋位で最大に伸展しておく．脊柱は正中位を保っておく．
② **操作**：前に出した足の膝窩と治療する足の膝蓋骨で押し合うように力を入れ，次に力を抜く．これを繰り返し，筋がゆるんできたら前に出した足で治療する足の膝関節を徐々に伸展させていく．
③ **最終肢位・拮抗筋の刺激**：膝関節が伸展したところで前に出した足を治療する足の後ろに移動し，今度は逆に，治療する足の膝窩で後ろにもってきた足の膝蓋骨と押し合うことで拮抗筋の刺激となる．

膝窩筋　ストレッチ

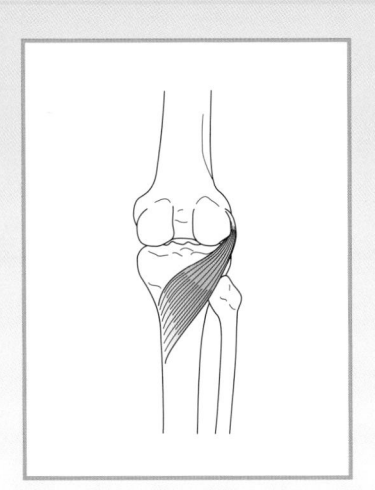

1）解剖
(1) 起始：大腿骨外側顆，弓状膝窩靱帯，関節包
(2) 停止：脛骨ヒラメ筋線より上方
(3) 神経支配：脛骨神経（L4-S1）

2）機能
膝の屈曲と内旋

3）ヒント
膝軽度屈曲で大腿骨の前方運動を制限する．

図 5-5-57a　開始肢位　徒手によるストレッチ

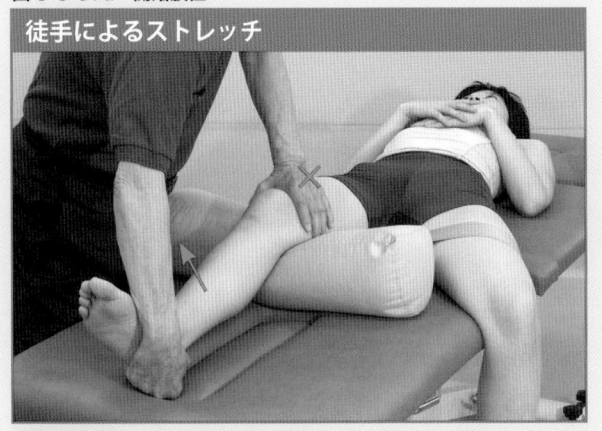

図 5-5-57b　最終肢位　徒手によるストレッチ

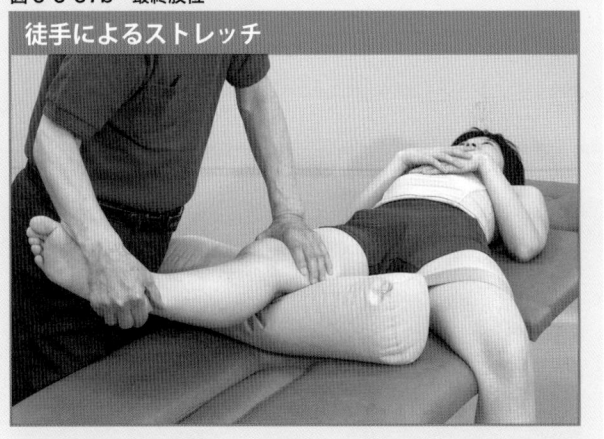

手技手順
① 開始肢位：患者は背臥位．膝の下に硬めのクッションを置き，角度を調整する．セラピストは治療する側と同側に立つ．
② 固定：セラピストの左手は，患者の膝直上の大腿を固定する．
③ 操作：セラピストの右手は，患者の踵の内側を把持する．この把持を維持しながら，セラピストは徐々にそして十分患者の膝を外旋，伸展させる．
④ 等尺性収縮・弛緩：セラピストは，右手で患者の膝に抵抗を加え，次に力を抜くように指示する．これを繰り返し，筋がゆるむのを確認したら徐々に伸展させ，ストレッチを行う．
⑤ 最終肢位・拮抗筋の刺激：セラピストは，患者の足背と足関節腹側に右手を持ち替え，ストレッチの方向と逆の方向に抵抗を加え，患者の拮抗筋を刺激する．

図 5-5-58　開始肢位　　最終肢位　オートストレッチ

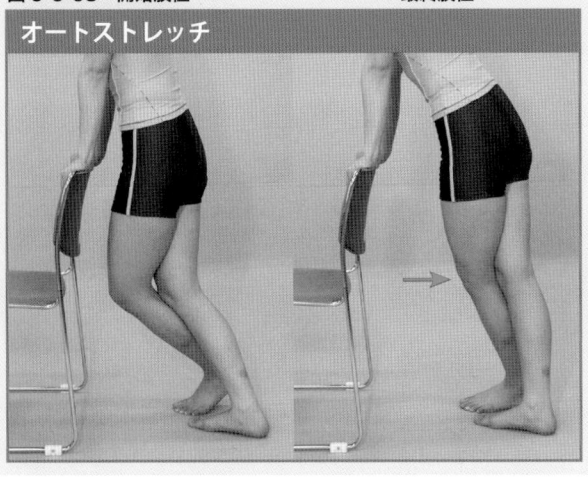

手技手順
① 開始肢位：患者は立位治療する足と反対の足を前に出す．バランスをとるため椅子等の背もたれに掴まっておく．治療する足の膝関節は外旋位で最大に伸展しておく．脊柱は正中位を保っておく．
② 操作：前に出した足の膝窩と治療する足の膝蓋骨で押し合うように力を入れ，次に力を抜く．これを繰り返し，筋がゆるんできたら，前に出した足で，治療する足の膝関節を徐々に伸展させていく．
③ 最終肢位：膝関節が伸展したところで，前に出した足を治療する足の後ろに移動し，今度は逆に治療する．足の膝窩で後ろにもってきた足の膝蓋骨と押し合うことで拮抗筋の刺激となる．

大腿四頭筋　　マッサージ

図 5-5-59　深部横断マッサージ

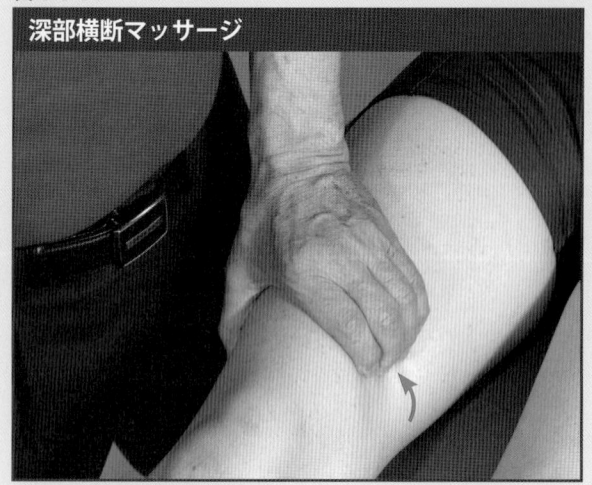

開始肢位および手技手順
① **開始肢位**：患者は背臥位．セラピストは治療する側に立つ．
② **操作**：セラピストは左手の示指と母指の間を筋に接触させる．患者の筋を圧迫することなく，筋の上を滑らすようにセラピストの右手を動かす．

図 5-5-60a　開始肢位　機能的マッサージ
図 5-5-60b　最終肢位　機能的マッサージ

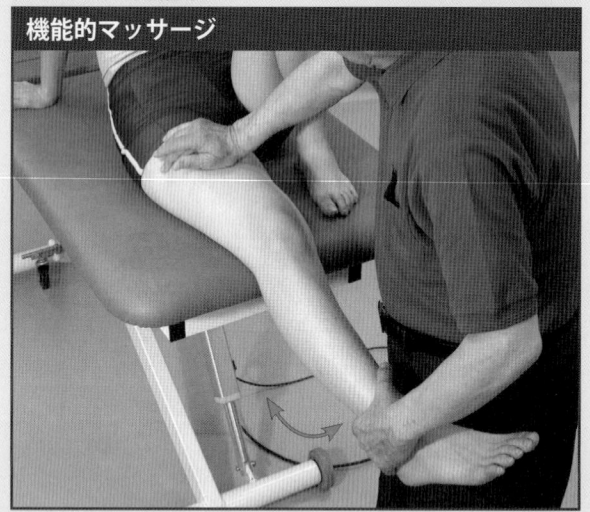

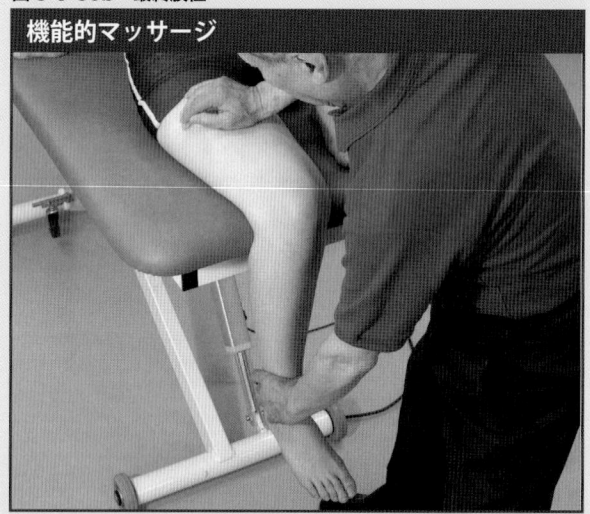

開始肢位および手技手順
① **開始肢位**：患者は背臥位．セラピストは患者の足関節部に立つ．患者は治療側の膝関節から遠位部をベッドから出し，もう一方は屈曲させる．

② **操作**：セラピストは右手を患者の大腿四頭筋に届くまで軽く圧迫し，膝方向に皮膚をゆるめておく．左手で患者の足関節部を把持し，膝関節を屈曲させる．これを繰り返すことで，大腿四頭筋の機能マッサージとなる．右手手根部で筋が尾側方向に滑ることを感じる．

大腿二頭筋短頭　マッサージ

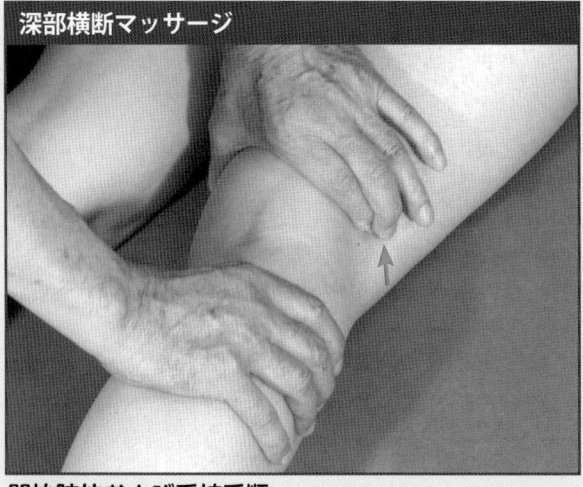

図 5-5-61
深部横断マッサージ

開始肢位および手技手順
①開始肢位：患者は腹臥位をとる．セラピストは治療する側の反対に立つ．大腿二頭筋の短頭は，付着部の腱を近位にたどり，大腿遠位部中央から外側で触診する．
②固定：セラピストの右手は下腿を把持しておく．
③操作：セラピストは左手示指に中指を重ね，示指で筋を触診しておく．母指を大腿内側に置く．母指を支点にして中指で手前に引くように，筋への圧迫力は変えずにマッサージする．

図 5-5-62a　開始肢位
機能的マッサージ

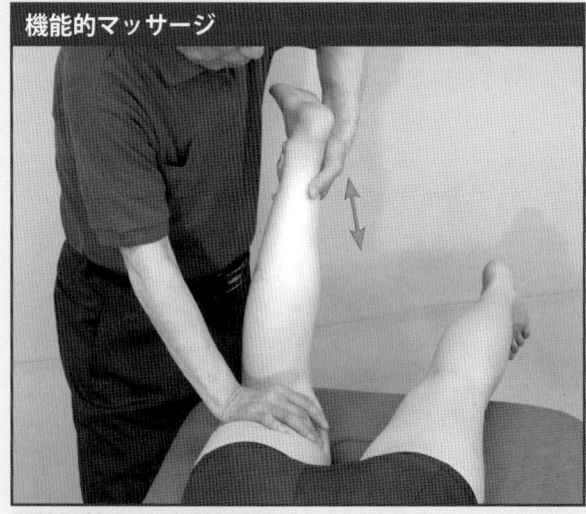

図 5-5-62b　最終肢位
機能的マッサージ

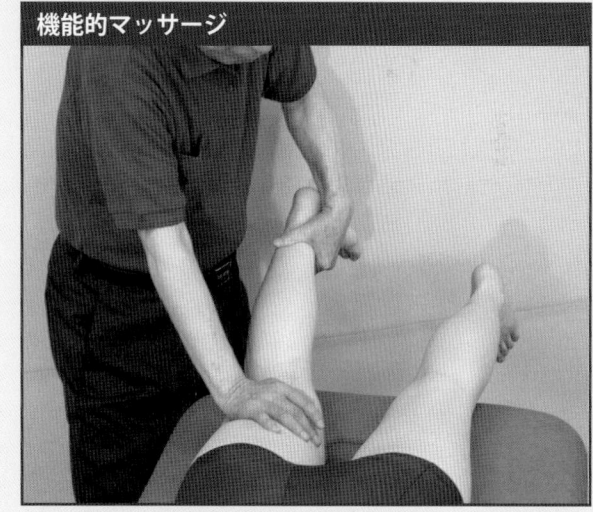

開始肢位および手技手順
①開始肢位：患者は腹臥位．セラピストは治療する側に立つ．患者の足部がベッドから出るようにする．
②操作：セラピストの左手は，患者の足部背側と足関節を内側から把持し，下腿を外旋させておく．右手は筋を触診しておく．セラピストは，右手で患者の皮膚を膝方向にたわませるようにしながら筋を軽く圧迫する．次に左手で膝を伸展・内旋させる．

膝窩筋・側副靱帯　マッサージ

深部横断マッサージ

触診が困難な筋であるが，触診することが可能であれば，以下の手順で行う．

開始肢位および手技手順
① **開始肢位**：患者は腹臥位で膝関節を軽度屈曲させておく．
② **固定**：下肢の自重で固定となる．
③ **操作**：膝窩内側でヒラメ筋線の頭側か膝窩外側で筋線維に直交するようにしてマッサージする．

図 5-5-63　開始肢位　　　　　最終肢位

機能的マッサージ

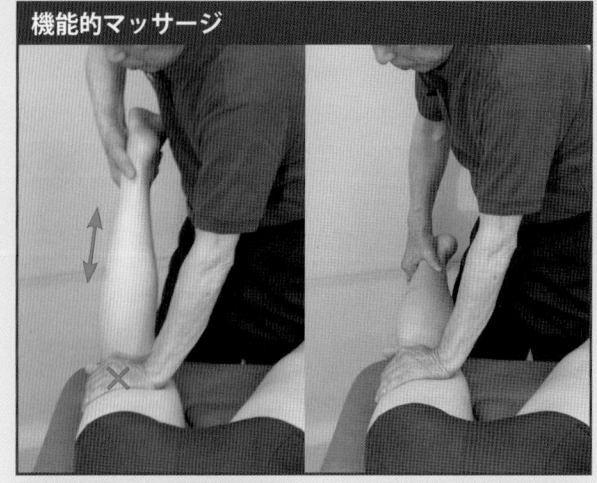

開始肢位および手技手順
① **開始肢位**：患者は腹臥位．セラピストは治療する足の内側に立つ．患者の足部がベッドから出るようにする．
② **操作**：セラピストの右手は患者の足部背側と足関節を外側から把持し，下腿を内旋させておく．左手は筋を触診しておく．セラピストは，左手で患者の皮膚を膝方向にたわませるようにしながら筋を軽く圧迫する．次に右手で膝を伸展外旋させる．

図 5-5-64

外側側副靱帯深部横断マッサージ

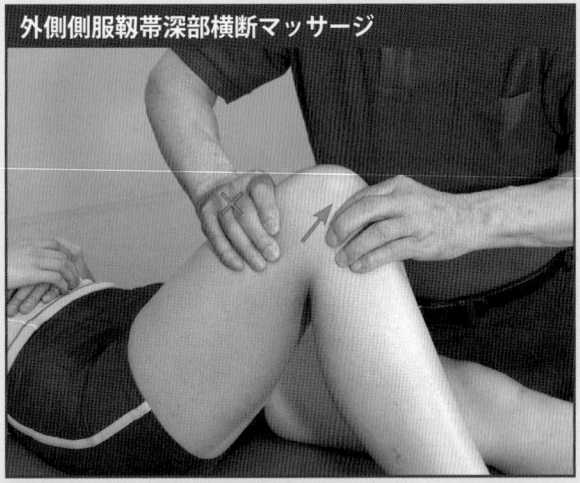

開始肢位および手技手順
① **開始肢位**：患者は背臥位．セラピストは治療側と反体側に立つ．膝関節を約90°屈曲・外反させ，下腿を外旋させる．
② **固定**：セラピストは右手で大腿を固定する．
③ **操作**：左手示指に中指を重ねて，外側側副靱帯にあてがい，横断性にマッサージする．

図 5-5-65

内側側副靱帯深部横断マッサージ

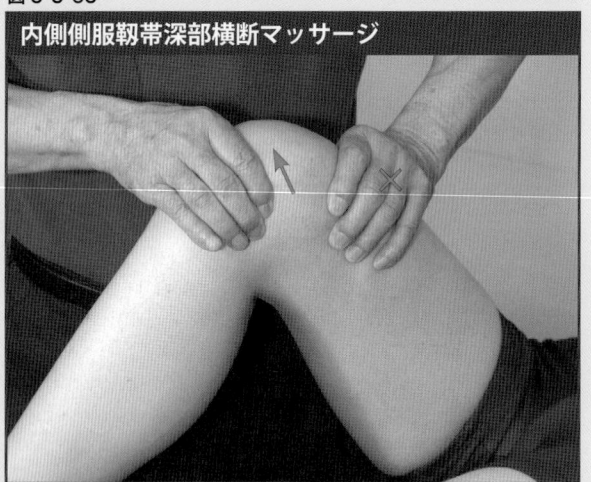

開始肢位および手技手順
① **開始肢位**：患者は背臥位．セラピストは治療側に立つ．膝関節を約90°屈曲・外反させ，下腿を外旋させる．
② **固定**：セラピストは左手で大腿を固定する．
③ **操作**：右手示指に中指を重ねて，内側側副靱帯にあてがい，横断性にマッサージする．

膝関節 — トレーニング

■ 膝関節周囲のトレーニング（スタビライゼーション）前十字靱帯再建術後のプログラム

1）トレーニング概要

　スタビライゼーションの基本は，まず当該関節の安定筋を強化することである．次に他の関節との協調した動きが行えるように進め，最終的には日常生活活動や競技のなかで，当該関節が安定して働くことを目的とする．膝関節のスタビライゼーショントレーニングは，大腿四頭筋とハムストリングスの強化に始まり，殿筋群・脊柱の伸筋群，そして全身の筋との協調した働きへと進めていく．また，収縮形態も負荷量の少ない open kinetic chain（OKC）から負荷量の高い closed kinetic chain（CKC）というような，運動形態・負荷量を段階的に進めていくのが基本である．ただ，スタビライゼーショントレーニングは地道なトレーニングであるだけでなく，治療効果が出るまでに時間がかかることが多い．そのため，患者が途中でやめたり，回復の程度にあわないハードなトレーニングをしたりすることも少なくない．このためまず患者によく説明し，適切にステップアップしていくためのセラピストによるフォローアップが大切である．

2）安定筋の強化

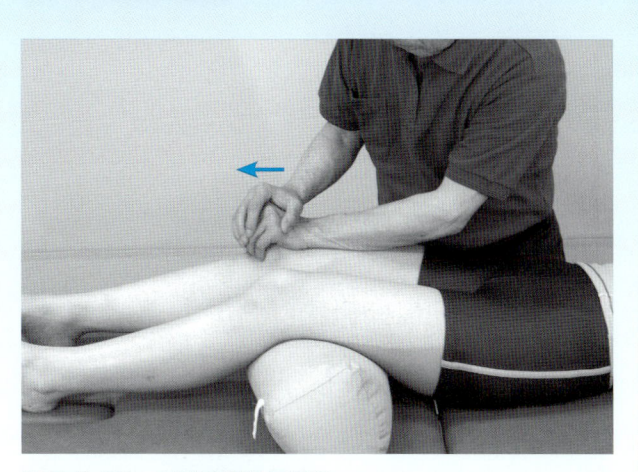

図 5-5-66　大腿四頭筋の収縮
背臥位で，大腿直筋以外の四頭筋を強化する．とくに内側広筋を中心に，膝蓋骨に上方より抵抗を加え実施する．トレーニング初期は，伸展運動による靱帯への負荷を考慮して踵が浮かないように注意が必要である．手術直後に大腿四頭筋を再教育させる目的で行うが，膝関節の伸展角度が 0°に近づくと膝蓋骨上方からの固定が困難となり抵抗を加えられなくなるので注意する．

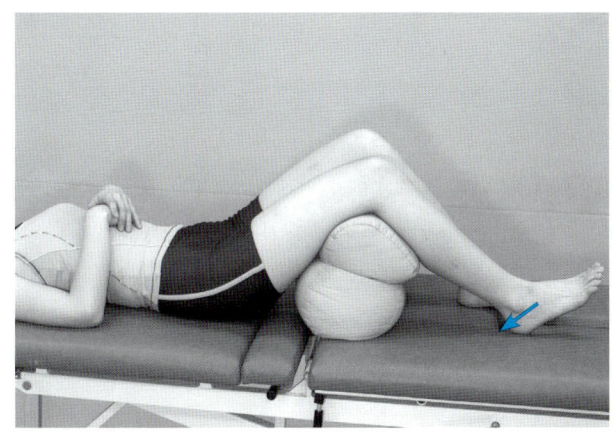

図 5-5-67　膝関節の屈曲（ハムストリングスによる膝関節屈曲運動）
背臥位で，トレーニング側の踵をベッドに押しつけるようにしながら，膝関節屈曲運動を行う．ハムストリングスを使用して，脛骨を引き上げるイメージで行う．訓練初期における膝関節完全伸展は靱帯への負荷を考慮する必要はない．初期は背臥位で行い，次第にベッドをギャッジアップさせていく．

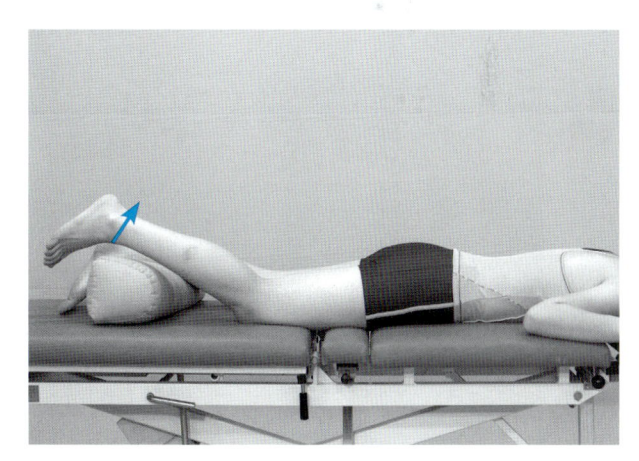

図 5-5-68　膝関節の屈曲（ハムストリングスによる膝関節屈曲運動）
腹臥位にて，膝の屈曲・伸展を行う．完全伸展はしないように下腿に枕を置く．手術直後のウォーミングアップとして用いられる．

膝関節 — トレーニング

3）安定筋と股関節周囲筋の収縮

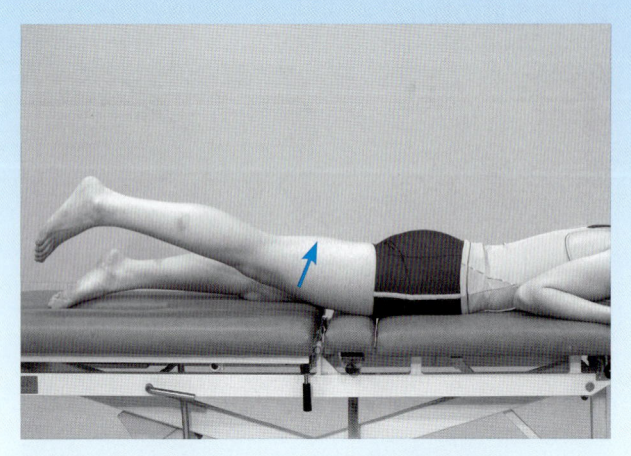

図 5-5-69　殿筋とハムストリングスの同時収縮

腹臥位にて，ハムストリングスと殿筋を収縮させ，大腿を上げたり下げたりすることで殿筋とハムストリングスを収縮させる手技．手術直後のウォーミングアップにも用いられる．

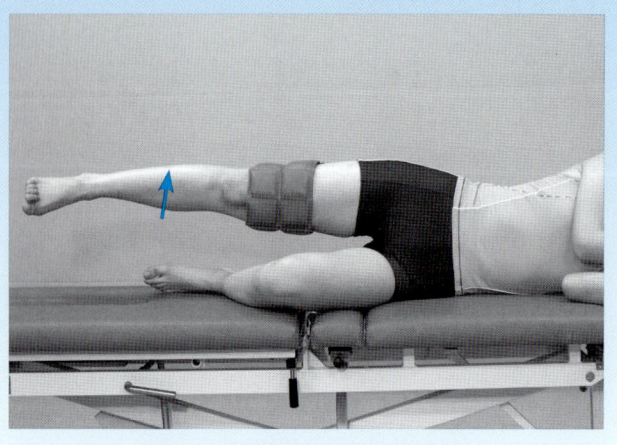

図 5-5-70　側臥位での中殿筋と内転筋の強化

早期から行うことにより筋萎縮を防ぐ必要がある．
① 患側を上にしての側臥位にて，大腿四頭筋とハムストリングスの同時収縮を促しながら，股関節外転筋の収縮を促す．
② 患側を下にして同様に，大腿四頭筋とハムストリングスの同時収縮を促しながら，股関節内転筋の収縮を促す．

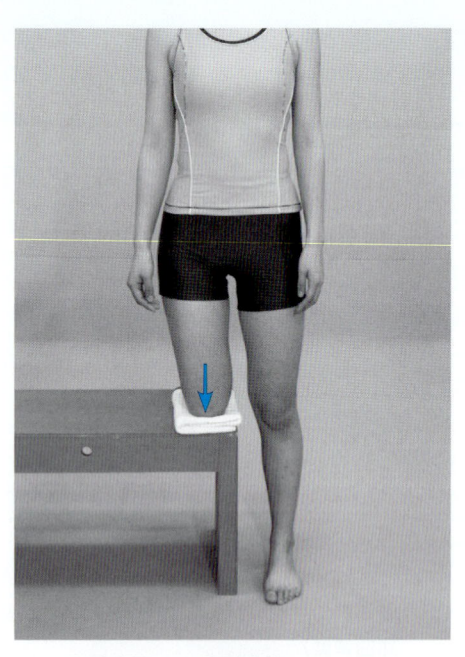

図 5-5-71　片膝立ちにて体重支持

片膝立ち位で，屈曲しているほうの足に垂直に体重をかけていく．患者の体幹と大腿骨は，1本の棒のようにして股関節の屈曲は行わずに，体幹を後ろに倒すことにより膝関節の屈曲角度を少しずつ増やしていく．

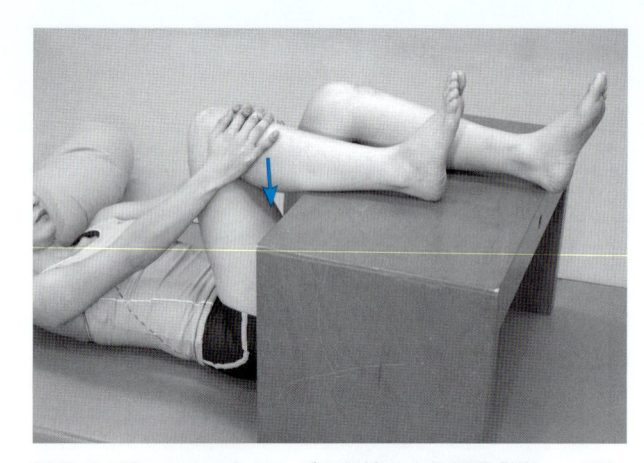

図 5-5-72　ハムストリングス収縮による脛骨背側への滑り

背臥位で，最大限に膝関節を屈曲した状態で，ハムストリングスを収縮させ，踵を押し下げるようにし，脛骨を背側に滑らせるようにする．患者は自分の両手で脛骨を把持しアシストする．若干，下腿を内旋させて実施することにより可動域の改善を図ることができるが，下腿内旋が過度となると前・後十字靱帯に負荷がかかるので注意が必要である．

膝関節　トレーニング

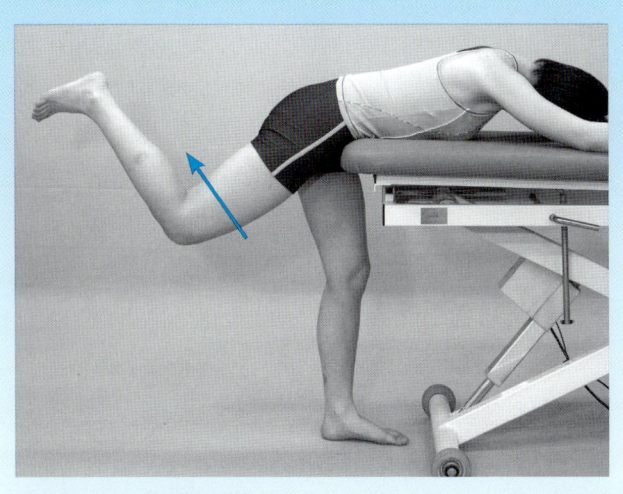

図 5-5-73　殿筋の強化
①腹臥位で下肢をベッドより垂らし，膝を屈曲したまま持ち上げる．
②逆に体幹をベッドより出し，体を持ち上げる．背筋ではなく殿筋を使う．

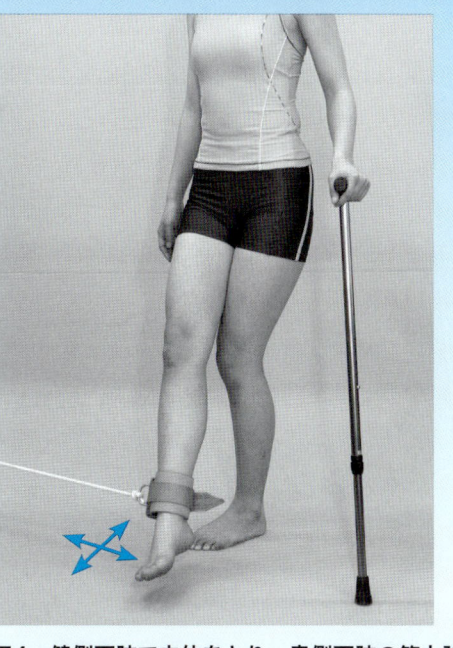

図 5-5-74　健側下肢で立位をとり，患側下肢の筋力強化
健側下肢で立位となり，杖を持って転倒しないようにバランスをとる．患側に重錘を付けて膝関節を一定の角度に保った状態で，股関節屈曲・伸展・内転・外転運動を行う．前十字靱帯（ACL）の術後3週間程で開始可能となる．患側を浮かしたまま膝の屈曲を行う．

4）CKC トレーニング

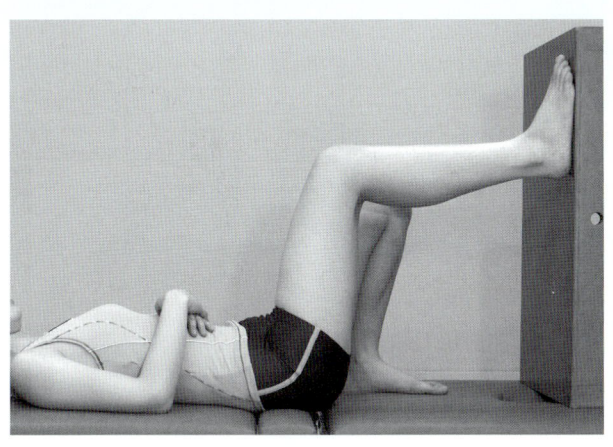

図 5-5-75　部分的な CKC
壁もしくは柱（台）と足底の間に体重計を入れ，足底に負荷をかけていく．さらに体重計に足底を押しつけながら膝を曲げていく．それによりで ACL を保護する．

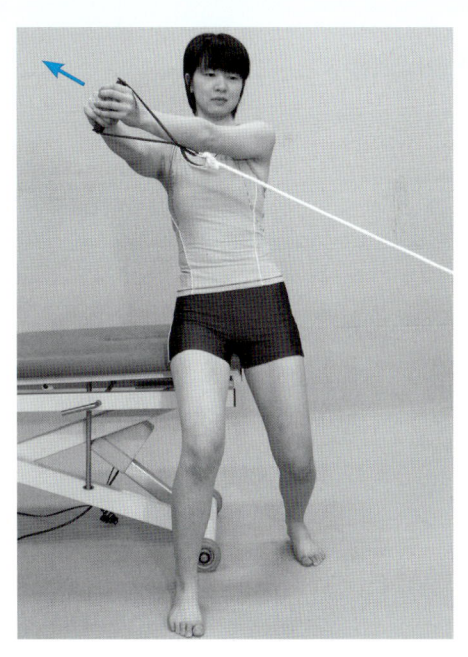

図 5-5-76　CKC への移行
初期は座位にて，患側下肢に体重計を置き，部分荷重の状態で上肢に前方・側方から負荷を加える（負荷の加え方は，図のように，上肢への運動負荷により，支持している下肢に荷重がかかるように実施する）．
次第に高さを上げた高座位にしていく（次第に立位へと移行する）．
次に立位になり，座位と同様に患側下肢に体重計を置き，上肢に前方・側方から負荷を加える．

膝関節　　　　　　　　　　　　　　　　　トレーニング

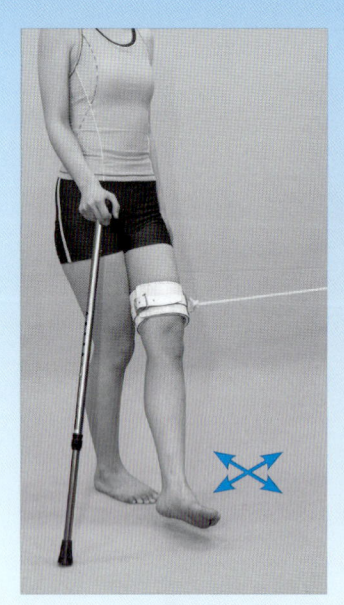

図 5-5-77　股関節周囲筋の強化
患側で立ち，膝よりも近位に抵抗をかけ，股関節屈曲・伸展・外転・内転筋力の強化を行う（最初は杖を持ってもよい）．小さく早く動かす．

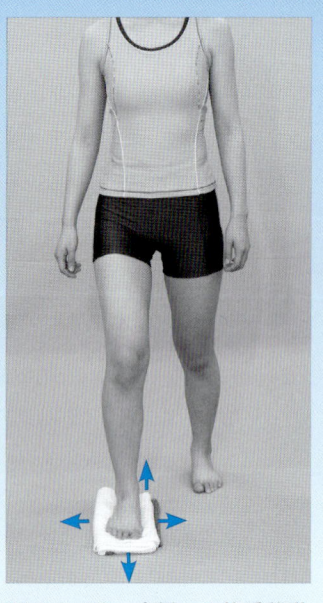

図 5-5-78　患側への体重移動
立位で雑巾の上に患側下肢を置き，足で前後左右に雑巾がけをする．少しずつ体重負荷を増やしていく．次に壁の前で雑巾をストップさせるようにする．

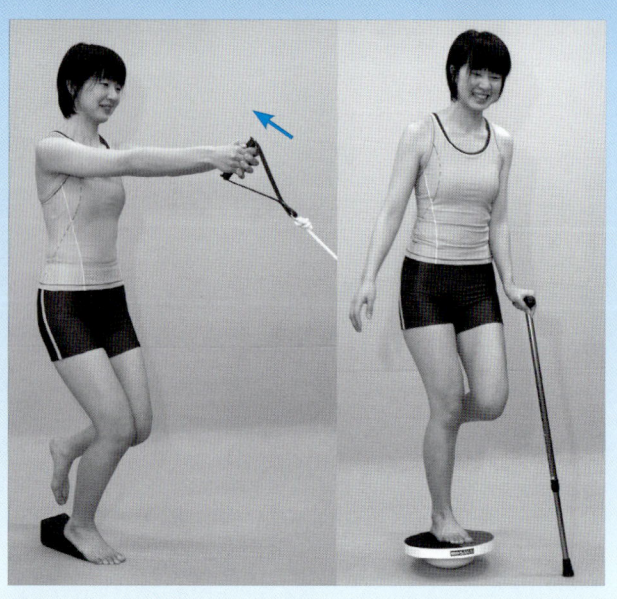

図 5-5-79　患側支持にて CKC
両足支持から患側支持にて，重錘（砂嚢でもいい）負荷をした滑車を前後左右に引っ張る．ACL保護のため，患側下肢の足底に楔を使ってもいい
上げた足を，素早く小さくあらゆる方向に動かすことによって膝の不安定性を診る．また，不安定板（トランポリンや座布団，クッション）の上に少し膝を曲げて患側肢で立つ．このとき，患側に杖をついて安定させる．次に，健側下肢に重りをつけ，健側下肢を前後左右に振り，患側下肢の安定筋・協調筋の強化を行う．

5）全身協調性トレーニング

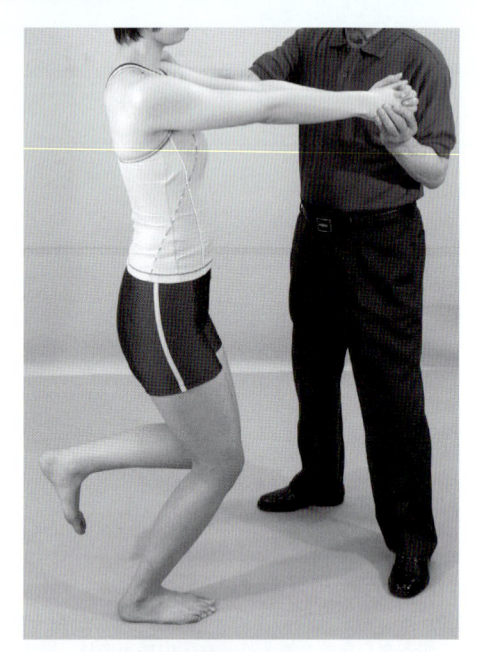

図 5-5-80　患側下肢の安定性強化
膝関節を少し屈曲した患側下肢で立つ．セラピストは徒手や重錘を使って患者を前後左右に動かす．患者はセラピストに抵抗する．柱などを使って患者自身の手で前後左右に抵抗をかける自主訓練も可能．

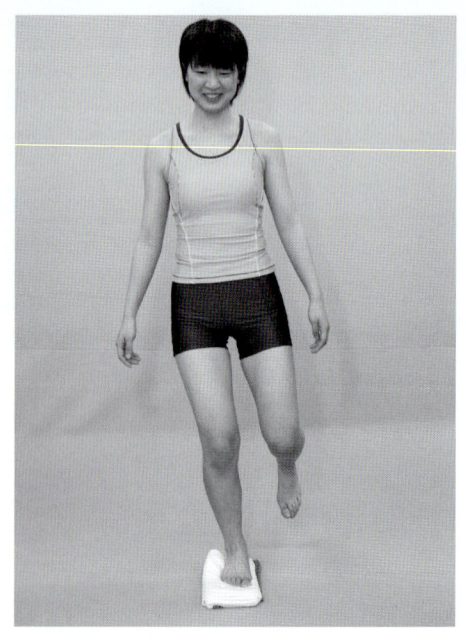

図 5-5-81　ジャンピング
前後左右に健側からジャンプする．着地音をさせないように跳ぶ．次に患側から跳ぶ．階段を片足で跳ぶ．タオルに跳び乗る．

（奥出　弘）

下腿

■ 機能解剖と運動

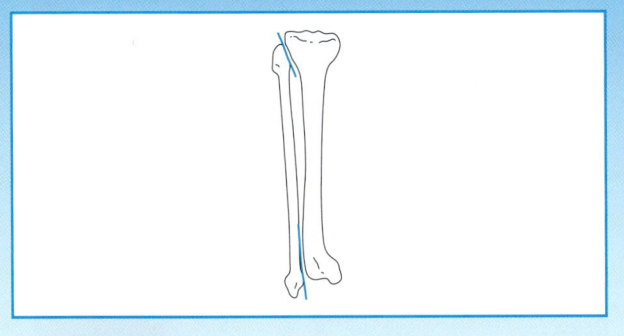

1）関節構造

下腿は，下腿骨間膜を伴う脛骨と腓骨からなる．

a．遠位脛腓靱帯結合

遠位脛腓靱帯結合は小さい動きをもつ．

b．"長い"靱帯結合（脛腓靱帯結合）

"長い"靱帯結合は骨間膜と一緒に脛骨と腓骨の骨縁に沿って広がっている．そして脛骨に関連して腓骨にわずかな動きを許している．

c．近位脛腓関節

近位脛腓関節は，解剖学的には単純な関節であり，機械学的には複合関節である．また，膝窩筋下陥凹を通して膝関節と連絡している．MacConaillによれば，近位脛腓関節は遠位靱帯結合との機能的なユニットとして考えられる鞍関節である．

2）モビライゼーションの治療面と滑りの法則

近位脛腓関節の治療面は腓骨頭の凹の関節面上にある．関節面は凹面で，脛骨顆関節面の凸面と接している．

3）骨の運動と運動軸・機能検査に用いる参考可動域

腓骨の単独での自動運動は生じない．しかし，腓骨の運動は，足部と足関節の運動と一緒に行われる．参考可動域は，足部と足関節の項に記載した．

4）関節運動

近位脛腓関節は，腓骨頭関節面は凹面で脛骨顆関節面は凸面である．凹の法則に従って動く．

（1）足部の内がえし：腓骨頭は遠位と軽度背側に滑る．この動きは，ある研究者には外旋とみなされている．

（2）足部の外がえし：腓骨頭は，近位と軽度腹側に滑る（内旋）．

（3）足関節の背屈：腓骨は軽度近位に滑る．

（4）足関節の底屈：腓骨は軽度遠位に滑る．

5）関節の肢位と靱帯

（1）ゼロ肢位：膝，足部と足関節と同様

（2）安静肢位：足関節約10°底屈位

（3）閂肢位：足関節最大背屈位

（4）前・後脛腓靱帯：遠位脛腓間を補強し，距腿関節の安定に不可欠である．

（5）近位脛腓関節：前・後の靱帯と膝窩筋腱により安定している．

6）end feel

firm

7）触診部位と触診手順

- 骨：腓骨近位端（腓骨頭），近位脛腓関節裂隙，腓骨遠位端（外果），内果
- 筋・靱帯：足関節と膝関節の項を参照

■ 検査手順

1）機能テスト

（1）自動運動と他動運動，end feelを含む．

（2）並進のjoint playの動き，end feelを含む．

- 滑り

遠位脛腓靱帯結合：外果の腹-背側への滑り．

近位脛腓関節：腓骨頭の腹側への滑り，腓骨頭の背側への滑り．

（3）抵抗運動テスト：足関節と膝関節に対して実施するので，それぞれの項を参照．

遠位・近位脛腓関節　関節モビライゼーション

図 5-6-1　背側への滑り（遠位）
可動域制限の評価と改善

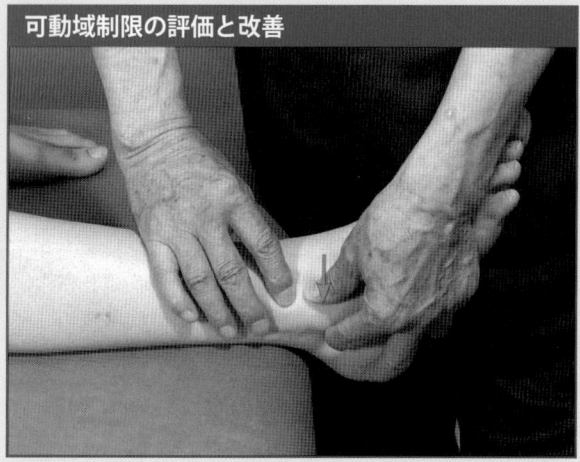

目的
- 脛腓靱帯結合における背側への滑りの joint play および end feel の評価
- 脛腓関節の可動域の改善

開始肢位および手技手順
① 開始肢位：安静肢位の足部をベッドの端から出し，患者の下腿後面をベッドに置く．
② 固定：患者の脛骨をベッドに固定する．関節裂隙にセラピストの触診する右示指を置く．
③ 操作：セラピストの左示指と母指で患者の外果の周りを把持する．患者の外果を背側に押して，腓骨に背側への滑りを加える．
④ 手技強度：評価；Grade ⅡあるいはⅢ

図 5-6-2　背側への滑り（遠位）
可動域制限の改善

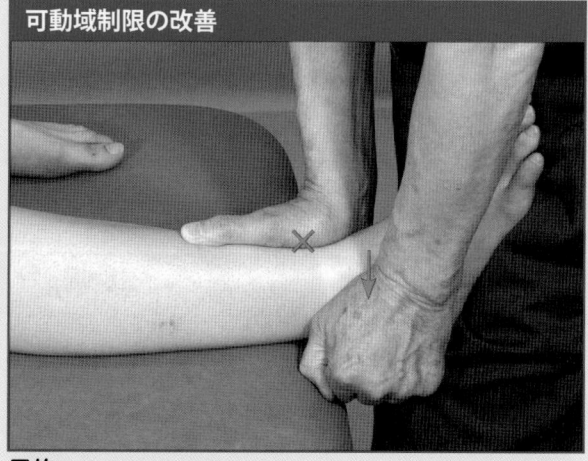

目的
- 脛腓関節の可動域の改善

開始肢位および手技手順
① 開始肢位：安静肢位の足部をベッドの端から出し，患者の下腿後面をベッドに置く．
② 固定：セラピストの右手で脛骨をベッドに対して固定する．
③ 操作：セラピストの左母指球で患者の外果の周りを把持する．腓骨に背側への滑りを加える．
④ 手技強度：可動域の改善；Grade Ⅲ

※腓骨の腹側への滑りの制限に対して，患者を腹臥位にして同じ手順を適応する．

図 5-6-3　腹側への滑り（近位）
可動域制限の評価と改善

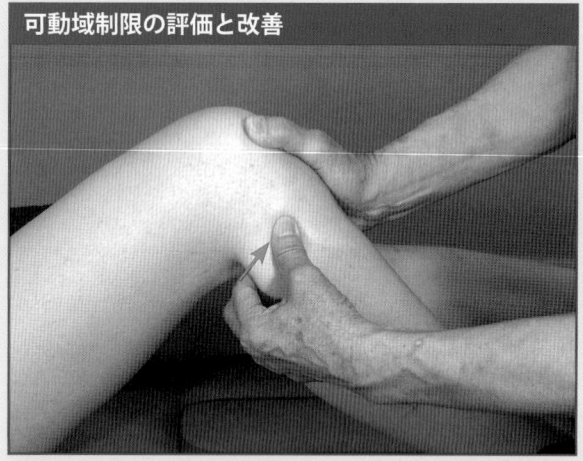

目的
- 近位脛腓関節の腹側への滑りの joint play および end feel の評価
- 膝関節と足関節の可動域の改善

開始肢位および手技手順
① 開始肢位：患者は膝関節を屈曲して背臥位になる．
② 固定：セラピストの右手で患者の近位脛骨の周りを保持する．患者の足部の上に座ることで脛骨の固定を増す．
③ 操作：セラピストの左手指で患者の腓骨頭の周りを把持する．治療面に沿って腹側への滑りを加えるために腓骨頭を腹-外側方向に引く．
④ 手技強度：評価；Grade ⅡあるいはⅢ

図 5-6-4　腹側への滑り（近位）
可動域制限の改善

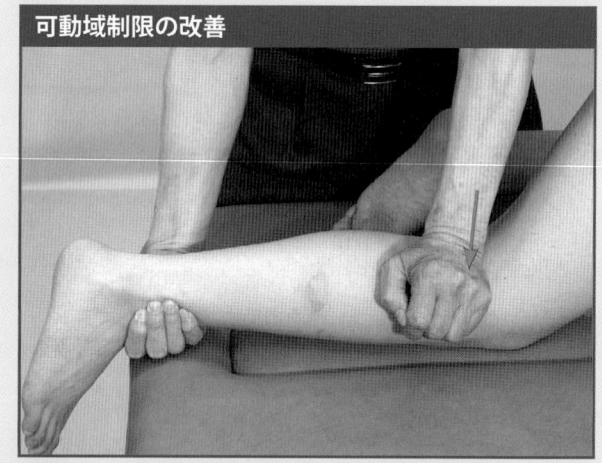

目的
- 膝関節と足関節の可動域の改善

開始肢位および手技手順
① 開始肢位：足部をベッドの端から出し，両手両膝をつく．
② 固定：セラピストの右手で脛骨の遠位の周りを把持する．
③ 操作：左手と指で，腓骨頭の周りを把持する．腹-外側への滑りを加える．このとき，腓骨神経上への圧迫を避けるよう注意する．
④ 手技強度：可動域の改善；Grade Ⅲ

近位脛腓関節　関節モビライゼーション

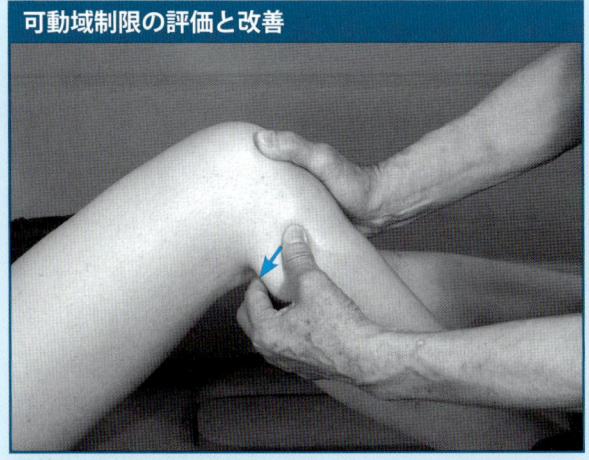

図 5-6-5　背側への滑り
可動域制限の評価と改善

目的
・近位脛腓関節の背側への滑りの joint play および end feel の評価
・膝関節と足関節の可動域の改善

開始肢位および手技手順
①**開始肢位**：患者は膝関節を屈曲して背臥位になる．
②**固定**：セラピストの右手で患者の近位脛骨の周りを保持する．患者の足部の上に座ることで安定させる．
③**操作**：セラピストの左手指で患者の腓骨頭の周りを把持する．治療面に沿って背側への滑りを加えるために，腓骨頭を背-内側方向に押す．
④**手技強度**：評価；Grade Ⅱあるいは Ⅲ

図 5-6-6　背側への滑り
可動域制限の改善

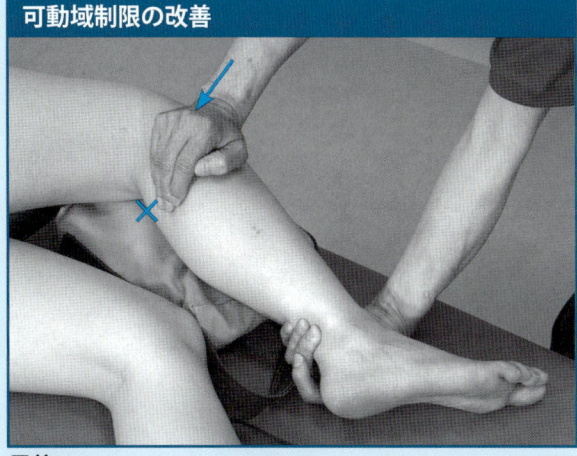

目的
・膝関節と足関節の可動域の改善

開始肢位および手技手順
①**開始肢位**：患者の脛骨側の下腿をベッド上に置く．
②**固定**：左手で遠位脛骨をベッドに向かって固定する．
③**操作**：右手で腓骨頭の周りを把持する．治療面に沿って背-内側への滑りを加える．このとき，腓骨神経上への圧迫を避けるように注意する．
④**手技強度**：可動域の改善；Grade Ⅲ

足部と足関節

■ 機能解剖と運動

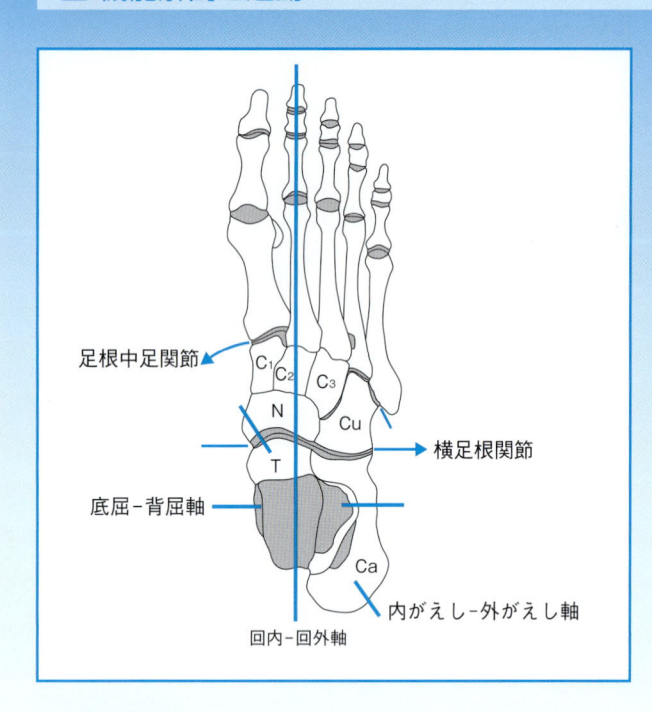

(図：足部骨格図　足根中足関節、C₁、C₂、C₃、N、Cu、T、Ca、横足根関節、底屈-背屈軸、内がえし-外がえし軸、回内-回外軸)

1) 関節構造

足関節は，腓骨と脛骨の遠位面と距骨とで関節を形成する．足部の骨は3つの楔状骨，立方骨，舟状骨，距骨，踵骨である．

足根部の関節

a．楔舟関節

楔舟関節は，3つの凸の関節面をもつ舟状骨と3つの凹面をもつ楔状骨からなる．

b．立方骨－第三楔状骨／舟状骨

少し凸面の立方骨の内側は，凹面の第三楔状骨と舟状骨とで関節を形成する．

c．踵立方関節

踵立方関節は鞍状関節面をもつ．立方骨の凹面は，屈曲と伸展に対しての動きを導く．立方骨の凸面は外転と内転に対しての動きを導く．

d．距舟関節

距骨前方の凸面は，対応する舟状骨の凹面とで関節を形成する．

e．距踵関節，前と中間

距骨下前方の凸面は，対応する踵骨の凹面とで関節を形成する．

f．距骨下関節（距踵関節，後方）

距骨下関節は，解剖学的に単純で機械学的に複合の関節である．

距骨下後方の凹面は，対応する踵骨上部の凸面とで関節を形成する．

距腿関節

距骨と脛骨・腓骨の遠位面間の距腿関節は，解剖学的および機械学的に単純な一軸関節（蝶番関節，変形した鞍関節）である．距骨滑車の面は前のほうが幅広いので，足関節背屈にて足関節のほぞ穴（ankle mortise）を押す．この肢位にて，脛骨，腓骨との脛腓靱帯結合により関節のさらなる安定性が作り出される．

2) モビライゼーションの治療面と滑りの法則

治療面は対象関節の凹面上のラインにある．モビライゼーションで動かす対象の骨の表面の凹，凸により，凹の法則あるいは凸の法則を適用する．

3) 骨の運動と運動軸・機能検査に用いる参考可動域

底屈-背屈運動は，おもに，距骨を通る脛腓骨軸の周りの距腿関節で生じる．底屈40°，背屈20°である．回内-回外運動は，おもに，第二中足骨を通る長軸の回りの前足部で生じる．回内10°，回外20°である．内がえし-外がえし運動は，おもに，距骨と踵骨の間と，距骨と踵骨を通る斜軸の周りの距骨と舟状骨で生じる．内がえし運動は，回外-内転-底屈が組み合わさったものである．外がえし運動は，回内-外転-背屈が組み合わさったものである．内がえし40°，外がえし20°である．

4) 関節運動

足部では，内がえし・外がえし運動では立方骨が凸で，すべての運動では舟状骨，楔状骨が凹である．距踵関節では，内がえし・外がえし運動において，踵骨前部が凹で踵骨後部が凸である．足関節では，背屈・底屈運動において距骨が凸である．動く骨の表面の凹，凸により，凹の法則あるいは凸の法則に従って動く．

足部と足関節

5）関節の肢位と靱帯

(1) ゼロ肢位：足部の腓骨側を形成するものは下腿長軸に直角であり，上前腸骨棘から膝蓋骨を通り，第二趾を通り抜けるラインである．
(2) 安静肢位：約10°底屈と最大内がえしと外がえしの中間位
(3) 閉肢位：中足骨と距骨は最大内がえしで，距腿関節は最大背屈
(4) 関節包パターン：底屈-背屈
(5) 背屈・回内運動にて三角靱帯（後脛距部）が伸張される．
(6) 底屈・回内運動にて三角靱帯（脛舟部，前脛距部）が伸張される．
(7) 回内運動にて三角靱帯（脛踵部）が伸張される．
(8) 底屈・回外・内転運動にて前距腓靱帯が伸張される．
(9) 背屈・回外運動にて踵腓靱帯が伸張される．
(10) 背屈・回外運動にて後距腓靱帯が伸張される．
(11) その他，以下の靱帯が安定性に重要である．
　底側と背側楔舟靱帯，底側と背側楔状骨間靱帯，骨間足根靱帯，立方舟靱帯（底側と背側），楔立方靱帯（底側と背側），踵立方靱帯（二分靱帯の外側半分），長足底靱帯，踵舟靱帯（二分靱帯の内側半分），距踵靱帯（外側，内側，と骨間距踵靱帯）．

6）end feel

firm

7）触診部位と触診手順

a．底側
- 骨指標：踵骨，中足骨頭
- 靱帯：長足底靱帯

b．背側
- 滑液包：アキレス腱の滑液包
- 筋・腱・付着部：アキレス腱

c．腹側
- 骨：脛骨と距骨の（跳躍）関節，距骨，距骨と舟状骨の関節，舟状骨，舟状骨と第二・三楔状骨の関節，第二楔状骨，第三楔状骨，立方骨，立方骨と舟状骨と第三楔状骨の関節，第二・三楔状骨と第二・三中足骨の関節，立方骨と第四・五中足骨の関節，第一〜五中足骨，第一〜五中足趾間関節，第一〜五趾節骨．
- 靱帯・神経・血管：前脛腓靱帯，足部・足趾の伸筋支帯，足背神経，足背動脈
- 筋・腱・付着部：前脛骨筋腱，長趾伸筋腱，長母趾伸筋腱，短母趾伸筋，短趾伸筋

d．内側
- 骨：内果，載距突起，距骨頭，距骨と舟状骨の関節，舟状骨，舟状骨粗面，舟状骨と第一楔状骨の関節，第一楔状骨，第一楔状骨と第一中足骨の関節，第一中足骨，第一中足骨と基節骨の関節，趾節骨
- 靱帯：三角靱帯（脛舟部，脛踵部，前脛距部，後脛距部）
- 筋・腱・付着部：後脛骨筋腱，長趾屈筋腱，後脛骨動脈，後脛骨神経，長母趾屈筋腱，第一〜三楔状骨下部と舟状骨粗面に付着する後脛骨筋，第一楔状骨と第一中足骨底に付着する前脛骨筋，母趾外転筋

e．外側
- 骨：外果，踵骨と立方骨の関節，立方骨，立方骨と第五中足骨の関節，第五中足骨底，第五中足骨，第五中足骨と第五基節骨の関節，基節骨
- 靱帯：後距腓靱帯，踵腓靱帯，前距腓靱帯，上腓骨筋支帯，下腓骨筋支帯
- 筋・腱・付着部：長腓骨筋腱，短腓骨筋腱の付着部，小趾外転筋

■ 検査手順

1）足部機能テスト

(1) 自動運動と他動運動，安定性テストとend feelを含む．

①足根部の関節
- 屈曲，伸展，回内，回外

足部と足関節

②距骨下関節
- 内がえし

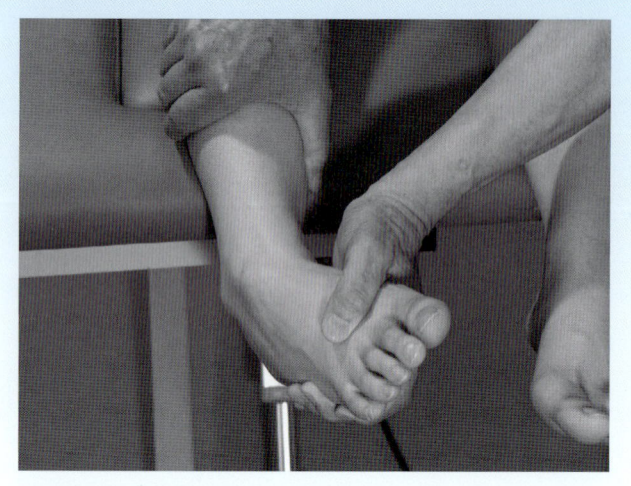

図 5-6-7　内がえし

- 外がえし

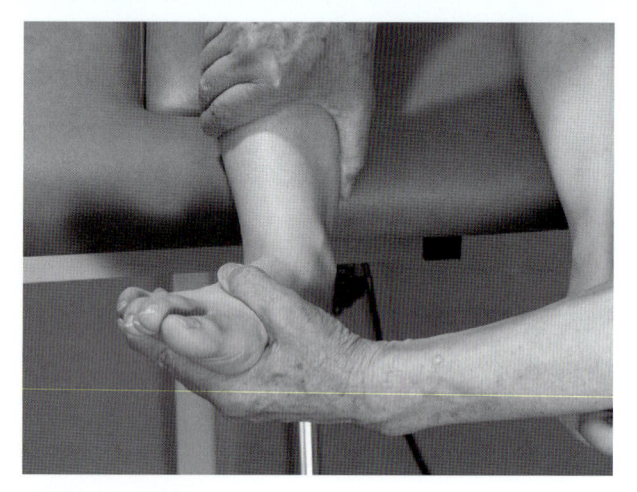

図 5-6-8　外がえし

（2）並進の joint play, end feel を含む.
①足根部の関節
- 牽引－圧迫
- 滑り：底側，背側

②距骨下関節
- 牽引－圧迫
- 滑り：遠位，脛骨側，腓骨側

（3）抵抗運動テスト
- 外がえし－腓骨筋
- 内がえし－後脛骨筋，下腿三頭筋

2）足関節機能テスト

距腿関節
（1）自動運動と他動運動，安定性テストと end feel を含む
- 底屈

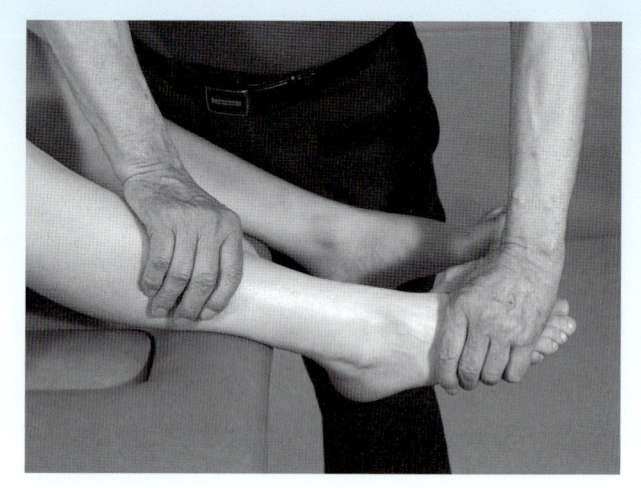

図 5-6-9　底屈

- 背屈

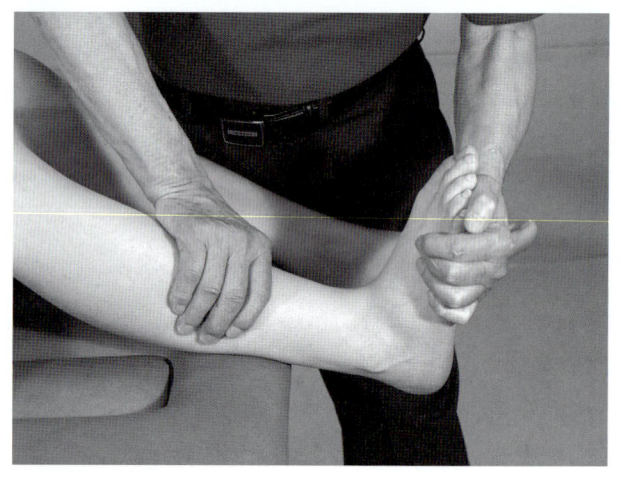

図 5-6-10　背屈

（2）並進の joint play, end feel を含む.
- 牽引－圧迫
- 滑り：腹側，背側

（3）抵抗運動テスト
- 底屈－下腿三頭筋，長母趾屈筋，長趾屈筋
- 背屈－前脛骨筋，長母趾伸筋，長趾伸筋

足部と足関節

■ 足部と足関節の滑りテストの手順

足部中間の動き(遠位)

①第二と三楔状骨を固定して第三中足骨を動かす.
②第二と三楔状骨を固定して第二中足骨を動かす.

足部内側の動き

③第一楔状骨を固定して第一中足骨を動かす.
④舟状骨を固定して第一〜三楔状骨を動かす.
⑤距骨を固定して舟状骨を動かす.

立方骨周辺の足部外側の動き

⑥立方骨を固定して第四と五中足骨を動かす.
⑦舟状骨と第三楔状骨を内側から固定して立方骨を動かす.
⑧踵骨を固定して立方骨を動かす.

距骨と踵骨の間の動き

⑨距骨を固定して踵骨を動かす.

距腿関節における動き

⑩下腿を固定して距骨を動かす.
⑪⑩または距骨を固定して下腿を動かす.

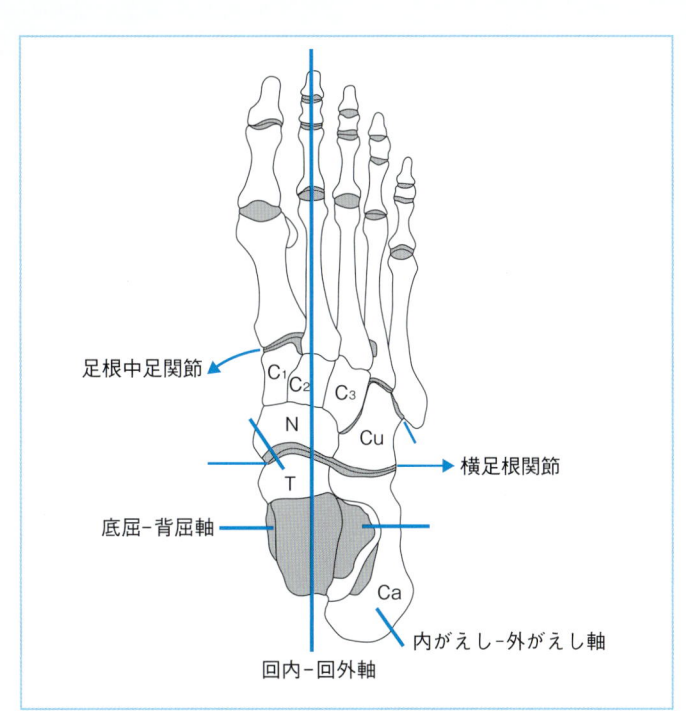

図 5-6-11　足根部の骨と運動軸(右足の背側)
C1 =第1(内側)楔状骨, C2 =第2(中間)楔状骨, C3 =第3(外側)楔状骨, Cu =立方骨, N =舟状骨, T =距骨, Ca =踵骨

楔舟関節・距舟関節　　関節モビライゼーション

図 5-6-12　底側への滑り（楔舟関節）

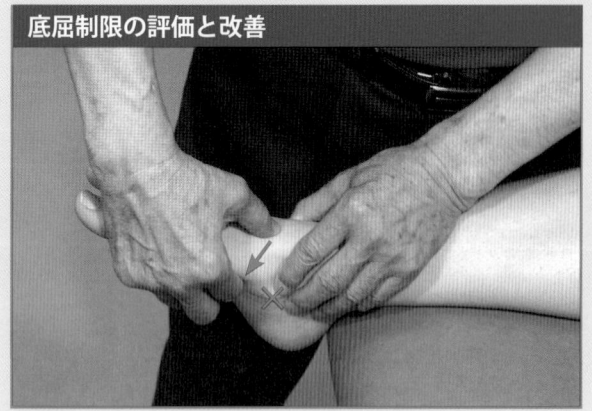

底屈制限の評価と改善

目的
- 舟状骨に対する楔状骨の底側への滑りのjoint playおよびend feelの評価
- 底屈可動域の改善（凹の法則）

開始肢位および手技手順
①**開始肢位**：患者の下腿後面をベッド上に置く．関節を安静肢位に置く．
②**固定**：セラピストの左手で患者の足部を保持し，手指で患者の舟状骨を把持する．患者の足部をベッドに向かって固定する．
③**操作**：セラピストの右手で患者の前足部を保持し，手指で関節裂隙のちょうど遠位で第一楔状骨を把持する．セラピストの左示指で関節裂隙を触診しながら，楔状骨に底側への滑りを加える．
④**手技強度**：評価，可動域の改善；Grade ⅡあるいはⅢ

※第一中足骨－楔状骨と距舟関節のモビライゼーションに同じ手順が使用できる．

図 5-6-13　底側への滑り（楔舟関節）

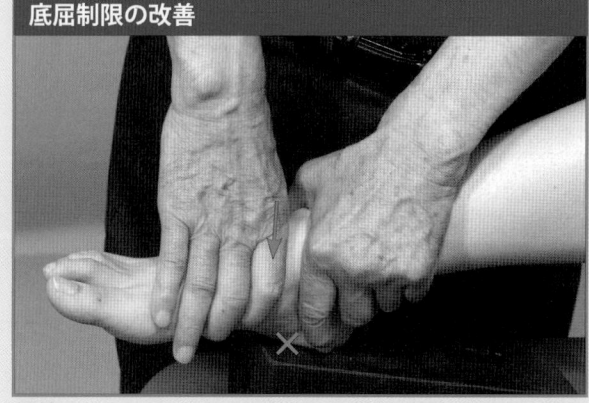

底屈制限の改善

目的
- 底屈可動域の改善（凹の法則）

開始肢位および手技手順
①**開始肢位**：舟状骨を含めて患者の足部の足底側を楔に置く．安静肢位に関節の肢位を置く．
②**固定**：セラピストの左手で患者の足部を保持し，手指で患者の舟状骨を把持する．患者の足部をベッドに向かって固定する．
③**操作**：セラピストの右手で患者の足部を保持する．第一楔状骨上のセラピストの示指と第二中手骨で把持する．かがみこみながら，伸ばした腕で底側への滑りを加える．
④**手技強度**：可動域の改善；Grade Ⅲ

※足部内側のすべての関節も，手の位置を修正して，牽引と圧迫のテスト，そして牽引による治療が可能である．

図 5-6-14　背側への滑り（距舟関節）

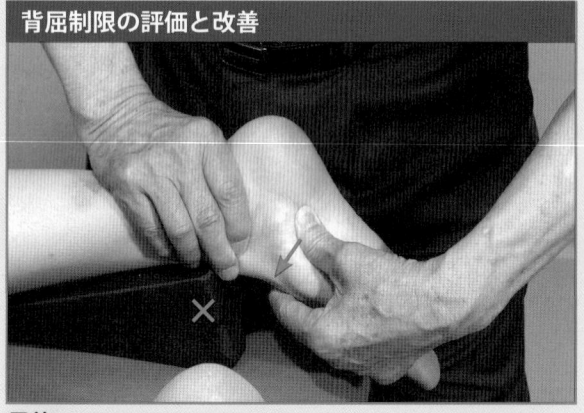

背屈制限の評価と改善

目的
- 距骨に対する舟状骨の背側への滑りのjoint playおよびend feelの評価
- 背屈可動域の改善（凹の法則）

開始肢位および手技手順
①**開始肢位**：患者の下腿前面を楔の上に置く．関節を安静肢位に置く．
②**固定**：患者の下腿遠位を楔で保持する．セラピストの右手指を関節裂隙に置き触診する．
③**操作**：セラピストの左手で患者の足部中間を保持し，指で舟状骨を囲んで把持する．舟状骨に背側への滑り運動を加える．
④**手技強度**：評価，可動域の改善；Grade ⅡあるいはⅢ

※楔状骨－第一中足骨と楔舟関節のモビライゼーションにも同じテクニックを使う．

図 5-6-15　背側への滑り（距舟関節）

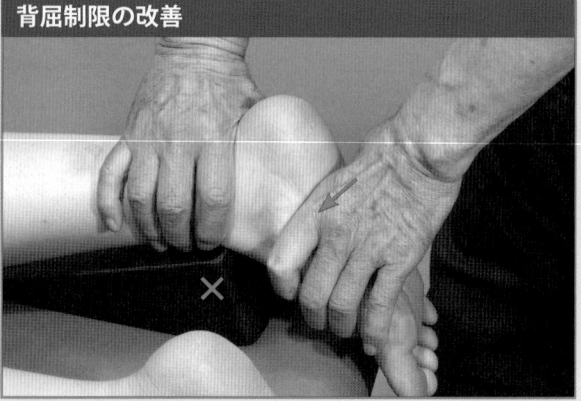

背屈制限の改善

目的
- 背屈可動域の改善（凹の法則）

開始肢位および手技手順
①**開始肢位**：患者の下腿前面を楔の上に置く．関節を安静肢位に置く．
②**固定**：セラピストの右手で患者の距骨を楔に向かって固定する．
③**操作**：セラピストの左手で患者の足部を保持し，示指と第二中手骨は舟状骨上を把持する．セラピストの身体を傾けることで，腕を通して舟状骨に背側方向への滑りを加える．
④**手技強度**：可動域の改善；Grade Ⅲ

第四，五中足骨-立方骨・立方骨-第三楔状骨，舟状骨

関節モビライゼーション

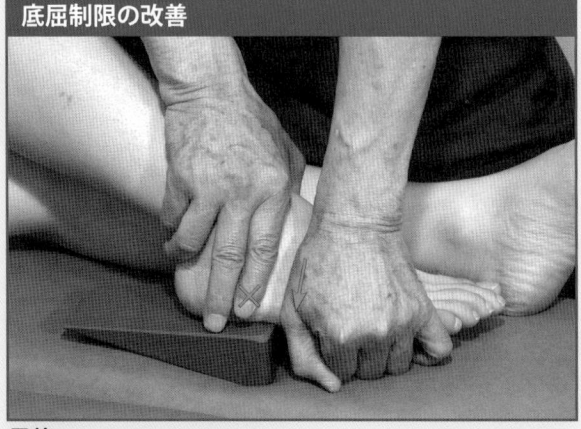

図 5-6-16　底側への滑り（第四，五中足骨-立方骨）

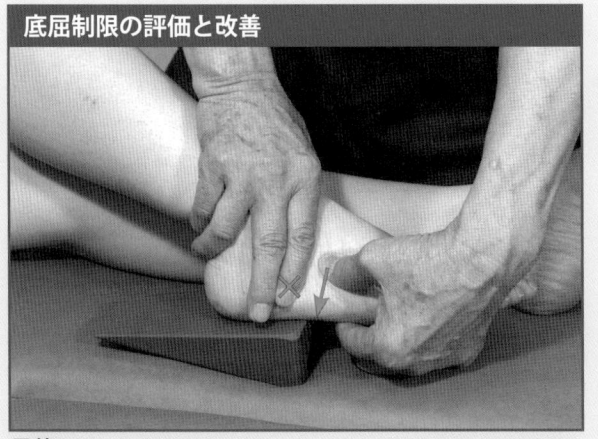

底屈制限の評価と改善

目的
- 立方骨に対する第四・五中足骨の底側への滑りの joint play および end feel の評価
- 底屈可動域の改善（凹の法則）

開始肢位および手技手順
① 開始肢位：立方骨を楔あるいは砂嚢の上に置く．関節を安静肢位に置く．
② 固定：セラピストの右手で患者の足関節をベッドに向かって保持する．セラピストの右示指を関節裂隙に置く．
③ 操作：セラピストの左手で患者の前足部を保持し，指で第四・五中足骨底を把持する．第四・五中足骨に対して底側への滑りを加える．
④ 手技強度：評価，可動域の改善；Grade Ⅱ あるいは Ⅲ

図 5-6-17　底側への滑り（第四，五中足骨-立方骨）

底屈制限の改善

目的
- 底屈可動域の改善（凹の法則）

開始肢位および手技手順
① 開始肢位：関節を安静肢位に置く．
② 固定：セラピストの右手で，中足骨は楔の縁を越えた状態で，楔に置いた立方骨を固定する．
③ 操作：セラピストの左手で中足骨を把持し，セラピストの左母指球で第四・五中足骨上に置く．セラピストの伸ばした腕上に身体を傾けることで底側への滑りを加える．
④ 手技強度：可動域の改善；Grade Ⅲ

図 5-6-18　底側への滑り（立方骨-第三楔状骨，舟状骨）

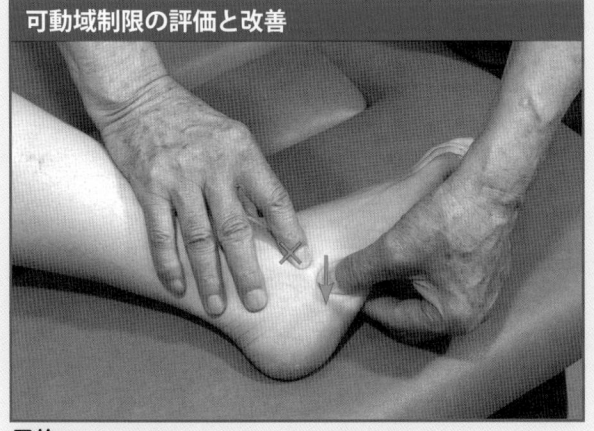

可動域制限の評価と改善

目的
- 第三楔状骨と舟状骨に対する立方骨の底側への滑りの joint play および end feel の評価
- 足部中部の可動域の改善

開始肢位および手技手順
① 開始肢位：患者の下腿の脛骨側をベッドに置く．関節を安静肢位に置く．
② 固定：セラピストの右手で第三楔状骨と舟状骨を楔あるいは砂嚢の上に固定し，示指で関節裂隙を触診する．
③ 操作：セラピストの左手で患者の前足部を保持し，立方骨を把持する．立方骨に対して底側への滑りを加える．
④ 手技強度：評価，可動域の改善；Grade Ⅱ あるいは Ⅲ

図 5-6-19　底側への滑り（立方骨-第三楔状骨，舟状骨）

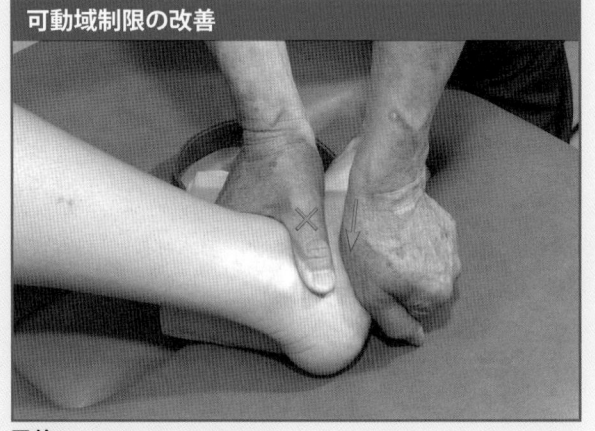

可動域制限の改善

目的
- 足部中部の可動域の改善

開始肢位および手技手順
① 開始肢位：患者の下腿の脛骨側をベッド上に置く．関節を安静肢位に置く．
② 固定：セラピストの右手で第三楔状骨と舟状骨を楔あるいは砂嚢の上に固定し，立方骨は楔の縁を越えた状態に置く．
③ 操作：セラピストの左手で前足部を把持し，左母指球を立方骨上に置く．セラピストの伸ばした腕上に身体を傾けることで底側への滑りを加える．
④ 手技強度：可動域の改善；Grade Ⅲ

踵立方関節・距踵関節　関節モビライゼーション

図 5-6-20　底側への滑り（踵立方関節）
可動域制限の評価と改善

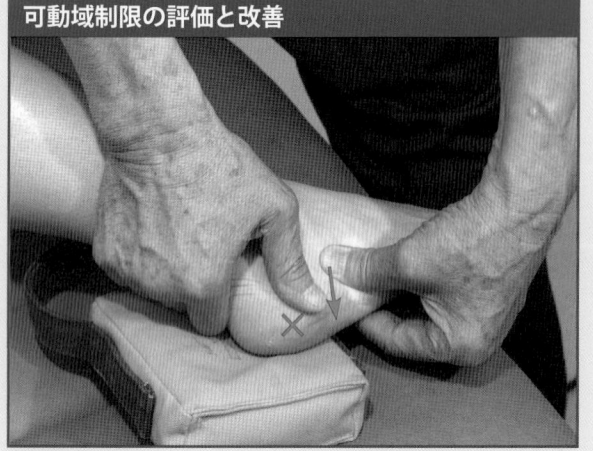

目的
- 踵骨に対する立方骨の底側への滑りの joint play および end feel の評価
- 足部中部の可動域の改善

開始肢位および手技手順
① 開始肢位：患者の下腿の脛骨側をベッド上に置く．関節を安静肢位に置く．
② 固定：セラピストの右手で踵骨を楔あるいは砂嚢の上に固定する．
③ 操作：セラピストの左手で患者の前足部を保持し，立方骨を把持する．立方骨に対して底側への滑りを加える．
④ 手技強度：評価，可動域の改善；Grade Ⅱあるいは Ⅲ

図 5-6-21　底側への滑り（踵立方関節）
可動域制限の改善

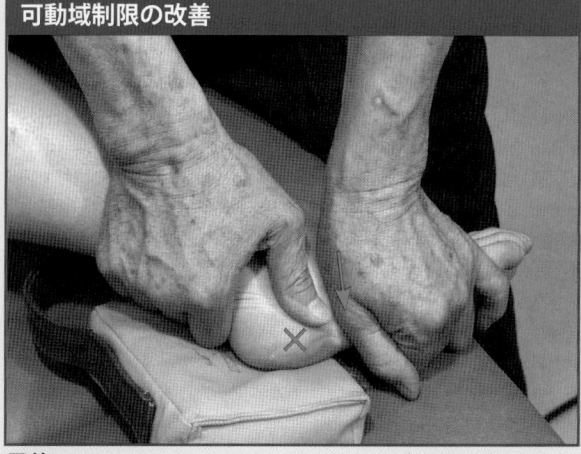

目的
- 足部中部の可動域の改善

開始肢位および手技手順
① 開始肢位：患者の下腿の脛骨側をベッド上に置く．関節を安静肢位に置く．
② 固定：セラピストの右手で踵骨を楔あるいは砂嚢の上に固定し，立方骨は楔の縁を越えた状態に置く．
③ 操作：セラピストの左手で前足部を把持し，左母指球を立方骨上に置く．セラピストの伸ばした腕上に身体を傾けることで底側への滑りを加える．
④ 手技強度：可動域の改善；Grade Ⅲ

図 5-6-22　遠位への牽引（距踵関節）
疼痛の軽減と可動域制限の評価と改善

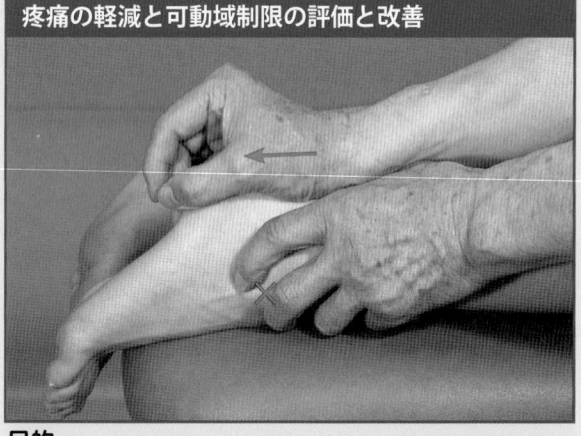

目的
- 距骨に対する踵骨の遠位への牽引の joint play および end feel の評価
- 疼痛の軽減と内がえしあるいは外がえしの可動域の改善

開始肢位および手技手順
① 開始肢位：患者は腹臥位で下腿前面と足背部をベッド上に置く．距骨下関節を安静肢位にする．
② 固定：セラピストの左手で患者の下腿遠位をベッドに向かって保持する．
③ 操作：セラピストの右母指球と指で患者の踵骨を把持し，前腕を患者の下腿にもたれる．下腿の長軸に平行に，踵骨に対して遠位への牽引を加える．
④ 手技強度：評価，疼痛の軽減；Grade Ⅰあるいは Ⅱ．end feel の評価，可動域の改善；Grade Ⅲ

図 5-6-23　遠位への牽引（距踵関節）
可動域制限の改善

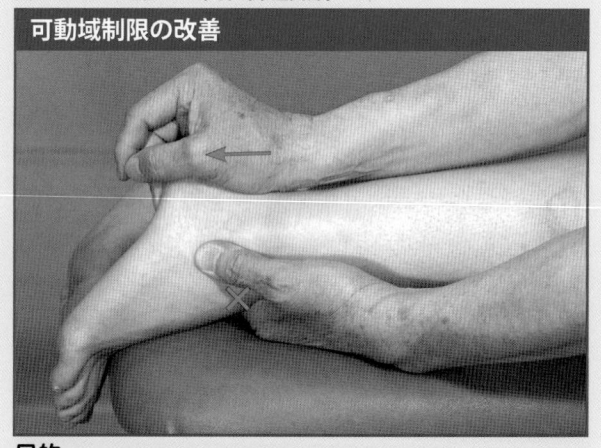

目的
- 内がえしまたは外がえしの可動域の改善

開始肢位および手技手順
① 開始肢位：患者は腹臥位で下腿前面と足背部をベッド上に置く．距骨下関節を安静肢位にする．
② 固定：セラピストの左手で患者の下腿遠位を保持し，距骨を腹側から把持する．
③ 操作：セラピストの右母指球と指で患者の踵骨を把持し，前腕を患者の下腿にもたれる．下腿の長軸に平行に，踵骨に対して遠位への牽引を加える．
④ 手技強度：可動域の改善；Grade Ⅲ

距踵関節 — 関節モビライゼーション

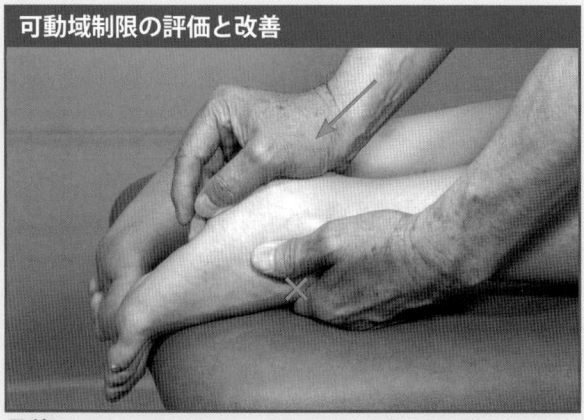

図 5-6-24 遠位への滑り
可動域制限の評価と改善

目的
- 距骨に対する踵骨の遠位への滑りの joint play および end feel の評価
- 内がえしあるいは外がえしの可動域の改善

開始肢位および手技手順
① 開始肢位：腹臥位で下腿前面と足背部をベッド上に置く．距骨下関節を安静肢位にする．
② 固定：セラピストの左手で患者の下腿遠位を保持し，距骨を腹側から把持する．
③ 操作：セラピストの右母指球と指で患者の踵骨を把持する．セラピストの前腕を足底に対して平行な肢位にする．足趾に向かって足底に平行に，踵骨に対して遠位への滑りを加える．
④ 手技強度：評価，可動域の改善；Grade ⅡあるいはⅢ

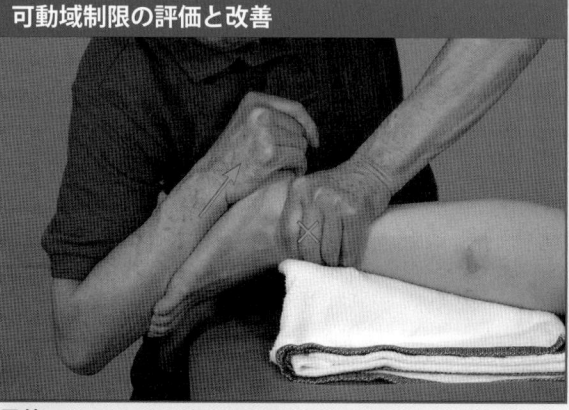

図 5-6-25 近位への滑り
可動域制限の評価と改善

目的
- 距骨に対する踵骨の近位への滑りの joint play および end feel の評価
- 内がえしあるいは外がえしの可動域の改善

開始肢位および手技手順
① 開始肢位：患者は腹臥位で下腿前面をベッドの楔の上に置く．距骨下関節を安静肢位にする．
② 固定：セラピストの左手で患者の下腿遠位を保持し，距骨を背側から把持する．
③ 操作：セラピストの右母指球と指で患者の踵骨を把持する．セラピストの前腕を足底に対して平行な肢位にする．足趾から離れる方向へ足底に平行に，踵骨に対して近位への滑りを加える．
④ 手技強度：評価，可動域の改善；Grade ⅡあるいはⅢ

図 5-6-26 脛骨側への滑り（前部）
内がえし制限の評価と改善

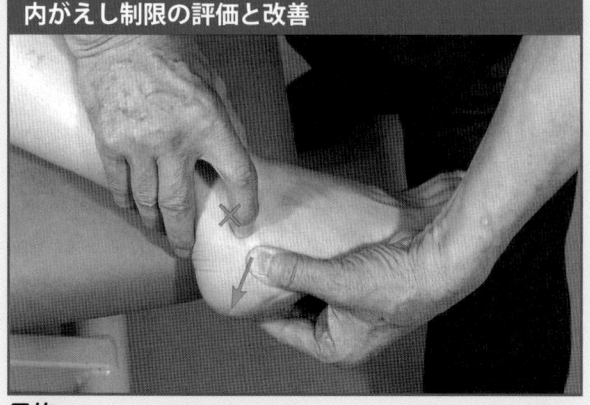

目的
- 距踵関節前部における脛骨側への滑りの joint play および end feel の評価
- 内がえしの可動域の改善（凹の法則）

開始肢位および手技手順
① 開始肢位：患者の下腿脛骨側をベッド上に置く．距骨下関節を安静肢位にする．
② 固定：患者の下腿遠位をセラピストの右手で保持し，距骨の周りを把持する．セラピストの右示指を関節裂隙に置いて触診する．
③ 操作：セラピストの左手指で患者の踵骨遠位部を把持する．距骨に脛骨側への滑りを加える．
④ 手技強度：評価，可動域の改善；Grade ⅡあるいはⅢ
※距踵関節後部における脛骨側への滑りの運動テストに同じ手順を使用する．距踵関節後部で脛骨側への滑りの joint play が制限されている場合は外がえしが制限される（凸の法則）．

図 5-6-27 脛骨側への滑り（前部）
内がえし制限の改善

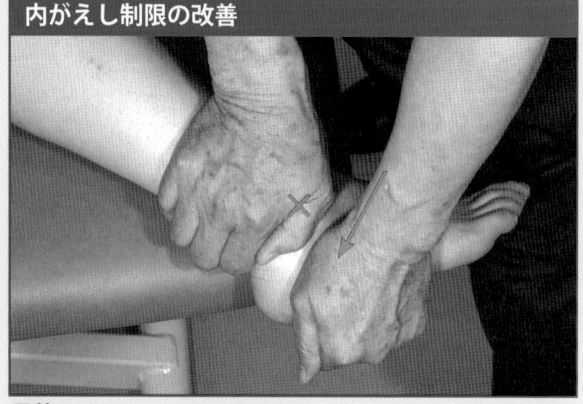

目的
- 内がえしの可動域の改善（凹の法則）

開始肢位および手技手順
① 開始肢位：患者の下腿脛骨側をベッド上に置く．距骨下関節を安静肢位にする．
② 固定：セラピストの右手で患者の下腿遠位を保持する．
③ 操作：踵骨前部の腓骨側上にセラピストの左母指球を置いた状態で踵骨の周りを把持する．伸ばしたセラピストの左腕を通して身体を傾けることで踵骨に脛骨側への滑りを加える．
④ 手技強度：可動域の改善；Grade Ⅲ
※距踵関節後部における脛骨側への滑りのモビライゼーションに同じ手順を使用する．距踵関節後部における脛骨側への滑りを改善して，外がえしの可動域を拡大する（凸の法則）．

距踵関節　関節モビライゼーション

図 5-6-28　腓骨側への滑り（後部）
内がえし制限の評価と改善

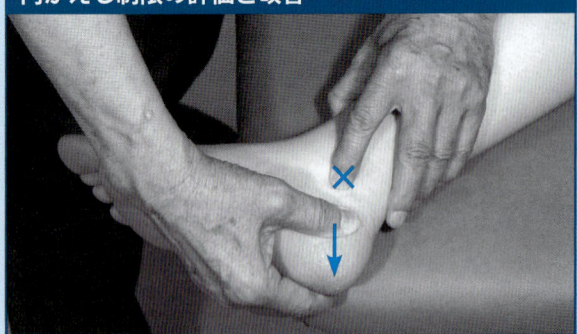

目的
- 距踵関節後部における腓骨側への滑りの joint play および end feel の評価
- 内がえしの可動域の改善（凸の法則）

開始肢位および手技手順
① **開始肢位**：患者の下腿腓骨側をベッド上に置く．距骨下関節を安静肢位にする．
② **固定**：患者の下腿遠位をセラピストの左手で保持し，距骨の周りを把持する．セラピストの左示指を関節裂隙に置いて触診する．
③ **操作**：セラピストの右手指で患者の踵骨遠位部を把持する．踵骨に腓骨側への滑りを加える．
④ **手技強度**：評価，可動域の改善；Grade ⅡあるいはⅢ

※距踵関節前部における腓骨側への滑りの運動テストに同じ手順を使用する．距踵関節前部で腓骨側への滑りの joint play が制限されている場合は外がえしが制限される（凹の法則）．

図 5-6-29　腓骨側への滑り（後部）
内がえし制限の改善

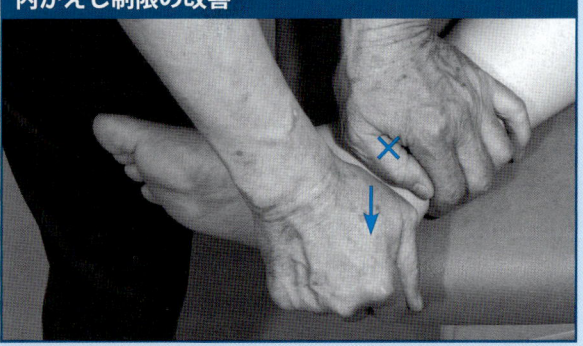

目的
- 内がえしの可動域の改善（凸の法則）

開始肢位および手技手順
① **開始肢位**：患者の下腿腓骨側をベッド上に置く．距骨下関節を安静肢位にする．
② **固定**：セラピストの左手指で距骨の周りを把持する．
③ **操作**：踵骨後部の脛骨側上にセラピストの右母指球を置いた状態で，踵骨の周りを把持する．伸ばしたセラピストの右腕を通して身体を傾けることで踵骨に腓骨側への滑りを加える．
④ **手技強度**：可動域の改善；Grade Ⅲ

※距踵関節前部における腓骨側への滑りのモビライゼーションに同じ手順を使用する．距踵関節前部における脛骨側への滑りを改善して，外がえしの可動域を改善する（凹の法則）．

距腿関節 — 関節モビライゼーション

図 5-6-30 牽引
疼痛の軽減と可動域制限の評価と改善

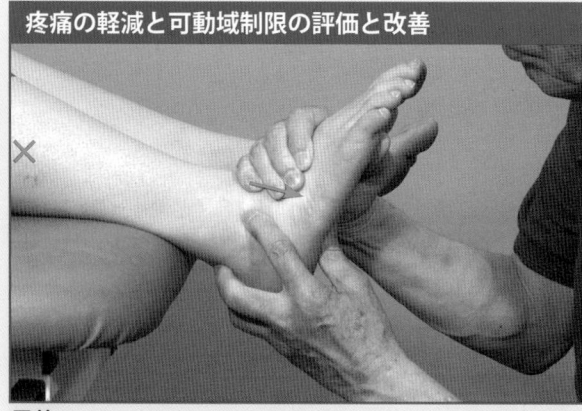

目的
- 距骨と脛骨・腓骨間の遠位への牽引の joint play および end feel の評価
- 疼痛の軽減あるいは背屈と底屈可動域の改善

開始肢位および手技手順
① 開始肢位：ベッドの縁から足部を出して，患者の下腿の後面をベッド上に置く．距腿関節は安静肢位にする．
② 固定：下腿をベルトでベッドに向かって固定する．関節裂隙にセラピストの触診する左手指を置く．
③ 操作：セラピストの右小指を距骨の上に置き，患者の足部中間を脛骨側から把持する．セラピストの右前腕を患者の下腿と一直線の肢位にする．下腿に沿って平行に，距骨に対して遠位への牽引を加える．
④ 手技強度：評価，疼痛の軽減；Grade Ⅰあるいは Ⅱ．end feel の評価，可動域の改善；Grade Ⅲ

図 5-6-31 牽引
可動域制限の改善

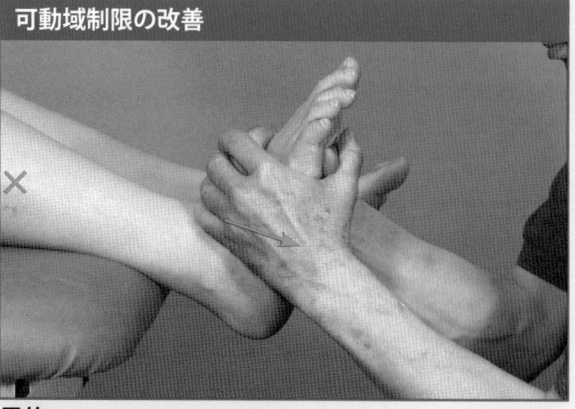

目的
- 背屈と底屈可動域の改善

開始肢位および手技手順
① 開始肢位：ベッドの縁から足部を出して，患者の下腿の後面をベッド上に置く．距腿関節は安静肢位にする．
② 固定：下腿をベルトでベッドに向かって固定する．
③ 操作：セラピストの右小指を距骨の上に置き，患者の足部中間を脛骨側から把持する．セラピストの前腕を患者の下腿に一直線の肢位にする．セラピストの左手で右手の把持を補う．セラピストの体重を後方に移動することと両手で引くことにより，下腿に沿って平行に，距骨に遠位への牽引を加える．
④ 手技強度：可動域の改善；Grade Ⅲ

図 5-6-32 牽引（別法）
可動域制限の改善

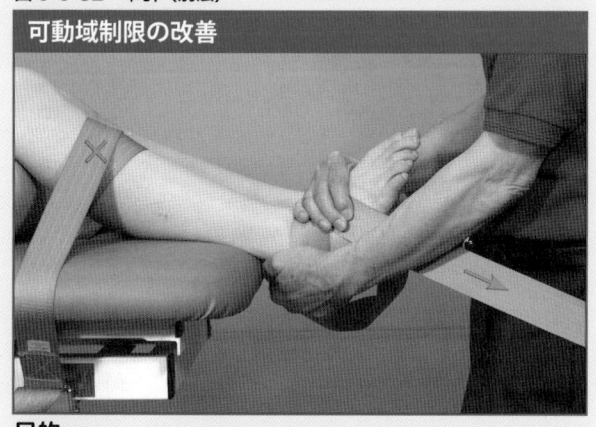

目的
- 背屈と底屈の可動域の改善．より長い持続時間が必要な場合の方法である．

開始肢位および手技手順
① 開始肢位：ベッドの縁から足部を出して，患者の下腿の後面をベッド上に置く．距腿関節は安静肢位にする．
② 固定：下腿をベルトでベッドに固定する．
③ 操作：より長い持続時間の Grade Ⅲ の牽引を行うために，ベルトを使用する．足関節の前，後，内あるいは外の部分に "8 の字" にしたベルトを巻きつける．セラピストの体重を後方に移動することにより，下腿に沿って平行に，距骨に遠位への牽引を加える．
④ 手技強度：可動域の改善；Grade Ⅲ
※開始肢位を安静肢位から制限肢位へと進めていくことによって，さらなる改善が得られる．

図 5-6-33 牽引（別法）
可動域制限の改善

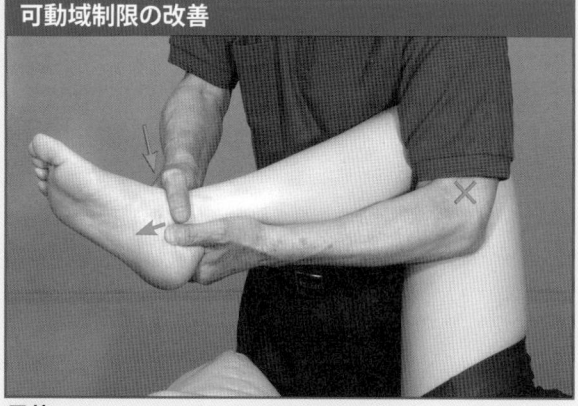

目的
- 背屈と底屈の可動域の改善．体重の軽い患者が対象の方法である．

開始肢位および手技手順
① 開始肢位：背臥位．右股関節屈曲，外転，外旋位．右膝関節屈曲位．右距腿関節は安静肢位にする．
② 固定：セラピストの左腕を患者の膝窩部に当て，右大腿部を固定する．
③ 操作：セラピストの両手で距骨の周りを把持し，患者の膝関節を屈曲していくことにより，距骨に遠位への牽引を加える（距腿関節に分離が生じる）．
④ 手技強度：可動域の改善；Grade Ⅲ
※開始肢位を安静肢位から制限肢位へと進めていくことによって，さらなる改善が得られる．

距腿関節　関節モビライゼーション

図 5-6-34　腹側への滑り
底屈制限の評価と改善

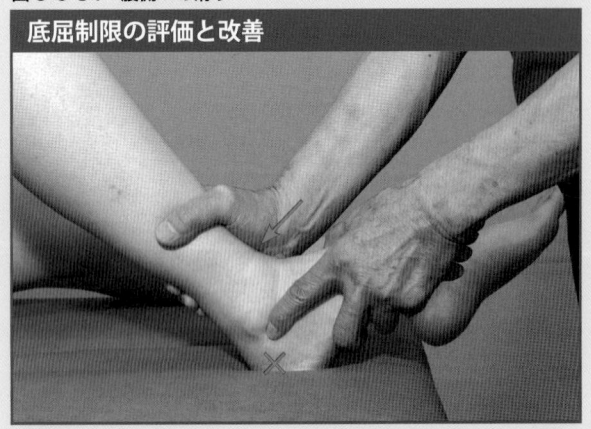

目的
- 脛骨・腓骨に相対する距骨の腹側への滑りのjoint playおよびend feelの評価
- 底屈可動域の改善（凸の法則）

開始肢位および手技手順
①開始肢位：膝を曲げて患者の踵をベッド上に置く．距腿関節を安静肢位にする．
②固定：踵骨とともに，距骨は間接的にベッドに向かって固定する．左手で患者の足部を保持し，示指を関節裂隙に置く．
③操作：セラピストの右手根部を関節裂隙のちょうど近位に当て，患者の下腿遠位部を把持する．距骨の腹側への相対的な動きを引き起こすために，脛骨・腓骨に対して背側への滑りを加える．
④手技強度：評価，可動域の改善；Grade ⅡあるいはⅢ

図 5-6-35　腹側への滑り
底屈制限の改善

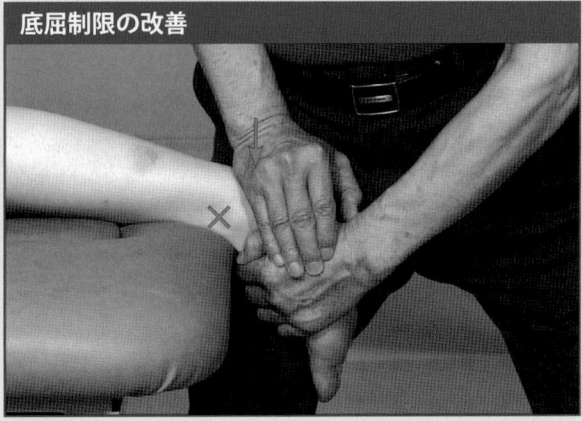

目的
- 底屈可動域の改善（凸の法則）

開始肢位および手技手順
①開始肢位：患者は腹臥位で足部をベッドの端から出す．距腿関節を安静肢位にする．
②固定：下腿の前面をベッド上に置き，固定する．
③操作：セラピストの左手で足部を脛骨側より把持する．左示指を距骨の脛骨側から回して把持し，Grade Ⅰの遠位への牽引を維持する．右手で踵骨の背側の周りを把持し，右前腕を治療面と一直線上の肢位にする．伸ばした腕にセラピストの身体を傾けるのと膝を曲げることにより，距骨に腹側への滑りを加える．
④手技強度：可動域の改善；Grade Ⅲ
※開始肢位を底屈最終域近くの肢位へと進めていくことによって，さらなる改善が得られる．

図 5-6-36　腹側への滑り（別法）
底屈制限の改善

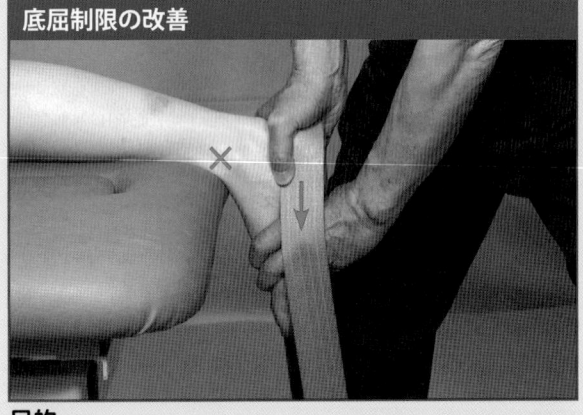

目的
- 脛骨・腓骨に対して距骨の腹側への滑りを拡大することによる底屈可動域の改善（凸の法則）
※より長い持続時間が必要な場合の方法である．

開始肢位および手技手順
①開始肢位：ベッドの端から患者の足部を出し下腿前面を置く．距腿関節を安静肢位に置く．
②固定：脛骨と腓骨の遠位はベッドに固定する．
③操作：左手で患者の足部の中間を把持し，距骨上にセラピストの左示指を置き，Grade Ⅰの遠位への牽引を維持する．セラピストの右前腕は，治療面と一直線上の肢位にして距骨に腹側への滑りを加える．より長い時間持続するために，ベルトを使用する．セラピストの手で動きをガイドしている間，セラピストのつま先または，踵で滑りの力を加える．
④手技強度：可動域の改善；Grade Ⅲ

図 5-6-37　腹側への滑り（底屈位）
底屈制限の改善

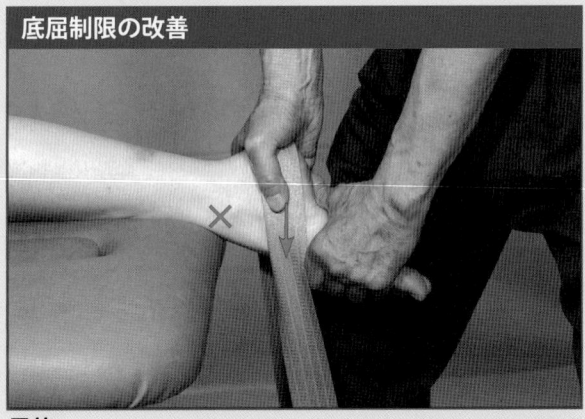

目的
- 脛骨・腓骨に対して距骨の腹側への滑りを拡大することによる底屈可動域の改善（凸の法則）

開始肢位および手技手順
①開始肢位：距腿関節を底屈最終可動域から少し戻す．
②固定：下腿は，ベッドに向かって固定する．
③操作：左手で患者の足部を把持し，距骨上にセラピストの左示指を置き，Grade Ⅰの遠位への牽引を維持する．セラピストの右前腕は，治療面と一直線上の肢位にして距骨に腹側への滑りを加える．より長い時間持続するために，ベルトを使用する．セラピストの手で動きをガイドしている間，セラピストのつま先または踵で滑りの力を加える．
④手技強度：可動域の改善；Grade Ⅲ

距腿関節　関節モビライゼーション

図5-6-38　背側への滑り

背屈制限の改善

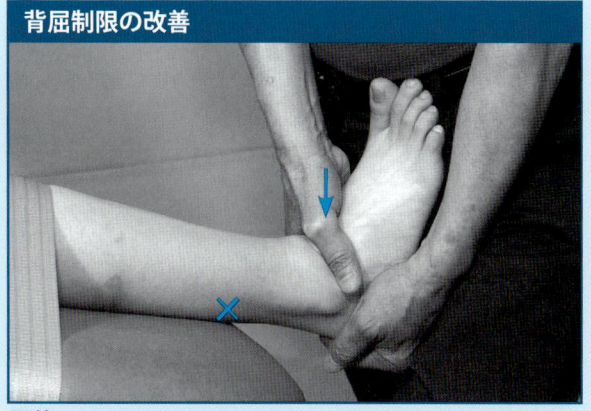

目的
・脛骨・腓骨に対して距骨の背側への滑りを拡大することによる背屈可動域の改善（凸の法則）

開始肢位および手技手順
①**開始肢位**：患者の足部をベッドあるいは楔の端から出し，患者の下腿後面をベッド上に置く．距腿関節を安静肢位にする．
②**固定**：下腿の遠位をベッドにベルトで固定する．
③**操作**：左手で，距骨と踵骨の周りを腓骨側から把持し，GradeⅠの遠位への牽引を維持する．右手で距骨と前足部の前面の周りを把持する．セラピストの右前腕は治療面と一直線上の肢位にして，距骨に背側への滑りを加える．
④**手技強度**：可動域の改善；Grade Ⅲ
※開始肢位を背屈最終域近くの肢位へと進めていくことによって，さらなる改善が得られる．

図5-6-39　背側への滑り

背屈制限の改善

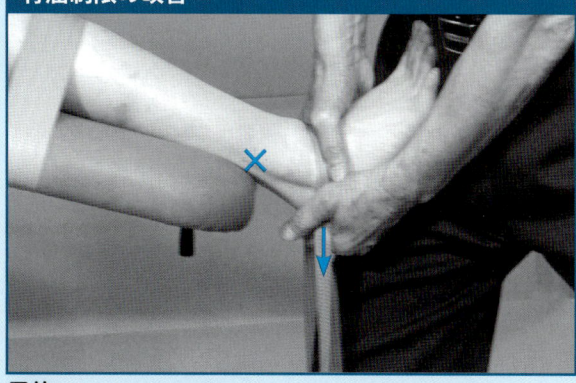

目的
・背屈可動域の改善（凸の法則）

開始肢位および手技手順
①**開始肢位**：患者の足部をベッド端から出し，距腿関節を安静肢位にする．
②**固定**：下腿をベルトで固定する．
③**操作**：左手で，距骨と踵骨の周りを把持し，GradeⅠの遠位への牽引を維持する．右手を距骨腹側に置き，把持する．セラピストの右前腕は治療面と一直線上の肢位にして，距骨に背側への滑りを加える．より長時間持続するためにベルトを使用する．セラピストは手で動きをガイドしながら，つま先または踵で滑りの力を加える．
④**手技強度**：可動域の改善；Grade Ⅲ
※開始肢位を背屈最終域近くの肢位へと進めていくことによって，さらなる改善が得られる．

前脛骨筋 — ストレッチ

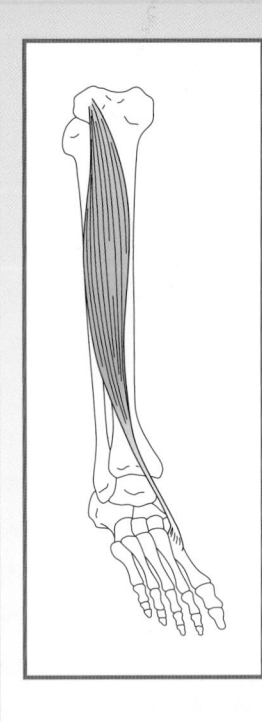

1) 解剖
(1) 起始：三稜形の長い筋で，脛骨外側顆，脛骨体外側面上1/2～1/3，骨間膜の隣接部位，筋膜の深側面，長趾伸筋との間の筋間中隔から起こり，下方に向かう強く平たい腱となり，脛骨前縁の外側に沿って下る．下腿下部で上伸筋支帯，下伸筋支帯内側部の下を通る．

(2) 停止：腱は足背に出て，内側楔状骨の内側と足底面，第一中足骨底に付く．

(3) 神経支配：深腓骨神経（L4-S1）

2) 機能
距腿関節背屈，距骨下関節内がえし（足部回外）

3) ヒント
(1) 前脛骨筋症候群：いわゆる前方コンパートメント（区画）症候群または前方シンスプリント

(2) 原因：骨折後の血腫や筋の過負荷は，炎症性浮腫につながる．脛骨区画の内圧が高まり，その結果，血管と深腓骨神経の圧迫，筋の虚血性壊死が生じる．

(3) 症状：激痛，足趾の屈曲・伸展の減弱，感覚障害

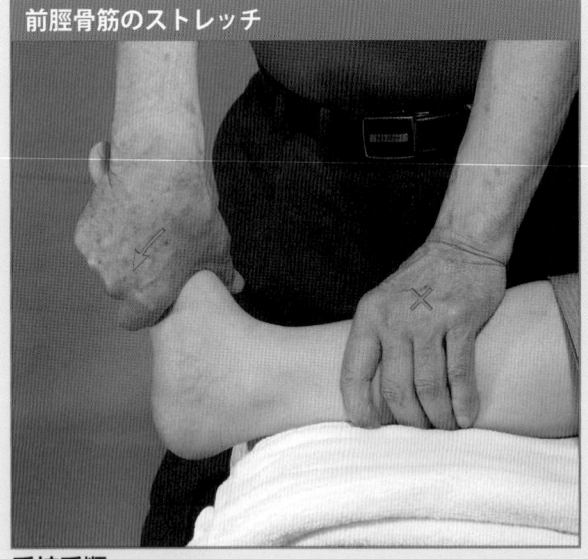

図 5-6-40a　開始肢位　**前脛骨筋のストレッチ**

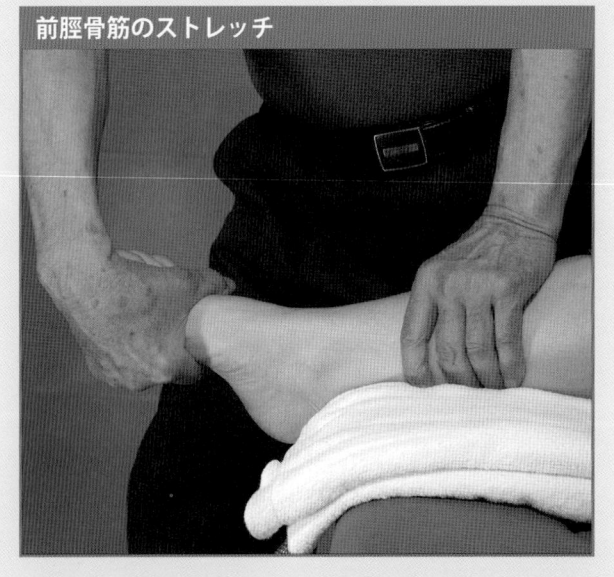

図 5-6-40b　最終肢位　**前脛骨筋のストレッチ**

手技手順
① **開始肢位**：患者は背臥位で足首をベッド端から出す（踵や距骨下関節に疼痛がない場合は，踵をベッドに乗せて保持するとより効果的である）．足部は最大外がえし（回内）にする．

② **固定**：左手で患者の下腿を固定する．下腿はベルトで固定する．

③ **操作**：右手で楔状骨から足趾にいたる足部を把持し，患者の足関節を徐々に最大底屈させていく．

④ **等尺性収縮・弛緩**：患者はセラピストの抵抗に抗して，背屈方向へ等尺性収縮運動を行う．患者の筋緊張が弛緩したあとで，セラピストはさらに底屈方向へ動かしていく．筋収縮と弛緩を繰り返して，徐々に，運動最終位か動かなくなる位置へと動かす．

⑤ **最終肢位・拮抗筋の刺激**：運動最終位となったところで，セラピストは，底屈方向へ抵抗を加え，患者は最大底屈するように筋を収縮させる．増大した可動域における筋収縮を促す．

前脛骨筋・長趾伸筋・長母趾伸筋・（短趾伸筋） ストレッチ

図 5-6-41a　開始肢位

オートストレッチ：前脛骨筋・長趾伸筋・長母趾伸筋・（短趾伸筋）

図 5-6-41b　最終肢位

オートストレッチ：前脛骨筋・長趾伸筋・長母趾伸筋・（短趾伸筋）

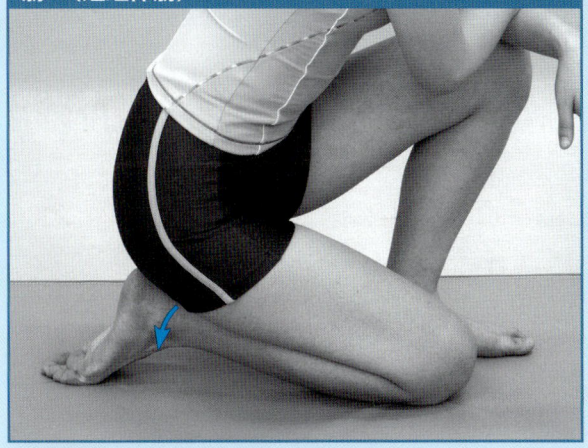

手技手順

①**開始肢位**：左足を床に置き，右膝から遠位をクッション（図ではマット）の上に置き，右踵の上に右殿部を下した姿勢にする．右足部最大外がえしで開始肢位をとる．踵と殿部間に砂嚢を入れるとよい．左膝に腕を置いて体を支える．

②**固定**：開始肢位で下腿が固定される．

③**操作**：右踵の上に右殿部を下して押すことによって右足関節を最大底屈させていく．

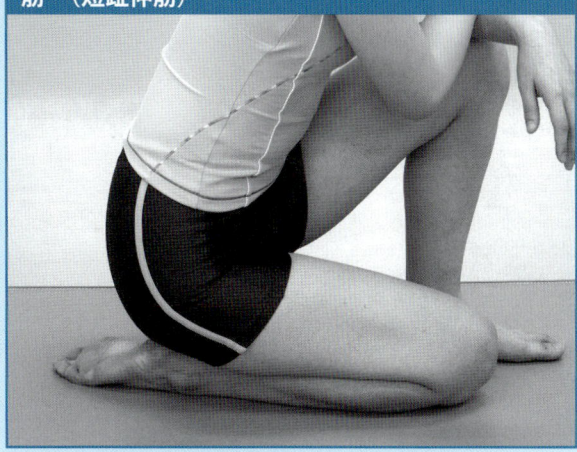

④**等尺性収縮・弛緩**：右足関節を背屈してクッションに押しつけ，等尺性収縮運動で5秒間保持する．
弛緩後，さらに殿部で踵を押し下げながら限界まで下りていく．筋収縮と弛緩を繰り返して，徐々に，運動最終位か動かなくなる位置へと動かす．

⑤**最終肢位・拮抗筋の刺激**：最終伸張で15〜60秒あるいはそれ以上保持する．拮抗筋刺激は，足関節を最大底屈し，2，3秒保持して，増大した可動域における筋収縮を促す．

長母趾伸筋　　　　ストレッチ

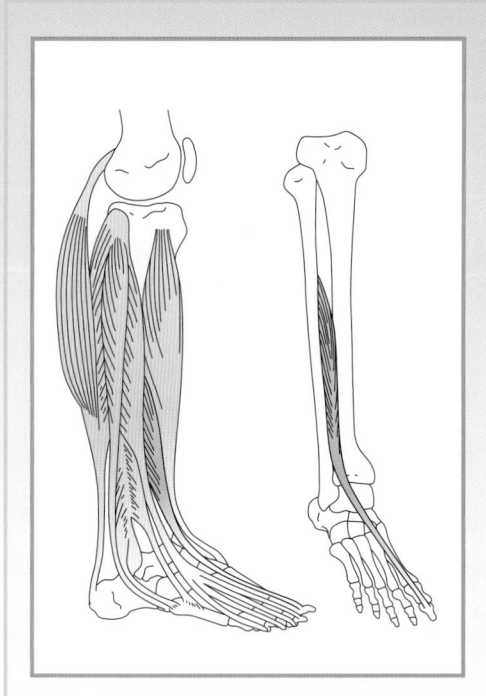

1）解剖
（1）起始：腓骨前面中央2/4，下腿骨間膜から起こり，内側に腱をもつ半羽状筋となり，下腿前面下部でその腱は前脛骨筋の腱と長趾伸筋の腱の間に現れ，腱鞘に包まれて上伸筋支帯と下伸筋支帯の下を通る．
（2）停止：足背に出てから，母趾の趾背腱膜に移り母趾末節骨底に付き，その一部は母趾基節骨底に付く．
（3）神経支配：深腓骨神経（L4-S1）

2）機能
距腿関節背屈，距骨下関節内がえし（足部回外），母趾MTP関節伸展，母趾IP関節伸展

図5-6-42a　開始肢位
長母趾伸筋のストレッチ

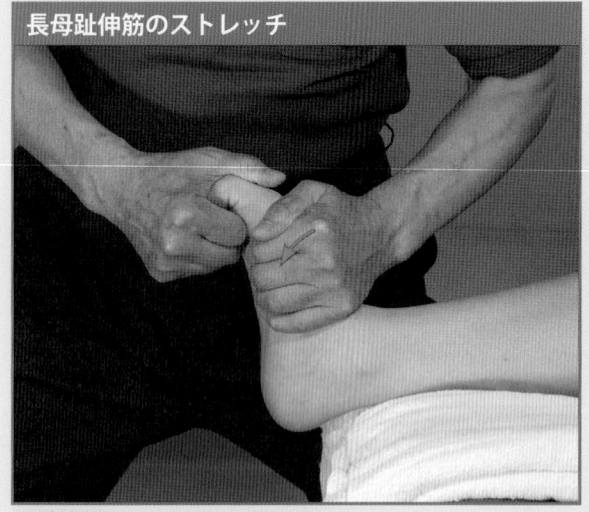

図5-6-42b　最終肢位
長母趾伸筋のストレッチ

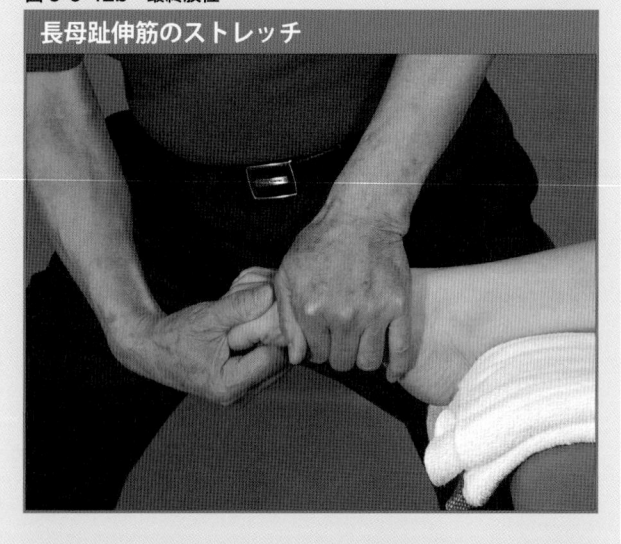

手技手順
① **開始肢位**：背臥位．足関節背屈位でベッドの端から出す．
② **固定**：下腿はベルトで固定する．セラピストは左手でMTP関節を覆いながら患者の足部を内側から把持する．右手で患者の母趾末節骨を把持し，IPとMTP関節を最大屈曲位に保持する．
③ **操作**：セラピストは患者の足部回内のまま足関節を徐々に最大底屈させていく．
④ **等尺性収縮・弛緩**：患者はセラピストの抵抗に抗して，母趾伸展方向へ等尺性収縮運動を行う．患者の筋緊張が弛緩したあとで，セラピストはさらに足関節底屈方向へ動かしていく．筋収縮と弛緩を繰り返して，徐々に，運動最終位か動かなくなる位置へと動かす．
⑤ **最終肢位・拮抗筋の刺激**：運動最終位となったところで，セラピストは，母趾屈曲方向へ抵抗を加え，患者は足趾最大屈曲するように筋を収縮させる．増大した可動域における筋収縮を促す．

長趾伸筋　ストレッチ

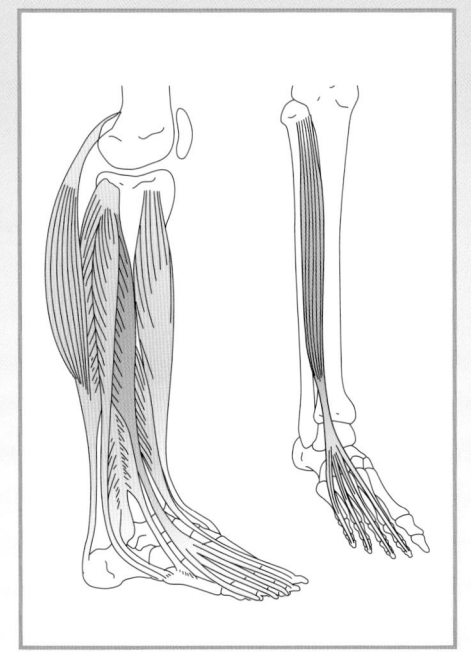

1）解剖
（1）起始：脛骨外顆，腓骨体前面上部3/4，骨間筋膜上部，前脛骨筋との間の筋間中隔から起こり，前脛骨筋の外側に沿って下に向かい下伸筋支帯の下で4分する．
（2）停止：4腱に分かれてから足背に出て，第二〜五趾の趾背腱膜に移り，第二〜五趾中節骨と末節骨に付く．
（3）神経支配：深腓骨神経（L4-S1）

2）機能
距腿関節背屈．距骨下関節外がえし（足部回内）．第二〜五趾DIP，PIP，MTP関節の伸展

3）ヒント
前方コンパートメント（区画）症候群（前脛骨筋症候群）：長趾伸筋，長母趾伸筋，深腓骨神経が関与した虚血性壊死．それらは同じ区画で一緒に骨や筋に埋め込まれている．

図5-6-43a　開始肢位　長趾伸筋のストレッチ

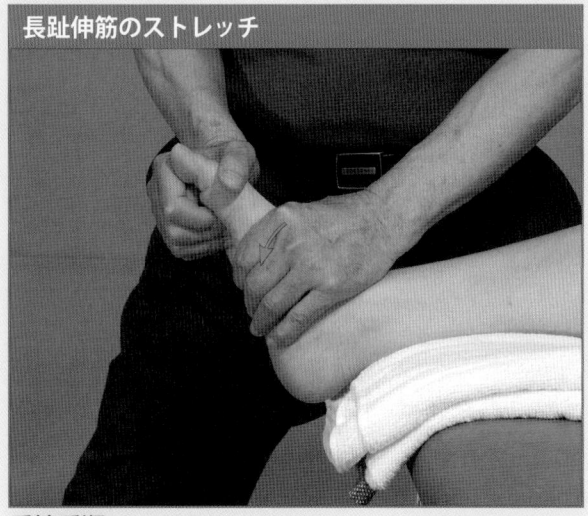

図5-6-43b　最終肢位　長趾伸筋のストレッチ

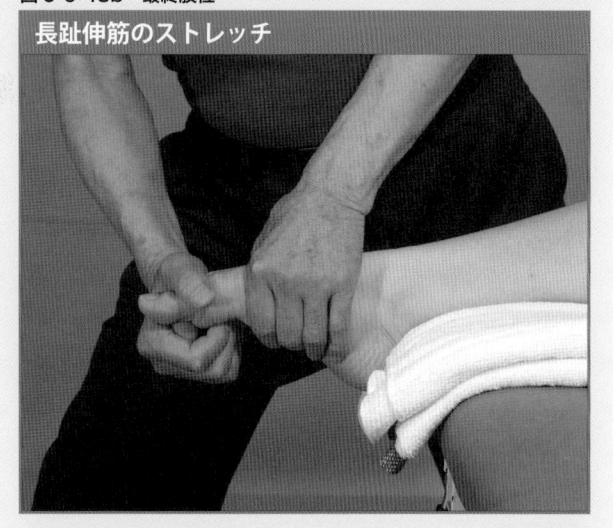

手技手順
①開始肢位：背臥位．足関節は背屈位でベッドの端から出す．
②固定：下腿はベルトで固定する．セラピストは左手で，患者の足部を把持する．セラピストは右手で，患者の1つまたは第二〜五足趾すべてをDIP，PIPとMTP関節を最大屈曲位で把持する．
③操作：セラピストは患者の足関節を徐々に最大底屈させていく．
④等尺性収縮・弛緩：患者はセラピストの抵抗に抗して，足趾伸展方向へ等尺性収縮運動を行う．患者の筋緊張が弛緩したあとで，セラピストはさらに足関節底屈方向へ動かしていく．筋収縮と弛緩を繰り返して，徐々に，運動最終位か動かなくなる位置へと動かす．
⑤最終肢位・拮抗筋の刺激：運動最終位となったところで，セラピストは，足趾屈曲方向へ抵抗を加え，患者は足趾最大屈曲するように筋を収縮させる．増大した可動域における筋収縮を促す．

第三腓骨筋　ストレッチ

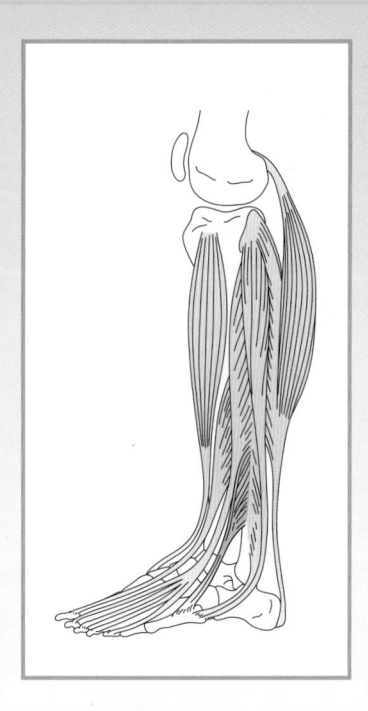

1) 解剖
(1) 起始：長趾伸筋の下外側部が分かれたもので，腓骨前面下1/3以下，下腿骨間膜下部，短腓骨筋との筋間中隔から起こり，上・下伸筋支帯の下を通る．
(2) 停止：足背に出てから第五中足骨底背面に付く．
(3) 神経支配：深腓骨神経（L4-S1）

2) 機能
距腿関節背屈，外転．距骨下関節外がえし（足部回内）

図 5-6-44a　開始肢位　第三腓骨筋のストレッチ

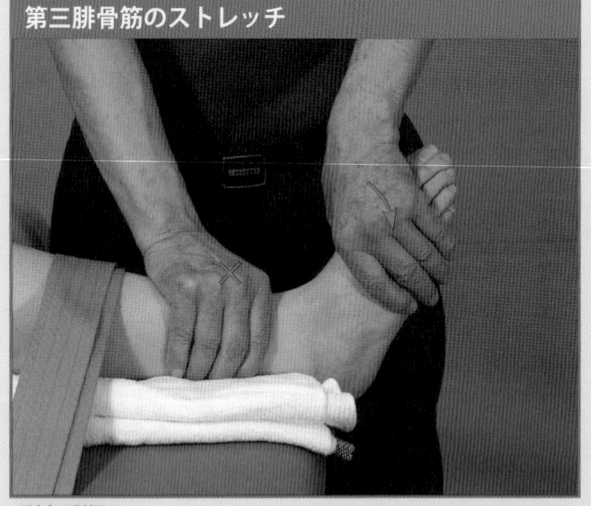

図 5-6-44b　最終肢位　第三腓骨筋のストレッチ

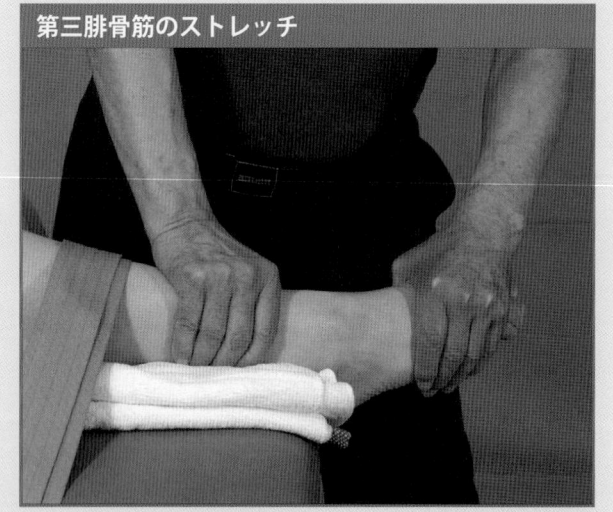

手技手順
① **開始肢位**：患者は背臥位で，足関節は背屈位でベッドの端より出す．
② **固定**：下腿はベルトで固定する．セラピストは，右手で下腿遠位を把持してベッドに固定する．セラピストは左手で，第五中足骨底部を含めて患者の足部を把持し，足部を最大内がえし（回外）させて保持する．
③ **操作**：セラピストは，患者の足関節を徐々に最大底屈させていく．
④ **等尺性収縮・弛緩**：患者はセラピストの抵抗に抗して，背屈・外がえし方向へ等尺性収縮運動を行う．患者の筋緊張が弛緩したあとで，セラピストはさらに底屈方向へ動かしていく．筋収縮と弛緩を繰り返して，徐々に，運動最終位か動かなくなる位置へと動かす．
⑤ **最終肢位・拮抗筋の刺激**：運動最終位となったところで，セラピストは，底屈・内がえし方向へ抵抗を加え，患者は最大底屈・内がえしするように筋を収縮させる．増大した可動域における筋収縮を促す．

長母趾伸筋・短母趾伸筋・長趾伸筋・短趾伸筋・第三腓骨筋・（前脛骨筋）　ストレッチ

図 5-6-45a　開始肢位

オートストレッチ：長母趾伸筋・短母趾伸筋・長趾伸筋・短趾伸筋・第三腓骨筋・（前脛骨筋）

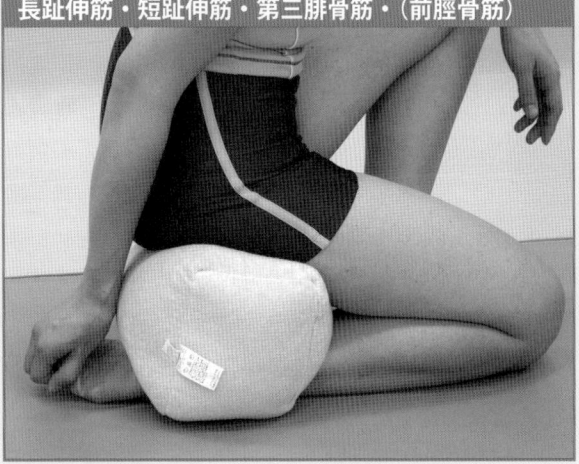

手技手順
① 開始肢位：患者は足部を最大回内で保つために，右膝，下腿，足上部をクッション（図ではマット）の上に置き，殿部を右踵の上に置く．踵と殿部のあいだにクッション等を置く．左膝に置いた左腕で体を支える．
② 固定：開始肢位で下腿と足部が固定される．
③ 操作：右手で右足の5趾すべてを把持し，足底に向かって足趾を上へ引く．

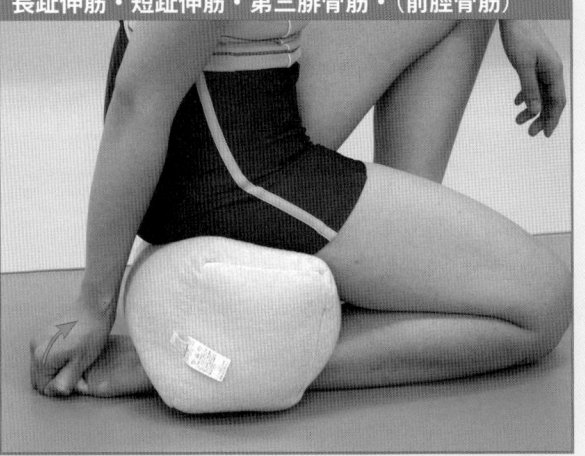

図 5-6-45b　最終肢位

オートストレッチ：長母趾伸筋・短母趾伸筋・長趾伸筋・短趾伸筋・第三腓骨筋・（前脛骨筋）

④ 等尺性収縮・弛緩：右手指に向かって足趾伸展し，等尺性収縮運動で5秒間保持する．筋収縮と弛緩を繰り返して徐々に足趾を屈曲させていき，運動最終位か動かなくなる位置へと動かす．
⑤ 最終肢位・拮抗筋の刺激：最終伸張で15～60秒あるいはそれ以上保持する．拮抗筋刺激は，そのままの持ち手で抵抗を加え右足趾を屈曲し，肢位を2, 3秒保持する．増大した可動域における筋収縮を促す．

図 5-6-46a　開始肢位

オートストレッチ：長母趾伸筋・短母趾伸筋・長趾伸筋・短趾伸筋・第三腓骨筋・（前脛骨筋）

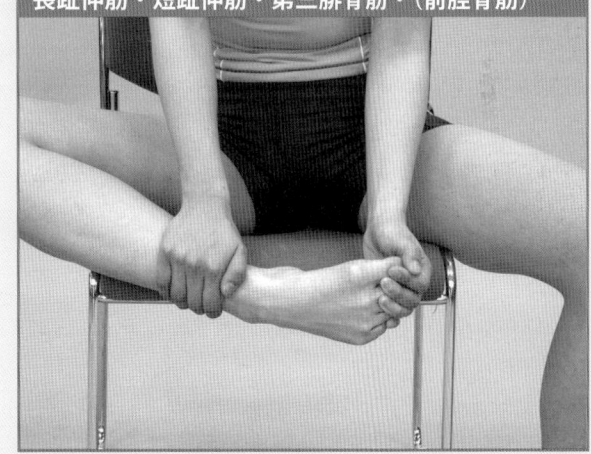

手技手順
① 開始肢位：足を広げた椅座位
② 固定：踵を椅子で固定し，右手で下腿遠位部を把持する．
③ 操作：左手で足趾を包み込み，足関節底屈，足趾屈曲方向に引く
④ 等尺性収縮・弛緩：左手指に向かって足趾伸展と足関節背屈をさせる．等尺性収縮運動で5秒間保持する．筋収縮と弛緩を繰り返して徐々に足関節底屈と足趾屈曲を行い，運動最終位か動かなくなる位

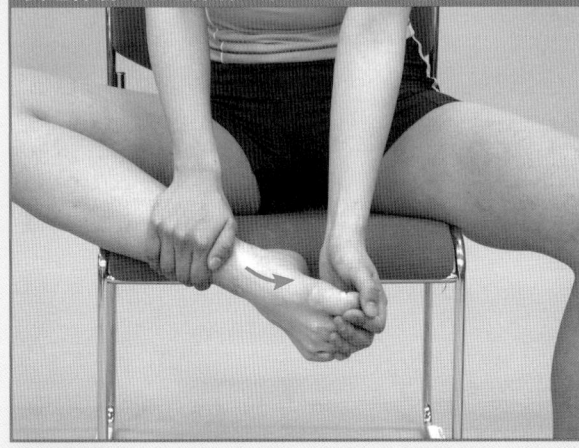

図 5-6-46b　最終肢位

オートストレッチ：長母趾伸筋・短母趾伸筋・長趾伸筋・短趾伸筋・第三腓骨筋・（前脛骨筋）

置へと動かす．このとき，足関節が内がえしとなったり，足趾全関節が屈曲していない肢位にならないように注意する．
⑤ 最終肢位・拮抗筋の刺激：最終伸張位で15～60秒あるいはそれ以上保持する．拮抗筋刺激は，左手掌で抵抗して右足趾を屈曲し，肢位を2, 3秒保持する．増大した可動域における筋収縮を促す．

腓腹筋・ヒラメ筋・足底筋　ストレッチ

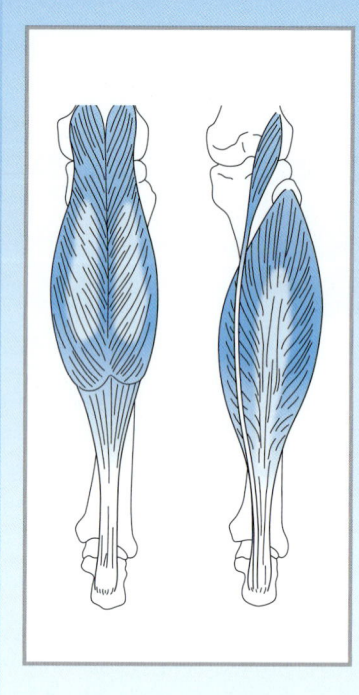

腓腹筋

1）解剖
(1) 起始：内側頭は，大腿骨内側上顆後部のくぼみと筋接部位，膝関節包の近くから起こり，外下方へ下る．外側頭は，大腿骨外側上顆後部，膝関節包の近くから起こり，内下方に下る．両者ともに幅広く厚い腱の背面に付く．
(2) 停止：ヒラメ筋の腱と合一して踵骨腱（アキレス腱）となり，ともに踵骨隆起後面に付く．
(3) 神経支配：脛骨神経（S1, 2）

2）機能
距腿関節底屈．距骨下関節わずかに内がえし（足部回外）．膝関節屈曲

3）ヒント
(1) アキレス腱断裂：通常不十分な血流域（腱付着部から2〜6cm近位部分）で発生する．
(2) アキレス腱痛：腱の慢性または再発性の疼痛の状態を示す．

ヒラメ筋

1）解剖
(1) 起始：腓骨頭後面，腓骨体後面上部1/3，ヒラメ筋線，脛骨内側縁中1/3，腱弓から起こり，下って幅の広い厚い腱板を作る．
(2) 停止：腓腹筋の腱と合一して踵骨腱（アキレス腱）となり，ともに踵骨隆起後面に付く．
(3) 神経支配：脛骨神経（S1, 2）

2）機能
距腿関節底屈．距骨下関節わずかに内がえし（足部回外）

足底筋

1）解剖
(1) 起始：紡錘状の小さい筋で，大腿骨外側上顆後部（腓腹筋外側頭の近位），斜膝窩靱帯から起こり，まもなく細長い腱となり，腓腹筋とヒラメ筋の間を斜め内下方に走行する．
(2) 停止：踵骨腱の内側縁に加わり，踵骨隆起に付く．
(3) 神経支配：脛骨神経（L4-S1）

2）機能
距腿関節底屈．距骨下関節わずかに内がえし（足部回外）．膝関節屈曲（作用は弱い）

腓腹筋・ヒラメ筋・足底筋　ストレッチ

図 5-6-47a　開始肢位
筋の長さの評価：腓腹筋・ヒラメ筋・足底筋

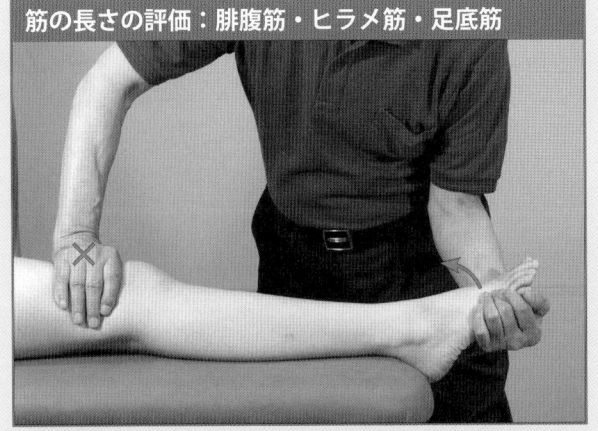

図 5-6-47b　最終肢位
筋の長さの評価：腓腹筋・ヒラメ筋・足底筋

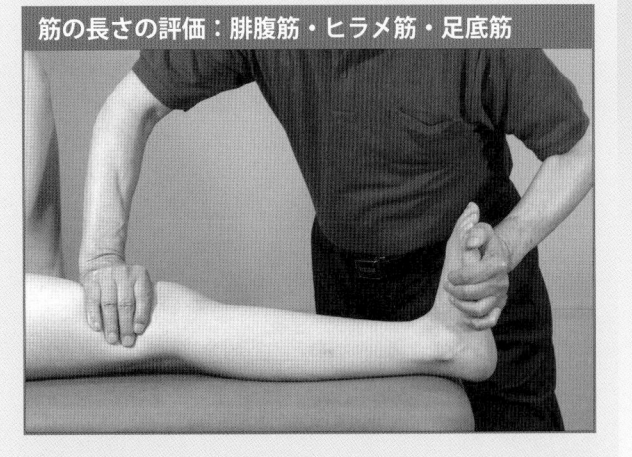

手技手順

① **開始肢位**：患者は背臥位になり，足関節底屈位でベッド端から出す．腓腹筋，足底筋の場合は膝関節伸展位で，ヒラメ筋の場合は，膝窩部にロールを置き，膝関節屈曲位にする．セラピストは右手で膝蓋骨の上部の大腿遠位部を保持して，左手で足底より足部を保持する．足趾はリラックスさせておく．

② **鑑別部位・組織**：背臥位よりも長座位での検査によって下肢にしびれなどの影響を及ぼす場合は神経系の問題が考えられる．

③ **操作**：セラピストは左手で足関節を最大背屈させる．筋短縮があれば，足関節背屈運動を制限し，more elastic もしくは less soft な end feel となる．膝関節伸展位で筋短縮があれば，腓腹筋，足底筋が疑われる．膝関節屈曲位で筋短縮があればヒラメ筋が疑われる．膝関節屈曲位で，外がえし（背屈，外転，回内）方向に検査すると後脛骨筋の短縮を鑑別できる．

図 5-6-48a　開始肢位
腓腹筋・ヒラメ筋・足底筋のストレッチ

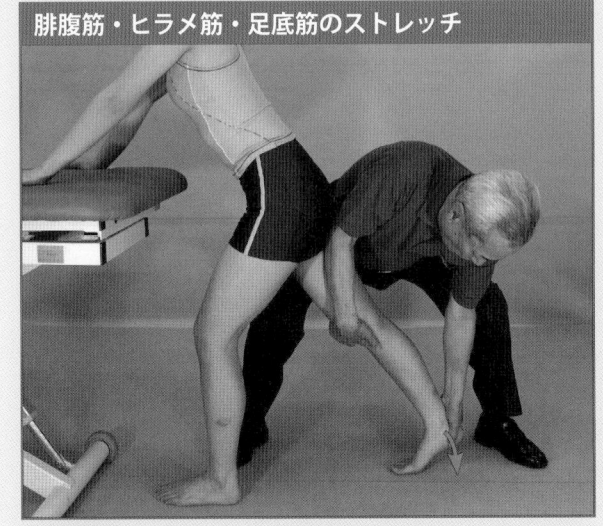

図 5-6-48b　最終肢位
腓腹筋・ヒラメ筋・足底筋のストレッチ

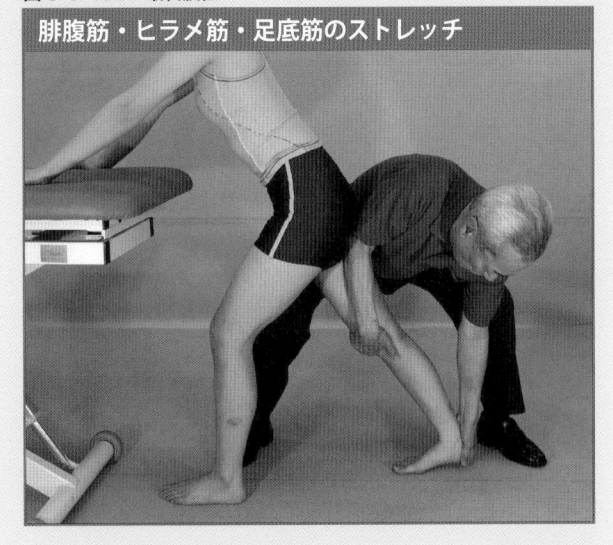

手技手順

① **開始肢位**：立位で前方の壁に両手をつく．左足は膝・股屈曲位で前方に置く．右膝伸展位で足趾と足趾球は床に置く．

② **固定**：右手で膝を把持する．左手で下腿背側を把持する．

③ **操作**：患者の踵を徐々に床に押し付けていくことにより，足関節を最大背屈させていく．

④ **等尺性収縮・弛緩**：患者はセラピストの抵抗に対して，底屈方向へ等尺性収縮運動を行う．患者の筋緊張が弛緩した後で，さらに背屈方向へ動かしていく．筋収縮と弛緩を繰り返して徐々に運動最終位へと動かす．

⑤ **最終肢位・拮抗筋の刺激**：運動最終位となったところで，右手を足背部に置き，背屈方向へ抵抗を加え，患者は最大背屈するように筋収縮させる．増大した可動域における筋収縮を促す．

※右足部内側を楔の上に置くことにより右腓腹筋外側頭をストレッチすることができ，右足部外側を楔の上に置くことにより，右腓腹筋内側頭と足底筋をストレッチすることができる．

腓腹筋・ヒラメ筋・足底筋・後脛骨筋　ストレッチ

図 5-6-49a　開始肢位
オートストレッチ：腓腹筋・ヒラメ筋・足底筋・後脛骨筋

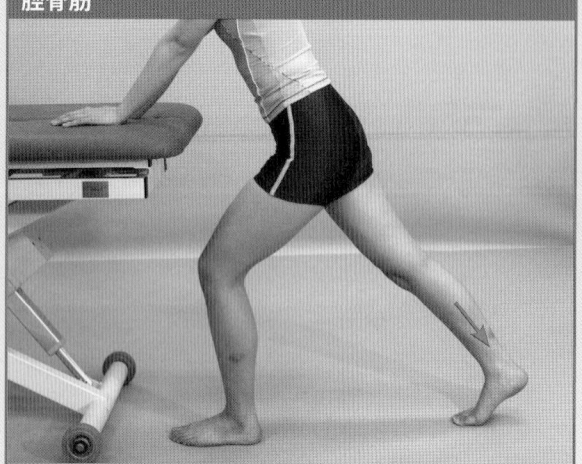

図 5-6-49b　最終肢位
オートストレッチ：腓腹筋・ヒラメ筋・足底筋・後脛骨筋

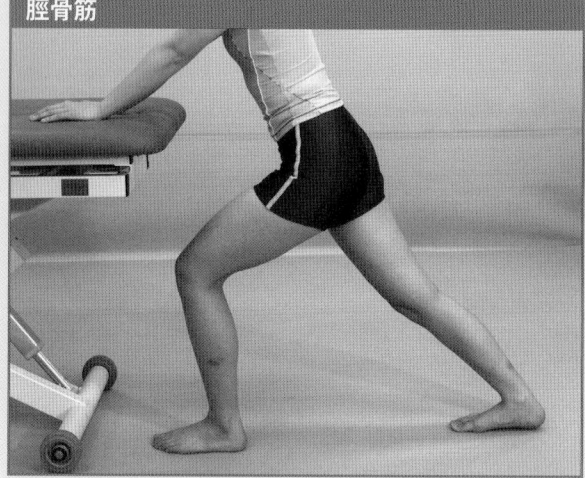

手技手順
① **開始肢位**：立位．テーブルに手をつき，体幹と右膝・股関節が一直線になるように後方にもっていく．
② **固定**：右足趾と足趾球は床に置き，踵はつけない．
③ **操作**：左膝と股関節を屈曲させ，手で押して右踵を床に下ろしていく．
④ **等尺性収縮・弛緩**：右足趾球で下方に押し，等尺性収縮運動で5秒間保持する．弛緩したあとで，左膝と股関節をさらに屈曲させていき，右踵を床のほうへ押す．この収縮と弛緩を繰り返して徐々に足関節背屈していき，運動最終位か動かなくなる位置へと動かす．

⑤ **最終肢位・拮抗筋の刺激**：最終伸張で15～60秒あるいはそれ以上保持する．拮抗筋刺激は，膝関節伸展位で限界まで足関節背屈させ，この肢位を2，3秒保持する．増大した可動域における筋収縮を促す．
※右足部内側を板の上に置くことにより，右の腓腹筋外側頭と長腓骨筋，短腓骨筋をストレッチすることができ，右足部外側を板の上に置くことにより，右の腓腹筋内側頭と足底筋，後脛骨筋をストレッチすることができる．

図 5-6-50a　開始肢位
ヒラメ筋のストレッチ

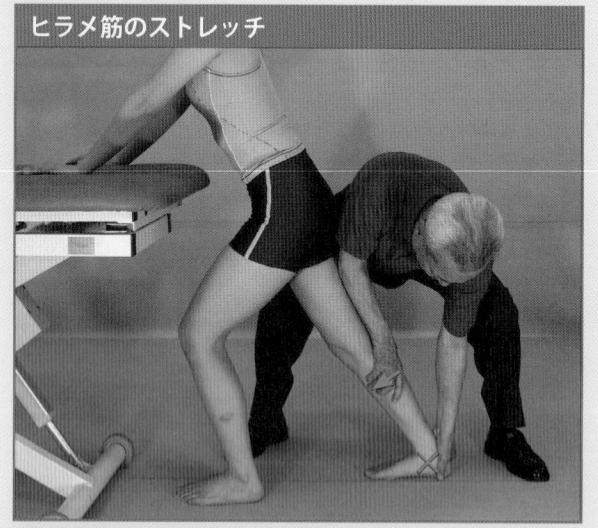

図 5-6-50b　最終肢位
ヒラメ筋のストレッチ

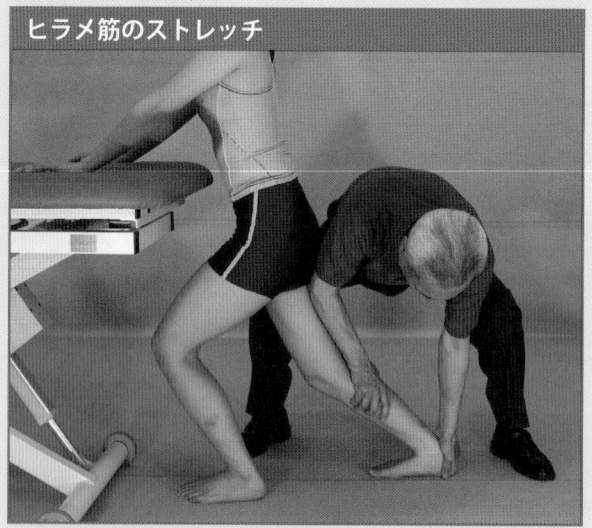

手技手順
① **開始肢位**：立位で前方の壁に両手をつく．左足は膝・股屈曲位で前方に置く．右膝伸展位で踵を床に置く．
② **固定**：右手で下腿背側を把持する．左手で踵を把持し，床に向かって固定する．
③ **操作**：膝関節を徐々に屈曲させていくことにより，足関節を最大背屈させる．

④ **等尺性収縮・弛緩**：患者はセラピストの抵抗に抗して，底屈方向へ等尺性収縮運動を行う．患者の筋緊張が弛緩したあとで，さらに膝関節屈曲させ，足関節背屈方向へ動かしていく．筋収縮と弛緩を繰り返して徐々に運動最終位へと動かす．
⑤ **最終肢位・拮抗筋の刺激**：運動最終位となったところで，右手を足背部に置き，背屈方向へ抵抗を加え，患者は最大背屈するように筋を収縮させる．増大した可動域での筋収縮を促す．

ヒラメ筋・長腓骨筋・短腓骨筋・後脛骨筋　ストレッチ

図 5-6-51a　開始肢位
ヒラメ筋のストレッチ（別法）

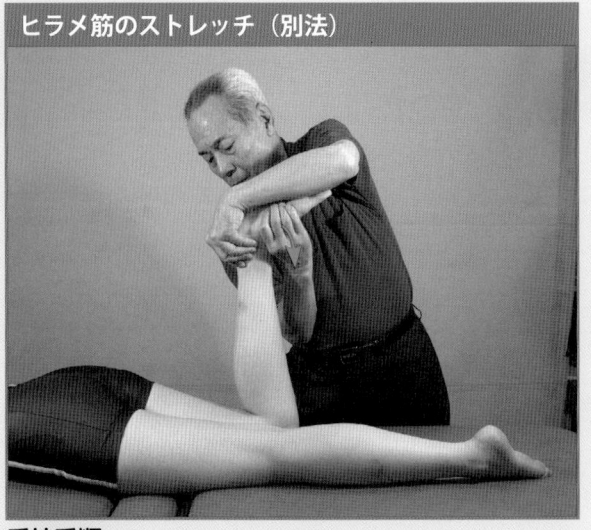

図 5-6-51b　最終肢位
ヒラメ筋のストレッチ（別法）

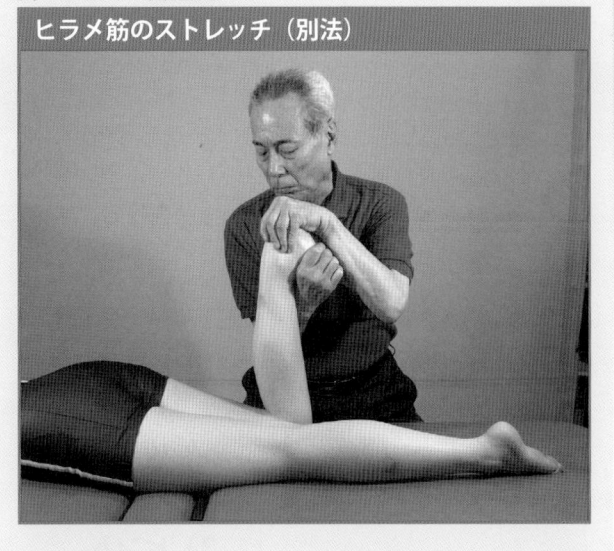

手技手順

① **開始肢位**：腹臥位．膝関節約90°屈曲位．患者の足がたいへん小さい、変形の可能性がある等の理由で、荷重立位を取ることが適応でない場合の別法．
② **固定**：左前腕を患者の足底に沿わせて踵を把持し固定する．右手で内側アーチを保持する．
③ **操作**：右手で距腿関節に牽引を加えながら、患者の足関節を徐々に最大背屈させる．

④ **等尺性収縮・弛緩**：患者はセラピストの抵抗に抗して、底屈方向へ等尺性収縮運動を行う．患者の筋緊張が弛緩したあとで、さらに背屈方向へ動かしていく．筋収縮と弛緩を繰り返して徐々に運動最終位へと動かす．
⑤ **最終肢位・拮抗筋の刺激**：運動最終位となったところで、セラピストは右手で、背屈方向へ抵抗を加え、患者は最大背屈するように筋を収縮させる．増大した可動域での筋収縮を促す．

図 5-6-52a　開始肢位
オートストレッチ：ヒラメ筋・長腓骨筋・短腓骨筋・後脛骨筋

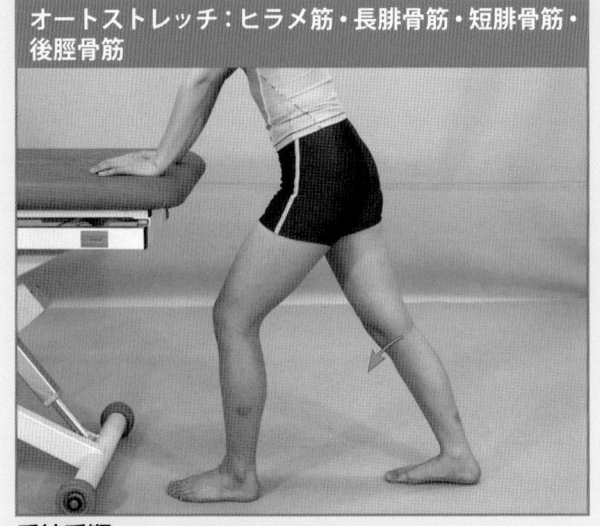

図 5-6-52b　最終肢位
オートストレッチ：ヒラメ筋・長腓骨筋・短腓骨筋・後脛骨筋

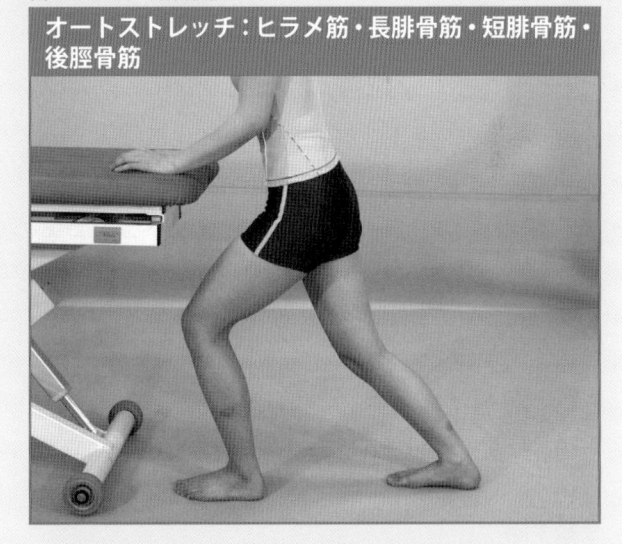

手技手順

① **開始肢位**：立位．左足は前方に置く．
② **固定**：右膝伸展位で踵を床に置く．前方のテーブルに両手をつく．
③ **操作**：右踵を床につけたままで、両膝と股関節を屈曲させていく．
④ **等尺性収縮・弛緩**：右足趾球で下方に押す．等尺性収縮運動で5秒間保持する．弛緩し、右踵を床につけたままで、両膝・股関節を限界まで屈曲させることにより足関節背屈させていく．筋収縮と弛緩を繰り返して徐々に運動最終位へと動かす．右踵が床から持ち上がらないように注意する．

⑤ **最終肢位・拮抗筋の刺激**：最終伸張位で15〜60秒あるいはそれ以上保持する．拮抗筋の刺激は、膝関節屈曲位で限界まで足関節背屈した肢位を維持し、2、3秒保持する．増大した可動域での筋収縮を促す．

※足部外側を板の上に置くことにより、後脛骨筋とヒラメ筋をストレッチすることができ、足部内側を板の上に置くことにより、長腓骨筋と短腓骨筋、ヒラメ筋をストレッチすることができる．

後脛骨筋　　ストレッチ

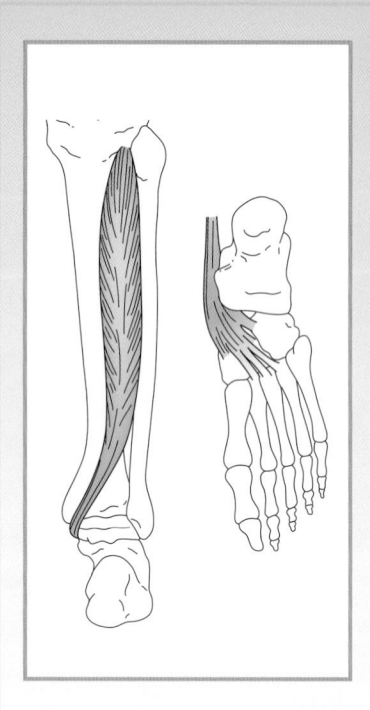

1）解剖
(1) 起始：骨間膜の下部を除く後面，脛骨体後面外側部の上端と骨体の中1/3と下1/3の境の間，腓骨内側面上部2/3，深横筋膜，近傍筋との筋間中隔から起こる．上部は羽状，下部は半羽状で，腱はその内側縁に起こり，長趾屈筋腱をくぐり交差してその前に出る．内果背側に接して屈筋支帯の下を通り，載距突起頭側を経て前方に向かう．

(2) 停止：腱は舟状骨粗面，3つの楔状骨，立方骨，第二〜四中足骨底に付く．

(3) 神経支配：脛骨神経（L5-S1）

2）機能
距腿関節底屈．距骨下関節内がえし（足部回外）

3）ヒント
(1) 後脛骨筋症候群（後方シンスプリント）：筋の刺激，場合によっては脛骨神経の関与がある．症状は脛骨後内側の疼痛．原因は，歩行・走行時の足部過回内，足部アーチの不安定性，間違った靴の使用などがある．

(2) 腱鞘炎：足関節内果での腱鞘炎．過負荷が原因で発症する．

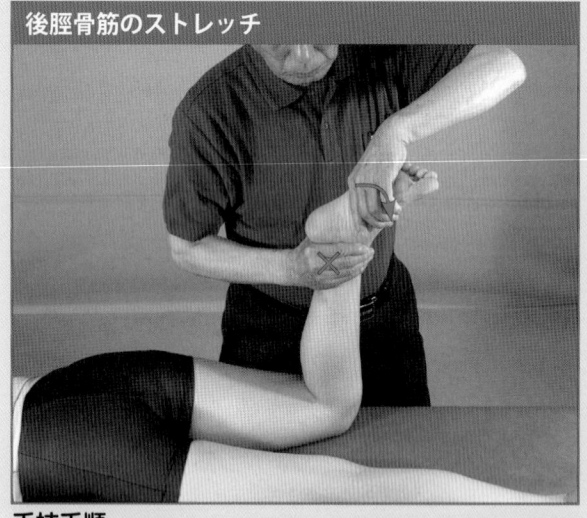

図 5-6-53a　開始肢位　後脛骨筋のストレッチ

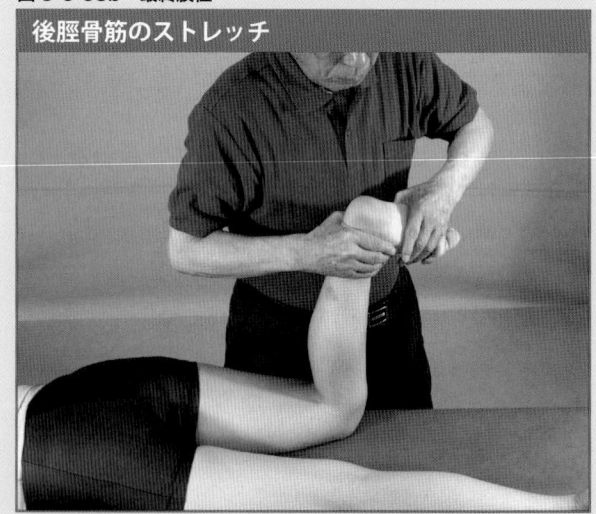

図 5-6-53b　最終肢位　後脛骨筋のストレッチ

手技手順
①開始肢位：腹臥位で，膝関節約90°屈曲位にする．
②固定：右手で，患者の下腿遠位を把持して固定する．左手指を患者の足部の内側に回し，舟状骨を含めて足底を把持する．足部は最大外がえし（回内）と外転に保持する．
③操作：患者の足関節を徐々に最大背屈させていく．
④等尺性収縮・弛緩：患者はセラピストの抵抗に抗して，底屈・内がえしへ等尺性収縮運動を行う．患者の筋緊張が弛緩したあとで，さらに背屈方向へ動かしていく．筋収縮と弛緩を繰り返して徐々に運動最終位へと動かす．
⑤最終肢位・拮抗筋の刺激：運動最終位となったところで，左手を足背部外側に回して，背屈・外がえし方向へ抵抗を加え，患者は最大背屈・外がえしするように筋を収縮させる．増大した可動域での筋収縮を促す．

長腓骨筋・短腓骨筋　ストレッチ

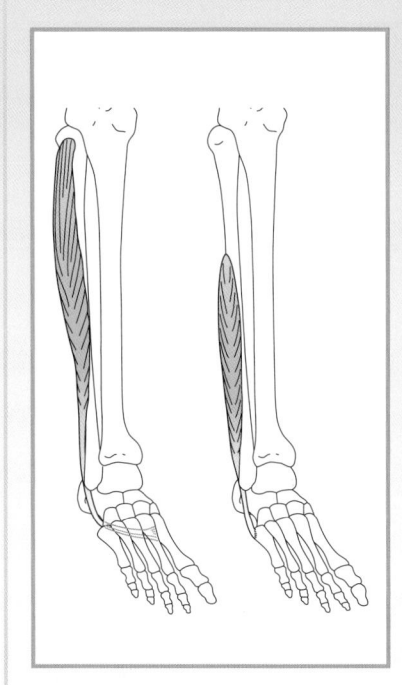

1）解剖

長腓骨筋

(1) 起始：腓骨頭，腓骨体外側面上部2/3，筋膜の深側面，近傍筋との筋間中隔から起こり，短腓骨筋を覆って下り腱となり，外果の後ろで短腓骨筋の後方を走行し，上・下腓骨筋支帯の下を通り，踵骨外側面の長腓骨筋腱溝を通る．

(2) 停止：第五中足骨底の後ろを通って足底に出て，立方骨粗面の前の斜面を前内方に走り，第一・二中足骨底外側，内側楔状骨に付く．

(3) 神経支配：浅腓骨神経（L4-S1）

短腓骨筋

(1) 起始：腓骨体外側面下2/3，長腓骨筋内側，近傍筋との筋間中隔から起こり，次第に長腓骨筋の前に移って腱となり，外果の後ろではその上に出て，上・下腓骨筋支帯の下を通る．

(2) 停止：第五中足骨粗面（第五中足骨底外側背面）に付く．

(3) 神経支配：浅腓骨神経（L4-S1）

2）機能

距腿関節底屈．距骨下関節外がえし（足部回内）

図 5-6-54a　開始肢位
長腓骨筋・短腓骨筋のストレッチ

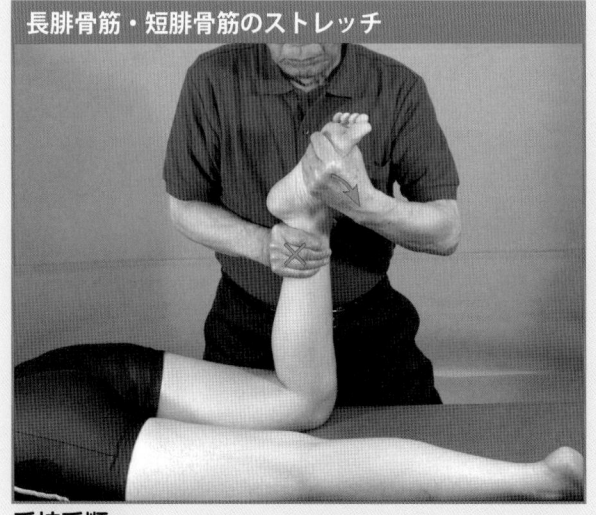

図 5-6-54b　最終肢位
長腓骨筋・短腓骨筋のストレッチ

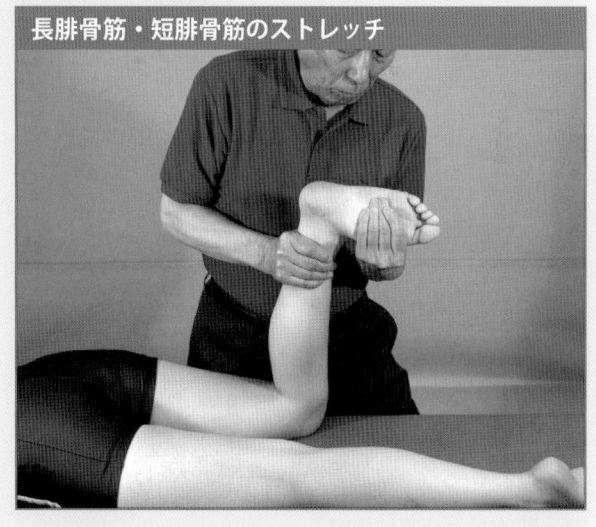

手技手順

① 開始肢位：腹臥位で膝関節約90°屈曲位にする．
② 固定：足部をセラピストの胸腹部で支え，右手で患者の下腿遠位内側を把持して固定する．左手で患者の足部の底外側を立方骨を含めて把持し，最大内がえし（回外）に保持する．
③ 操作：患者の足関節を徐々に最大背屈させていく．
④ 等尺性収縮・弛緩：患者はセラピストの抵抗に抗して，底屈・外がえし（回内）方向へ等尺性収縮運動を行う．患者の筋緊張が弛緩したあとで，さらに背屈方向へ動かしていく．筋収縮と弛緩を繰り返して，徐々に，運動最終位へと動かす．
⑤ 最終肢位・拮抗筋の刺激：運動最終位となったところで，セラピストは左手を足背部内側に回して，背屈・内がえし（回外）方向へ抵抗を加え，患者は最大背屈・内がえし（回外）するように筋を収縮させる．増大した可動域での筋収縮を促す．

前距腓靱帯・アキレス腱　マッサージ

図 5-6-55　前距腓靱帯の深部横断マッサージ

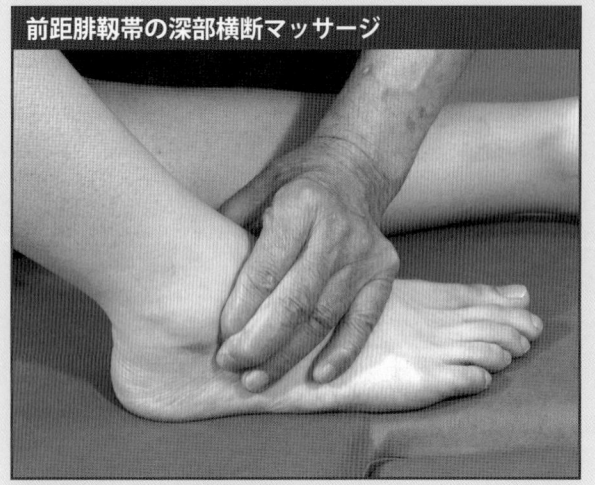

開始肢位および手技手順

① **開始肢位**：患者は背臥位．膝関節を約90°屈曲させ，足関節部を軽度内がえしさせる．セラピストは治療側の足関節の内側に立つ．セラピストは右手で下肢（膝関節周囲）を把持し，固定する．

② **手技手順**：前距腓靱帯に左示指を接触させ，示指の背部に中指を重ねる．接触した示指は，皮膚を滑らせることなく，前距腓靱帯に直行するように圧を加えて腹側方向に動かす．そして圧を抜いて開始肢位に戻る．これを緩徐にリズミカルに繰り返す．

図 5-6-56　アキレス腱の深部横断マッサージ

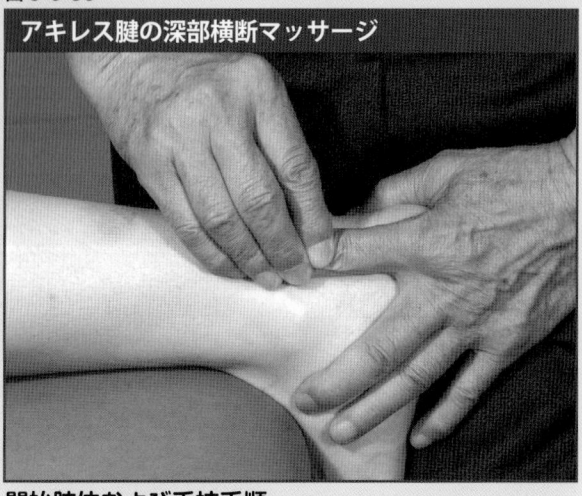

開始肢位および手技手順

① **開始肢位**：患者は腹臥位．セラピストは足底側に立つ．セラピストの大腿部を患者の足底に当てて足関節を背屈させ，アキレス腱の緊張を高め保持する．

② **手技手順**：セラピストの左手第三指または第二指をアキレス腱の側方から皮膚を少し戻して当て，左手指の背部に右手の第二～四指を重ねる．
　セラピストは，左前腕を回外させながら，右手指で圧迫を加え，回すように深部横断マッサージを行う．そして圧を抜いて開始肢位に戻る．これを緩徐にリズミカルに繰り返す．

図 5-6-57a　開始肢位　アキレス腱の機能的マッサージ

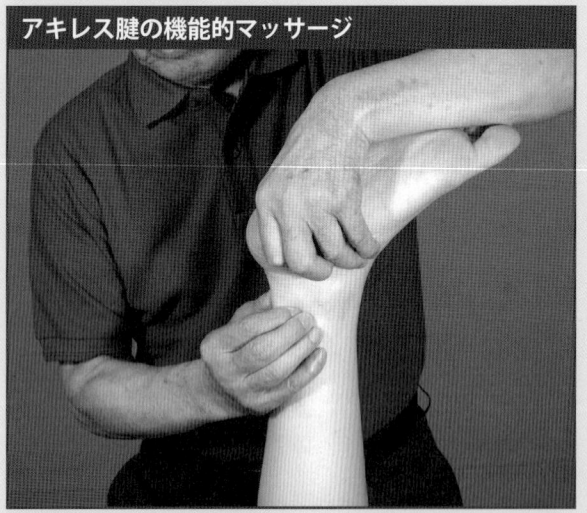

開始肢位および手技手順

① **開始肢位**：患者は腹臥位で膝関節約90°屈曲位に置く．セラピストは患者の外側に立つ．

② **把持**：セラピストは患者の右踵を左手でつかみ，前腕を足先に当てる．患者の足関節を底屈位で保持する．セラピストの右手は母指と他の指でアキレス腱を把持する．皮膚がずれないように，アキレス腱をつかむときに，皮膚を少し遠位側にずらすようにして圧を加える．

図 5-6-57b　最終肢位　アキレス腱の機能的マッサージ

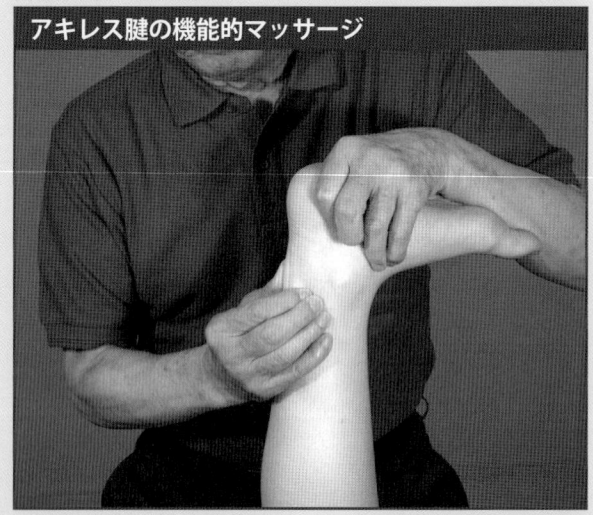

③ **操作**：右手はアキレス腱に圧を加えたまま，左手で踵を引き上げるようにして足関節を背屈させる．右手指は皮膚の下でアキレス腱が滑るのを確認する．

④ **開始肢位への返還**：最終肢位に達したら圧をゆるめて開始肢位に戻す．これを緩徐にリズミカルに繰り返す．途中，可動性の少ない部分，疼痛のある部分は集中的に行う．

腓腹筋・前脛骨筋　マッサージ

図 5-6-58a　開始肢位
腓腹筋の機能的マッサージ

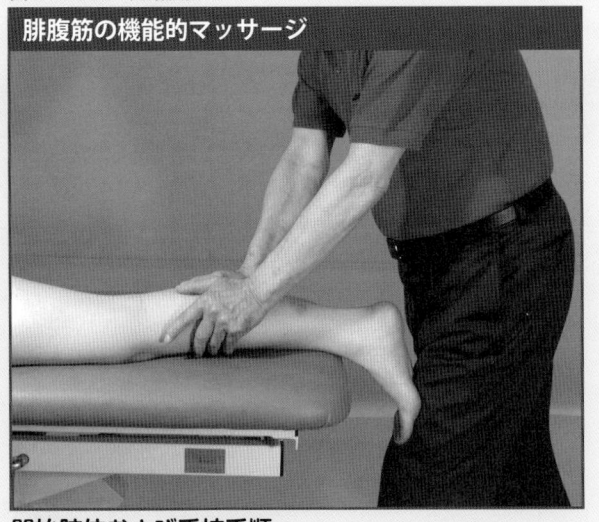

図 5-6-58b　最終肢位
腓腹筋の機能的マッサージ

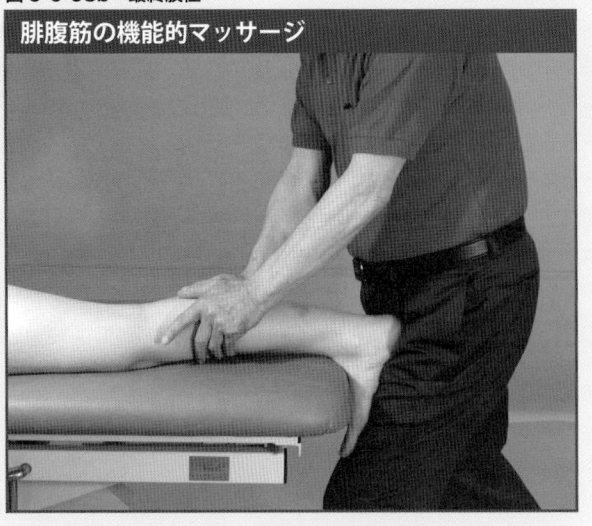

開始肢位および手技手順
① **開始肢位**：腹臥位．足関節を底屈させ，セラピストの大腿に足底を沿わせておく．
② **把持**：セラピストは右手母指球を患者の腓腹筋外側部に，左手母指球を内側部に置く．両手で皮膚に接触したとき，皮膚を少し遠位側にずらしてから筋を軽く圧迫する．圧迫は筋の可動性を阻害するほど強く圧迫してはいけない．

③ **操作**：圧迫を加えたままで，セラピストの大腿を使って（膝関節を屈曲して）患者の足関節を背屈させ，筋を伸張させる．
④ **開始肢位への返還**：最終肢位に達したら圧迫をやめ，開始肢位に戻す．これを緩徐にリズミカルに繰り返す．徐々に圧迫する部分を近位から遠位に進める．途中，可動性の少ない部分，疼痛のある部分や，硬結部分は局所的に繰り返し行う．

図 5-6-59a　開始肢位
前脛骨筋の機能的マッサージ

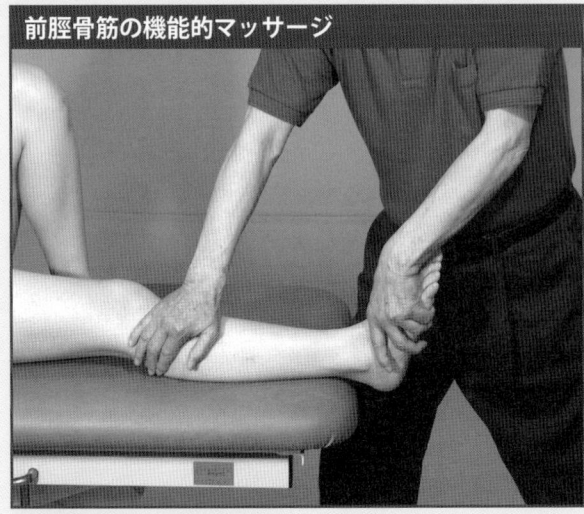

図 5-6-59b　最終肢位
前脛骨筋の機能的マッサージ

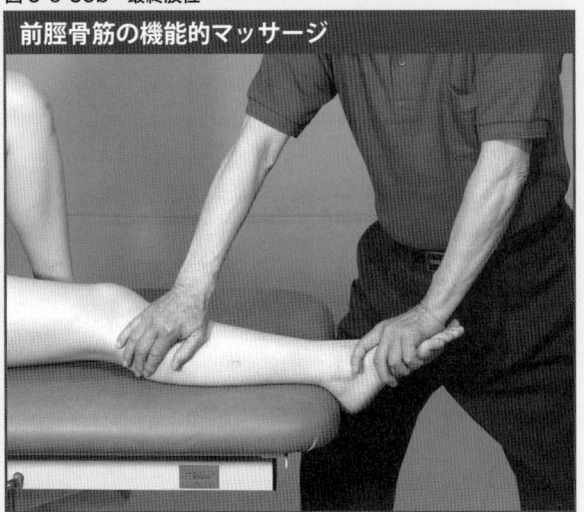

開始肢位および手技手順
① **開始肢位**：患者は背臥位で右下腿遠位部をベッドから出す．セラピストは患者の足部の尾側に立つ．
② **把持**：セラピストは左手で患者の足部を背屈・回外させて把持し，右手母指球を患者の前脛骨筋に置く．
③ **操作**：右手で皮膚に接触したとき，皮膚を少し遠位側にずらして筋を軽く圧迫する．圧迫は筋の可動性を阻害するほど強く圧迫しては

いけない．圧迫を加えたままで，左手で患者の前足部を把持し，足関節を底屈・回内させ，筋を伸張させる．
④ **開始肢位への返還**：最終肢位に達したら圧迫をやめ開始肢位に戻す．これを緩徐にリズミカルに繰り返す．徐々に圧迫する部分を近位から遠位に進める．途中，可動性の少ない部分，疼痛のある部分や，硬結部分は局所的に繰り返し行う．

中足部

■ 機能解剖と運動

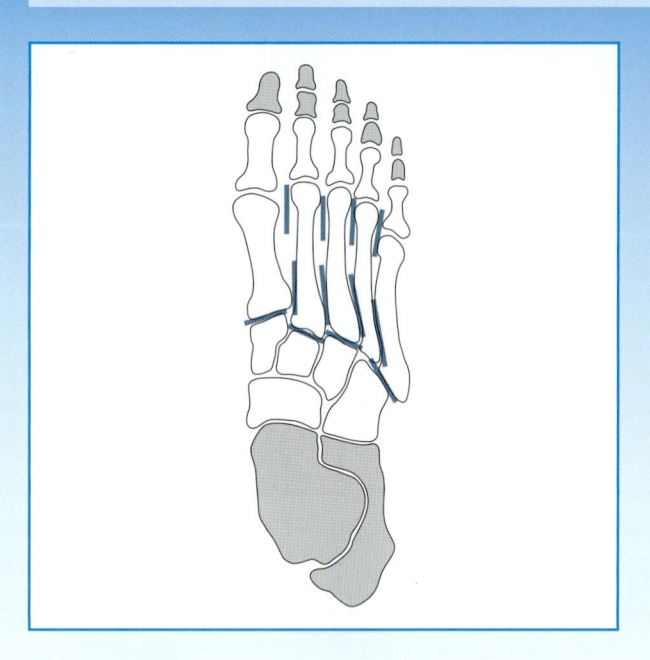

1）関節構造

　中足部は，それぞれの足趾に1つずつある5つの中足骨からなる．それぞれの中足骨は，凸面を呈する遠位端である頭，体，凹面を呈する近位端である底を有する．
　中足骨の関節は，解剖学的に単純で機械学的に複合面の滑りの関節である（半関節，変形した鞍関節）．足部の動きに伴い同調される小さい滑りの動きが中足骨で生じる．

a．近位の中足骨（中足骨間関節）

　平面な関節が第一～五中足骨の底間に横たわる．

b．足根中足（足根中足関節）

　中足骨底（機能的に凹）と足根骨（機能的に凸）間のおおよそ平面に並んでいる関節．

c．遠位の中足骨

　中足骨頭間には関節は存在しない．中足骨頭は，深横中足靱帯により互いに連結されている．それらの動きは近位中足骨の動きに追随している．しかし可動域はより多い．

2）モビライゼーションの治療面と滑りの法則

- 遠位と近位中足骨間関節（第二～五）の治療面は中足骨間に平行にある．
- 足根中足関節の治療面は，中足骨底の凹の関節面上にある．滑り運動は凹の法則にしたがう．

3）骨の運動と運動軸・機能検査に用いる参考可動域

- 中足骨間関節に起こる小さい動きに対して定義される軸はない．中足骨間関節は，横中足アーチの増大と減少をする．横中足アーチのカーブが増大するとき，中足骨は第二中足骨に相対して底側方向に滑る．横中足アーチのカーブが減少するとき，中足骨は第二中足骨に相対して背側方向に滑る．
- 足根中足関節は底側-背側屈曲の運動は第一～三楔状骨と立方骨の遠位部を貫く脛腓軸の周りの運動である．可動域は極軽微な動きである．

4）関節運動

- 足根中足関節は底側-背側屈曲の運動では第一～三楔状骨と立方骨に対して中足骨底は関節面上で中足骨骨幹部の動きと同方向に滑る（凹の法則）．

5）関節肢位と靱帯

(1) ゼロ肢位：不明
(2) 安静肢位：不明
(3) 閂肢位：不明
(4) 関節包パターン：不明
(5) 背側，底側，骨間の靱帯は足根中足関節の安定性を増す．

- 中足靱帯（背側，底側，骨間）
- 足根中足靱帯（背側，底側）
- 骨間楔中足靱帯

6）end feel

firm

7）触診部位と触診手順

(1) 第一～五中足骨
(2) 遠位に並んでいる足根骨（第一～三楔状骨，立方骨）
(3) 第一～五足根中足関節関節裂隙

中足部

■ 検査手順

1）機能テスト

（1）自動運動と他動運動，安定性テストと end feel を含む．
- 第一〜五足根中足関節：屈曲，伸展

（2）並進の joint play, end feel を含む．
- 第一〜五足根中足関節：牽引-圧迫
- 遠位中足骨間：底側-背側滑り
- 近位中足骨間：底側-背側滑り

遠位・近位中足骨間　　関節モビライゼーション

図 5-6-60　底側への滑り（遠位）
可動域制限の評価

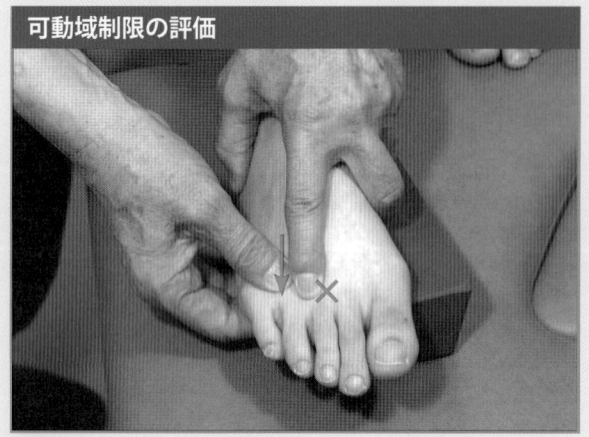

目的
- 遠位の中足骨間における底側滑りの joint play および end feel の評価

開始肢位および手技手順
① **開始肢位**：患者の足底側を楔の上に乗せ，目標とする中足骨を外側端から外に出す．
② **固定**：内側の中足骨（第三中足骨を示す）は楔上に置き，セラピストの左手で患者の足部を内側から保持する．左示指で目標の靱帯結合を触診する（第三-四中足骨間を示す）．
③ **操作**：セラピストの右手で患者の隣接した中足骨（第四中手骨を示す）の周りを握る．隣接の中足骨（第四中足骨を示す）に対して底側への滑りを加える．
④ **手技強度**：評価；Grade ⅡあるいはⅢ

図 5-6-61　底側への滑り（遠位）
可動域制限の改善

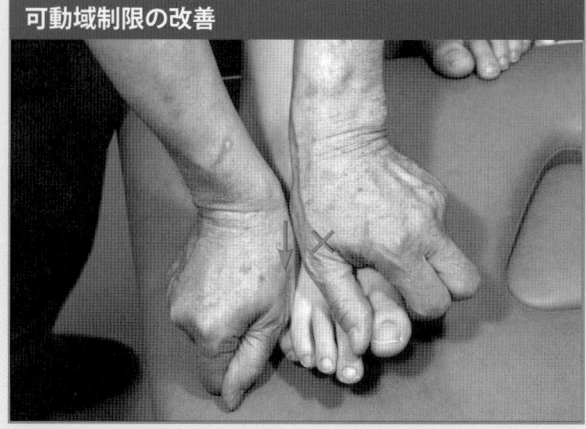

目的
- 中足骨間の可動性と靱帯結合の伸張の増大

開始肢位および手技手順
① **開始肢位**：患者の足底を楔の上に乗せ，目標とする中足骨を外側端から外に出す．
② **固定**：患者の足部の背側上に置いたセラピストの左母指球で第三中足骨を固定する．
③ **操作**：隣接の中足骨をセラピストの右の母指球で押し下げて底側への滑りを加える（第四・五中足骨を示す）．
④ **手技強度**：可動域の改善；Grade Ⅲ
※他のモビライゼーションテクニック：同じ把持を使用して，Grade Ⅲの背側への滑りを加える．

図 5-6-62　底側への滑り（近位）
可動域制限の評価

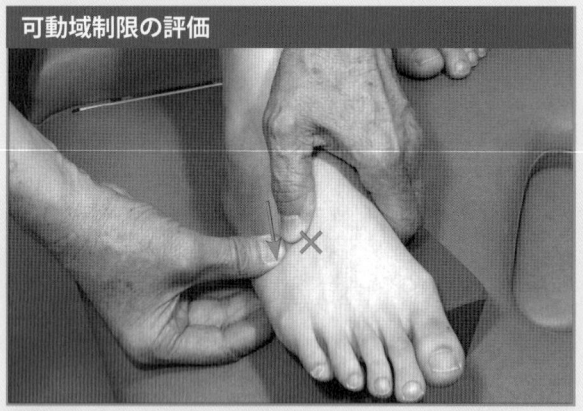

目的
- 中足骨の底側への滑りの joint play および end feel の評価

開始肢位および手技手順
① **開始肢位**：患者の足底部を楔の上に乗せ，目標の中足骨を外側縁より外に出す．
② **固定**：内側の中足骨（第四中足骨を示す）は，楔あるいはセラピストの左手で患者の足部を内側から保持する．
③ **操作**：セラピストの右手で患者の近位中足骨の周りを把持する（第五中足骨を示す）．隣接の中足骨（第五中足骨を示す）に対して底側への滑りを加える．
④ **手技強度**：評価；Grade ⅡあるいはⅢ

図 5-6-63　底側への滑り（近位）
可動域制限の改善

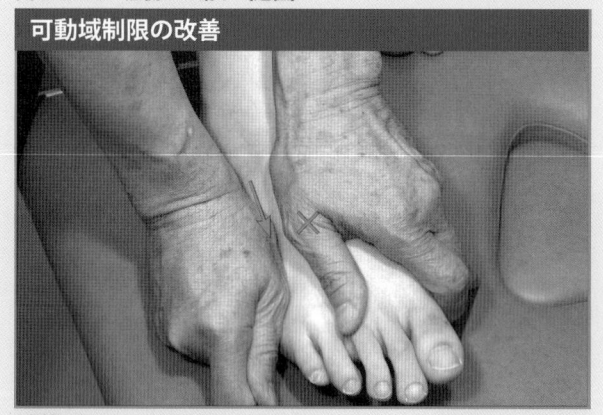

目的
- 中足骨間の底側への滑りを増大することによる前足部の可動性の増大

開始肢位および手技手順
① **開始肢位**：患者の足底部を楔の上に乗せ，目標の中足骨を外側縁より外に出す．
② **固定**：足部背側面上の第三中足骨をセラピストの母指球で固定する．
③ **操作**：隣接の中足骨底（第四・五中足骨を示す）をセラピストの右の母指球で下に押すことで底側への滑りを加える．
④ **手技強度**：可動域の改善；Grade Ⅲ
※他のモビライゼーションテクニック：同じ把持を使用して，Grade Ⅲの背側への滑りを加える．

足趾

■ 機能解剖と運動

1）関節構造

足趾の趾節間関節と中足趾節間関節は，解剖学的に手指のそれと類似している．趾節間関節〔遠位趾節間（distal interphalangeal：DIP）関節と近位趾節間（proximal interphalangeal：PIP）関節〕は，解剖学的および機械学的に単純な1軸性の蝶番関節（変形した鞍関節）である．中足趾節間（metatarsophalangeal：MTP）関節は，解剖学的にも機械学的にも単純な2軸性関節（楕円関節，変形した卵形）である．それぞれの趾節は遠位の凸面の頭と近位の凹面の底をもっている．

2）モビライゼーションの治療面と滑りの法則

治療面は趾節骨底の凹面に置く．滑り運動は凹の法則に従う．

3）骨の運動と運動軸・機能検査に用いる参考可動域

DIP関節とPIP関節の屈曲-伸展運動は，趾節骨頭を通る脛腓軸を回る動きで，DIP屈曲55°，PIP屈曲40°である．MTP関節の屈曲-伸展運動は，中足骨頭を通る脛腓軸を回る動きである．MTP関節の脛-腓屈曲運動は，中足骨の頭を通る背底軸を回る動きであり，別の言い方をすると，第2足趾から離れる動きと近づく動きの外転と内転である．MTP関節の回旋（他動）運動は，趾節骨を通る長軸を回る動きである．MTP関節屈曲40°，ゼロ肢位からの伸展40°，外転は個々で大きく異なる．

4）関節運動

開放運動連鎖の状態では，趾節骨底は近位趾節骨頭または中足骨頭に対して，趾節骨の動きと同方向に滑る（凹の法則）．

5）足趾関節の肢位と靱帯

（1）ゼロ肢位：中足骨を通る長軸と一直線に並んだ趾節骨
（2）安静肢位：DIPとPIP関節は軽度屈曲であり，MTP関節は約10°伸展（ゼロ肢位から）である．
（3）閂肢位：DIP，PIPと第一MTPは最大伸展であり，第二〜五MTPは最大屈曲である．
（4）関節包パターン：すべての方向に制限される．DIPとPIPは伸展がより制限される．MTPは屈曲に少し制限される．
（5）趾節間関節の伸展は底側靱帯と足趾屈筋の他動的緊張によって制限される．

6）end feel

firm

7）触診部位と触診手順

（1）第一〜五趾節骨
（2）第一趾IP，MTPの関節裂隙
（3）第二〜五趾DIPとPIP，MTPの関節裂隙
（4）側副靱帯
筋・神経については足部・足関節の項参照．

■ 検査手順

1）機能テスト

（1）自動運動と他動運動，安定性テストとend feelを含む．

- DIP屈曲，伸展
- PIP屈曲，伸展
- MTP屈曲，伸展，外転，内転

足趾

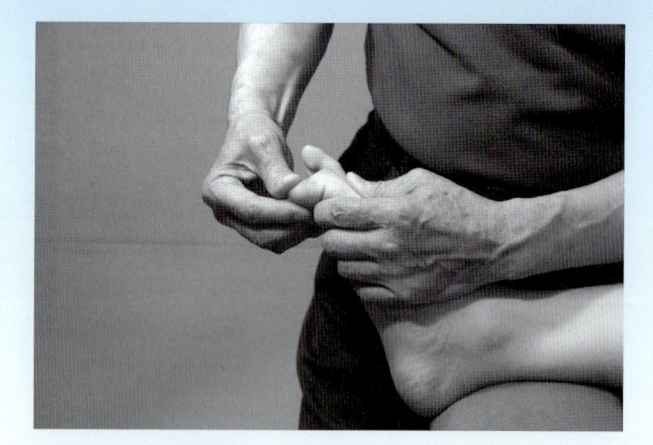

図 5-6-64　IP 屈曲

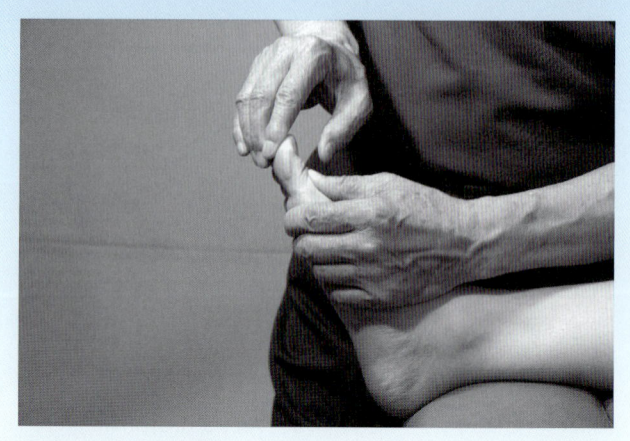

図 5-6-65　IP 伸展

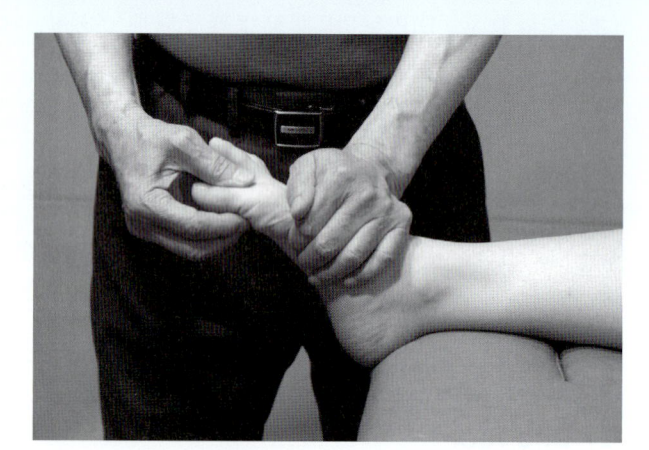

図 5-6-66　MTP 屈曲

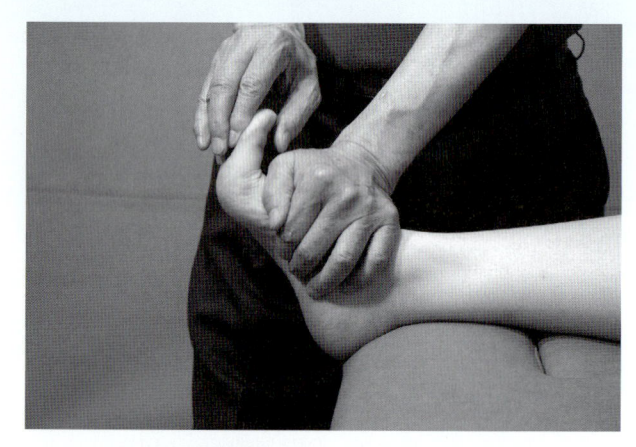

図 5-6-67　MTP 伸展

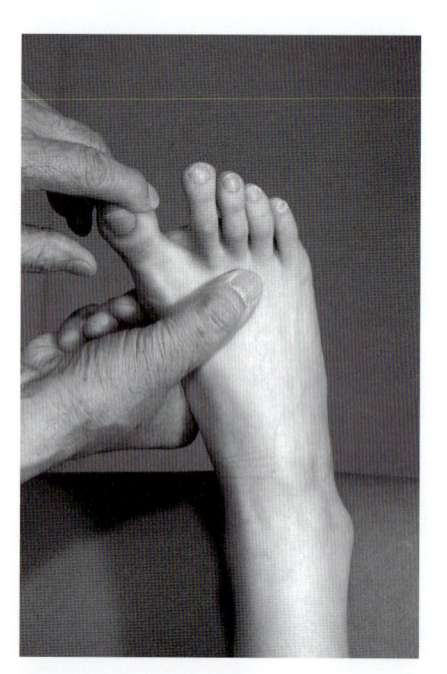

図 5-6-68　MTP 外転

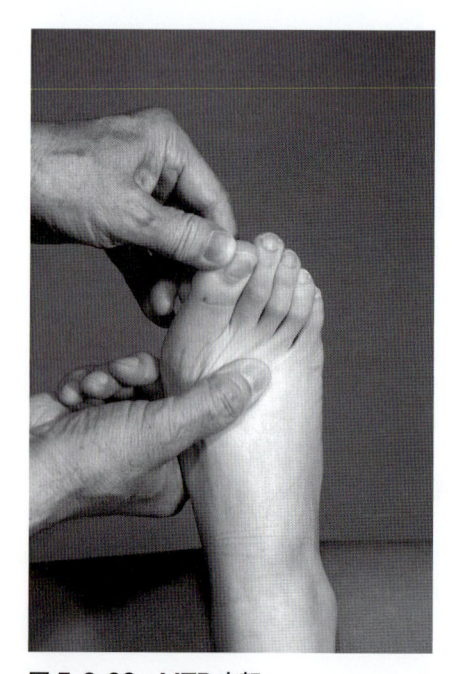

図 5-6-69　MTP 内転

足趾

（2）並進の joint play の動き，end feel を含む．
- 牽引-圧迫
- 滑り：底側，背側，脛-腓骨側

（3）抵抗運動テスト

抵抗運動テストでは以下の筋を評価する．

抵抗方向	主要な筋	作用する関節
屈曲	短趾屈筋	PIP
	長趾屈筋	DIP
	短母趾屈筋	MTP
	長母指屈筋	IP
	短小趾屈筋	MTP
	虫様筋	MTP 屈曲；DIP, PIP 伸展
伸展	趾伸筋	DIP, PIP
	短母趾伸筋	MTP
	長母趾伸筋	IP
	虫様筋	DIP, PIP
外転	背側骨間筋	MTP
	小趾外転筋	MTP
	母趾外転筋	MTP
内転	母趾内転筋	MTP
	底側骨間筋	MTP

足趾　関節モビライゼーション

図 5-6-70　牽引
疼痛の軽減と可動域制限の評価と改善

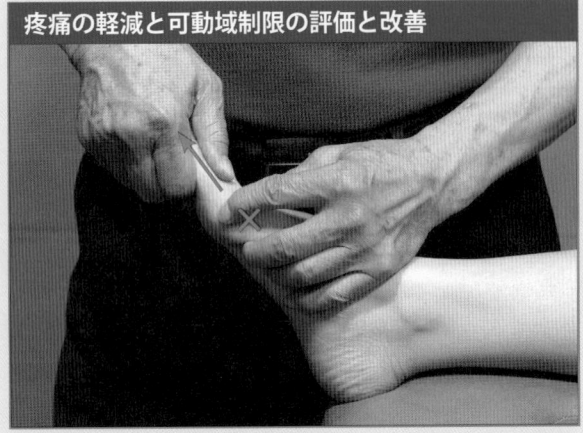

目的
- DIP，PIP，MTP 関節の牽引の joint play および end feel の評価
- さらに，DIP，PIP，MTP 関節における疼痛の軽減や可動域の改善

開始肢位および手技手順
① **開始肢位**：患者の足底は下に向けて，目標の DIP，PIP，MTP 関節を安静肢位に置く．
② **固定**：左手で患者の足部を保持し，目標の関節裂隙のちょうど近位を指で把持する．患者の足をセラピストの身体で固定する．
③ **操作**：右手で患者の足趾を把持する．目標の関節裂隙のちょうど遠位を指で握る．遠位の趾節骨に対して遠位への牽引を加える．
④ **手技強度**：評価，疼痛の軽減；Grade I あるいは II．評価，可動域の改善；Grade III

図 5-6-71　牽引
可動域制限の改善

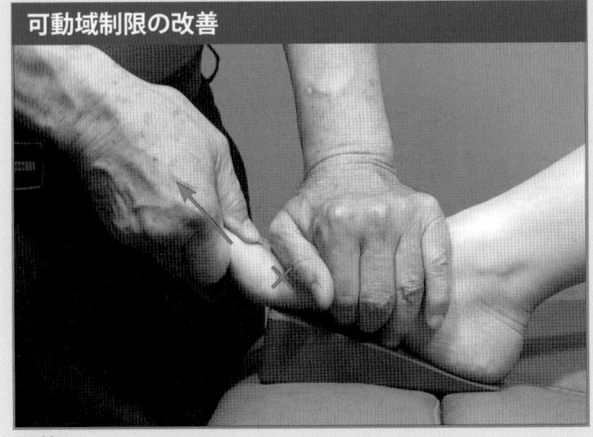

目的
- DIP，PIP，MTP 関節における可動域の改善

開始肢位および手技手順
① **開始肢位**：患者の足底部を楔の上に置き，目標の DIP，PIP，MTP 関節を安静肢位に置く．
② **固定**：セラピストは左手母指球で目標の関節裂隙のちょうど近位をしっかりと把持する．
③ **操作**：テープ，ペーパータオルあるいは足趾にテープで巻かれた舌圧子を用いてしっかり握ることで足趾を把持しやすくする．遠位の趾節骨に対して遠位への牽引を加える．
④ **手技強度**：可動域の改善；Grade III

図 5-6-72　牽引（屈曲位）
屈曲制限の改善

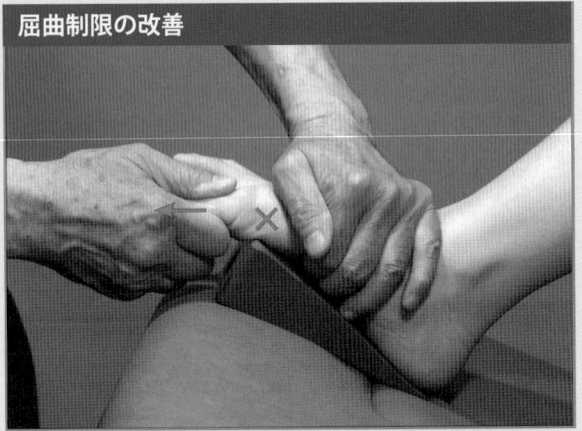

目的
- DIP，PIP，MTP 関節における屈曲可動域の改善

開始肢位および手技手順
① **開始肢位**：患者の足底部を楔の上に置く．目標の DIP，PIP，MTP 関節を屈曲最終可動域から少し戻す．
② **固定**：セラピストの左手母指球を目標の関節裂隙のちょうど近位に置き，足部を楔に向かって固定する．
③ **操作**：セラピストの右手で，患者の足趾を目標の関節裂隙のちょうど遠位で把持する．趾節骨に遠位への牽引を加える．
④ **手技強度**：可動域の改善；Grade III

図 5-6-73　牽引（伸展位）
伸展制限の改善

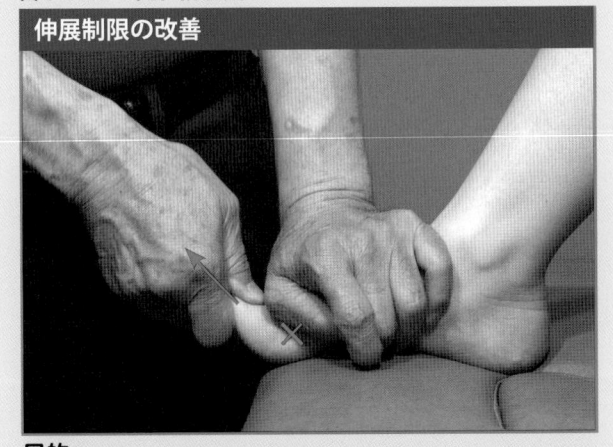

目的
- DIP，PIP，MTP 関節における伸展可動域の改善．

開始肢位および手技手順
① **開始肢位**：患者の足底部を楔の上に置く．目標の DIP，PIP，MTP 関節を伸展最終可動域から少し戻す．
② **固定**：セラピストの左手母指球を目標の関節裂隙のちょうど近位に置き，足部を楔に向かって固定する．
③ **操作**：セラピストの右手で，患者の足趾を目標の関節裂隙のちょうど遠位で把持する．趾節骨に遠位への牽引を加える．
④ **手技強度**：可動域の改善；Grade III

足趾　関節モビライゼーション

図 5-6-74　底側への滑り
屈曲制限の評価と改善

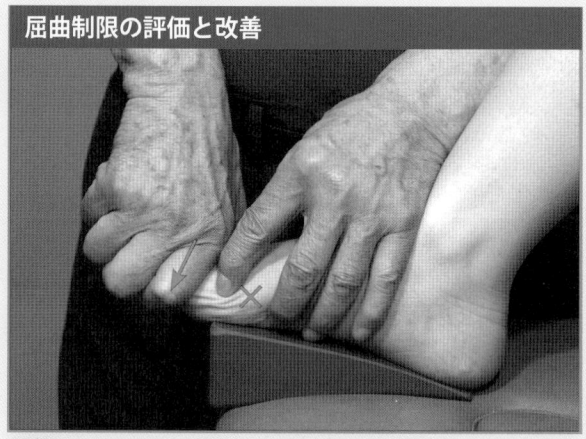

目的
- DIP，PIP，MTP関節における底側滑りの joint play および end feel の評価
- DIP，PIP，MTP関節における屈曲可動域の改善（凹の法則）

開始肢位および手技手順
① 開始肢位：患者の足底部を楔の上に置く．目標とする DIP，PIP，MTP関節を安静肢位にする．
② 固定：セラピストの左手で，患者の中足部を楔に向かって固定し，目標とする関節裂隙のちょうど近位に指を置き，触診する．
③ 操作：セラピストの右手で，目標の関節裂隙のちょうど遠位で趾節骨を把持する．趾節骨に対して底側への滑りを加える．
④ 手技強度：評価，可動域の改善；Grade ⅡあるいはⅢ

図 5-6-75　底側への滑り
屈曲制限の改善

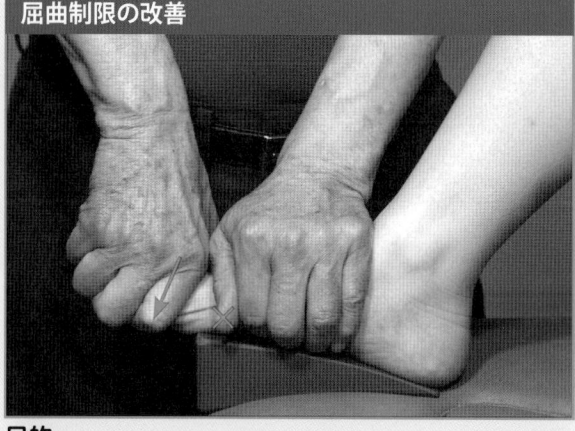

目的
- DIP，PIP，MTP関節における屈曲可動域の改善（凹の法則）

開始肢位および手技手順
① 開始肢位：患者の足底部を楔の上に置く．目標の DIP，PIP，MTP関節を安静肢位にする．
② 固定：セラピストの左母指球を，目標の関節裂隙のちょうど近位に置き，足部を楔に向かって固定する．
③ 操作：セラピストの右手指で，目標の関節裂隙のちょうど遠位で趾節骨を把持する．趾節骨に対して底側への滑りを加える．
④ 手技強度：可動域の改善；Grade Ⅲ

図 5-6-76　底側への滑り（屈曲位）
屈曲制限の改善

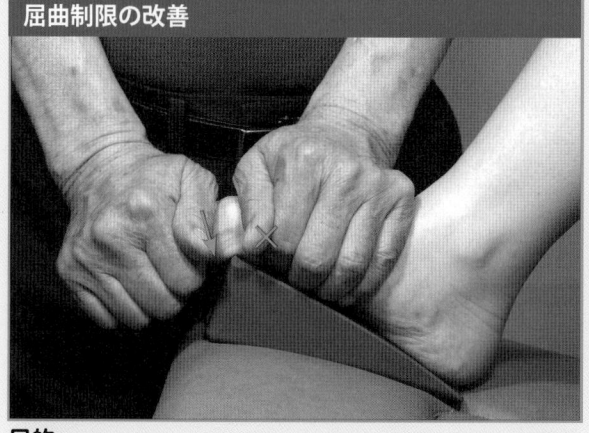

目的
- DIP，PIP，MTP関節における屈曲可動域の改善（凹の法則）

開始肢位および手技手順
① 開始肢位：患者の足底部を楔の上に置く．目標の DIP，PIP，MTP関節を屈曲最終可動域から少し戻す．
② 固定：セラピストの左母指球を目標の関節裂隙のちょうど近位に置き，足部を楔に向かって固定する．
③ 操作：セラピストの右手指で，目標の関節裂隙のちょうど遠位で趾節骨を把持する．趾節骨に対して底側への滑りを加える．
④ 手技強度：可動域の改善；Grade Ⅲ

図 5-6-77　背側への滑り
伸展制限の評価と改善

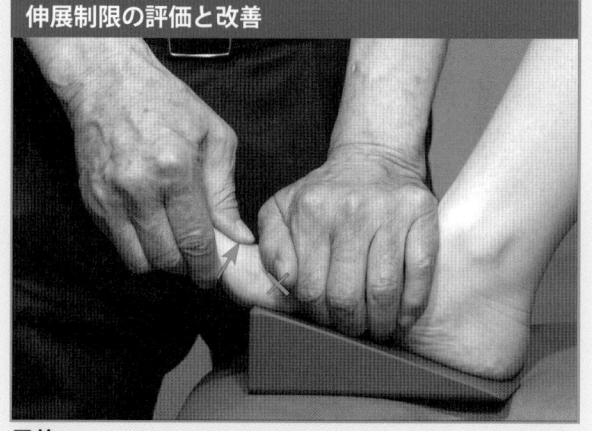

目的
- DIP，PIP，MTP関節における背側滑りの joint play（可動する量）および end feel の評価
- DIP，PIP，MTP関節における伸展可動域の改善（凹の法則）

開始肢位および手技手順
① 開始肢位：患者の足底部を楔の上に置く．目標の DIP，PIP，MTP関節を安静肢位にする．
② 固定：セラピストの左手で患者の近位の関節パートナーを楔に向かって固定する．
③ 操作：セラピストの右手で，目標の関節裂隙のちょうど遠位で趾節骨を把持する．趾節骨に対して背側への滑りを加える．
④ 手技強度：評価，可動域の改善；Grade ⅡあるいはⅢ

足趾　関節モビライゼーション

図 5-6-78　背側への滑り（伸展位）

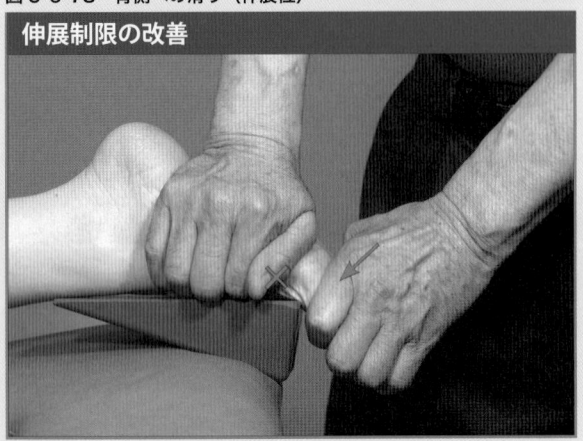

伸展制限の改善

目的
- DIP，PIP，MTP関節における伸展可動域の改善（凹の法則）

開始肢位および手技手順
① **開始肢位**：患者は腹臥位で足部背側を楔の上に置く．目標の関節を伸展最終可動域から少し戻す．
② **固定**：セラピストの右手で，患者の近位の関節パートナーを楔に向かって固定する．
③ **操作**：セラピストの左手指で，目標の関節裂隙のちょうど遠位で趾節骨を把持する．趾節骨に対して背側への滑りを加える．
④ **手技強度**：可動域の改善；Grade Ⅲ

図 5-6-79　脛骨側への滑り

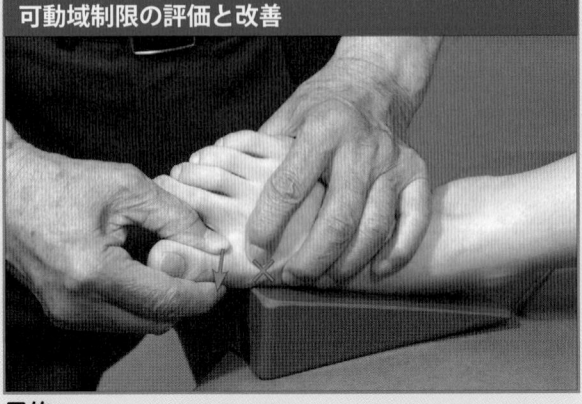

可動域制限の評価と改善

目的
- DIP，PIP，MTP関節における脛骨側への滑りのjoint play（可動する量）およびend feelの評価
- 足趾の屈曲，伸展あるいはMTP関節における脛骨側への屈曲（外転）可動域の改善

開始肢位および手技手順
① **開始肢位**：患者の足部脛骨側を楔の上に乗せ，目標のDIP，PIP，MTP関節を安静肢位にする．
② **固定**：セラピストの左手で，患者の前足部を楔に向かって固定する．目標の関節裂隙のちょうど近位を把持し，示指で関節裂隙を触診する．
③ **操作**：セラピストの右手指で，目標の関節裂隙の遠位で足趾を把持する．テープ，ペーパータオル，足趾にテープで巻かれた舌圧子を用いると握りやすい．趾節骨に対して脛骨側への滑りを加える．
④ **手技強度**：評価，可動域の改善；Grade ⅡあるいはⅢ

※足趾の腓骨側への滑りを同様の手順にて実施できる．

図 5-6-80　脛骨側への滑り

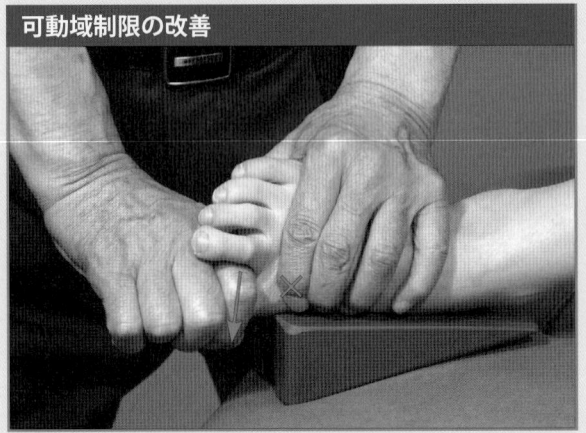

可動域制限の改善

目的
- MTP関節における脛骨側への屈曲（外転）可動域の改善（凹の法則）
- DIP，PIP，MTP関節における屈曲あるいは伸展可動域の改善

開始肢位および手技手順
① **開始肢位**：患者の足部脛骨側を楔の上に乗せ，目標のDIP，PIP，MTP関節を安静肢位にする．
② **固定**：セラピストの左手で患者の前足部を楔に向かって固定する．セラピストの指で目標の関節裂隙のちょうど近位を把持する．
③ **操作**：セラピストの右手指で，趾節骨に対して脛骨側への滑りを加える．
④ **手技強度**：可動域の改善；Grade Ⅲ

※足趾の腓骨側への滑りを同様の手順にて実施できる．

図 5-6-81　脛骨側への滑り（外転位）

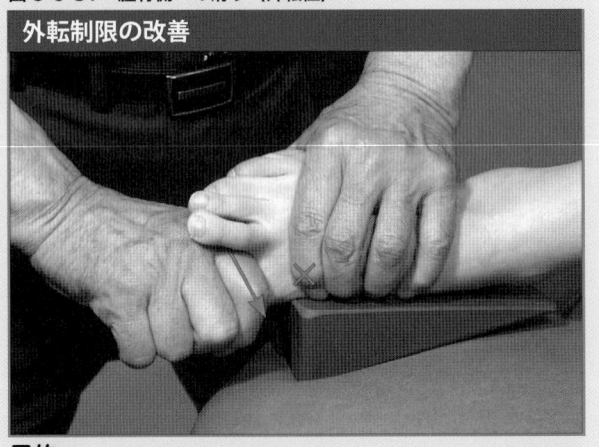

外転制限の改善

目的
- MTP関節の外転可動域の改善（凹の法則）

開始肢位および手技手順
① **開始肢位**：MTP関節を外転最終可動域から少し戻す．極度のhypomobilityの例において，MTP関節は内転の肢位のままでもよい．
② **固定**：セラピストの左手で，患者の前足部を楔に向かって固定し，指で目標の関節裂隙のちょうど近位を把持する．
③ **操作**：セラピストの右手指で脛骨側への滑りを加える．
④ **手技強度**：可動域の改善；Grade Ⅲ

長趾屈筋　ストレッチ

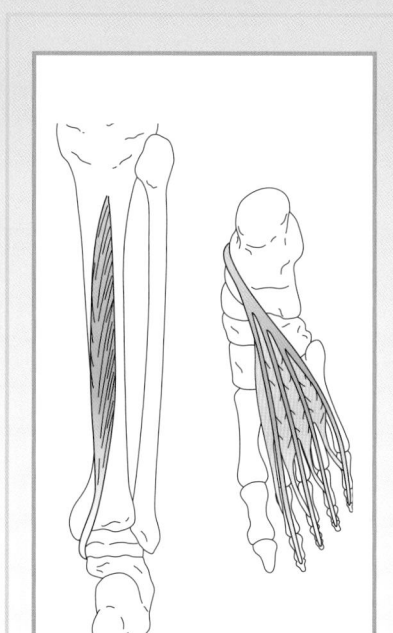

1）解剖
（1）起始：脛骨体後面（ヒラメ筋線直下7〜8cm以内），後脛骨筋を覆っている筋膜から起こる．腱は後脛骨筋の後で長母趾屈筋の内側を下り，内果の後下，載距突起のところで屈筋支帯に覆われる．
（2）停止：長母趾屈筋腱上を交差し4腱に分かれ，短趾屈筋の腱裂孔を貫き，第二〜五趾末節骨底に付く．
（3）神経支配：脛骨神経（L5-S2）

2）機能
第2〜5：MTP，PIP，DIP関節屈曲．足関節底屈．足部内がえし（回外）

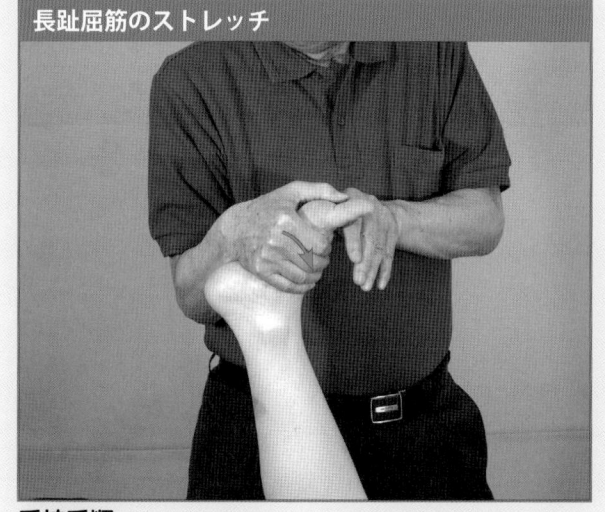

図5-6-82a　開始肢位
長趾屈筋のストレッチ

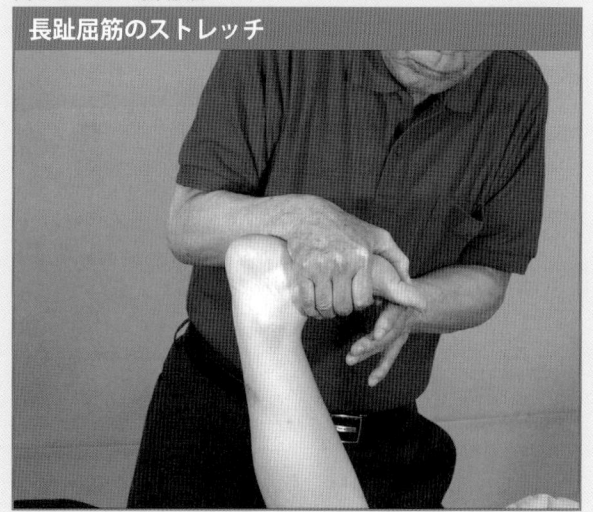

図5-6-82b　最終肢位
長趾屈筋のストレッチ

手技手順
①**開始肢位**：腹臥位．膝関節約90°屈曲位．足関節底屈位．足部最大外がえし（回内）．
②**固定**：左手で患者の1つまたは複数の第二〜五足趾を，DIP，PIP，MTP関節最大伸展位で把持し，右手で患者の足底内側を把持する．
③**操作**：足関節を徐々に最大背屈させていく．
④**等尺性収縮・弛緩**：患者はセラピストの抵抗に抗して，足趾屈曲方向へ等尺性収縮運動を行う．筋緊張が弛緩したあとで，さらに足関節背屈方向へ動かしていく．筋収縮と弛緩を繰り返して，徐々に，運動最終位か動かなくなる位置へと動かす．
⑤**最終肢位・拮抗筋の刺激**：運動最終位となったところで，セラピストは，足趾伸展方向と足関節背屈方向へ抵抗を加え，患者は足趾最大伸展と足関節最大背屈するように筋を収縮させる．増大した可動域における筋収縮を促す．

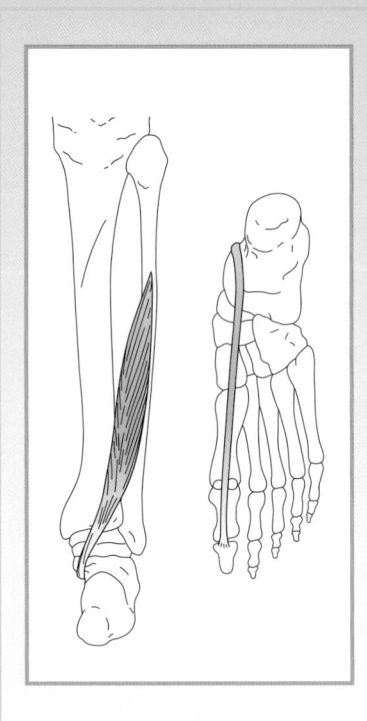

長母趾屈筋　ストレッチ

1）解剖
(1) 起始：腓骨体後面下2/3，下腿骨間膜下部，腓骨筋との間の筋間中隔から起こり，長趾屈筋の外側に沿って下り，その腱は距骨の後および載距突起の下で屈筋支帯に覆われる．
(2) 停止：足底に出て，長趾屈筋の腱の深部を交差して短母趾屈筋の2腹の間を前方に進み母趾末節骨底に付く．
(3) 神経支配：脛骨神経（L5-S2）

2）機能
母趾IP，MTP関節屈曲．足関節底屈．足部内がえし（回外）

3）ヒント
(1) 脛骨神経の圧迫：足根管内の神経が屈筋支帯の下にある．症状は，疼痛，感覚障害，ことによると小さな足の筋の麻痺がある．原因としては，足部外反，過回内の過負荷（たとえばランナー）や足関節内果骨折，踵骨骨折がある．

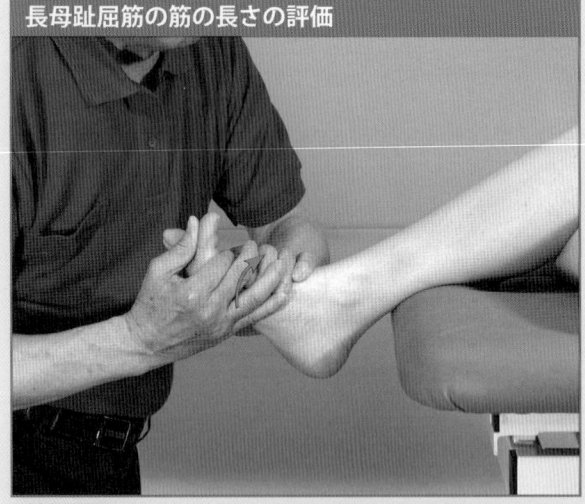

図 5-6-83a　開始肢位
長母趾屈筋の筋の長さの評価

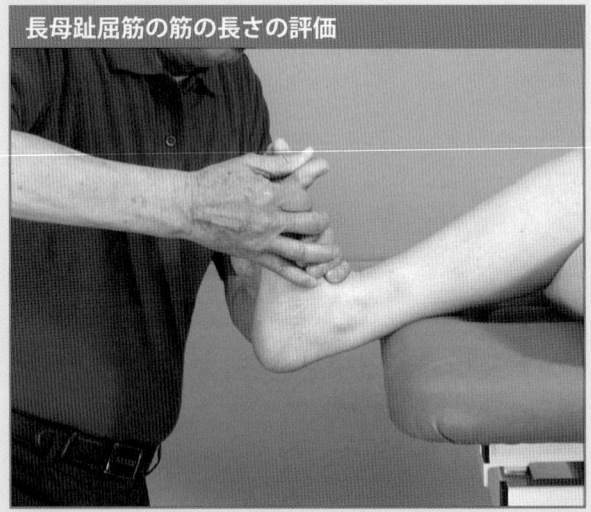

図 5-6-83b　最終肢位
長母趾屈筋の筋の長さの評価

手技手順
① **開始肢位**：患者は背臥位になり，足関節をベッド端から出す．膝窩部にロールを置き，膝関節屈曲位で足関節底屈位が開始肢位である．セラピストは左手で足部を内側から保持して，右手を母趾底側から当てて，母趾IPとMTP関節を最大伸展位で保持する．
② **鑑別部位・組織**：母趾以外の外側足趾で同様に行うと長趾屈筋の検査になる．外側足趾を，MTP関節最大伸展位で，DIPとPIP関節は最大屈曲位で把持すると虫様筋の検査になる．足関節底屈位の開始肢位で制限があれば，長母趾屈筋，長趾屈筋の短縮が疑われる．
③ **操作**：セラピストは患者の足関節を最大背屈・外がえしさせる．筋短縮があれば，足関節背屈運動を制限し，more elasticもしくはless softなend feelとなる．

長母趾屈筋・短母趾屈筋・長趾屈筋・短趾屈筋・虫様筋　ストレッチ

図 5-6-84a　開始肢位
長母趾屈筋のストレッチ

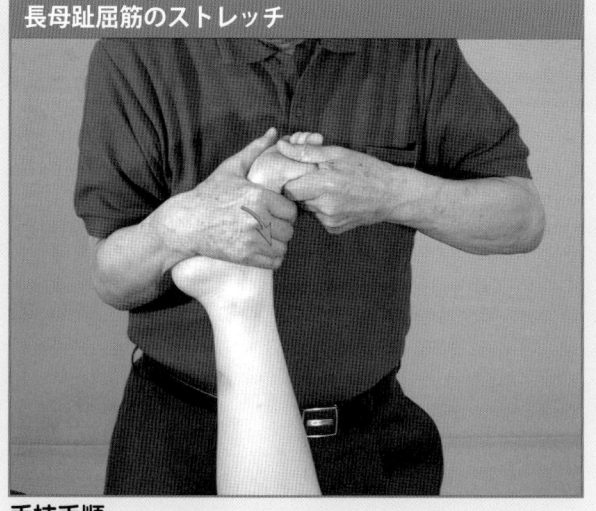

図 5-6-84b　最終肢位
長母趾屈筋のストレッチ

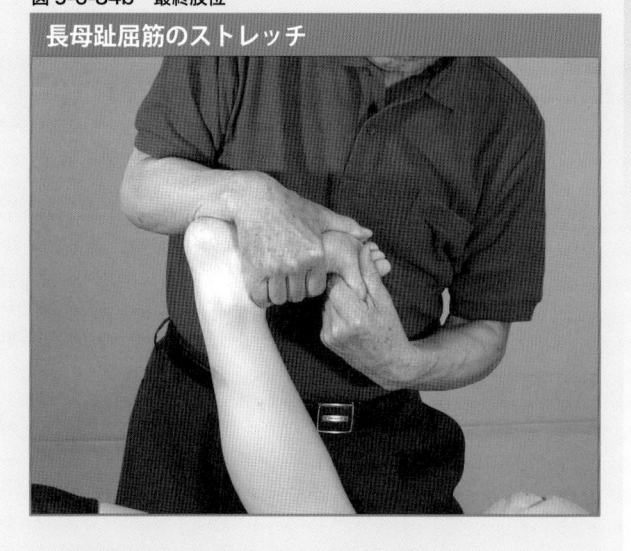

手技手順
① 開始肢位：腹臥位．膝関節約 90°屈曲位で足関節底屈位にする．
② 固定：セラピストの左手で，患者の母趾を MTP 関節近くで把持し，IP と MTP 関節を最大伸展位で固定する．右手で，患者の足部を底内側から把持し，固定する．
③ 操作：足関節を徐々に最大背屈させていく．
④ 等尺性収縮・弛緩：患者はセラピストの抵抗に抗して，母趾屈曲方向へ等尺性収縮運動を行う．患者の筋緊張が弛緩した後で，さらに足関節背屈方向へ動かしていく．筋収縮と弛緩を繰り返して，徐々に，運動最終位か動かなくなる位置へと動かす．
⑤ 最終肢位・拮抗筋の刺激：運動最終位となったところで，セラピストは，母趾伸展方向と足関節背屈方向へ抵抗を加え，患者は母趾最大伸展と足関節最大背屈するように筋収縮させる．増大した可動域における筋収縮を促す．

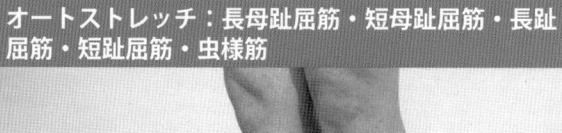

図 5-6-85a　開始肢位
オートストレッチ：長母趾屈筋・短母趾屈筋・長趾屈筋・短趾屈筋・虫様筋

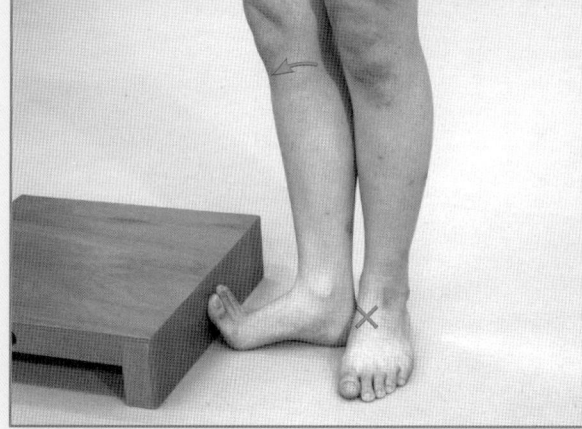

図 5-6-85b　最終肢位
オートストレッチ：長母趾屈筋・短母趾屈筋・長趾屈筋・短趾屈筋・虫様筋

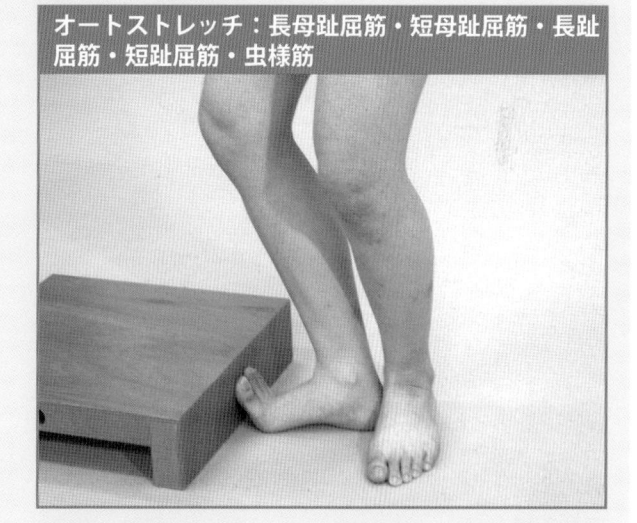

手技手順
① 開始肢位：患者は立位．椅子などに手を置いて上体を安定させる．
② 固定：右足趾を垂直面に当てて最大伸展させる．左足で右踵を支える．柔らかい足や扁平足の場合はこのストレッチのときにアーチサポートを使う．
③ 操作：右膝を屈曲し，足関節を最大背屈させていく．
④ 等尺性収縮・弛緩：垂直面に対して足趾屈曲させ，等尺性収縮運動で 5 秒間保持する．弛緩後，さらに右膝を屈曲させていく．筋収縮と弛緩を繰り返して，徐々に，運動最終位か動かなくなる位置へと動かす．
⑤ 最終肢位・拮抗筋の刺激：最終伸張位で 15～60 秒あるいはそれ以上保持する．拮抗筋刺激は，足趾最大伸展させ，足関節最大背屈させる．この肢位を 2，3 秒保持して，増大した可動域における筋収縮を促す．

短母趾屈筋　　　ストレッチ

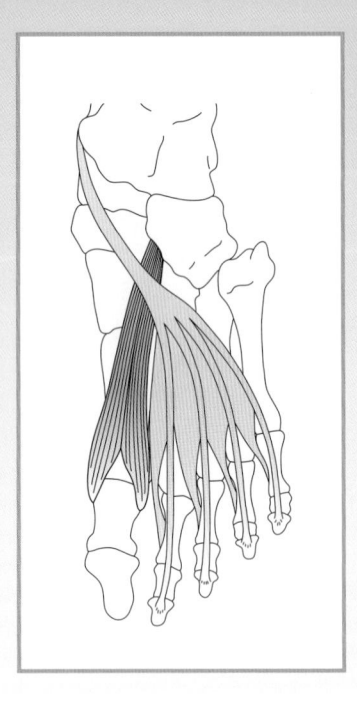

1）解剖
(1) 起始：立方骨の足底面の内側部，外側楔状骨と隣接部，長足底靱帯，長腓骨筋腱の延長部などから起こり，2頭に分かれて前方に向かう．
(2) 停止：内側頭は，母趾外転筋腱と合して，内側種子骨を介して母趾基節骨底内側に付く．外側頭は，母趾内転筋と合して外側種子骨を介して母趾基節骨底外側に付く．
(3) 神経支配：内側頭；内側足底神経（L5-S1）
　　　　　　　外側頭；外側足底神経（S1, 2）

2）機能：
内側頭は母趾MTP関節外転と屈曲．外側頭は母趾MTP関節内転と屈曲

図 5-6-86a　開始肢位
短母趾屈筋のストレッチ

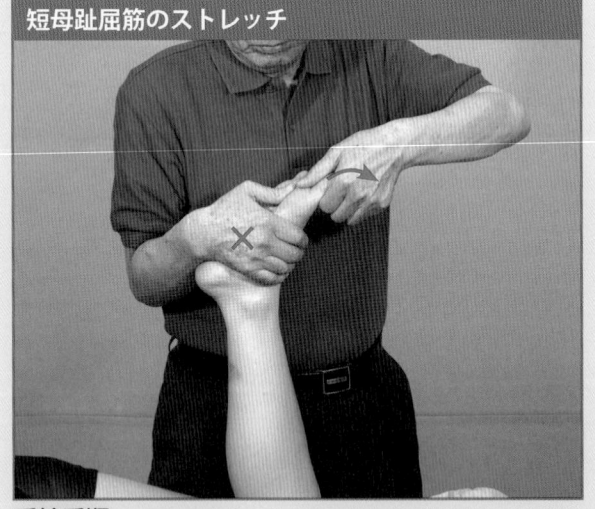

図 5-6-86b　最終肢位
短母趾屈筋のストレッチ

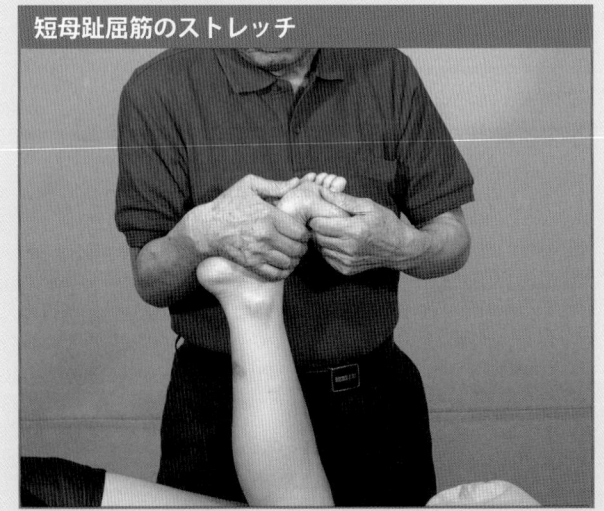

手技手順
① **開始肢位**：腹臥位．膝は約90°屈曲位で，足関節は底屈位にする．
② **固定**：セラピストの左手で，患者の母趾をMTP関節近くで把持する．セラピストの右手で，MTP関節の近くの内背側を把持し，腹部または胸に対して固定する．
③ **操作**：セラピストは母趾を徐々に最大伸展させていく．この間，MTP関節に牽引を加え続ける．

④ **等尺性収縮・弛緩**：患者はセラピストの抵抗に抗して，母趾屈曲方向へ等尺性収縮運動を行う．患者の筋緊張が弛緩したあとで，セラピストはさらにMTP関節伸展方向へ動かしていく．筋収縮と弛緩を繰り返して，徐々に，運動最終位か動かなくなる位置へと動かす．
⑤ **最終肢位・拮抗筋の刺激**：運動最終位となったところで，セラピストは，母趾伸展方向へ抵抗を加え，患者は母趾を最大伸展させるように筋を収縮させる．増大した可動域における筋収縮を促す．

母趾内転筋・短母趾屈筋外側頭　ストレッチ

1）解剖
(1) 起始：斜頭は立方骨，外側楔状骨，第二〜四中足骨底から起こり，斜め内方に向かう．横頭は第三〜五MTP関節の関節包，底側中足靱帯，中足骨横靱帯から起こり，内方に向かう．

(2) 停止：外側種子骨，母趾基節骨底外側に付く．

(3) 神経支配：外側足底神経（S1, 2）

2）機能
母趾のMTP関節の内転・屈曲

3）ヒント
(1) 外反母趾：母趾MTP関節の亜脱臼を伴い，20°以上の外反（内転）がある．通常，扁平足のため（多くの場合，外反母趾の原因として），第一中足骨の脛骨側への変位がある．母趾外転筋は腓骨側へ転移し，その結果，付加的な内転筋として機能する．さらに，長母趾伸筋腱と長母趾屈筋腱の転移が母趾の腓骨側への変形を助長する．

(2) モートン神経痛：趾神経（脛骨神経の分枝）の圧迫による，横アーチ領域での疼痛．外反母趾と組み合わせてしばしば発症する．

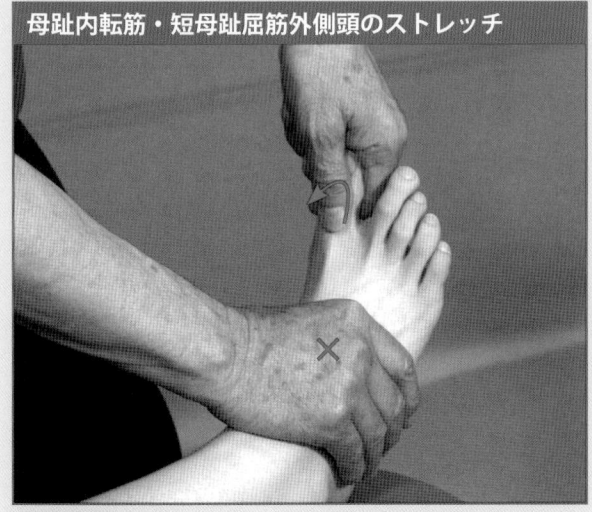

図5-6-87a　開始肢位
母趾内転筋・短母趾屈筋外側頭のストレッチ

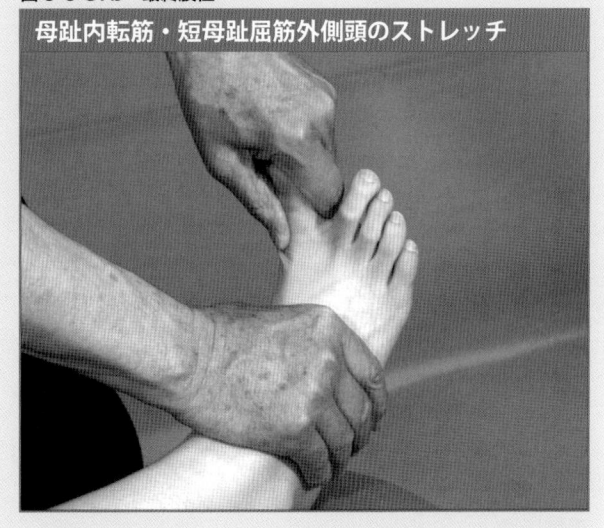

図5-6-87b　最終肢位
母趾内転筋・短母趾屈筋外側頭のストレッチ

手技手順
① 開始肢位：背臥位．足関節は中間位
② 固定：左手で，患者の母趾をMTP関節の近くで把持する．右手で患者の足部を把持し，母趾MTP関節近くの背内側を固定する．
③ 操作：セラピストは母趾を徐々に最大外転，伸展そして外旋（母趾の背側部分が脛骨方向に動く）させていく．操作中，常にMTP関節に牽引を加える．
④ 等尺性収縮・弛緩：患者はセラピストの抵抗に抗して，母趾内転・屈曲方向へ等尺性収縮運動を行う．患者の筋緊張が弛緩したあとで，セラピストはさらに母趾を最大外転，伸展，外旋方向へ動かしていく．筋収縮と弛緩を繰り返して，徐々に，運動最終位か動かなくなる位置へと動かす．
⑤ 最終肢位・拮抗筋の刺激：運動最終位となったところで，セラピストは，母趾最大外転，伸展，外旋方向へ抵抗を加え，患者は母趾を最大外転，伸展，外旋するように筋を収縮させる．増大した可動域における筋収縮を促す．

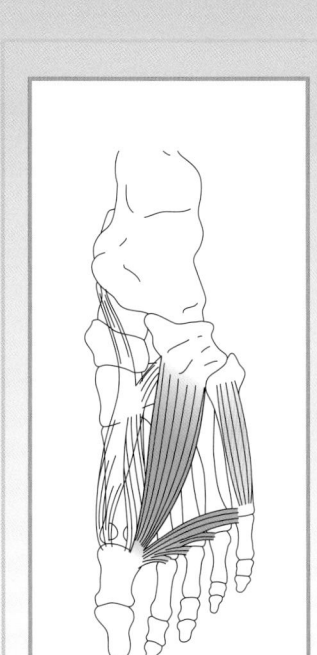

母趾内転筋・短母趾屈筋外側頭　ストレッチ

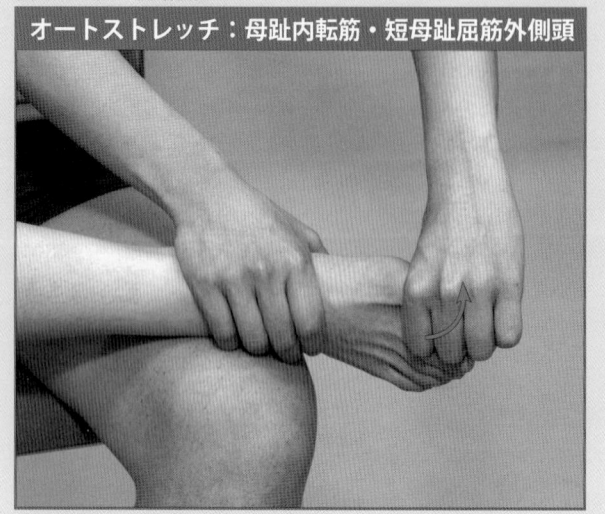

図 5-6-88a 開始肢位
オートストレッチ：母趾内転筋・短母趾屈筋外側頭

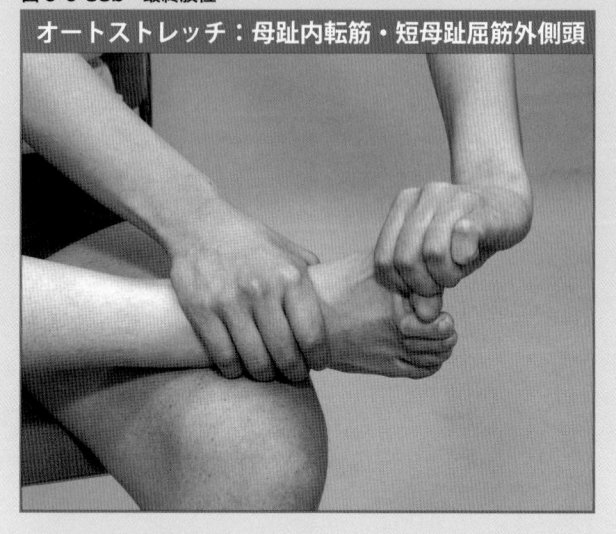

図 5-6-88b 最終肢位
オートストレッチ：母趾内転筋・短母趾屈筋外側頭

手技手順
① **開始肢位**：椅子座位．右足を左膝の上に置き，右膝は外に倒す．
② **固定**：右手で右足を把持し，左手で右母趾を把持する．
③ **操作**：左手で母趾を前方と外方に引く．
④ **等尺性収縮・弛緩**：母趾を他足趾に対して押すようにし，左手で抵抗を加え，等尺性収縮運動で5秒間保持する．弛緩後，最大外転，伸展そして外旋させていく．これ以上伸張することができないと感じるまで繰り返す．
⑤ **最終肢位・拮抗筋の刺激**：最終伸張で15〜60秒あるいはそれ以上保持する．左手の把持を離し，限界まで母趾を外転させ，左手で少し抵抗を加える．この肢位を2，3秒保持する．

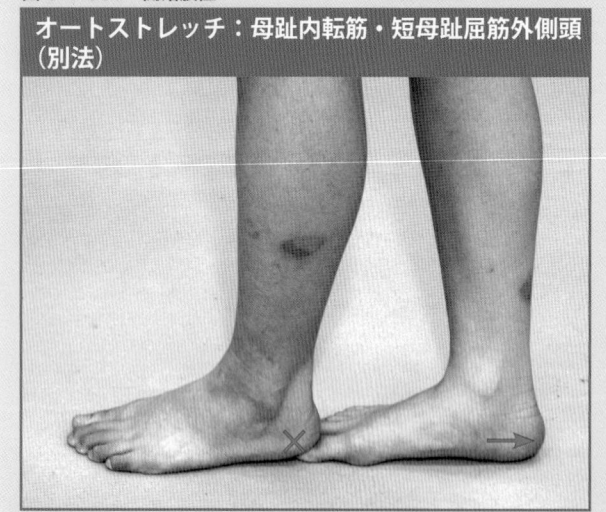

図 5-6-89a 開始肢位
オートストレッチ：母趾内転筋・短母趾屈筋外側頭（別法）

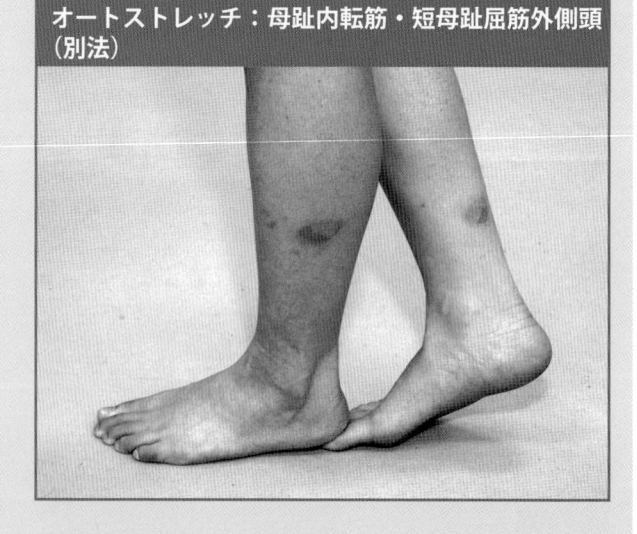

図 5-6-89b 最終肢位
オートストレッチ：母趾内転筋・短母趾屈筋外側頭（別法）

手技手順
① **開始肢位**：立位
② **固定**：左踵で右母趾を固定する．
③ **操作**：右足を後方に引く．
④ **等尺性収縮・弛緩**：母趾を他足趾に対して押すようにし，等尺性収縮運動で5秒間保持する．弛緩後，右足を後方へ引き，母趾と他足趾の間の距離を最大にするように，右脚を徐々に外側に回していく（踵は内方に）．これ以上伸張することができないと感じるまで繰り返す．
⑤ **最終肢位・拮抗筋の刺激**：最終伸張で15〜60秒あるいはそれ以上保持する．拮抗筋刺激は，抵抗に抗して，この肢位を2，3秒保持する．増大した可動域における筋収縮を促す．

（長田　勉）

参考文献

1) Kaltenborn F: Manual Mobilization of the Joints. Volume Ⅰ. The Extremities, 6th ed, Norli, Oslo, Norway, 2007.
2) Evjenth O, Hamberg J: Muscle Stretching in Manual Therapy. A Clinical Manual, Volume Ⅰ, Alfta Rehab, Alfta, Sweden, 1980.
3) Evjenth O, Hamberg J: Auto Stretching. Alfta Rehab, Alfta, Sweden, 1989.
4) Zahnd F, Müehlemann d: Einfüehrung In manuelle Techniken. Oberfläechenan-und Röntgenanatomie, Palpation und Weichteiltechniken, Thieme, Stuttgart, 1998.
5) Evjenth O, Gloeck C: Symptom Localization in the Spine and the Extremity Joint. OPTP, 2000.
6) Lindel K: Muskeldehnung. Springer, 2006.
7) 竹井仁：触診機能解剖カラーアトラス上・下．文光堂，2008．
8) 鳥本茂：深部マッサージ．アドバンス版図解理学療法技術ガイド（細田多穂ほか編），文光堂，2005，pp747-762．
9) 鳥本茂：機能マッサージ．アドバンス版図解理学療法技術ガイド（細田多穂ほか編），文光堂，2005，pp763-779．
10) 小川鼎三，森於菟ほか：分担解剖学1．金原出版，1982．
11) Platzer W（長島聖司訳）：分冊　解剖学アトラスⅠ．文光堂，2002．
12) Neumann D（嶋田智明，平田総一郎監訳）：筋骨格系のキネシオロジー．医歯薬出版，2005．

第6章

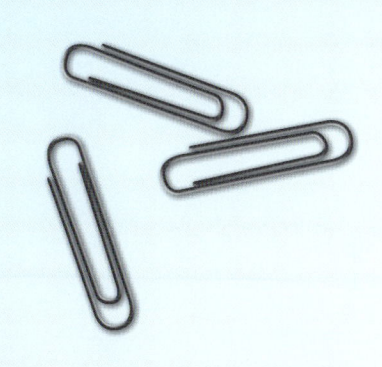

症状局在化テスト

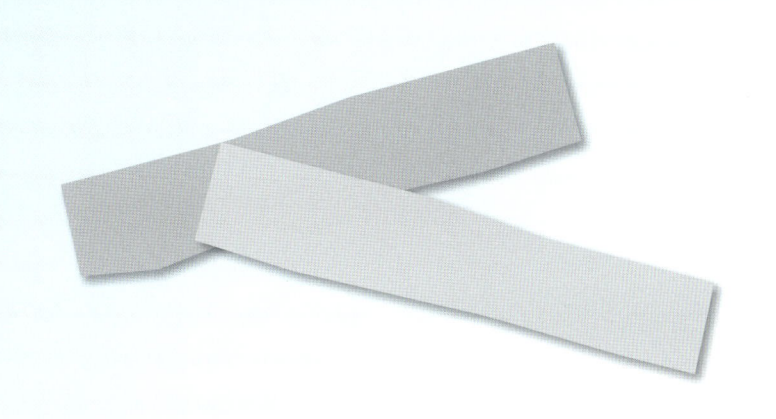

1 誘発・緩和テスト

1 誘発・緩和テストの手順と条件

構成運動は，単関節の運動ではなく，さまざまな関節が複合的に動くことによって行われている．たとえば，肩関節の運動では，解剖学的な関節として肩甲上腕関節，胸鎖関節，肩鎖関節が円滑な動きを行うことで正常な運動が可能になる．もし，肩関節の屈曲時に可動制限や疼痛があるのであれば，自動・他動運動，joint play，抵抗テストによって関節が原因と判断したのちに，さらにどこの関節由来なのかを特定する必要がある．

そこで，患者にとってより安全でかつ負担が少ない治療を行うために，われわれは症状局在化テスト[1,2]を行う．同テストは，疼痛の箇所を特定し，その原因を探るのに有効である．開発したのは，Kaltenbornに師事したEvjenthである．同テストを行うためには，まず筋骨格の解剖学および運動学，生体力学に関する知識が必要となる．また，対象となる関節に特定の動きを加えるため，触診技術が重要となる．以上を基礎に，正確な手順と技術で実施し，その結果を論理的考える能力もさらに必要となる．

1）手順

原因が関節にある患者では，同じ方向に自動的もしくは他動的に動かすことで疼痛を誘発することができる．その誘発される疼痛の領域を限局し，次に分節の限局，構造の限局の順で進める．

ただし，疼痛の範囲から大きく外れた箇所でテストを開始した場合や，正確に触診できないような体格の場合などは，セラピストの力で疼痛を誘発できないこともある．また，鈍痛や違和感，しびれなどといった症状は再現ができないことが多い．以下に，誘発方法と緩和方法について記載する．

2）誘発テストの条件

①特定の動きによって患者の疼痛を誘発させることができる．
②疼痛の境界域では，対象となる関節あるいは分節に加える負荷がわずかに強まるだけで疼痛が誘発される．
③隣接する関節は，加える負荷に対して動かないように固定できるもしくは負荷の方向と反対方向に動く．

3）誘発テストの手順（図6-1）

①一定の運動により生じる疼痛の境界線を見つける．
②疼痛のない範囲に戻る．
③疼痛の境界線を再確認する．
④疼痛のない範囲に戻り，疼痛の境界線手前で動きを止める．
⑤疼痛が誘発される一定の運動により生じる副運動をセラピストが引き起こす．

4）緩和テストの条件

①特定の動きにより疼痛の消失や緩和が起こる．
②一連の動きのなかで疼痛が起こるポイントでは，対象

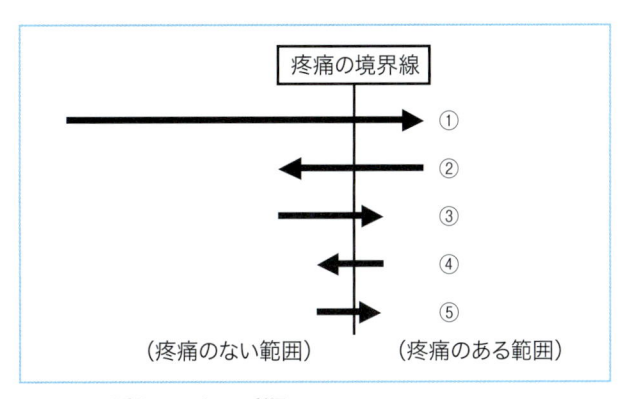

図6-1 誘発テストの手順

1 誘発・緩和テスト

となる関節あるいは分節にかかる負荷がわずかに減少するだけで疼痛が緩和される．
③隣接する関節は，加える負荷に対して動かないよう固定できるかもしくは負荷の方向と反対方向に動く．

5）緩和テストの手順（図6-2）

①一定の運動により生じる疼痛の境界線を見つける．
②疼痛のない範囲に戻る．
③疼痛の境界線を超えたところで動きを止める．
④疼痛が誘発される一定の運動により生じる副運動と反対の副運動をセラピストが引き起こす．

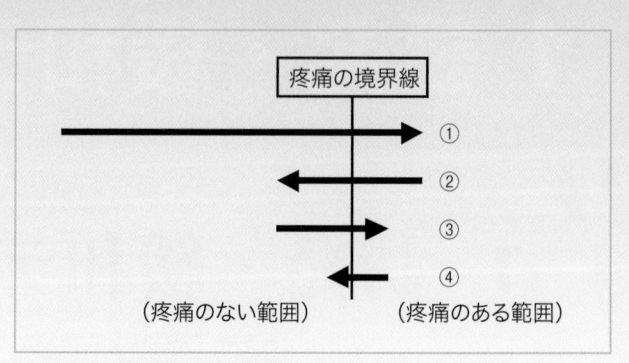

図6-2　緩和テストの手順

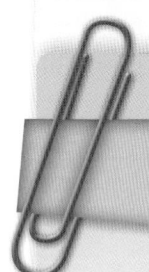

2 誘発・緩和テストの実際

1）肩甲帯と肩関節の局在化テスト

・疼痛を誘発する場合（図6-3）

患者は，疼痛が生じるまで肩関節を屈曲させる．次に，疼痛が消失する範囲（疼痛の境界）に少し戻す．

①セラピストはできるだけこの肢位を保持する．
②セラピストは，肩甲骨下角を把持し，背内側方向に動かす．

もし疼痛が誘発されるなら，生じている疼痛はおそらく肩甲上腕関節由来である．この方法では，肩鎖関節あ

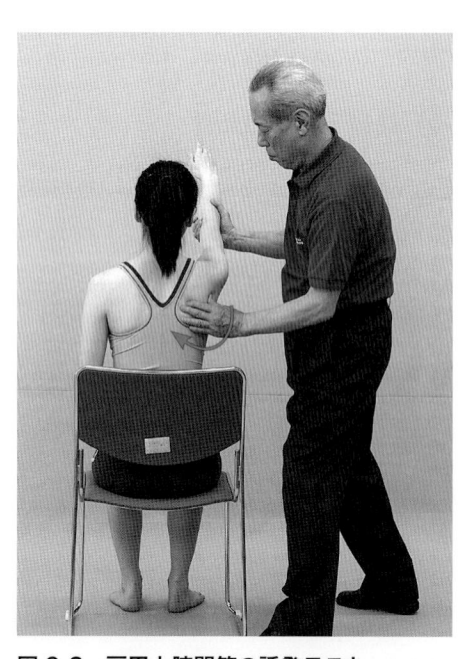

図6-3　肩甲上腕関節の誘発テスト

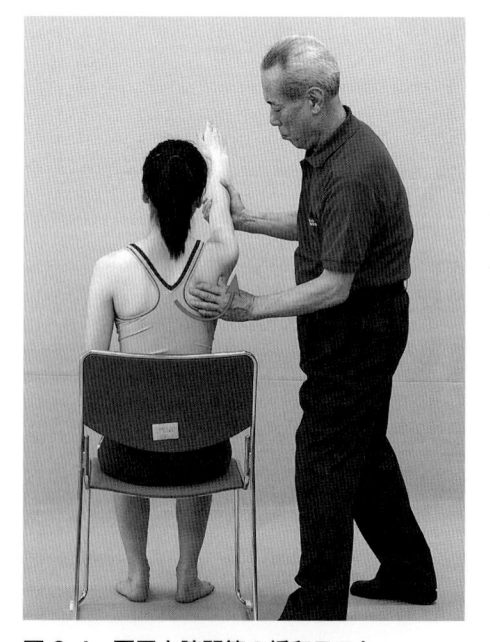

図6-4　肩甲上腕関節の緩和テスト

2 誘発・緩和テストの実際

るいは胸鎖関節は伸展方向に動いているので，疼痛が先に誘発されることはない．

・疼痛を緩和する場合（図6-4）

患者は，疼痛が生じるまで肩関節を屈曲させる（疼痛の範囲内）．
①セラピストはできるだけこの肢位を保持する．
②セラピストは，肩甲骨下角を把持し，腹外側方向に動かす．

疼痛が緩和されるなら，生じている疼痛は肩甲上腕関節由来である．この方法では，肩鎖関節あるいは胸鎖関節は屈曲方向に動いているので，疼痛が先に緩和されることはない．

（宇於崎　孝）

2）手関節の誘発・緩和テスト

・手関節掌屈の疼痛を誘発する場合（橈骨-月状骨）（図6-5）

患者は，疼痛が生じるまで手関節を掌屈させる．次に，疼痛が緩和されるまで少し戻す（疼痛の境界）．
①セラピストはできるだけこの肢位を保持する．
②セラピストは月状骨を背側に動かす．

疼痛が誘発されるなら，生じている疼痛は橈骨と月状骨間の関節由来である．

・手関節掌屈の疼痛を緩和する場合（橈骨-月状骨）（図6-6）

患者は，疼痛が生じるまで手関節を掌屈させる（疼痛の範囲内）．
①セラピストはできるだけこの肢位を保持する．
②セラピストは月状骨を掌側に動かす．

疼痛が緩和されるなら，生じている疼痛は橈骨と月状骨間の関節由来である．

・手関節背屈の疼痛を誘発する場合（月状骨-有頭骨）（図6-7）

患者は，疼痛が生じるまで手関節を背屈させる．次

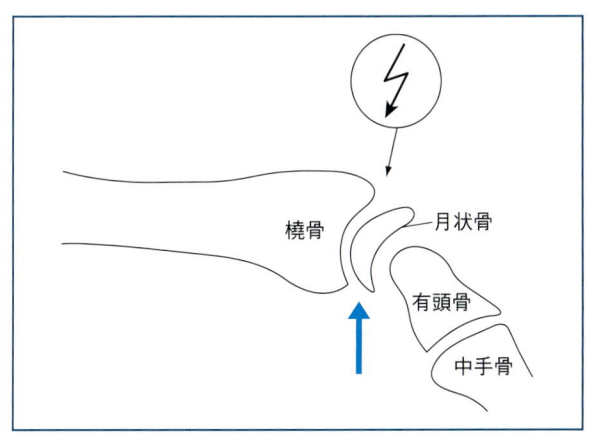

図6-5　手関節掌屈の誘発テスト

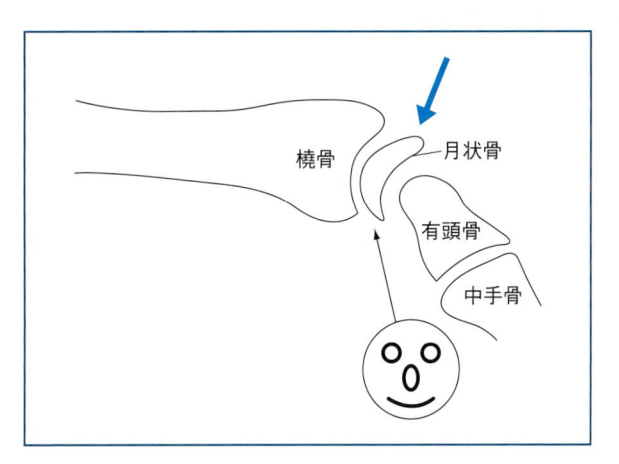

図6-6　手関節掌屈の緩和テスト

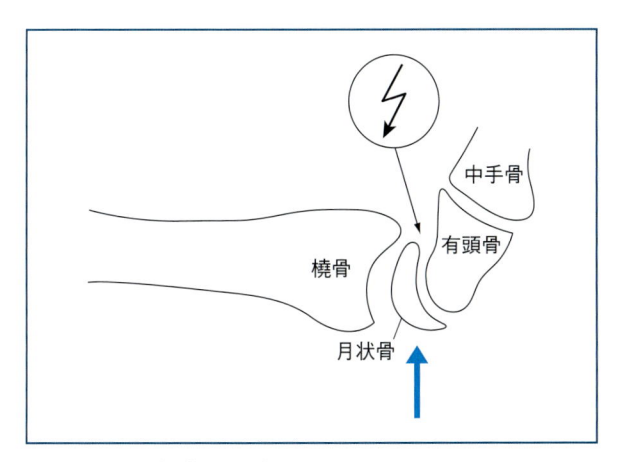

図6-7　手関節背屈の誘発テスト

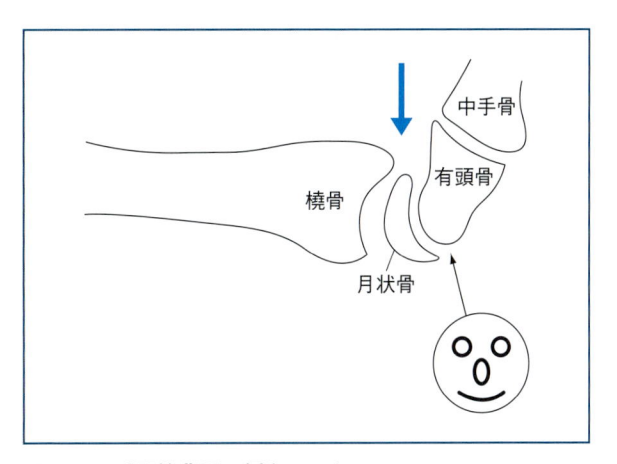

図6-8　手関節背屈の緩和テスト

1 誘発・緩和テスト

に，疼痛が緩和されるまで少し戻す（疼痛の境界）．
①セラピストはできるだけこの肢位を保持する．
②セラピストは月状骨を背側に動かす．

　疼痛が誘発されるなら，生じている疼痛は月状骨と有頭骨間の関節由来である．

・**手関節背屈の疼痛を緩和する場合（月状骨-有頭骨）**（図6-8）

　患者は，疼痛が生じるまで手関節を背屈させる（疼痛の範囲内）．
①セラピストはできるだけこの肢位を保持する．
②セラピストは月状骨を掌側に動かす．

　疼痛が緩和されるなら，生じている疼痛は月状骨と有頭骨間の関節由来である．

（近藤　正太）

3）下肢荷重時痛の局在化テスト

・**股関節の疼痛を誘発する場合**（図6-9）

　患者は，疼痛が生じるまで荷重する．次に，疼痛が緩和されるまで少し戻す（疼痛の境界）．
①セラピストはできるだけこの肢位を保持する．
②セラピストは，腸骨稜下方へ押すことで腸骨を尾側へ動かす．

　疼痛が誘発されるなら，生じている疼痛は股関節由来である．患者がこの肢位を保っているあいだ，より近位の関節は荷重が減じられているので，先に誘発されることはない．

・**股関節の疼痛を緩和する場合**（図6-10）

　患者は，疼痛が生じるまで荷重する（疼痛の範囲内）．
①セラピストはできるだけこの肢位を保持する．
②セラピストは，坐骨結節と上前腸骨棘を押すことで腸骨を頭側へ動かす．

　疼痛が緩和されるなら，生じている疼痛は股関節由来である．この方法では，より近位の関節は荷重が増しているので疼痛が先に緩和されることはない．

・**膝関節の疼痛を誘発する場合**（図6-11）

　患者は，疼痛が生じるまで荷重する．次に，疼痛が緩和されるまで少し戻す（疼痛の境界）．
①セラピストはできるだけこの肢位を保持する．
②セラピストは大腿を遠位へ動かす．

　疼痛が誘発されるなら，生じている疼痛は膝関節由来である．患者がこの肢位を保っている間，より近位の関節は荷重が減じられているので，先に疼痛が誘発されることはない．

・**膝関節の疼痛を緩和する場合**（図6-12）

　患者は，疼痛が生じるまで荷重する（疼痛の範囲内）．
①セラピストはできるだけこの肢位を保持する．

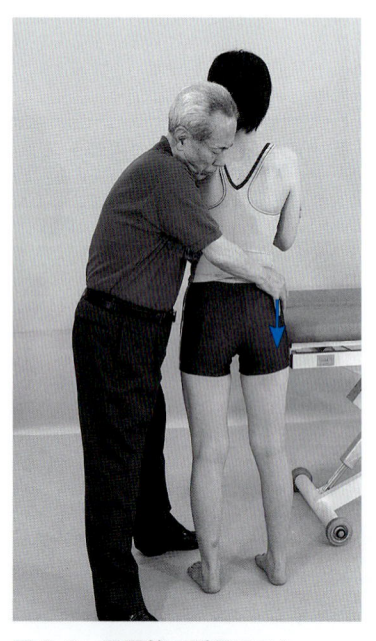

図6-9　股関節の誘発テスト

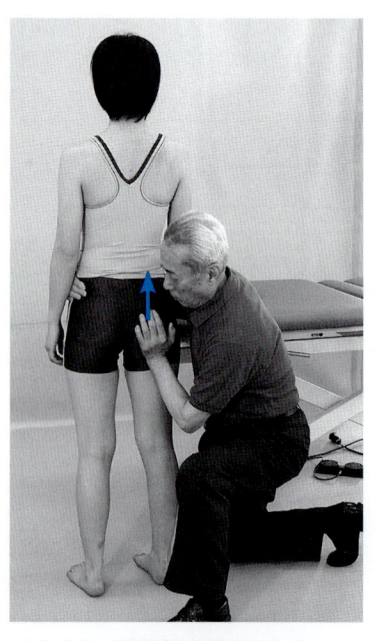

図6-10　股関節の緩和テスト

2 誘発・緩和テストの実際

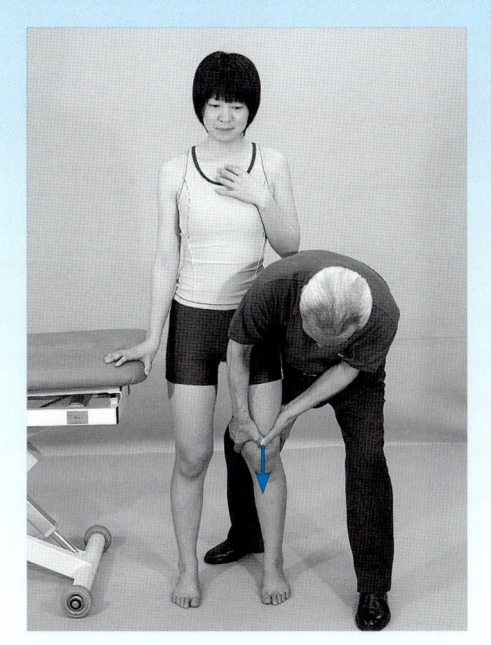

図6-11 膝関節の誘発テスト

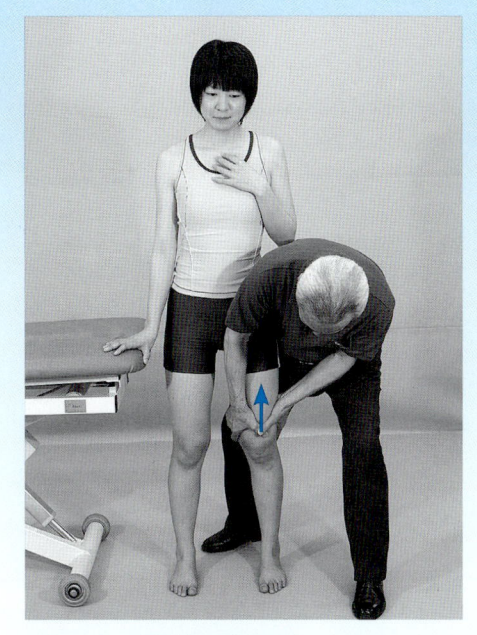

図6-12 膝関節の緩和テスト

②セラピストは大腿を近位に動かす．

　疼痛が緩和されるなら，生じている疼痛は膝関節由来である．この方法では，より近位の関節は，荷重が増えているので先に疼痛が緩和されることはない．

（宇於崎　孝）

・足関節の疼痛を誘発する場合（図6-13）

　患者は，疼痛が生じるまで荷重する．次に，疼痛が緩和されるまで少し戻す（疼痛の境界）．

①セラピストはできるだけこの肢位を保持する．

②セラピストは下腿を遠位方向に動かす．このとき，より近位の関節は荷重が減じられている．

　疼痛が誘発されるなら，生じている疼痛は足関節由来，またはより遠位に原因がある．変化がなければ膝より近位を疑う．

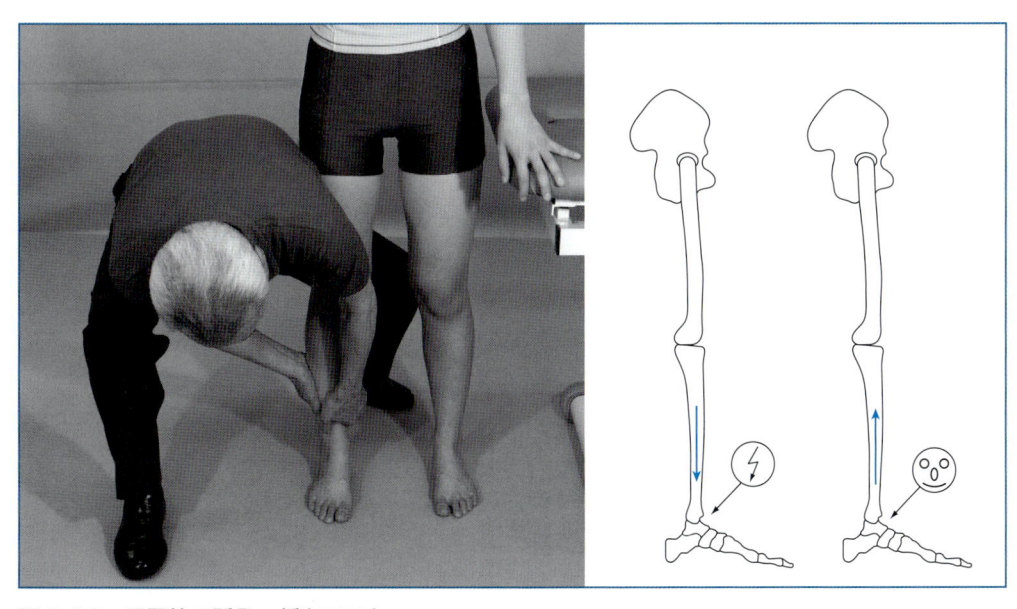

図6-13　足関節の誘発・緩和テスト

1 誘発・緩和テスト

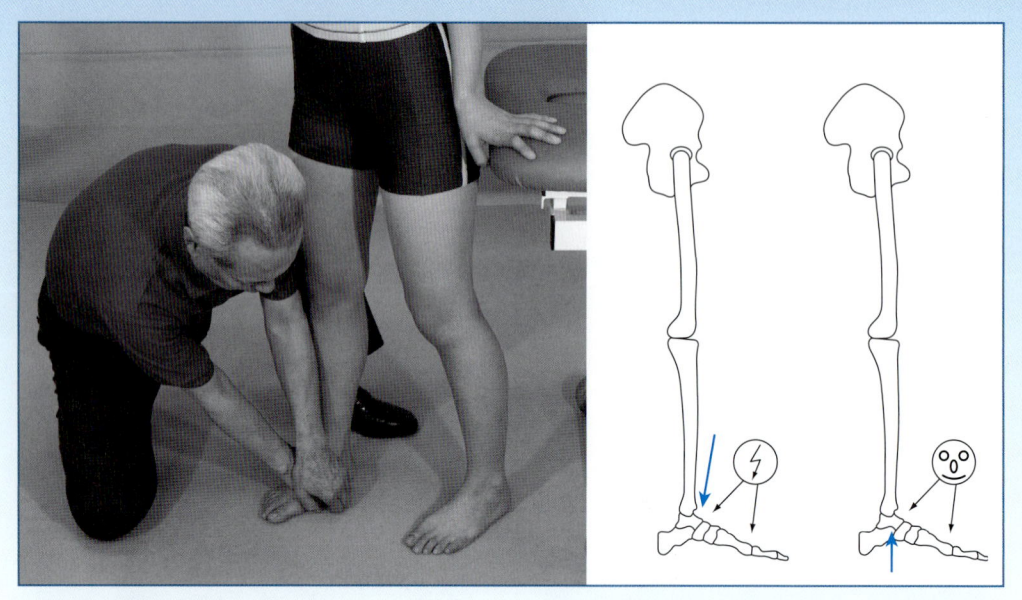

図6-14 足部の誘発・緩和テスト

・足関節の疼痛を緩和する場合（図6-13）

　患者は，疼痛が生じるまで荷重する（疼痛の範囲内）．
①セラピストはできるだけこの肢位を保持する．
②セラピストは下腿を近位方向に動かす．このとき，より近位の関節は荷重が増加している．

　疼痛が緩和されるなら，生じている疼痛は足関節由来，またはより遠位に原因がある．変化がなければ膝より近位を疑う．

・足部の疼痛を誘発する場合（図6-14）

　患者は，疼痛が生じるまで荷重する．次に，疼痛が緩和されるまで少し戻す（疼痛の境界）．
①セラピストはできるだけこの肢位を保持する．
②セラピストは距骨を遠位に動かす．このとき，より近位の関節は荷重が減じられている．

疼痛が誘発されるなら，生じている疼痛は足部由来である．変化がなければ距骨下関節を疑う．

・足部の疼痛を緩和する場合（図6-14）

　患者は，疼痛が生じるまで荷重する（疼痛の範囲内）．
①セラピストはできるだけこの肢位を保持する．
②セラピストは載距突起を近位方向に動かす．このとき，より近位の関節は荷重が増加している．

　疼痛が緩和されるなら，生じている疼痛は足部由来である．変化がなければ距骨下関節を疑う．

（長田　勉）

参考文献

1) Olaf Evjenth, Christian Gloeck : Symptom Localization in the Spine and the Extremity Joints. OPTP, 2000.
2) 柳澤健（編）：理学療法特殊テクニック．南江堂，2007．

2 鑑別診断

1）鑑別診断の手順

　鑑別診断の流れのフローチャートを以下に示す．この鑑別診断は，とくに可動域制限の原因となっている組織の特定化に使用するものである．スクリーニングテスト・誘発・緩和テストと併せて使用することで，さらに問題点を明らかにし，治療計画の立案に役立てることができる．

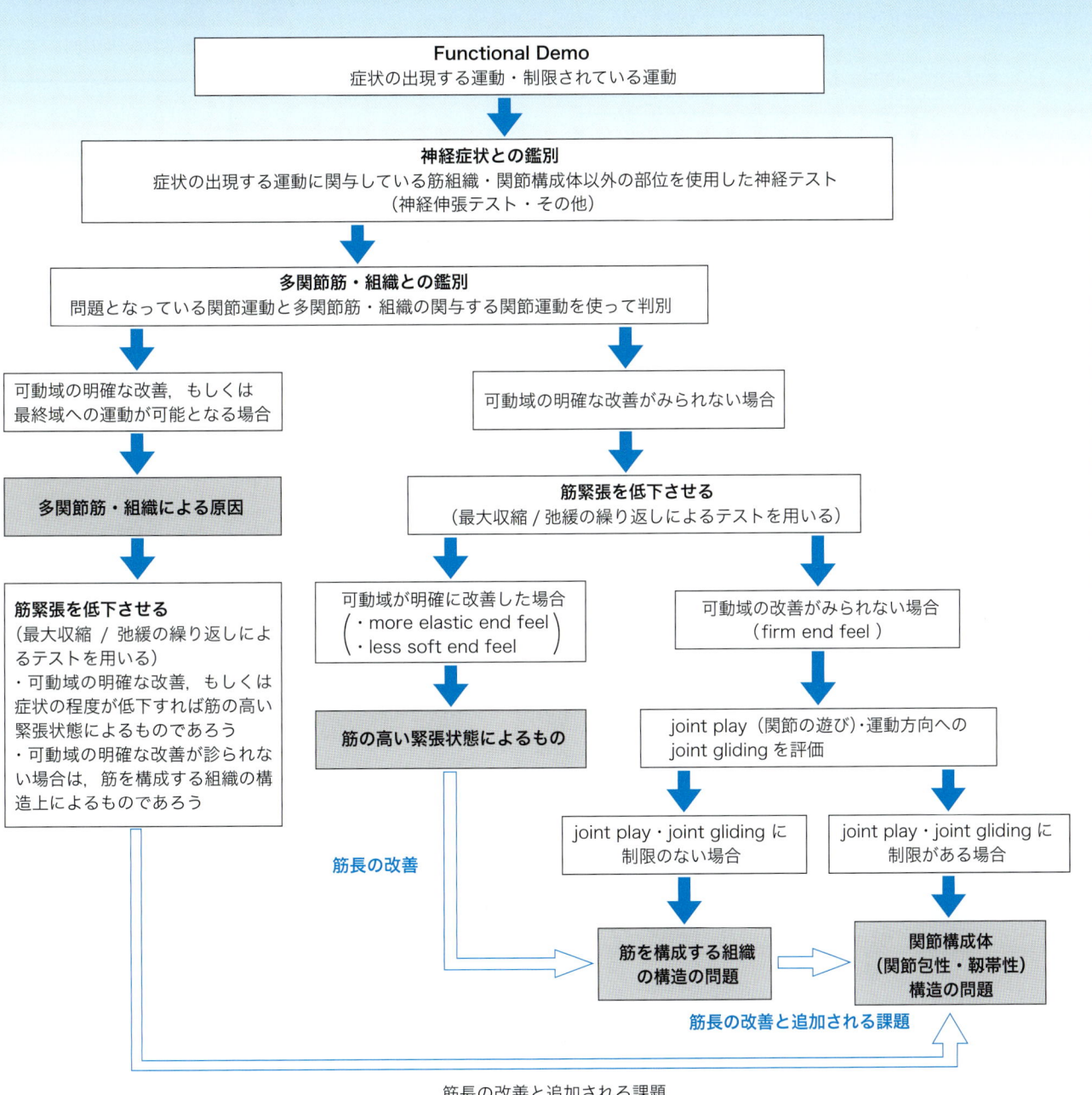

```
┌─────────────────────────────────┐
│ Functional Demo                 │
│ 症状の出現する運動・制限されている運動 │
└─────────────────────────────────┘
              ↓
┌─────────────────────────────────┐
│ 神経症状との鑑別                  │
│ 症状の出現する運動に関与している筋組織・関節構成体以外の部位を使用した神経テスト │
│ （神経伸張テスト・その他）         │
└─────────────────────────────────┘
              ↓
┌─────────────────────────────────┐
│ 多関節筋・組織との鑑別             │
│ 問題となっている関節運動と多関節筋・組織の関与する関節運動を使って判別 │
└─────────────────────────────────┘
```

可動域の明確な改善，もしくは最終域への運動が可能となる場合
→ **多関節筋・組織による原因**
→ 筋緊張を低下させる
（最大収縮／弛緩の繰り返しによるテストを用いる）
・可動域の明確な改善，もしくは症状の程度が低下すれば筋の高い緊張状態によるものであろう
・可動域の明確な改善が診られない場合は，筋を構成する組織の構造上によるものであろう

可動域の明確な改善がみられない場合
→ 筋緊張を低下させる
（最大収縮／弛緩の繰り返しによるテストを用いる）

- 可動域が明確に改善した場合
  （・more elastic end feel
  ・less soft end feel）
  → **筋の高い緊張状態によるもの**

- 可動域の改善がみられない場合
  （firm end feel）
  → joint play（関節の遊び）・運動方向への joint gliding を評価
  - joint play・joint gliding に制限のない場合 → **筋を構成する組織の構造の問題**
  - joint play・joint gliding に制限がある場合 → **関節構成体（関節包性・靱帯性）構造の問題**

筋長の改善
筋長の改善と追加される課題

（佐伯　武士）

鑑別診断

2) 肩関節を屈曲すると症状が出現する場合

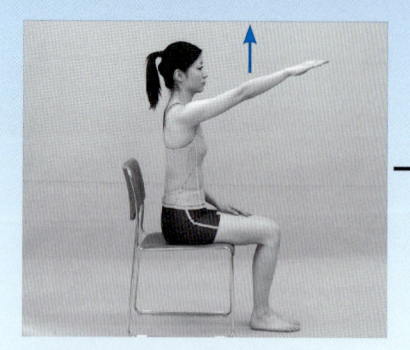

肩関節を屈曲すると症状が出現する

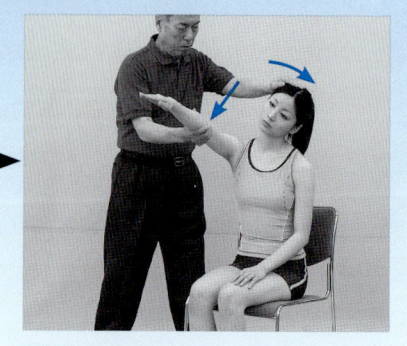

→ 頸部を側屈（同側・反対側へ）する．または手関節を背屈する

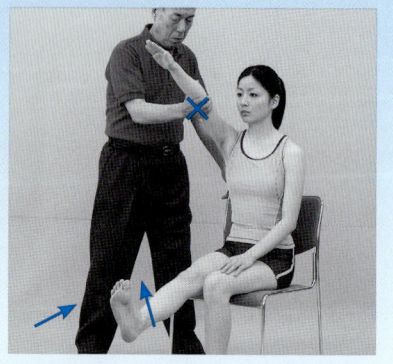

膝関節伸展し，足関節を背屈（反対側も）する

症状が変化・再現する →

症状が変化しない →

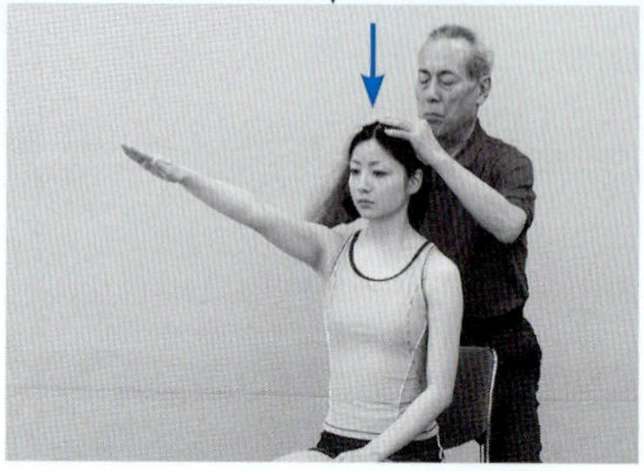

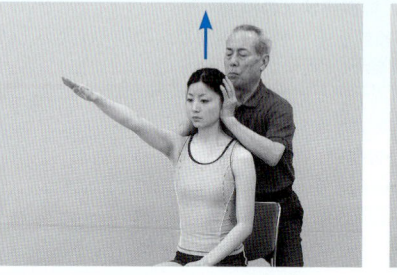

頸椎か神経系の問題が考えられるため，神経系の検査，頸椎の検査を行う

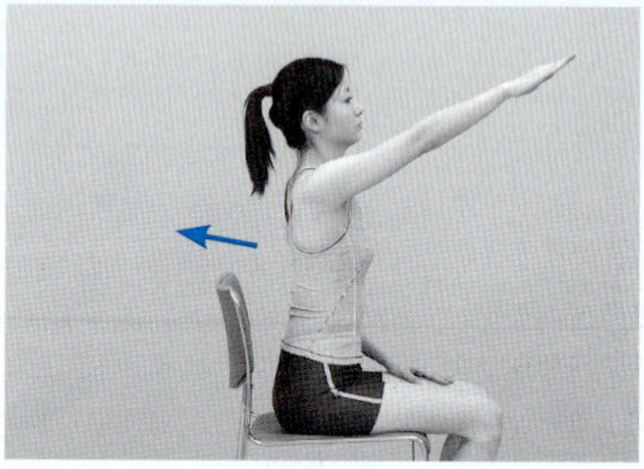

胸椎・頸胸椎移行部を自分で伸展させる

症状が軽くなり，可動域が改善する

症状が変化しない

伸展することができない

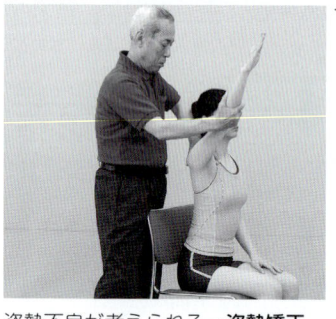

姿勢不良が考えられる→**姿勢矯正訓練**を行う

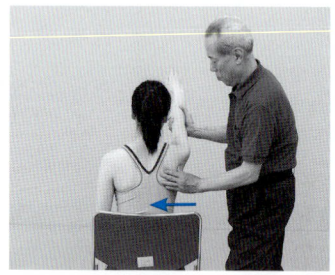

肩甲骨を内旋させる

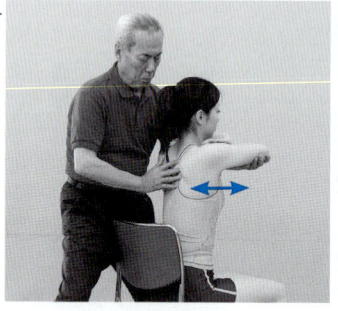

頸胸椎移行部・胸椎の屈曲・伸展，joint play の検査を行う

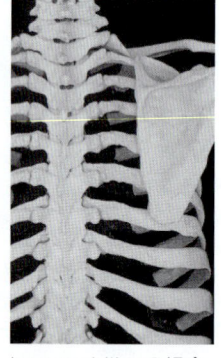

hypomobility の場合→**モビライゼーション**を行う

症状が軽くなり，可動域が改善

症状が変化・再現する

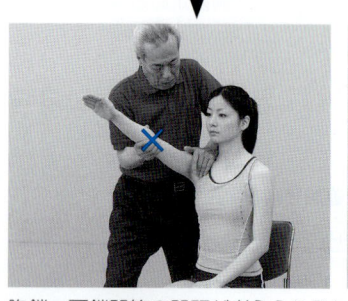

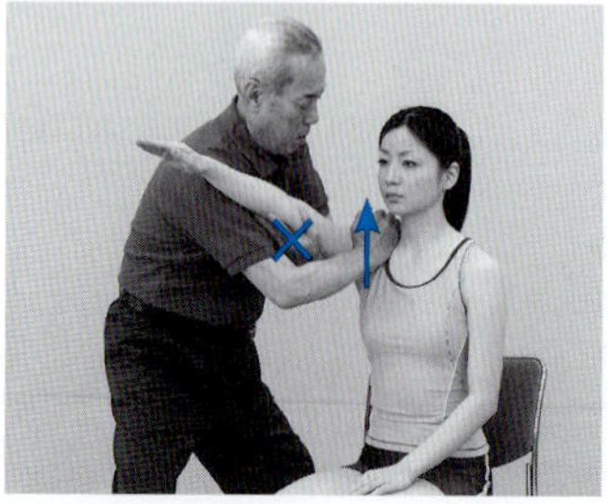

胸鎖・肩鎖関節の問題が考えられるため検査を行う

症状が変化しない

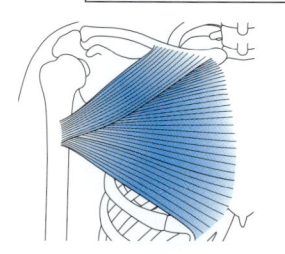

肩甲骨に付着していない筋の短縮が考えられる→**大胸筋のストレッチ**

鑑別診断

症状が変化・再現する

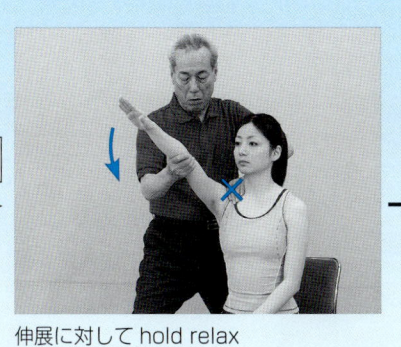

伸展に対して hold relax

屈曲可動域が明らかに改善する

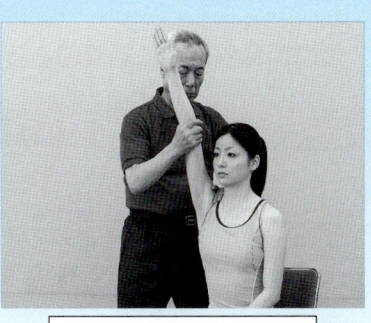

more elastic end feel, less soft end feel の場合

屈曲可動域は変化せず，firm end feel の場合

joint play

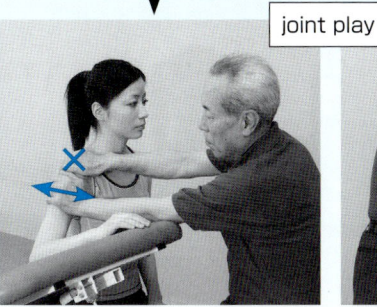

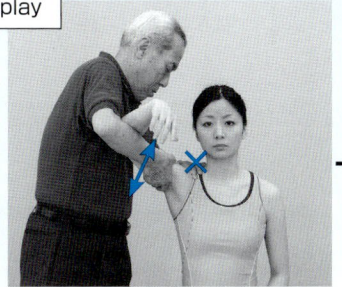

安静位と症状の出現する肢位で，肩甲骨を固定して上腕骨頭を背側へ動かしてみる

joint play は制限されていない

筋組織の構造的な短縮

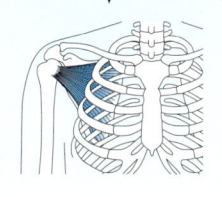

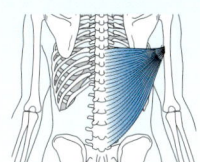

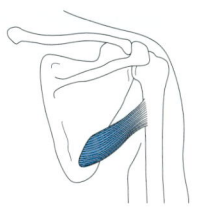

肩甲骨に付着する筋が，スパズムなど筋の一時的な亢進や，筋組織の構造的な短縮が原因→**肩甲下筋，広背筋，大円筋のストレッチ**．ほかに，三角筋，烏口腕筋，上腕二頭筋，上腕三頭筋も考えられる

joint play が制限されている

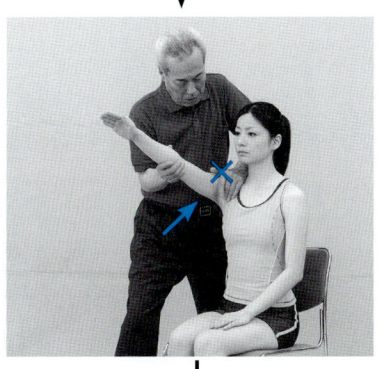

上腕骨を関節軸の中心に戻し，屈曲を行ってみる

症状が変化せず，可動域も改善しない

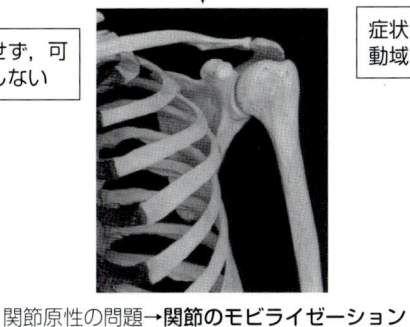

関節原性の問題→**関節のモビライゼーション**

症状が改善し，可動域も改善する

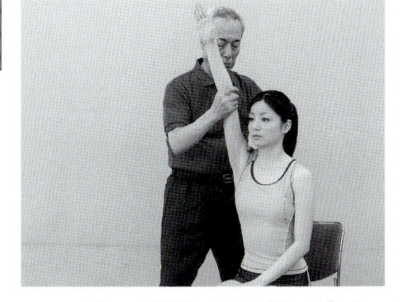

hypermobility の問題→**スタビライゼーション**

（山内　正雄）

鑑別診断

3）股関節伸展運動に制限のある症例

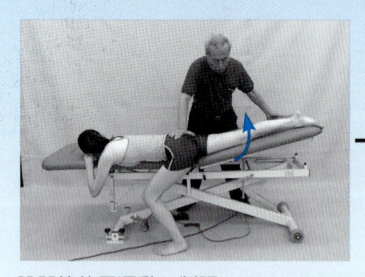

股関節伸展運動に制限

↓

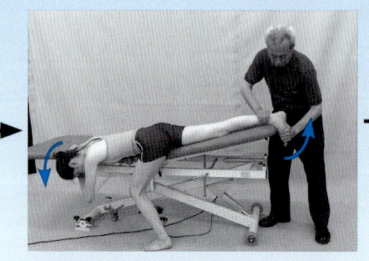

神経伸張テストを実施
足関節背屈・底屈にて症状が変化するかどうかをテストする（伏在神経）．さらに頸部の屈曲を用いることで神経は伸張される

→ 症状が増悪する →

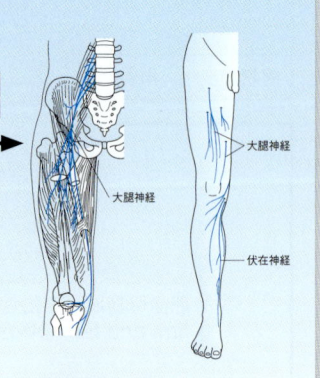

神経系統の障害（大腿神経・伏在神経）
腰部疾患あるいは大腿神経・伏在神経における絞扼障害の可能性がある

↓ 症状が変化しない

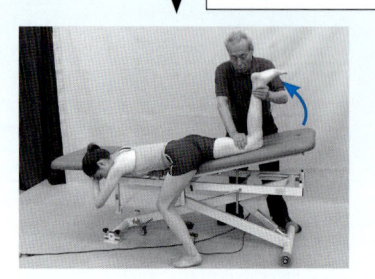

股関節伸展最終域にて膝関節屈曲を実施する

- 症状が増悪し，股関節の可動域が減少する 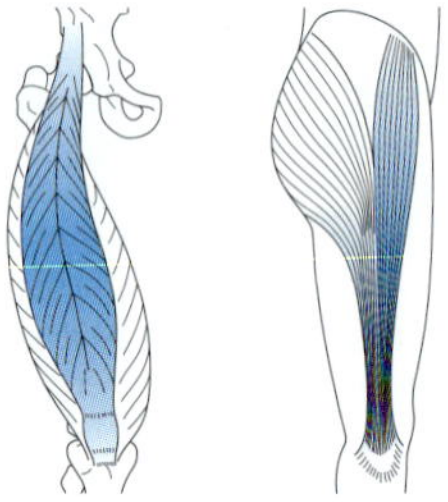
  → **大腿直筋・大腿筋膜張筋による運動制限の可能性がある**

  ↓

  両側股関節屈曲位から一側のみ股関節伸展した場合の徴候
  ・膝関節伸展の誘発：大腿直筋の影響
  ・股関節外転の誘発：大腿筋膜張筋の影響
  ・股関節外旋・膝関節屈曲の誘発：縫工筋の影響
  ・股関節内転・膝関節屈曲の誘発：薄筋の影響

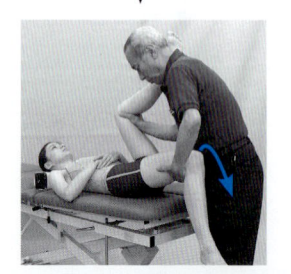

- 症状が軽くなり，股関節の可動域が改善する
  → **大腿筋膜張筋・縫工筋・薄筋による運動制限の可能性がある**

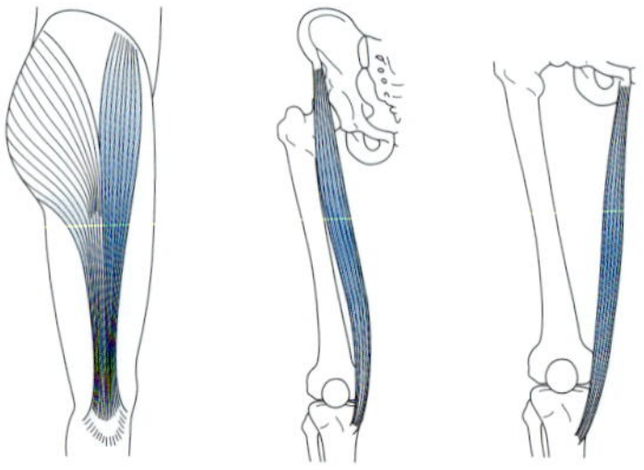

- 症状が変化しない 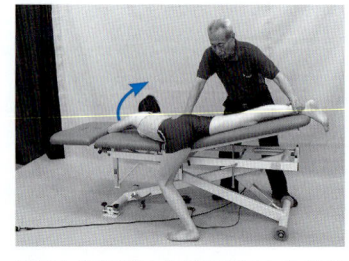
  → **テスト側下肢へ体幹を側屈した場合の症状・股関節可動域について**

  - 症状が増悪する → **神経系統の障害（大腿神経・伏在神経）** 腰部疾患あるいは大腿神経・伏在神経における絞扼障害の可能性がある
  - 症状が軽くなり，股関節の可動域が改善する → **腸腰筋による運動制限の可能性がある**

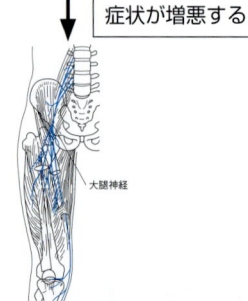

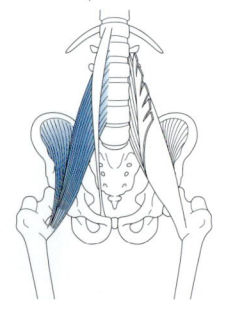

第6章　症状局在化テスト

鑑別診断

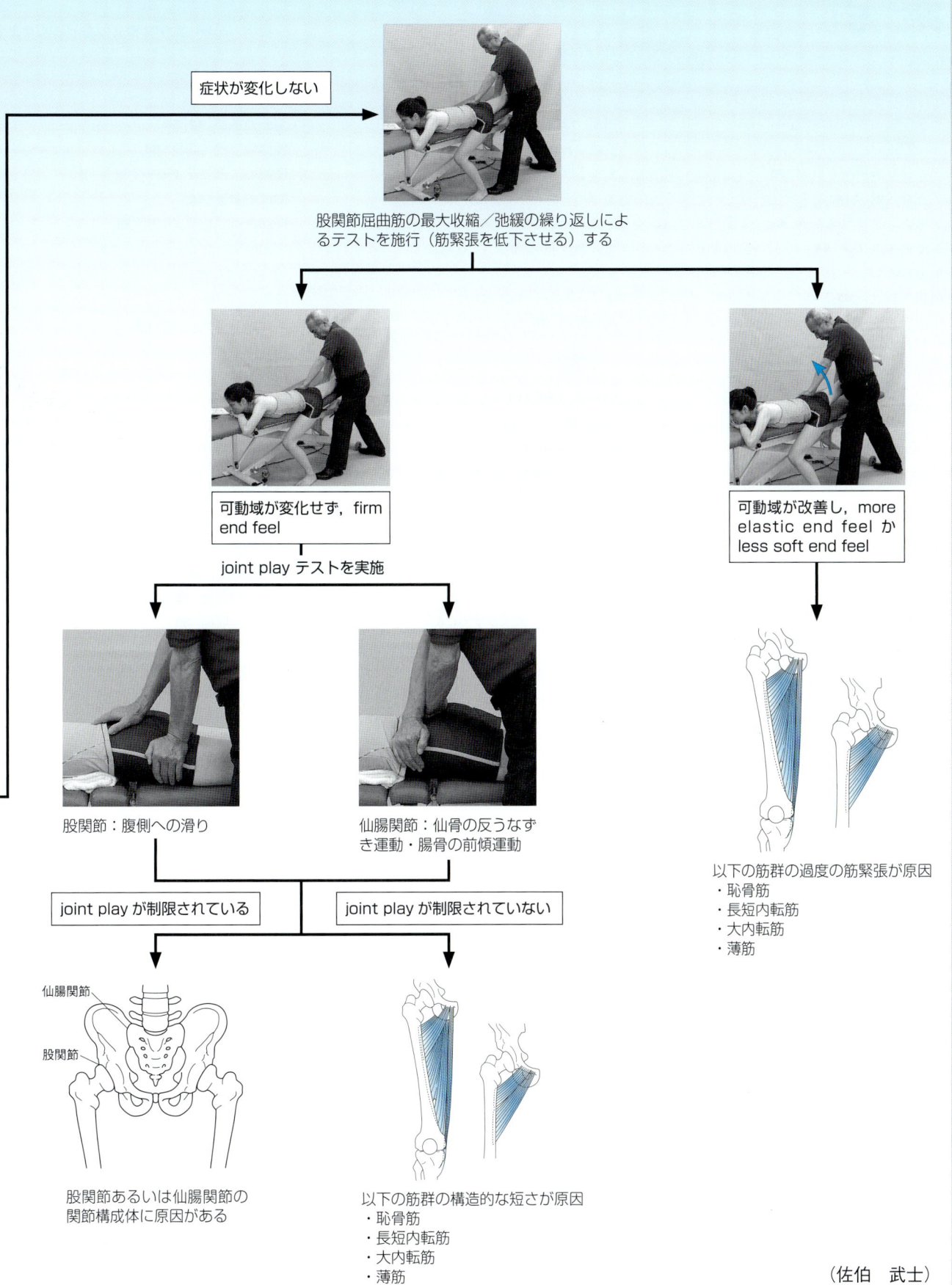

症状が変化しない

股関節屈曲筋の最大収縮／弛緩の繰り返しによるテストを施行（筋緊張を低下させる）する

可動域が変化せず，firm end feel

joint play テストを実施

可動域が改善し，more elastic end feel か less soft end feel

股関節：腹側への滑り

仙腸関節：仙骨の反うなずき運動・腸骨の前傾運動

joint play が制限されている

joint play が制限されていない

以下の筋群の過度の筋緊張が原因
・恥骨筋
・長短内転筋
・大内転筋
・薄筋

仙腸関節
股関節

股関節あるいは仙腸関節の関節構成体に原因がある

以下の筋群の構造的な短さが原因
・恥骨筋
・長短内転筋
・大内転筋
・薄筋

（佐伯　武士）

索 引

数字，記号，欧字は和文のあとにあります

あ

アイソリティック収縮 50
アキレス腱 314
アクチンフィラメント 42
アセチルコリン 44
圧迫 31
圧迫（接近） 65
圧迫テスト 37
アデニレートキナーゼ活性 51
アデノシン三リン酸 44
アデノシン二リン酸 44
アンギオテンシン変換酵素遺伝子 54
安静肢位 28
安定性エクササイズ 55

い

イギリス 5

う

羽状筋 41, 53
臼状関節 28
運動感覚・神経筋トレーニング 255
運動器 9
　　　──の10年 8
運動器科 8
運動器外科 8
運動器徒手療法 9
運動器内科 8
運動単位 48
運動の軸 28
運動の方向 28
運動面 28

え

遠位脛腓関節 288
遠位指節間関節 183
遠位中足骨間 318
遠位橈尺関節 147
円回内筋 164
円回内筋尺骨頭 165, 166
炎症 82
遠心性収縮 50

お

凹凸の法則 29, 63
凹の法則 32, 64

凹面 12
横紋筋線維 34
オートストレッチ 39, 70
オーバーロードの原則 55
オステオパシー 4, 5
オステオパス 6
オスロ 7
オッシレーション 67
温熱療法 39

か

回外筋 160, 161
回旋 29
外旋筋 230, 231
外旋筋群 245, 246, 247, 251
外側広筋 275, 276, 277
回転 12, 29, 64
回転-滑り 12, 29, 64
解糖系酵素活性 48
カイロプラクター 6
カイロプラクティック 4, 5
カウザルギー 20
過可動性 25, 67
架橋結合 34
下腿 287
肩関節 95, 131
肩関節周囲のトレーニング 131
滑液 27
滑液包 41
学校医学 6
活動性膠原性血管疾患 82
滑膜 27, 35
滑膜関節 27
可動域制限 36
可動結合 27
過負荷の原則 55
過用症候群 41
カルテンボルン 7
　　　──の方法によるマニュアルセラピー 7
間欠性牽引モビライゼーション 68
関節運動 11, 12, 29
関節機能異常 22, 25
関節強直 33
関節拘縮 33
関節周囲軟部組織 41
関節性拘縮 33, 35
関節軟骨 27, 36

関節の遊び 12, 30
関節の三次元肢位 68
関節のスタビライゼーション 9
関節の並進 12
関節のポジショニング 28
関節のマニプレーション 13
関節包 27, 36
関節包内 29
関節包パターン 37, 90
関節面 29
関節モビライゼーション 9, 11, 12
感染 82
閂肢位 29
鑑別診断の流れのフローチャート 341
緩和テスト 335, 336
　　　──の手順 336

き

拮抗筋収縮 69
拮抗筋の刺激 72
拮抗筋の収縮 39
機能障害 10
機能的マッサージ 39, 63, 75
機能テスト 36, 84
客観的評価 23
球関節 28
臼状関節 28
求心性収縮 50
胸鎖関節 103, 106, 110
棘下筋 130
棘上筋 128, 129
距舟関節 294
距踵関節 296
距腿関節 290, 292, 299
近位脛腓関節 288
近位指節間関節 183
筋萎縮 36
近位中足骨間 318
近位橈尺関節 149
筋外膜 34
筋滑車 41
筋原線維 34
筋持久力 48
筋収縮様式 50
筋周膜 34
筋スパズム 39
筋性拘縮 33, 35

筋節　23, 33
　　――の長さ‐張力関係　46
筋線維の新生や縦裂　52
筋線維の増殖　52
筋線維の肥大　52
筋束　41
筋組織コラーゲン　34
筋単位　48
緊張性運動単位　48
緊張性収縮　51
筋内膜　34
筋のストレッチ　9
筋の長さテスト　38, 86
筋パワー　48
筋肥大　52
筋ポンプ　41
筋膜　41
筋力低下　36

く
クエン酸合成酵素　51
グラーツ大学　6
鞍関節　28
グリコーゲン　48
グリコミノグリカン　35
クレアチンキナーゼ活性　51
クロスリンク　33

け
脛骨大腿関節　259, 266
経皮的電気刺激　20
血管内皮細胞増殖因子　36
結合織性拘縮　33
楔舟関節　294
血友病　82
腱　41
牽引　31, 65
牽引テスト　37
肩関節　95, 131
肩関節周囲のトレーニング　131
肩甲下筋　124, 125, 128
肩甲骨　114
肩甲上腕関節　95, 96, 99
　　――の緩和テスト　336
　　――の誘発テスト　336
肩甲帯　103
腱コラーゲン線維　34
肩鎖関節　104, 107, 113, 114
腱鞘　41
腱膜　41

こ
後脛骨筋　310, 311, 312
膠原線維　44
拘縮　35
後天性拘縮　33
広背筋　122, 123
興奮収縮連関　51
絞扼　89
股関節　214, 218
　　――の緩和テスト　338
　　――の誘発テスト　338
股関節伸筋群　226, 227, 245
股関節トレーニング　252
国立衛生研究所　6
骨萎縮　36
骨運動　29
骨結合　27
骨軸の運動　11
骨性強直　33
骨整療法　4
骨の並進　30, 65
コネクチン　42
固有受容器促通　59
コラーゲン　42
コラーゲン線維　44
コラーゲン分子内　33
根性痛　24

さ
最終感覚テスト　38
最初の停止　32, 91
サイズの原理　49
細胞外マトリックス　42, 44
サルコメア　33, 35
酸化系酵素活性　48
三次元における骨運動　11

し
指圧療法　9
弛緩麻痺性　35
持久力トレーニング　51
軸回旋　11
示指伸筋　158, 159
支持性強化　74
視床　19
視床下部　19
矢状軸の骨の並進　30
視診　84
姿勢保持筋　50
支帯　41
膝蓋下脂肪体　35

膝蓋大腿関節　259, 273
膝窩筋　279, 282
膝関節　259
　　――の安定性にかかわるおもな靱帯の伸張
　　　テスト　262
　　――の緩和テスト　339
　　――の誘発テスト　339
膝関節周囲のトレーニング　283
実際の安静肢位　28, 68
自動運動　23, 36
自動介助運動　52
脂肪体　35
尺側手根伸筋　156
車軸関節　28
斜膝窩靱帯　35
収縮組織　24
収縮組織損傷　38
舟状骨　295
手関節　169, 171
手関節（手根骨）　174
手関節掌屈の緩和テスト　337
手関節掌屈の誘発テスト　337
手関節背屈の緩和テスト　337
手関節背屈の誘発テスト　337
主観的評価　23
手根中央関節　169
手根中手関節　180
手指　183, 186
種子骨　41
手指・手関節屈筋群　168
手指・手関節伸筋群　167
腫瘍　82
シュワン細胞　45
小胸筋　116, 117
小指外転筋　210, 211
小指伸筋　159
小指対立筋　212, 213
症状　23
症状局在化テスト　83, 87, 335
掌側骨間筋　202, 203
小殿筋　238, 239
情動体験　19
踵立方関節　296
上腕筋　161
上腕三頭筋　126, 127
上腕二頭筋　129
上腕二頭筋腱　128
触診　76
シリアックス　5, 7, 8
自律神経系　19
自律神経終末　46
心因性疼痛　19, 21

侵害受容性疼痛 19
鍼灸 6, 9
神経可動性テスト 88
神経筋再教育 59
神経筋単位 48
神経支配比 48
神経障害性疼痛 19, 20
神経伸張テスト 88, 89
神経性拘縮 33, 35
神経治療 6, 9
神経のモビライゼーション 9
深指屈筋 163
深層外旋6筋群 246
深層の筋 73
診断の一覧表 10
伸張モビライゼーション 63, 68
深部横断マッサージ 22, 25, 39, 75
深部腱反射 88
深部静脈 41

す

スイス 5
スクリーニングテスト 83
スタビライゼーション 14, 74
ステップアップテスト 56
ストッダート 5, 7
ストレイン 41
ストレッチ 14, 35, 39
スプリントトレーニング 51
滑り 12, 29, 31, 64, 65
滑りテスト 37
スリングを使った自動介助運動 131, 254

せ

整形外科 5, 8
整形外科的徒手療法 5, 8
整形徒手理学療法 63
整形内科 5
制限域の少し手前 68
静止性収縮 50
生体力学的療法 9
静的なX線像の所見 5
脊髄視床路 19
脊柱過敏症 3
脊柱固有背筋の強化 14
脊柱と四肢のセラピー研究会 6
脊柱の治療 4
脊柱のマニプレーション治療 4
脊椎徒手治療ワークショップ 6
セロトニン 19
線維性強直 33
線維軟骨結合 27

前額軸の骨の並進 30
前距腓靱帯 314
前脛骨筋 302, 303, 307, 315
浅指屈筋 162, 163
前十字靱帯再建術後のプログラム 283
先天性拘縮 33
前腕 143

そ

装具 39
（総）指伸筋 157, 159
相動性運動単位 48
相動性収縮 51
相反抑制 69, 71
足関節 290
　　——の誘発・緩和テスト 339
足根部の関節 290
足趾 319, 322
足底筋 308, 309, 310
足部 290
　　——の誘発・緩和テスト 340
側副靱帯 282
組織が張る移行区域 32
速筋線維 48

た

第一手根中手関節 178
第一掌側骨間筋 207
第一背側骨間筋 209
大円筋 120, 121
大胸筋 118, 119
第三楔状骨 295
第三腓骨筋 306, 307
体性機能異常 22
体性痛 19
大腿筋膜張筋 236, 237, 248, 250
大腿直筋 234, 235
大腿二頭筋 223, 248
大腿二頭筋短頭 278, 281
大腿四頭筋 234, 235, 275, 276, 277, 280
大殿筋 226, 227, 246
大内転筋 240, 241, 245
第二〜五中手指節関節 183
タイプⅠコラーゲン 34
タイプⅢコラーゲン 34
大腰筋 232
第四, 五中足骨 295
第四掌側骨間筋 211
第四虫様筋 211
楕円関節 28
多関節筋 73
脱神経筋萎縮 35

他動運動 23, 36
たわみ 32
単関節 27
単関節筋 73
短趾屈筋 327
短趾伸筋 303, 307
単純関節 27
弾性結合 27
短橈側手根伸筋 155, 156
短内転筋 240, 241
短腓骨筋 311, 313
短母指外転筋 206
短母指屈筋 193, 195
短母趾屈筋 327, 328
短母趾屈筋外側頭 329, 330
短母指伸筋 196, 197, 198, 199
短母趾伸筋 307

ち

遅筋線維 48
恥骨筋 240, 241, 245
チトクロムオキシダーゼ活性 51
中間広筋 275
肘関節 139, 141
中手骨 190, 192
中足部 316
中殿筋 238, 239
虫様筋 204, 205, 327
腸脛靱帯 35
徴候 24
腸骨筋 232
長趾屈筋 325, 327
長軸の骨の並進 30
長趾伸筋 303, 305, 307
長掌筋 163
長短内転筋 245
蝶番関節 28
長橈側手根伸筋 154, 156
長内転筋 240, 241, 248
長内転筋群 242, 244
長腓骨筋 311, 313
長母指外転筋 196, 197, 198, 199
長母指屈筋 194, 195
長母趾屈筋 326, 327
長母指伸筋 196, 197, 199
長母趾伸筋 303, 304, 307
腸腰筋 232, 233, 241, 246
治療的ストレッチ 70
治療面 30, 65

つ

椎間板ヘルニア 5

椎節 23

て
低可動性 25
抵抗運動 23, 38
抵抗運動テスト 37, 86, 98, 106, 109, 140, 146, 170, 179, 185, 217, 265, 321
釘植 27
低頻度レジスタンストレーニング 54
電気療法 39
殿筋群 251

と
ドイツ 6
橈骨手根関節 169
橈尺関節 152
等尺性収縮 50
　——の手技 14
豆状骨関節 169
等速性収縮 51
等張性収縮 51
疼痛 19
　——の境界 338, 339, 340
　——の境界線 335, 336
　——の範囲内 338, 340
疼痛弧 37
徒手医学 5, 9
徒手による診断 9
徒手療法 3, 9, 11
凸の法則 32, 64
凸面 12
トリガーポイント 22
トレッドミルでのトレーニング 256
トロポニン 42
トロポミオシン 42

な
内因性発痛物質 45
内旋筋群 248, 249
内臓痛 19, 22
内側広筋 275, 276, 277
内転筋群 226, 227, 243, 245, 246
内分泌系 19
軟骨基質分解酵素 36
軟骨結合 27
軟部組織の治療テクニック 5
軟部組織モビライゼーション 39

に
西川義方博士 7
日本 7
乳酸 75

乳酸脱水素酵素活性 51

ね
熱ショック蛋白質 35
ネブリン 42

の
ノルウェー 7

は
バイオフィードバック 21
背側骨間筋 200, 201
バイブレーション 67
薄筋 240～242
発痛点 22
ハムストリングス 223, 224, 225, 250
　——を除いた外旋筋群 227
　——を除いた外転筋群 227
　——を除いた伸筋群 227, 228, 229
　——を除いた内外旋筋群 228, 229
　——を除いた内外転筋群 228, 229
反回抑制 69, 71
半関節 27, 28
半腱様筋 223
反射性交感神経性ジストロフィー 20
反射性抑制性リラクゼーションテクニック 69
半膜様筋 35, 223

ひ
非安静肢位 28
膝関節 259
　——の安定性にかかわるおもな靱帯の伸張テスト 262
　——の緩和テスト 339
　——の誘発テスト 339
膝関節周囲のトレーニング 283
肘関節 139, 141
非収縮組織 24
非収縮組織損傷 38
ヒスタミン 19
非ステロイド性消炎鎮痛剤 19
腓腹筋 308, 309, 310, 315
皮膚性拘縮 33
皮膚節 23, 89
ヒポクラテス 3
肥満細胞 45
表層の筋 73
ヒラメ筋 308, 309, 310, 311

ふ
不安定 67

不安定性 55
フィブロネクチン 42, 47
フェリックス・ケルステン 7
複関節 27
複合関節 27
副子 39
不動結合 27
ブラジキニン 19
フランス 5
振り子運動 11
プロスタグランディン 19
分子間架橋結合 34
分子間の架橋 33

へ
並進 29
並進運動 12, 30, 65
平面関節 28
ベッドレスト 54

ほ
防御的収縮 39
方形回内筋 165, 166
縫合 27
紡錘状筋 53
ホールド・リラックス 38, 39
北欧 7
母指対立筋 195, 208, 209
母指内転筋 195, 207, 208, 209
母趾内転筋 329, 330
母指の中手指節関節 184
ホスホフルクトキナーゼ 51
ホメオパシー 6

ま
末梢神経性 35
末梢神経損傷 35
マニプレーション 3, 5, 13
マニプレーション治療 6
マニュアルメディシン 5
慢性痛 21

み
ミオシンフィラメント 42
ミトコンドリア 48

め
免疫系 19
メンネル 5, 7, 13

も
毛細血管 34

モビライゼーション 5, 13
問診 84

や
薬物治療 9
薬物療法 3

ゆ
有酸素的代謝 48
誘発テスト 335, 336
　　――の手順 335

り
理学療法 9
梨状筋 230, 231
梨状筋症候群 71
立方骨 295
リラクゼーション 21, 38
リンゴ酸脱水素酵素 51
リン酸 44

れ
レジスタンストレーニング 54

わ
腕橈関節 151
腕橈骨筋 161

記号・数字
Ｉｂ抑制 71
α運動ニューロン 52
1IM 57
1 Isometric Maximum 57
1 Repetition Maximum 56
1RM 56

欧字

A
AC 104
ACh 44
actual resting position 28
acupuncture 9
ADP 44
amphiarthrosis 27
Andrews Still 4
ankylosis 33
art. acromioclavicularis 104
arthrokinematic 11, 12, 29
art. sternoclavicularis 103
ATP 44
auto stretch 70

B
ballistic stretch 70
Biedermann 3
biophysical therapy 9
B.J. Palmer 5

C
capsula articularis 27
capsular pattern 37
chirodiagnosis 9
chiropractic 9
chiropractic subluxation 22
chirotherapy 9
Chirothrtapie 4
CK 活性 51
close-packed position 12, 29
College of Osteopathic Mediscine 5
compression 31
concentric contraction 50
countracture 33
CPP 29
CS 51
Cyriax 5, 8, 9

D
D.D. Palmer 4, 5
dermatome 23, 89
de Seze 教授 6
diarthrosis 27
DIP joint 183
distal interphalangeal joint 183

E
eccentric contraction 50
empty 37, 67
end feel 37, 63, 66
endomysium 34
entrapment 89
epimysium 34
Evjenth 335
extended 37, 67

F
FAC 6
fast-twitch fatiguable 48
fast-twitch fatigue resistant 48
fast-twitch fiber 48
fast-twitch glycolytic fiber 48
fast-twitch intermediate 48
fast-twitch oxidative glycolytic fiber 48
FF 48
FG 線維 48
FI 48
finger pressure therapy 9
firm 37, 66
firmer 37
first stop 91
FOG 線維 48
Forschungsgemeinschaft fuer Arthorogie und Chirotherapie in Hamm 6
FR 48
FT 48
FTa 48
FTb 48
functional massage 63

G
GAG 35
Galen 3
G.G. Gutmann 6
gliding 29, 31, 64
global muscles 73
Gutzeit 6

H
Hamm 6
hard 37, 66
heat shock protein 35
H.H. Hinzen 6
H.H. Wolff 6
Hippocrates 3
Hnteck 5
holistic medicine 6
Huneke 6
hypermobility 25, 37, 67
hyperplasia 52
hypertrophy 52
hypomobility 25, 37

I
inner muscles 73
instability 37, 55, 67
isokinetic contraction 51
isolytic contraction 50
isometric contraction 50
isotonic contraction 51

J
J.A. Mennell 5
John McM. Mennell 13
joint blockage 22
joint dysfunction 22, 25
joint mobilization 9

joint play **12, 13, 30**
joint stabilization **9**
Junghanns 教授 **6**

K

Kaltenborn **7**
　──の関節の凹凸の原理 **12**
key muscle テスト **88**
Klinik für Manuelle Therapie **6**

L

LDH 活性 **51**
less elastic **37, 67**
less firm **37**
local muscles **73**
loose packed position **12, 24, 25**
L'Orthopedie **8**
loss of joint play **22**

M

MacConaill **11**
manipulation **3**
manual diagnosis **9**
manual medicine **5, 9**
manual therapy **9**
Manuelle Wirbelsaellen –und Extreni-
　taetengelenktherapie in Neutrauchbrug
　6
MCP joint **183, 184**
MDH **51**
medication **9**
metacarpophalangeal joint **183, 184**
MMPs **36**
more elastic **37, 67**
more firm **37**
motor unit **48**
MU **48**
muscle stretch **9**
muscular pump **41**
MWE **6**
myotome **23**

N

nerve mobilization **9**
neural therapy **9**
neuromuscular unit **48**
Neuroorthopaedie **8**
Nicolas Andry **8**
NIH **6**
NMU **48**
Nonnen-Bruch **6**
nonresting positon **28**

NSAIDs **19**

O

OMPT **63**
OMT **5, 8, 9**
　──での関節モビライゼーションの肢位
　12
O. Naegeli **5**
orthopaedic manipulative physical therapy
　63
orthopaedic manual therapy **5, 8, 9**
orthopaedic medicine **8, 9**
orthopaedic surgery **5**
orthopaedics **8**
orthopaedie **8**
oscillation **67**
osteokinematics **11, 29**
osteopathic lesion **22**
osteopathic medicine **5**
osteopathy **4, 9**
Osteopenia **82**
outer muscles **73**
over load の原則 **55**

P

painful arc **37**
perimysium **34**
PFK **51**
phasic contraction **51**
physical therapy **9**
Pi **44**
PIP joint **183**
premature **37, 67**
proximal interphalangeal joint **183**

R

rachiotherapie **3**
resting position **28**
roll-gliding **64**
rolling **29, 64**
ROM エクササイズ **38**
RSD **20**

S

S **48**
sarcomere **35**
SC **103**
Schuler **6**
Schulmedizin **6**
sclerotome **23**
sign **24**
slack **32**

slack zone **32**
slow-twitch **48**
slow-twitch fiber **48**
slow-twitch oxidative fiber **48**
soft **37, 66**
somatic dysfunction **22**
SO 線維 **48**
spine **11**
splitting **52**
springy block **37, 67**
ST **48**
stabilization **74**
static contraction **50**
static stretch **70**
Still **4**
Stoddard **5**
stretch **9**
sub maximum **68**
swing **11**
symptom **23**
synarthrosis **27**
synovia **27**
synovial joint **27**
SZ **32**

T

TENS **20**
Textbook of Orthopaedic Medicine **5, 8**
therapeutic stretch **70**
tight **37**
tonic contraction **51**
traction **31**
transcutaneous electrical nerve stimulation
　20
transition zone **32**
translatoric movement **12**
type Ⅰ 線維 **48**
type Ⅱa 線維 **48**
type Ⅱb 線維 **48**
type Ⅱ 線維 **48**
TZ **32**

V

VEGF **36**
vibration **67**
Virchow の臓器病理学 **6**

Z

Zugschwerz **6**

【監修者略歴】

富　雅男
とみ　まさお

- 1936 年　大阪府に生まれる
- 1962 年　京都府立医科大学卒
- 1967 年　京都大学大学院医学研究科修了
- 同　年　大阪府立大手前整肢学園
- 1970 年　ドイツ・ミュンスター大学整形外科学教室留学
- 1973 年　大阪府立大手前整肢学園
- 1974 年　ドイツ・ケルン大学整形外科学教室助手
- 1976 年　ドイツ整形外科専門医資格修得
- 同　年　ドイツ・ハム市・Klinik für Manuelle Therapie（徒手療法）勤務
- 1978 年　ドイツ医師全コース修了
- 同　年　ドイツカイロプラクティック標榜医資格修得
- 同　年　大阪府立大手前整肢学園
- 2005 年　藍野大学医療保健学部理学療法学科教授
- 同　年　藍野病院整形外科外来勤務
- 2010 年　藍野大学保健医療学部特任教授
- 2012 年　大阪赤十字病院附属大手前整肢学園　非常勤医師
- 2013 年　トミ整形外科院長（リハビリテーション，マニュアルセラピークリニック）

国際ボイター協会（ドイツ）理事　日本代表
日本イリザロフ研究会名誉会員
日本脳性麻痺ボツリヌス研究会世話人副代表
中部日本整形外科学会功労会員

砂川　勇
すながわ　いさむ

- 1940 年　京都府に生まれる
- 1959 年　京都仏眼厚生学校卒業
- 1966 年　京都大学医学部附属病院勤務
- 1970 年　大津市民病院勤務
- 1995 年　滋賀医療技術専門学校学校長
- 2004 年　藍野大学医療保健学部理学療法学科教授，学科長
- 2012 年　滋賀医療技術専門学校学校長

日本整形徒手理学療法士連盟（JFOMPT）会長

整形徒手理学療法
Kaltenborn-Evjenth Concept　　ISBN978-4-263-21387-2

2011 年 12 月 20 日　第 1 版第 1 刷発行
2016 年 4 月 25 日　第 1 版第 6 刷発行

監修者　富　　雅　男
　　　　砂　川　　勇
発行者　大　畑　秀　穂
発行所　医歯薬出版株式会社

〒113-8612　東京都文京区本駒込 1-7-10
TEL. (03) 5395—7628（編集）・7616（販売）
FAX. (03) 5395—7609（編集）・8563（販売）
http://www.ishiyaku.co.jp/
郵便振替番号 00190-5-13816

乱丁，落丁の際はお取り替えいたします　　印刷・あづま堂印刷／製本・愛千製本所
© Ishiyaku Publishers, Inc., 2011. Printed in Japan

本書の複製権・翻訳権・翻案権・上映権・譲渡権・貸与権・公衆送信権（送信可能化権を含む）・口述権は，医歯薬出版(株)が保有します．
本書を無断で複製する行為（コピー，スキャン，デジタルデータ化など）は，「私的使用のための複製」などの著作権法上の限られた例外を除き禁じられています．また私的使用に該当する場合であっても，請負業者等の第三者に依頼し上記の行為を行うことは違法となります．

JCOPY ＜(社)出版者著作権管理機構　委託出版物＞
本書をコピーやスキャン等により複製される場合は，そのつど事前に(社)出版者著作権管理機構（電話 03-3513-6969，FAX 03-3513-6979，e-mail : info@jcopy.or.jp）の許諾を得てください．